心脏外科监护

主　编

徐宏耀　吴　信

副主编

袁义强　刘建华　何发明

编　委（以姓氏笔画为序）

马红霞	河南省胸科医院	周　琳	河南电力医院
王　龙	河南省胸科医院	郑　佳	南阳医学高等专科学校第二附属医院
王枫岭	河南省胸科医院	孟　丽	河南省胸科医院
王荃声	河南省胸科医院	孟宪慧	河南省胸科医院
王晓静	河南省胸科医院	胡振东	南阳医学高等专科学校第一附属医院
毛晓茹	南阳医学高等专科学校第一附属医院	钟　巍	河南省胸科医院
邓佩琳	南阳医学高等专科学校第一附属医院	袁义强	河南省胸科医院
冯书梅	南阳医学高等专科学校第一附属医院	袁利琴	河南省胸科医院
刘　淼	河南省胸科医院	徐宏耀	河南省胸科医院
刘建华	河南省胸科医院	徐原林	河南省肿瘤医院
刘春燕	河南省胸科医院	高廷朝	河南省胸科医院
刘荣志	南阳医学高等专科学校	郭迎春	河南省胸科医院
李友金	河南省胸科医院	曹向波	河南省胸科医院
李晓召	河南省胸科医院	曹秀丽	河南省胸科医院
吴　信	中国医学科学院阜外医院	龚秀娥	南阳医学高等专科学校第一附属医院
吴文秀	南阳医学高等专科学校	梁巧茹	河南省胸科医院
何发明	河南省胸科医院	梁志强	河南省胸科医院
宋先荣	河南省胸科医院	谌启辉	河南省胸科医院
张子涵	河南省胸科医院	蒋　伟	河南省胸科医院
张永辉	中国医学科学院阜外医院	傅自茹	河南省胸科医院
张亮亮	河南省胸科医院		

人民卫生出版社

·北　京·

图书在版编目（CIP）数据

心脏外科监护 / 徐宏耀，吴信主编 . —北京：人民卫生出版社，2024.2

ISBN 978-7-117-35672-5

Ⅰ.①心… Ⅱ.①徐… ②吴… Ⅲ.①心脏外科手术 – 监护（医学） Ⅳ.①R654.2

中国国家版本馆 CIP 数据核字（2023）第 232555 号

| 人卫智网 | www.ipmph.com | 医学教育、学术、考试、健康，购书智慧智能综合服务平台 |
| 人卫官网 | www.pmph.com | 人卫官方资讯发布平台 |

心脏外科监护

Xinzang Waike Jianhu

主　　编：徐宏耀　吴　信

出版发行：人民卫生出版社（中继线 010-59780011）

地　　址：北京市朝阳区潘家园南里 19 号

邮　　编：100021

E - mail：pmph @ pmph.com

购书热线：010-59787592　010-59787584　010-65264830

印　　刷：天津市光明印务有限公司

经　　销：新华书店

开　　本：889 × 1194　1/16　印张：26

字　　数：732 千字

版　　次：2024 年 2 月第 1 版

印　　次：2024 年 2 月第 1 次印刷

标准书号：ISBN 978-7-117-35672-5

定　　价：168.00 元

打击盗版举报电话：010-59787491　E-mail：WQ @ pmph.com

质量问题联系电话：010-59787234　E-mail：zhiliang @ pmph.com

数字融合服务电话：4001118166　E-mail：zengzhi @ pmph.com

主编简介

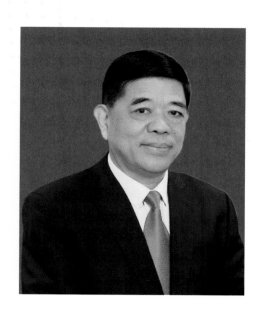

徐宏耀

　　河南省胸科医院心血管外科主任、主任医师,兼任中国医师协会心血管外科医师分会全国委员会委员,河南省医学会胸心血管外科学分会常务委员会委员。1987 年 3 月—1988 年 3 月在中国医学科学院阜外医院进修学习心血管外科相关技术。潜心从事心血管外科工作 30 余年,作为主刀医师进行各种心血管外科手术6 000 余例,包括各种复杂先天性心脏病、心脏瓣膜病、冠状动脉粥样硬化性心脏病及大血管病的手术治疗,有着丰富的临床经验及全面的理论知识。曾于 2012 年12 月—2013 年 2 月在德国柏林心脏中心学习。主编心血管外科专著 2 部,获得省级科学技术进步奖二等奖 1 项,厅级科学技术进步奖二等奖 5 项。在本专业核心期刊发表论文 20 余篇。

主编简介

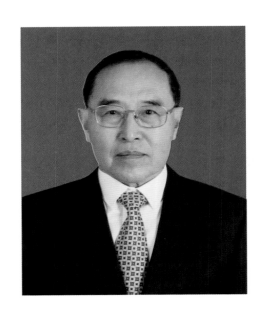

吴 信

　　中国医学科学院阜外医院（简称阜外医院）心血管外科主任医师。1986年毕业于协和医科大学研究生院心血管外科专业，此后一直在阜外医院从事心血管外科临床工作。曾先后负责阜外医院大血管病病房、小儿先天性心脏病病房、心脏瓣膜病病房、成人先天性心脏病病房、特需病房、3个心血管外科联合病房及多个心血管病协作中心的工作。在长期、大量的临床实践中积累了丰富全面的临床经验、心血管外科技术及知识。

　　曾承担国家自然科学基金课题，参加国家"八五""九五""十五"国家科技攻关计划、美国国立卫生研究院（National Institutes of Health，NIH）和美国心脏协会（American Heart Association，AHA）资助课题的研究。发表论文40余篇，参加编译专著16部。获卫生部科学技术进步奖三等奖1项。

前 言

　　《心脏外科监护》一书的第 1 版于 2001 年 1 月在人民军医出版社出版发行,受到了广大读者的好评。随着我国心血管外科事业的快速发展,相关技术进步很快,《心脏外科监护》一书迫切需要修订再版。在这种前提下,我们组织各位作者在繁忙的工作之余对此书进行了详细地修订,删除了部分过时的内容,又增添了一些新的章节,使本书能够更好地适应目前的情况,便于读者参考。本版除了保留之前的编写特点外,在之前的内容基础上增加了对于 ECMO 在心血管外科的应用、介入主动脉瓣膜置换术、术后大出血的防治及术后严重感染的防治等方面的介绍,使本版更加适合目前的临床工作需要。

　　在本书的编写过程中,有些方面也参考了心血管外科前辈们的专著及文章,在本书的最后附有推荐阅读列表,在此对那些作者们也表示崇高的敬意和真诚的感谢! 由于时间仓促,且各位作者都是临床一线的医师或护师,在写书方面经验不足,缺点在所难免,还望各位读者不吝赐教,我们一定虚心接受,以便今后进一步提高编写水平。

徐宏耀　吴　信

2023 年 12 月

心脏外科监护

目 录

第一篇 心脏外科基础知识

第二篇 心脏外科常见病的诊断、治疗及术后监护

第三篇　心脏外科的麻醉、体外循环及手术室工作

第四篇 特殊设备的应用及各系统监护

第一篇

心脏外科基础知识

第一章
心脏的胚胎发育与正常解剖

第一节　心脏的胚胎发育

一、胚胎的早期发育和三胚层的形成

受精卵进行细胞分裂的第 7 天,形成胚泡。胚泡包括胚泡腔、内细胞群和滋养层(图 1-1)。从胚胎第 8 天起,内细胞群逐步分化为两层细胞,靠近胚泡腔一侧的细胞称为内胚层,是胚体的腹侧;另一侧的细胞称为外胚层,是胚体的背侧。从胚胎第 18 天起,在内、外胚层之间,又出现一层排列不规则的新细胞层,即中胚层。之后,随着胚体由背侧向腹侧翻卷,内胚层被包绕成卷筒状的原肠(前肠、中肠、后肠),以后主要发育成消化、呼吸、泌尿、生殖等系统的上皮组织。外胚层则主要发育成神经管。神经管是脑和脊髓的原基。心脏则从中胚层发育出来。

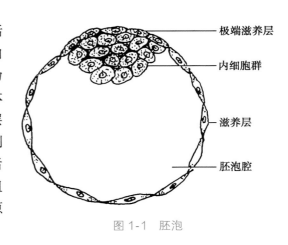

图 1-1　胚泡

二、心脏的发生与演变

(一)心脏发生的基础

胚胎第 18~19 天,在中胚层内的心源细胞开始增生,形成一个囊状间隙(称围心腔)和一对细胞索(称生心索)。在胚体由背侧向腹侧翻卷时,围心腔和生心索转移至前肠的腹侧面。生心索内部逐渐出现腔隙,形成左右对称的一对心管,胚胎第 22 天左右,心管向中线靠拢,融合成一条心管,是心脏发生的原基,称为原始心管(图 1-2)。与此同时,位于心管腹侧的围心腔不断扩大,并最终包裹心管形成心包。

(二)心脏外形的发育与演变

1. 原始心管的发育　原始心管在心包内不断发育,由直筒状变为节段膨大,自头端至尾端依次为心球、心室、房室管。之后,心球变为前后两段,前段称动脉干,后段称圆锥部,二者合称圆锥动脉干部。与此同时,在房室管后方,左右心管

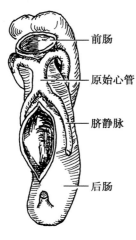

图 1-2　原始心管

又融合成心房静脉窦（图 1-3 ）。

2. **心管的演变**　从胚胎第 4 周开始，心管即发生 S 形弯曲和转位，如在此时发生异常，则必将导致解剖关系的失常。

（1）三弯：①右弯，心球心室段向右弯曲；②后弯，房室管向后弯曲；③上弯，心房静脉窦向上弯曲（图 1-3 ）。

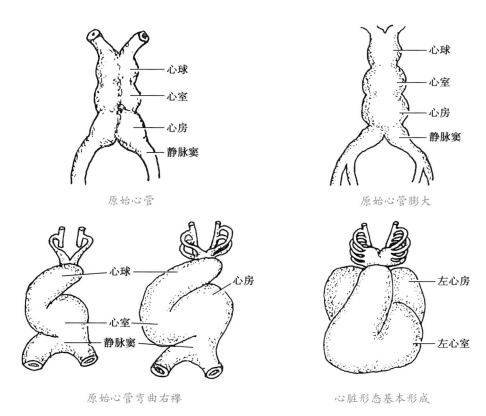

图 1-3　心脏外形的演变

（2）一拧：心室心球段向右弯曲时，在心室和动脉圆锥的连接处，圆锥动脉干沿心管纵轴旋转 90°～110°，从头端观察此旋转为顺时针方向。未旋转之前，主动脉瓣下圆锥及肺动脉瓣下圆锥均连接于右心室，呈左、右平行排列。正常情况下，主动脉瓣下圆锥向左、后旋转 90°～110°，肺动脉瓣下圆锥则相应地向右、前旋转。同时，由于主动脉瓣下圆锥的吸收及肺动脉瓣下圆锥的充分发育，将肺动脉瓣口推向右、前，与右心室相连，将主动脉瓣口向左、后下方推移，使它与左心室相通（图 1-4 ）。如果未旋转，主动脉瓣下圆锥也不吸收，则形成右心室双出口；如果主动脉瓣下圆锥向左、后旋转不够充分，骑跨于室间隔上，肺动脉瓣下圆锥发育不够，则形成法洛四联症畸形；若旋转方向相反，即主动脉瓣下圆锥向前上方旋转，而肺动脉瓣下圆锥向后下方旋转，且肺动脉圆锥吸收，而主动脉圆锥发育，结果形成大动脉转位。心室心球段向右弯曲，称心室右襻；向左弯曲，则称心室左襻。心室右襻时解剖右心室位于右侧；心室左襻时解剖右心室位于左侧。

（3）二会合：原始心室左右共用一个入口即房室孔，共用一个出口即心球孔。在心室两端会合时，心球孔左移，房室孔右移，分别发育成左、右心室的流出道和流入道。

另外，将心脏的各段符号注明如下，以便理解大动脉转位及右心室双出口等复杂畸形。右心房在右侧为正位，用 S 表示；右心房在左侧为反位，用 I 表示；心室右襻用 D 表示，心室左襻用 L 表示。主动脉位于肺动脉之右，用 D 表示；主动脉位于肺动脉之左，用 L 表示。

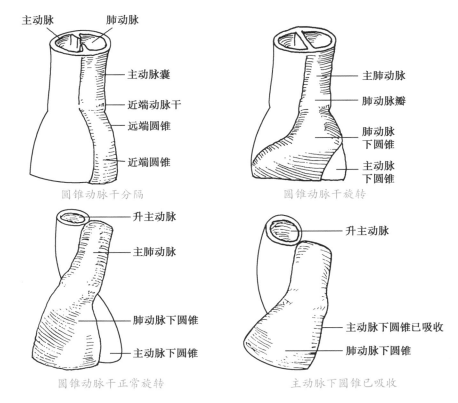

图 1-4 圆锥动脉干的分隔、旋转和吸收

（三）心腔发育的分隔

1. **房室管的分隔** 房室管是原始心房和心室的共同通道,房室孔是其共同入口,在胚胎第 4 周末,心内膜组织在房室交界处增生,形成两个心内膜垫。至胚胎第 6 周,心内膜垫融合将房室孔分为左、右房室口,左、右房室口周围的心内膜组织继续分化,演变成左、右房室瓣。

2. **心房的分隔** 胚胎第 4 周时,心房后壁正中线上,自上而下形成一薄而柔软的隔膜,称第一房间隔;与心内膜垫之间留有一孔,称第一房间孔。当第一房间隔与心内膜垫愈合时,第一房间孔封闭。与此同时,在第一房间隔上部因组织吸收又出现一孔,称第二房间孔,使左、右心房复又交通。胚胎第 5 周末,在第一房间隔右侧发生一较厚的第二房间隔,第二房间隔并不愈合,在第二房间孔稍下方留一孔,称卵圆孔,该孔左侧被第一房间隔所覆盖,构成"膜性活瓣",使右心房血液经卵圆孔不断流入左心房,而左心房血液因压力低和膜性活瓣作用而不能流向右心房（图 1-5）。

3. **心室的分隔** 在心房分隔的同时,心室底部发生一肌性隔板,称肌性室间隔,其与心内膜垫之间留有一孔,称室间孔。此孔使左、右心室相互交通,至胚胎第 8 周,膜性室间隔形成并封闭室间孔。至此,左、右心室完全分隔。

（四）大血管的发育和分隔

1. **大动脉的发育和分隔** 胚胎第 4 周末,圆锥动脉干开始分化,其下部并入心室,上部分化为主动脉和肺动脉的根部。同时,在其管腔内壁纵形发生两条隆起,不断增高,并最终融合为一条纵形的圆锥动脉干间隔。此间隔将圆锥动脉干上部内腔分隔为两条相互盘绕的管路,居前者为肺动脉干,自右下向左上延伸;居后者为主动脉升部,自左下向右上延伸。在两条大动脉分隔形成时,内膜局部增生,分别形成主动脉瓣和肺动脉瓣。

2. **静脉窦的演变及肺静脉的形成** 胚胎第 4 周,随着心脏外形的演变,原位于尾端的静脉窦转移至心脏的后上部,并被分为左、右两角。右角迅速扩大并入右心房,原有的右心房向前突出形成右心耳。胚

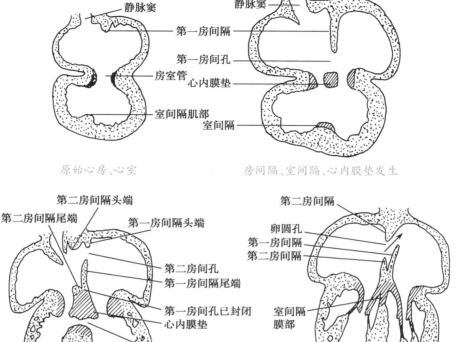

图 1-5　心腔分隔示意

胎第 6~8 周,上、下腔静脉通入右心房,静脉左角逐渐缩小,其近心部分化成冠状静脉窦。

　　胚胎第 4~5 周时,中胚层内形成了血管网,经过合并形成一条肺静脉总干和左、右 2 条肺静脉。左、右肺静脉又各有 2 个分支。随着心脏的发育,肺静脉总干和左、右肺静脉并入左心房,原来的左心房向前突出形成左心耳。这样,左、右肺静脉的各 2 条属支直通入左心房,形成 4 条肺静脉。

三、胎儿血液循环和出生后的变化

(一)胎儿心脏特点

　　左右心房有卵圆孔;肺动脉干与主动脉弓之间连有动脉导管;从髂总动脉发出一对脐动脉带入胎盘;脐静脉入肝后分支通肝血窦,并有静脉导管连于下腔静脉。

(二)胎儿血液循环途径

　　经过胎盘屏障的血液经脐静脉回入胎儿,大部分经静脉导管汇入下腔静脉,少部分入肝后经肝静脉再注入下腔静脉。下腔静脉的血液流入右心房后,大部分经卵圆孔流入左心房,少部分会同上腔静脉的血液进入右心室,经肺动脉干、动脉导管注入主动脉弓。主动脉内血液经全身各级动脉流向全身。部分血液则经脐动脉流入胎盘(图 1-6)。

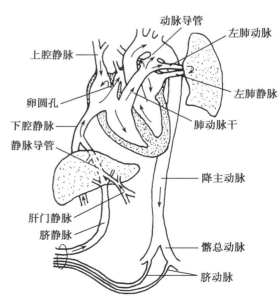

图 1-6　胎儿血液循环途径

（三）胎儿出生后心血管的变化

1. 卵圆孔　肺循环打开后,大量血液经肺静脉注入左心房,左右心房压力相等。约 1 年后,卵圆孔逐渐闭合。

2. 动脉导管　肺循环打开使肺动脉压力骤减,血液经肺动脉入肺,动脉导管逐渐闭锁成为动脉韧带。

3. 脐动脉　近段形成髂内动脉,远段萎缩。

4. 脐静脉　闭锁为肝圆韧带。

5. 静脉导管　闭锁为静脉韧带。

四、心脏与大血管常见畸形

1. 房间隔缺损　最常见的有两种类型:第一种多发生在卵圆孔区,是由于第二房间孔形成时,第一房间隔被吸收过多的组织,或第二房间隔发育不全,形成一较大的卵圆孔,以致胎儿出生后第一、二房间隔合并时,遗留一大小不等的孔。第二种发生在房间隔下部,主要是由于心内膜垫部分缺损,不能与第一房间隔会合,以致第一房间孔保留,左、右心房相通。

2. 室间隔缺损　多发生于膜部。室间隔膜部发育异常,引起缺损,可单独存在,也可与心脏的其他畸形同时发生。

3. 主动脉狭窄或肺动脉狭窄　系动脉圆锥干间隔(或称心球嵴)分隔不均匀造成。如分隔偏右,则造成肺动脉狭窄;反之,则造成主动脉狭窄。

4. 动脉导管未闭　出生后,动脉导管仍未闭合,致使肺动脉与主动脉仍保持交通。

5. 法洛四联症(图 1-7)、右心室双出口和大动脉转位见本章"心管的演变"部分。

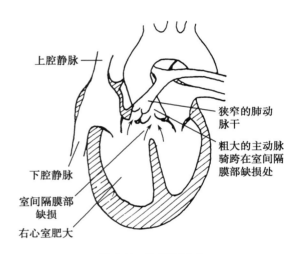

图 1-7　法洛四联症

第二节　心脏的正常解剖

一、心脏的位置和外形

1. 心脏的位置　心脏位于胸腔内,属中纵隔,外面裹以心包,其 2/3 位于中线左侧,1/3 位于中线右侧。前面大部分被肺和胸膜所遮盖,只有下部一小三角区域借心包与胸骨体下半和左侧第 4、5 肋软骨相邻,临床称心包裸区。心内注射多在胸骨左缘第 4 肋间进针。

2. 心脏的外形　心脏呈前后略扁的圆锥状,一般相当于自己的拳头大小,心脏的形状可归纳为一尖、一底、两面、三缘、四沟(图 1-8、图 1-9)。

一尖:即心尖,呈游离状态,朝向左前下方,主要由左心室构成。在左侧第 5 肋间锁骨中线内侧 1~2cm 处可触及其搏动。

一底:即心底,朝向右后上方,主要由心房组成,有大血管出入,并借此将心脏连接固定。

两面:心脏的前面与胸骨体和肋软骨相邻,故称胸肋面。心脏的下面位于膈上,又称膈面。

三缘:心脏的右缘垂直向下,由右心房的外侧缘构成。心脏的左缘圆钝斜向左前下,下部由左心室构

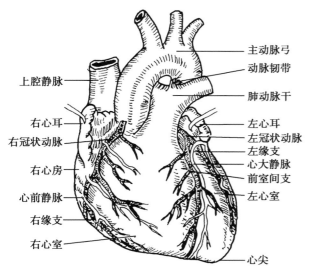

图 1-8　心脏的外形和血管（前面观）

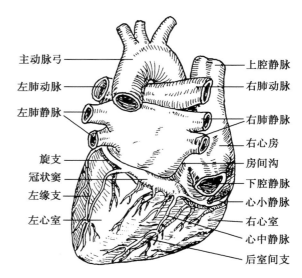

图 1-9　心脏的外形和血管（后面观）

成,上部由左心耳构成。下缘接近水平,由右心室和心尖构成。

　　四沟:近心底处的一条环形沟称冠状沟,是心房与心室的心表分界;在心脏胸肋面上有一纵形沟称前室间沟,膈面上也有一纵形沟称后室间沟,前、后室间沟是左、右心室的心表分界;在心底,上、下腔静脉与右肺静脉之间有一浅沟即房间沟,为左、右心房的心表分界。各沟均被心脏的血管和脂肪组织所填充,活体观察各沟并不十分明显。后室间沟和冠状沟交汇处称房室交叉点,它是左、右心房和左、右心室在膈面的临界区域,为临床常用的一个标志。

二、心脏各腔结构

　　1. 右心房　位于心脏的右上部,腔大壁薄,前壁突出部分称右心耳。右心房有一个出口,即右房室口;有三个入口,即上、下腔静脉口与冠状静脉窦口;右心房内壁有一纵形隆起称界嵴,由此向前发出平行的梳状肌,右心耳梳状肌发达,凹凸不平,交织成网;在上、下腔静脉口之间的房间隔下部有一卵圆窝,是胎儿期卵圆孔闭锁后的遗迹(图 1-10)。

　　2. 右心室　位于心脏的右前上部,有两个口,分别为出口和入口。入口为右房室口,在口周缘有结缔组织构成的纤维环,称三尖瓣环;其上附有三片瓣膜,称右房室瓣(即三尖瓣),按其位置分前瓣、后瓣和隔瓣。右心室腔内面凹凸不平,有多处突向腔内的圆锥状肉柱,称乳头肌,其尖端连有几条细丝状的腱性结构,称腱索,腱索另一端连于瓣膜的游离缘。当心室收缩时,三尖瓣关闭,由于腱索的牵拉,不会使瓣膜翻向右心房,从而防止血液逆流。右心室的出口为肺动脉口,口周围的纤维环上有三个半月形的袋状瓣膜,称肺动脉瓣,袋口朝向肺动脉腔。当心室舒张时,瓣膜关闭,防止肺动脉内的血液逆流回右心室。在右房室口与肺动脉口间的右心室壁上,有一较宽的弓形肌肉隆起,称室上嵴,将右心室腔分为两部分,后下方的室腔称流入道,前上方的室腔称流出道。流出道壁光滑无肉柱,向左上逐渐变细,似漏斗形,称动脉圆锥(图 1-11)。

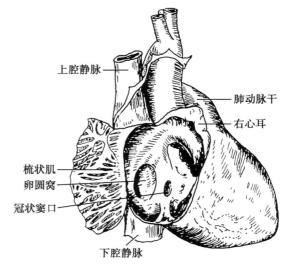

图 1-10　右心房

3. **左心房** 构成心底的大部分,向左前方突出的部分称左心耳,其内有发达的梳状肌。左心房有四个入口、一个出口。在左心房后壁的两侧,各有两条肺静脉入口,下部有一出口即左房室口。在与卵圆孔相对的左心房侧房间隔上,可见一半月形皱襞,为胚胎时卵圆孔闭合的遗迹。

4. **左心室** 位于右心室左后下方,肌壁较厚,约为右心室的3倍,左心室有一入一出两个口。入口即左房室口,其周缘有二尖瓣环,并附有前、后两片瓣膜,组成左房室瓣,即二尖瓣,瓣膜游离缘与乳头肌之间连有腱索,其作用与三尖瓣类似。左心室乳头肌较右心室乳头肌强大,分前后两组,分别起于左心室前壁和后壁。左心室出口为主动脉口,位于左房室口的前内侧,口周围的纤维环上也附有三个半月状瓣膜,称主动脉瓣,其作用与肺动脉瓣类似;与每个瓣

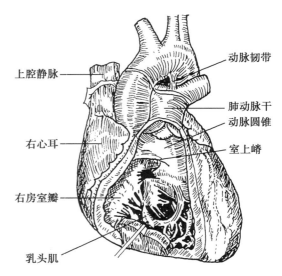

图 1-11 右心室

膜相对的主动脉壁向外膨出,称主动脉窦,依其位置可分为左、右、后三个窦,左、右窦的动脉壁上分别有左、右冠状动脉的开口。左心室腔以二尖瓣前瓣为界,也可分为两部分,位于左后方的为流入道,位于右前方的为流出道(图 1-12、图 1-13)。流出道壁光滑无肉柱,位于主动脉以下称为主动脉前庭。

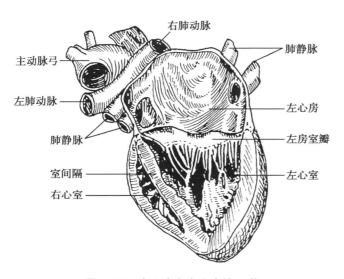

图 1-12 左心房和左心室流入道

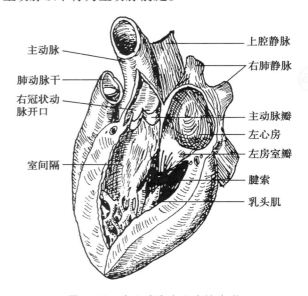

图 1-13 左心房和左心室流出道

5. **心腔临床解剖要点**

(1)右心房腔大壁薄,梳状肌之间更薄,插心导管时应注意,勿损伤右心房壁。

(2)卵圆窝为胎儿时期卵圆孔闭合的遗迹,是房间隔缺损的好发部位。

(3)下腔静脉瓣为胚胎时期残留下的薄的半月形瓣膜,其内侧缘延续至卵圆窝前缘,做房间隔缺损修补术时,注意勿将其误认为缺失边缘而将其缝合。

(4)左、右心耳内壁梳状肌发达,使心房壁不光滑,当心功能不全时,血流缓慢,易在此形成血栓。

(5)右心室室上嵴上分别有壁束和隔束两组肌束延续,前者沿右心室前壁三尖瓣环的外侧向外延伸至心脏右缘与主动脉窦相对应,并对该窦起支持作用,在行法洛四联症手术时,此部肌束不可修剪过多,以防伤及主动脉窦。

三、心脏的结构

（一）心壁的构造

心壁结构由内向外分为三层：心内膜、心肌层、心外膜（图 1-14）。

1. **心内膜**　衬于心壁的内面，是由内皮细胞及结缔组织构成的一层光滑的薄膜，它与血管内膜相延续。该膜在心腔内折叠形成房室瓣和动脉瓣。所以，心内膜炎时常累及以上瓣膜。心内膜的结缔组织还与房室口、动脉口纤维环及腱索相延续。心内膜的深面有血管、淋巴管、神经和传导束等。

2. **心肌层**　由心肌组织构成，是心搏的动力。在心壁三层中此层最厚。各房室心肌的厚薄不均，心室肌层厚于心房肌层，左心室肌层又厚于右心室肌层。心房肌和心室肌在功能上是分开的，两者虽都连于纤维环，但不能相互传递兴奋，心室肌是由深浅两组组成的。

3. **心外膜**　被覆于心脏表面，是由间皮及结缔组织构成的浆膜，血管、淋巴管、神经行于其深面，心外膜同时也是浆膜心包的脏层。

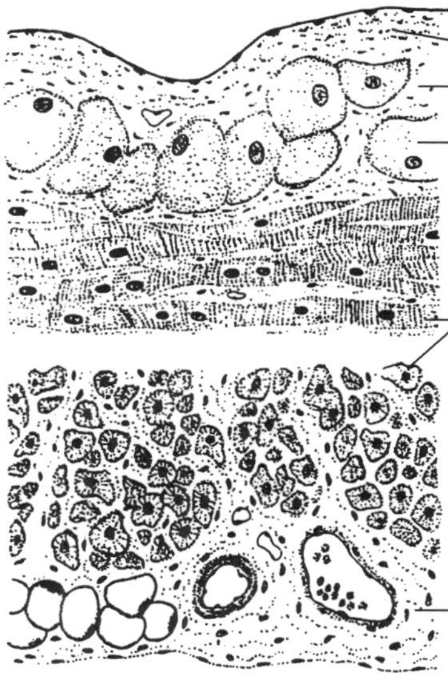

图 1-14　心壁的微细结构

（二）心脏的支架结构

以主动脉瓣环为中心的 4 个瓣环的纤维三角和连接主动脉瓣环与肺动脉之间的圆锥韧带组成心脏的支架结构。心肌及瓣膜均附着在纤维环支架上（图 1-15）。

1. **右纤维三角**　是主动脉后瓣环、二尖瓣环和三尖瓣环之间的纤维连接区，主要由胶原纤维和纤维软骨组织构成，内有房室束通过。在瓣膜置换术中若缝合过深易伤及传导束。

2. **左纤维三角**　是位于主动脉瓣环和左房室环之间的纤维结构区，体积小且薄弱。在二尖瓣置换术中，应注意避免因缝合过深累及左冠状动脉。

3. **圆锥韧带三角**　是位于主动脉瓣环和肺动脉瓣环之间的纤维韧带。

（三）房间隔和室间隔

1. **房间隔**　位于左、右心房之间，较薄。两侧心房面为心内膜，中间夹结缔组织，并有少许肌束。卵圆窝处最薄，主要由结缔组织构成。

2. **室间隔**　位于左、右心室之间，由心肌与心内膜构成，下部较厚，由肌性部分构成，称室间隔肌部；

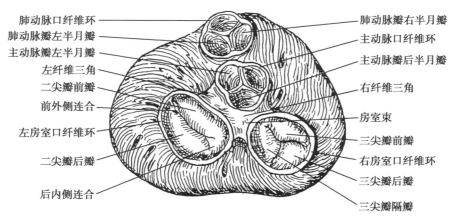

图 1-15　心脏纤维环支架

上部近心房处有一卵圆形区,缺乏肌层,菲薄呈膜状,称室间隔膜部。室间隔缺损多发于此处。

（四）心脏瓣膜

1. 三尖瓣　三尖瓣起自三尖瓣环,分为隔瓣、前瓣和后瓣。前瓣最大,是维持三尖瓣功能的主要部分。其腱索主要来自附着于右心室前壁下半部的前乳头肌;后瓣最小,其腱索主要来自后乳头肌;隔瓣贴于室间隔上,以许多小腱索起于室间隔壁并有一小部分起于乳头肌;某些先天性畸形病例中隔瓣前端变形甚至缺损,但不一定会引起明显的关闭不全。此外,圆锥乳头肌由室上嵴下缘发出其腱索,分布在隔瓣-前瓣交界附近,它是右心室内手术的主要外科标志。

2. 肺动脉瓣　肺动脉瓣为3个半月形袋状瓣膜,即前、左、右瓣,每个瓣膜游离缘中央有一小结,称半月瓣结。瓣环和瓣叶都比较薄弱,瓣环发育不全时可导致右心室排血受阻。

3. 二尖瓣　二尖瓣不是完全分割的瓣叶,而是一条连续的宽窄不等的膜状组织,瓣叶根部整齐,附于二尖瓣环上,瓣叶的下缘垂入左心室并出现切迹,将其分为前瓣和后瓣。前瓣似长方形,后瓣近似长条形,二者面积相当。瓣膜的边缘通过腱索连于乳头肌,前乳头肌收集前、后瓣前半部的腱索,后乳头肌收集前、后瓣后半部的腱索。

4. 主动脉瓣　主动脉瓣为3个半月形膜片,三瓣大小相同,位置等高,基底部均附着在弧形弯曲的瓣环上,每瓣与相应的主动脉壁构成向上开口的袋状凹陷,称主动脉窦,瓣叶游离缘的中点往往局部增厚。左心室舒张期,主动脉瓣口关闭,瓣膜的游离缘相互密接以防止血液逆流。

四、心脏的传导系统

心脏的传导系统位于心壁内,由特殊分化的心肌细胞构成,主要功能是产生并传导冲动,维持心脏正常的节律性收缩。它包括窦房结、房室结、结间束、房室束及其分支等（图 1-16）。

1. 窦房结　是心脏的正常起搏点,由此产生冲动,并通过结间束传导至心房肌和房室结。窦房结位于上腔静脉根部与右心房交界处的心外膜深面,呈卵圆形,范围 15mm×5mm。在游离上腔静脉或在右心房壁切口时,应注意避免损伤窦房结。

2. 房室结　位于冠状窦口的前上方,房间隔下部,心内膜的深面,略呈圆柱状,其长轴为 5~7mm。心脏手术应以冠状窦口为标志,防止损伤房室结。房室结发出房室束。房室结与窦房结间有结间束相连。

3. 结间束　是连接窦房结和房室结的传导束,共 3 束。如发生异常或损伤则会产生心律失常,出现结性心律等。

4. 房室束（His 束）　是由房室结前部发出的一组排列整齐的平行传导纤维组成,经右纤维三角在三尖瓣隔瓣附着处,穿过瓣环中点偏前方达室间隔膜部的后下缘,偏于左心室侧走行。最宽处为 3mm,长为10~20mm。在室间隔缺损修补术中,注意勿损伤房室束。

5. 左、右束支及浦肯野纤维　由房室束分出左、右束支,左束支走行于室间隔左侧的心内膜下,呈扇形分出前后两组分支,左前分支分布于室间隔左侧面、心尖部等;左后分支分布于室间隔左侧面、后乳头肌等。左束支分布分散,较少发生完全阻滞。右束支为一单束,在室间隔右侧心内膜下向前下方走行,达右心室前乳头肌底部。右心室高度扩张时,右束支易受损害而发生传导阻滞。

左、右束支经反复分支,最后形成相互交织的网状结构,称浦肯野纤维,并与心肌纤维吻合。

五、心脏的冠状动脉循环

（一）冠状动脉

心脏的营养靠左、右冠状动脉供应（图 1-17）。

1. 左冠状动脉　起自主动脉左冠状动脉窦,经左心耳与肺动脉干之间达左冠状沟,分为左前降支

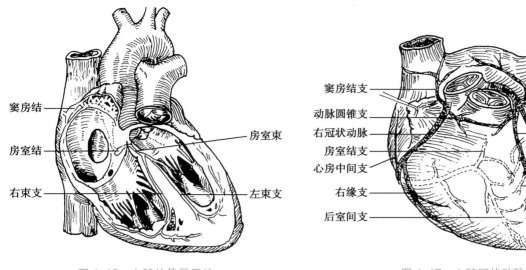

图 1-16　心脏的传导系统　　　　　　图 1-17　心脏冠状动脉模式

（前室间支）和左回旋支（旋支），尚有部分人于两支之间发出对角支。

（1）左前降支：沿心脏前室间沟下行，绕过心尖终于后室间沟下 1/3 处。左前降支向左心室胸肋面的心肌发出 3~9 条粗细不均的小分支，称为左室前支，分布于左心室前壁；向右心室胸肋面发出 5~6 条小分支，称右室前支，分布于右心室前壁一小部分（约相当于前室间沟右侧 20mm 的范围内）；向深面发出 4~6 条前隔支（室间隔支），并与后隔支广泛吻合，分布于室间隔的前 2/3 区域、心尖部、右束支和一部分左束支。

（2）左回旋支：起始后沿冠状沟向左行，绕过心左缘至膈面，多以左室后支终止于左心室膈面。左回旋支起始后不久即发出左房前支分布至左心房，经过心左缘处向前发出钝缘支（左缘支），此支恒定、较粗壮，向下分布于左心室侧壁。终端左心室后支分布于左心室后壁近侧缘部。此外，左冠状动脉占优势时，窦房结、房室结也由左回旋支供应（见图 1-8）。

2. 右冠状动脉　起于主动脉右冠状动脉窦，在右心耳与肺动脉干之间入冠状沟，向右绕过心右缘，经冠状沟后部至房室交界处分为两支：一支较粗向下弯行，行于后室间沟内，终于后室间沟下部，或与左前降支末梢吻合，此支称后降支（后室间支），后降支发出室间隔后动脉（后隔支）供应室间隔后部血运，并与前降支发出的前隔支形成广泛的吻合。另一支较细，自房室交点处向左，分布于左心室后壁，成为起于右冠状动脉的左室后支（见图 1-9）。右冠状动脉沿途发出的分支还有。

（1）动脉圆锥支：为右冠状动脉向右心室壁发出的第一支，分布于动脉圆锥的前方，与左前降支的分支吻合。是左、右冠状动脉之间最重要的侧支通路。

（2）右室前支：2~4 条，由右冠状动脉向左发出，与主干几乎呈直角，分布于右心室胸肋面。

（3）锐缘支（右缘支）：起于右冠状动脉，沿心下缘自右向左行，此支恒定粗大，与钝缘支同是冠状动脉造影辨认分支的标志。

（4）窦房结支（右房前支）：起于右冠状动脉的近侧段，上行至上腔静脉口附近，分支供血于窦房结。

（5）房室结支：在房室交点处，起于右冠状动脉主干或其分支，向深部分布于房室结和房室束的近侧部。

3. 冠状动脉分布类型　依据国人冠状动脉后降支的来源及在膈面上分布区的大小，将冠状动脉分布类型分为三类。

（1）右优势型：后降支来自右冠状动脉，除发出后隔支外，还分布于左心室膈面的一部分或全部，此类占 65.7%。

（2）均衡型：左、右冠状动脉均分出后降支，即两大动脉的分布互不越过房室交叉和后室间沟，此类占 28.7%。

（3）左优势型：后降支由左回旋支发出，此类占 5.6%。

（二）心脏的静脉

心脏的静脉血液大多先汇集入冠状静脉窦，再开口于右心房，只有少数直接开口于心脏。

1. 汇入冠状静脉窦的属支如下。

（1）心大静脉：起自心尖，沿前室间沟上升，并与左前降支伴行，再沿冠状沟向左到心脏的后面，进入冠状静脉窦，主要接收左心房，左、右心室前壁及左心室侧缘的静脉血（见图 1-8 ）。

（2）心中静脉：起于心尖部，沿后室间沟与后降支伴行，向上注入冠状窦左端，主要收集左、右心室膈面、室间隔后部和心尖部血液（见图 1-9 ）。

（3）心小静脉：行于右侧冠状沟内，向左注入冠状窦右端（见图 1-9 ）。主要接收右心房、右心室及右心室后面的静脉血。

（4）左室后静脉：起行于左心室膈面，收集心尖和左心室后壁血液。

（5）左房后静脉（左心房斜静脉）：斜行于左心房后壁，沿左心房后面斜行下降汇入冠状窦。

2. 直接开口于心腔的静脉如下。

（1）心最小静脉：是心壁内的一些小静脉，直接开口于心腔。

（2）心前静脉：起于右心室前壁，有 2~3 支，跨过冠状沟直接开口于右心房（见图 1-8 ）。

六、大血管

大血管在心底出入，并将心脏固定。主动脉起自左心室前庭上方的主动脉纤维环，向左前上方行至右侧第 2 胸肋关节高度，弯向左后方至第 4 胸椎体右侧，沿脊椎下降，穿过膈肌的主动脉裂孔入腹腔，于第 4 腰椎体下缘分为左、右髂总动脉。依其行程可分为升主动脉、主动脉弓和降主动脉。升主动脉根部有左、右冠状动脉发出。肺动脉起自右心室漏斗部，经主动脉起始部的前方向左后上斜行，在主动脉弓下方分为左、右肺动脉。在左、右肺动脉交叉处与主动脉弓下缘之间有一条纤维束连接，为动脉韧带，是动脉导管闭合后的残存结构。肺静脉左、右各两条，起自肺门，横行向内，分别注入左心房。上腔静脉位于升主动脉的右侧，由左、右头臂静脉汇合而成，成人长约 7cm，入心前尚接纳奇静脉血液。下腔静脉是人体最大的一支静脉，开口于右心房后壁下方，该静脉由左、右髂总静脉汇合而成，在腹主动脉右侧上行，穿膈肌的腔静脉孔，终止于右心房（见图 1-8、图 1-9 ）。

七、心包及心脏的体表投影

1. 心包 心包是包在心脏外面及大血管根部的囊状结构，可分为纤维心包和浆膜心包两部分。纤维心包为心包的最外层，厚而致密，上部与出入心脏的大血管的外膜相移行，下部与膈的中心腱愈合。浆膜心包薄而光滑，又可分为脏层与壁层。壁层紧贴纤维心包的内面，脏层附着于心肌层表面，亦即心外膜。浆膜心包的脏、壁两层在出入心的大血管根部互相移行，形成的间隙称心包腔。正常情况下，腔内有少量浆液，心脏搏动时可减少摩擦。当心包腔积液过多时，可出现心脏压塞症状。

2. 心脏体表投影 心脏的体表投影是心脏边界在体表的投影，成人可用下列 4 点及连线来表示。

（1）右上点：右侧第 3 肋软骨上缘，距胸骨右缘约 1cm 处。

（2）右下点：右侧第 6 胸肋关节处。

（3）左上点：左侧第 2 肋软骨下缘，距胸骨左缘约 1.2cm 处。

（4）左下点：左侧第 5 肋间隙，左锁骨中线内侧 1~2cm 处。

将以上 4 点用弧线相连，即是心脏在胸前壁的体表投影（图 1-18）。

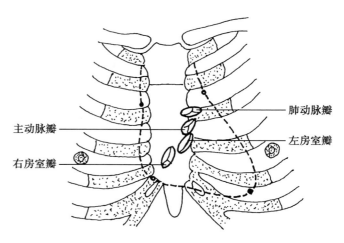

图 1-18 心脏的体表投影

八、心脏的神经支配

心脏的运动神经包括交感神经和副交感神经（迷走神经），它们虽能影响心率及心肌收缩力，但不能替代心脏的传导系统。由交感干的颈上、中、下节和胸$_{1-4}$或胸$_5$节发出的心支及迷走神经的心支，在心脏底部交织成心丛，心丛的分支又组成心房丛和左、右冠状动脉丛，随着动脉分布于心肌。交感神经兴奋时，引起心动过速，冠状血管舒张。迷走神经兴奋时，引起心动过缓，冠状血管收缩。

传导心脏痛觉的纤维，沿交感神经行走，至脊髓胸$_{1-4}$或胸$_5$节段。心绞痛时，常在胸前区及左上臂内侧皮肤感到疼痛，此为牵涉性痛。

九、主动脉的解剖要点

人体的主动脉是心脏向全身供血的通道（图 1-19）。主动脉起自左心室，延续为升主动脉、主动脉弓、降主动脉及腹主动脉。腹主动脉在第 4 腰椎水平分为左右髂总动脉。

主动脉分为内、中、外三层。内膜由内皮细胞与内皮下层组成，中膜由 40~70 层弹性膜、弹性纤维与平滑肌细胞组成，外膜是由疏松的结缔组织构成。使主动脉既有一定的强度，也有一定的弹性。

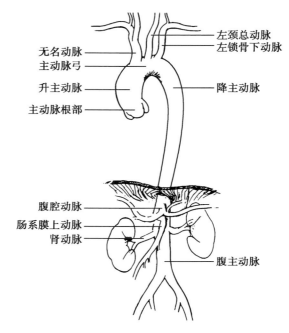

图 1-19 主动脉及其分支

升主动脉由左心室发出，其主要分支为冠状动脉。左、右冠状动脉分别起自左、右冠状窦，而后发出分支分布在心脏各部位为心肌提供血液。

主动脉弓延续自升主动脉，呈弓形向左后方延伸，至第 4 胸椎水平延续为降主动脉。主要分支从近心端向远心端分别为头臂干（无名）动脉、左颈总动脉、左锁骨下动脉。头臂干又分支为右颈总动脉与右锁骨下动脉。左、右颈总动脉为头部供血，左、右锁骨下动脉分别为左、右上肢供血。锁骨下动脉延续为腋动脉，其间又有椎动脉、胸廓内动脉及甲状颈干等主要分支。

降主动脉以主动脉裂孔为界分为胸主动脉与腹主动脉，向下在第 4 腰椎水平分为左、右髂总动脉。

胸主动脉的分支主要分壁支与脏支，壁支分为肋间后动脉（9 对），肋下动脉（1 对）及膈上动脉。脏支分为支气管支、食管支与心包支动脉。

腹主动脉的主要分支有腹腔干动脉、肠系膜上动脉、左右肾动脉与肠系膜下动脉。腹腔干动脉分为胃左动脉、脾动脉与肝总动脉，分别为胃、脾及肝供血；肠系膜上动脉提供胰、十二指肠、空肠、回肠、结肠的大部分血供;左、右肾动脉为左、右肾供血;肠系膜下动脉主要为横结肠左部、降结肠、乙状结肠及直肠的上 2/3 供血。

左、右髂总动脉向上延续至腹主动脉,向下分为髂内动脉与髂外动脉,髂外动脉分出腹壁下动脉后延续为股动脉,为双下肢供血。

（刘荣志　徐原林）

第一节　循环生理

人体的循环系统是个相对封闭的管路系统,包括起主要作用的心血管系统和起辅助作用的淋巴系统。心血管系统由心脏、血管和存在于其内的血液组成。血管部分又由动脉、毛细血管和静脉组成。在整个生命活动过程中,心脏不停地跳动,推动血液在心血管系统内循环流动,称为血液循环。血液循环的主要功能是完成体内的物质运输:运送细胞新陈代谢所需的营养物质和氧气到全身,以及运送代谢产物和二氧化碳到排泄器官。此外,由内分泌细胞分泌的各种激素及生物活性物质也通过血液循环运送到相应的靶细胞,实现机体的体液调节;机体内环境理化特性能够维持相对稳定及血液的防卫免疫功能的实现均依赖于血液的循环流动。淋巴系统由淋巴管和淋巴器官组成,外周淋巴管收集部分组织液形成淋巴液,淋巴液沿淋巴管向心流动汇入静脉血液。循环系统的活动受神经和体液因素的调节,且与呼吸、泌尿、消化、神经和内分泌等多个系统相互协调,从而使机体能很好地适应内、外环境的变化。

一、心脏的泵血功能

心脏的节律性收缩和舒张对血液的驱动作用称为心脏的泵血功能,是心脏的主要功能。心脏收缩时将血液射入动脉,并通过动脉系统将血液分配到全身各组织;心脏舒张时则通过静脉系统使血液回流到心脏,为下一次射血做准备。

（一）心脏的泵血过程和机制

1. **心动周期**　心脏的一次收缩和舒张构成一个机械活动周期,称为心动周期。在一个心动周期中,心房和心室的机械活动可分为收缩期和舒张期。由于心室在心脏泵血活动中起主要作用,故心动周期通常是指心室的活动周期。在一个心动周期中,心房和心室的活动按一定的次序和时程先后进行,左、右两个心房的活动是同步进行的,左、右两个心室的活动也是同步进行的,心房和心室的收缩期都短于各自的舒张期。心率加快时,心动周期缩短,收缩期和舒张期都相应缩短,但舒张期缩短的程度更大。

2. **心脏的泵血过程**　左、右心室的泵血过程相似,而且几乎同时进行,包括心室收缩期和心室舒张期。心室肌的收缩和舒张是造成心室内压力变化并导致心房和心室之间及心室和主动脉之间产生压力梯度的根本原因,而压力梯度则是推动血液在心房、心室及主动脉之间流动的主要动力。在收缩期,心室肌收缩产生的压力增高和血流惯性是心脏射血的动力;在舒张早期,心室主动舒张是心室充盈的主要动力;在舒张晚期,心房肌的收缩可进一步充盈心室。由于心脏瓣膜的结构特点和启闭活动,血液只能沿一个方向流动。左、右心室的泵血过程基本相同,但由于肺动脉压约为主动脉压的1/6,因此在心动周期中右心室内压的变化幅度要比左心室内压的变化幅度小得多。

（二）心输出量

1. **每搏输出量** 一侧心室一次心脏搏动所射出的血量,称为每搏输出量,简称搏出量。正常成人在安静状态下的每搏输出量约为55ml。搏出量占心室舒张末期容积的百分比称为射血分数,健康成人的射血分数为55%~65%。射血分数能更准确地反映心脏的泵血功能,对早期发现心脏泵血功能异常具有重要意义。

2. **每分输出量和心指数** 一侧心室每分钟射出的血液量,称为每分输出量,也称为心输出量或心排血量。心输出量等于心率与搏出量的乘积。一般健康成年男性在安静状态下的心输出量为4.5~6.0L/min,女性的心输出量比同体重男性低10%左右。对于不同身材的个体,在测量心功能时,若用心输出量作为指标进行比较,是不全面的。人在安静时的心输出量并不与体重成正比,而是与体表面积成正比。以单位体表面积计算的心输出量称为心指数。一般成人的静息心指数为3.0~3.5L/(min·m²)。

（三）影响心输出量的因素

心输出量等于心率与搏出量的乘积,因此凡是能影响搏出量和心率的因素均可影响心输出量。而搏出量的多少则取决于心室肌的前负荷、后负荷和心肌收缩能力等因素。

1. **心室肌的前负荷** 心室舒张末期容积相当于心脏的前负荷,通常用心室舒张末期的心房内压力来反映心室的前负荷。当左心室舒张末期压在5~15mmHg的范围内时,随着心室舒张末期压的增大,心室每搏功也增加;当左心室舒张末期压在15~20mmHg的范围内变动时,每搏功没有明显变化;当左心室舒张末期压>20mmHg时,每搏功仍不变或轻度减少。只有在发生严重病理变化的心室,才会出现每搏功下降的情况。

2. **心室肌的后负荷** 在心室收缩时,必须克服主动脉血压,才能将血液射入主动脉内。因此,主动脉血压是心室收缩所遇到的后负荷,如果主动脉血压增高,会导致搏出量减少;反之,主动脉血压降低,则有利于心室射血。一般情况下,正常人主动脉压在80~170mmHg范围内变动,心输出量一般不会发生明显改变。机体可以通过神经和体液机制改变心肌的收缩能力,使搏出量能适应后负荷的改变。这种调节的生理意义在于当主动脉血压在一定范围内改变时心搏出量可维持在接近正常的水平。

3. **心肌收缩能力** 心肌不依赖前负荷和后负荷而能改变其力学活动（包括收缩的强度和速度）的内在特性,称为心肌收缩能力。完整的心室,心肌收缩能力增强可使心室功能曲线向左上方移位,表明在同样的前负荷条件下,每搏功增加,心脏泵血功能增强。这种通过改变心肌收缩能力的心脏泵血功能调节,称为等长调节。心肌收缩能力受多种因素的影响,凡是能够影响心肌细胞兴奋-收缩耦联过程中各个环节的因素都可影响心肌收缩能力。儿茶酚胺、钙增敏剂及甲状腺激素等都可以增强心肌收缩能力。

4. **心率** 正常成人在安静状态下,心率为60~100次/分,平均75次/分。心率可随年龄、性别和不同生理状态而发生较大的变动。在一定范围内,心率加快可使心输出量增加。当心率加快但尚未超过一定限度时,尽管此时心室充盈时间有所缩短,但由于静脉回心血量大部分在快速充盈期内进入心室,因此心室充盈量和搏出量不会明显减少,因而心率的增加可使每分输出量明显增加。但是,如果心率过快,当超过160~180次/分时,将使心室舒张期明显缩短,心脏舒张期充盈量明显减少,因此搏出量也明显较少,从而导致心输出量下降;如果心率过慢,当低于40次/分时,将使心室舒张期过长,此时心室充盈早已接近最大限度,心脏舒张期的延长已不能进一步增加充盈量和搏出量,因此心输出量也减少。

（四）心音

在心动周期中,心肌收缩、瓣膜启闭、血液流速改变形成的湍流和血流撞击心室壁和大动脉壁引起的震动都可通过周围组织传递到胸壁,用听诊器便可在胸部某些部位听到相应的声音,即为心音。心音发生在心动周期的一些特定时期,其音调和持续时间也有一定的特征。正常人在一次心搏过程中可产生四个心音,即第一、第二、第三和第四心音。通常用听诊的方法只能听到第一和第二心音;在某些青年人和健康儿童可听到第三心音;用心音图可记录到四个心音。

1. **第一心音** 第一心音标志着心室收缩期的开始,在心尖搏动处(左侧第5肋间锁骨中线)听诊最为清楚,其特点是音调较低,持续时间较长。第一心音是由房室瓣突然关闭引起心室内血液和室壁的振动,以及心室射血引起的大血管壁和血液湍流所发生的振动而产生的。

2. **第二心音** 第二心音标志着心室舒张期的开始,在胸骨左、右两侧第2肋间(即主动脉瓣和肺动脉瓣听诊区)听诊最为清楚,其特点是频率较高,持续时间较短。第二心音主要是由主动脉瓣和肺动脉瓣关闭,血流冲击大动脉根部引起血液、管壁及心室壁的振动而引起。

3. **第三心音** 在部分健康儿童和青年人,偶尔可听到第三心音。第三心音出现在心室快速充盈期之末,是一种低频、低幅的振动,是由快速充盈期之末室壁和乳头肌突然伸展及充盈血流突然减速引起的振动而产生的。

4. **第四心音** 第四心音出现在心室舒张晚期,是与心房收缩有关的一组发生在心室收缩期前的振动,也称心房音。正常心房收缩时一般不产生声音,但异常强烈的心房收缩和在左心室壁顺应性下降时,可产生第四心音。

二、心血管活动的调节

心血管活动的调节,包括神经调节、体液调节和自身调节,不仅能保持正常心率、心输出量、动脉血压和个体组织器官血流量等心血管功能活动的相对稳定,而且还能在机体内、外环境变化时作出相应的调整,使心血管活动能适应代谢活动改变的需要。

(一) 神经调节

心血管活动受自主神经系统的调控,副交感神经系统主要调节心脏活动,而交感神经系统对心脏和血管的活动都有重要的调节作用。神经系统对心血管活动的调节是通过各种心血管反射实现的。

1. **心血管的神经支配** 心脏的神经支配受心交感神经和心迷走神经双重支配,心交感神经兴奋增强心脏的活动,心迷走神经兴奋则抑制心脏的活动。血管的神经支配分为缩血管神经和舒血管神经两大类。除毛细血管外,血管壁都有平滑肌分布,大部分血管平滑肌仅受交感缩血管神经纤维的支配,只有部分血管接受交感缩血管神经纤维支配外,还接受某些舒血管神经纤维的支配。毛细血管前括约肌的神经纤维分布极少,其活动主要受局部组织代谢产物的影响。

2. **心血管反射** 当机体生理状态或内外环境发生变化时,神经系统对心血管活动的调节是通过各种心血管反射进行的,它使心血管活动发生相应改变,以适应机体当时所处的状态或环境的变化。

(1)颈动脉窦和主动脉弓压力感受性反射:当动脉血压突然升高时,可反射性引起心率减慢、心输出量减少、血管舒张、外周阻力减小、血压下降,这一反射称为压力感受性反射或降压反射。

(2)颈动脉体和主动脉体化学感受性反射:在颈总动脉分叉处和主动脉弓区域的颈动脉体和主动脉体化学感受器可感受动脉血中的氧分压降低、二氧化碳分压升高和 H^+ 浓度升高等刺激,其传入活动经窦神经和迷走神经上行至延髓孤束核,然后使延髓内呼吸运动神经元和心血管活动神经元的活动改变,称为化学感受性反射。其效应主要是调节呼吸,反射性地引起呼吸加深加快;通过呼吸运动的改变,再反射性影响心血管活动。

(3)心肺感受器引起的心血管反射:心肺感受器是指一些位于心房、心室和肺循环大血管壁内的感受器,这些感受器能感受两类刺激,一类是机械牵张刺激,另一类是某些化学物质如前列腺素、腺苷和缓激肽等的刺激,其传入神经纤维分别走行于迷走神经或交感神经内。容量感受性反射是典型的心肺感受器反射,主要调节循环血量和细胞外液量。

3. **心血管反射的中枢整合模式** 在不同的环境刺激或功能状态下,中枢神经系统对全身各组织器官的活动进行复杂的整合,使机体作为一个整体做出反应,以适应当时的实际需要。在不同的生理状态下,心血管活动有不同的整合模式。例如,当动物发动防御反应时,表现为心率加快,心输出量增多,骨骼肌血管舒张,内脏和皮肤血管收缩,血压轻度升高。肌肉活动时心血管活动的整合模式与防御反应相似,但仅仅是那些参与运动的骨骼肌血管舒张,而不参与运动的骨骼肌血管则收缩。睡眠时与防御反应时相反,表现为心率减慢,心输出量减少,骨骼肌血管收缩而内脏和皮肤血管舒张,血压轻微降低。

(二)体液调节

心血管活动的体液调节是指血液和组织液中的某些化学物质对心肌和血管平滑肌活动的调节作用。众多体液因素中,有些由血液输送,广泛作用于心血管系统;有些在局部组织中形成,主要作用于局部的血管或心肌。体液调节与神经调节、自身调节等调节机制相互联系与协调,共同参与机体循环稳态的维持。

1. **肾素-血管紧张素系统** 肾素-血管紧张素系统是人体重要的体液调节系统,广泛存在于心肌、血管平滑肌、骨骼肌、脑、肾、性腺、颌下腺、胰腺及脂肪等多种器官组织中,共同参与对靶器官的调节。在生理情况下,肾素-血管紧张素系统对血压的调节及心血管系统的正常发育、心血管功能稳态、电解质和体液平衡的维持等具有重要作用。

2. **肾上腺素和去甲肾上腺素** 肾上腺素和去甲肾上腺素都属于儿茶酚胺类物质。循环血液中的肾上腺素和去甲肾上腺素主要来自肾上腺髓质,其中肾上腺素约占80%,去甲肾上腺素约占20%。肾上腺素能神经末梢释放的去甲肾上腺素也有一小部分进入血液循环。血液中的肾上腺素和去甲肾上腺素对心脏和血管的作用具有许多共同点,但由于和不同的肾上腺素能受体结合的能力不同,它们对心脏和血管的作用也不尽相同。

3. **血管升压素** 血管升压素是由下丘脑视上核和室旁核神经元合成的一种九肽激素,合成后经下丘脑-垂体束运输到神经垂体储存,当机体活动需要时释放入血液循环,此过程也称为神经内分泌。血管升压素作用于集合管上皮的受体可促进水的重吸收,起到抗利尿作用,故又称为抗利尿激素。血管升压素作用于血管平滑肌的相应受体则引起血管收缩、血压升高。

4. **血管内皮细胞生成的血管活性物质** 血管内皮细胞是衬于血管内表面的单层细胞组织,能合成与释放多种血管活性物质,主要是调节局部血管的舒缩活动。

5. **激肽释放酶-激肽系统** 激肽释放酶是可将血浆和组织中的蛋白质底物激肽原分解为激肽的一类蛋白酶。激肽可引起血管平滑肌舒张,参与对血压和局部组织血流量的调节。人体至少有三种激肽:缓激肽、赖氨酸缓激肽和甲二磺酰赖氨酰缓激肽。

6. **心血管活性多肽** 心血管系统中已发现有30多种心血管活性多肽,对心血管活动具有重要的调节作用。包括心房钠尿肽、肾上腺髓质素、尾升压素Ⅱ、阿片肽、降钙素基因相关肽等。

7. **气体信号分子** 气体信号分子是一类不同于传统细胞信号分子的小分子气体物质,它们具有在催化下可内源性产生、不依赖于膜受体而能自由通过细胞膜、在生理浓度下有明确的特定功能等特性,包括一氧化氮、一氧化碳和硫化氢等。

8. **前列腺素** 前列腺素是一组二十碳不饱和脂肪酸,主要是花生四烯酸的代谢产物,由环加氧酶介导产生,参与多种生理功能活动,包括血压调节、水盐代谢等。

9. **细胞因子** 细胞因子(如肿瘤坏死因子、白细胞介素、干扰素、趋化因子等)是由细胞所产生的一类信息物质,大多以自分泌或旁分泌的方式作用于靶细胞而引起生物效应,如白细胞介素家族中的成员多数为炎症介质,参与免疫反应,但也能调节心血管功能,能扩张血管和增加毛细血管的通透性。

10. 其他因素 有些全身性的激素也可影响心血管系统的活动,如肾上腺糖皮质激素能增强心肌的收缩力;胰岛素对心脏有直接的正性变力作用;胰高血糖素对心脏有正性变力作用与变时作用;甲状腺激素能增强心室肌的收缩和舒张功能、加快心率、增加心输出量和心脏做功量等。可见,循环与内分泌系统的众多因子,彼此间发生相互作用,并与神经调节之间相互影响,构成复杂的网络体系,对心血管功能进行全身性的和局部的准确而精细地调节。

（三）自身调节

心血管活动的自身调节包括心脏泵血功能的自身调节和组织器官血流量的自身调节。关于心脏泵血功能的自身调节可见前文影响心输出量的因素部分,关于组织器官血流量自身调节的机制,一般可用局部代谢产物学说和肌源学说加以解释。

1. 代谢性自身调节机制——局部代谢产物学说 器官组织的血流量取决于该器官的代谢水平,代谢水平越高,血流量也越多。当组织代谢活动增强时,局部组织的代谢产物如二氧化碳、腺苷、乳酸等增多而氧分压降低,使局部组织的微动脉和毛细血管前括约肌舒张,其结果是局部组织血流量增多加快移去代谢产物和改善缺氧,这一效应称为代谢自身调节。

2. 肌源性自身调节机制——肌源学说 血管平滑肌本身经常保持一定的紧张性收缩,这一现象称为肌源性活动。血管平滑肌受牵张刺激时,紧张性活动加强。当供应某一器官血管的灌注压突然升高时,血管平滑肌受到牵张刺激,血管尤其是毛细血管前阻力血管的肌源性活动增强,血管收缩,血流阻力增大,以免组织器官的血流量因灌注压力升高而增大。反之,当器官血管的灌注压突然降低时,阻力血管舒张,局部血流阻力减少,使灌注该器官的血流量不至于明显减少。肌源性自身调节的意义是在血压发生一定程度的变化时某些器官的血流量能保持相对稳定。

第二节 呼吸生理

一、概述

呼吸是机体与外界环境之间进行气体交换的过程。机体在新陈代谢过程中,不断地消耗氧气,同时产生二氧化碳。因此,机体就要不断地从外界空气中吸入氧气和呼出二氧化碳,以维持正常的生命活动。一旦呼吸停止,生命活动也将终止。

机体呼吸的全过程包括三个相互联系的环节:①外呼吸,它是指外界空气与血液之间在肺部实现的气体交换过程,包括肺通气(指肺泡与外界的气体交换)和肺换气(指肺泡与血液之间的气体交换)两个过程。②气体在血液中的运输。③内呼吸,又称组织呼吸,它是指血液通过组织液与组织细胞之间的气体交换过程。

二、肺通气

气体进或出肺有赖于胸廓的扩张和缩小。当胸廓扩大时,肺泡也跟着扩张,于是肺容量扩大,此时肺泡内气体的压力暂时低于外界大气压,空气就顺着压力差通过呼吸道进入肺泡内,从而产生吸气动作;反之,当胸廓缩小时,肺泡也随着缩小,肺容量减小,肺泡内气体的压力又暂时高于外界大气压,此时肺泡内气体就顺着压力差,通过呼吸道排出体外,产生呼气动作。由此可见,胸廓的节律性舒缩活动是实现肺通气的动力。

（一）肺通气的阻力

包括弹性阻力和非弹性阻力。弹性阻力主要来自胸壁和肺。非弹性阻力主要是气道阻力、惯性阻力和组织的黏滞性阻力。机体在平静呼吸时,弹性阻力是主要因素,它约占总阻力的 70%,非弹性阻力占30%。

胸壁和肺的弹性阻力,都可用其倒数,即顺应性来表示。所谓顺应性,是指一个具有弹性的物体,在外力的作用下,能产生变形程度的能力。对胸壁和肺来说,它主要表现为容积的变化,也就是表现为是否容易被扩张。在外力作用下容易被扩张的,即顺应性大;不容易被扩张的,即顺应性小。顺应性(C)与弹性阻力(R)成反比关系,如果用公式表示可写成 C=1/R。

当肺的弹性阻力减退时,如肺气肿患者,其肺容易被扩张,但不易回缩,此时肺的顺应性增大,结果导致呼吸困难。反之,当肺纤维化或肺泡表面活性物质减少而造成肺不张时,肺的顺应性减小,此时肺的弹性阻力增加,患者也会出现呼吸困难。由此可见,肺的顺应性过分增大或过分减小,都对机体呼吸不利。

气道阻力是指气体流经呼吸道时气体分子之间和气体分子与呼吸道壁之间的摩擦所产生的阻力。惯性阻力是指气流在发动、变速或换向时,因气流和组织移动的惯性所产生的阻力,平静呼吸时,可忽略不计。黏滞阻力则是指呼吸运动时组织相对位移所产生的摩擦力。

在呼吸过程中,肺的容积和肺通气量发生规律性的周期变化,而且这种变化随机体运动量的增加而增加。

（二）肺容积

肺容积是指肺所能容纳的气体量,它由以下几个部分组成。

1. 潮气量(tidal volume,V_T) 指机体平静时,每一个呼吸周期中吸进或呼出气体的量。成人为400~600ml,平均为 500ml。

2. 补吸气量(inspiratory reserve volume,IRV) 又称吸气储备量,指平静吸气末再尽力吸气所能吸入的气体量,正常人为 1 500~2 000ml。

3. 补呼气量(expiratory reserve volume,EVV) 又称呼气储备量,指平静呼气末再尽力呼气所能呼出的气体量,正常人为 900~1 200ml。

4. 残气量(residual volume,RV) 又称余气量,指最大呼气末尚残留在肺内不能再呼出的气体量,正常为 1 000~1 500ml。

5. 深吸气量(inspiratory capacity,IC) 指机体平静呼气末做最大吸气时所能吸入的气体量,即潮气量与补吸气量之和,它是衡量最大通气量潜力的一个重要指标。

6. 功能残气量(functional residual capacity,FRC) 指机体平静呼气末所存留在肺内的气体量。

7. 肺活量(vital capacity,VC)和时间肺活量 前者指最大吸气后再用力呼气所能呼出的最大气体量,即潮气量、补吸气量和补呼气量之和,正常成年男性平均为 3 500ml,女性平均为 2 500ml。后者指最大吸气后,进行快速用力地呼气,直到呼气结束为止,然后计算出呼出的气体量和所用的时间,通常采用第一秒钟内所呼出的气体量为指标。

8. 肺总量(total lung capacity,TLC) 指肺所能容纳的最大气体量即肺活量和残气量之和,正常成年男性平均为 5 000ml,女性为 3 500ml。

（三）肺通气量

肺通气量指单位时间内进或出肺的气体总量。

1. 每分通气量 指每分钟进出肺的气体总量,它等于潮气量乘以呼吸频率。我国成年男性通气量平均为 4 127ml/min,女性通气量平均为 3 650ml/min。

2. 最大通气量(maximal voluntary ventilation,MVV) 指单位时间内尽量用力快速呼吸时,所能吸入或呼出的气体量,这是衡量一个人能进行多大运动量的一个重要生理指标。健康年轻人最大通气量可达 70~120L/min。

3. **无效腔**　分为解剖无效腔和肺泡无效腔。前者指上呼吸道至细支气管之间因存留的气体不能参与肺泡与血液之间的气体交换,故称该段呼吸道为解剖无效腔;后者则是因机体直立时,肺叶顶部有一些肺泡常常得不到血液供应,以致肺泡内有气体存在,但却不能进行有效的气体交换,故称该处为肺泡无效腔。解剖无效腔与肺泡无效腔两者合称为生理无效腔。

4. **肺泡通气量**　指每分钟吸入肺泡内的新鲜空气量。

肺泡通气量 =(潮气量 – 解剖无效腔气量)× 呼吸频率

三、气体交换

气体交换包括肺换气和组织换气。前者指肺泡内的气体与肺毛细血管内血液中的气体通过呼吸膜进行的交换,后者指体循环毛细血管内血液中的气体与组织、细胞内的气体通过毛细血管壁和细胞膜进行的交换。

1. **气体交换的原理**　经研究表明,气体在肺部或组织中的交换,都是通过气体交换的扩散进行的。所谓气体交换的扩散,指气体分子在不停地进行着不定向地运动,结果使气体分子从分压高处向分压低处流动,这一物理过程称为气体扩散。单位时间内气体扩散的容积称为气体扩散速率。气体扩散的最终结果,将导致各处气体分压趋于相等。肺泡和血液组织中气体分压的比较见表 2-1。

表 2-1　各部位气体分压的比较

(单位:kPa)

分压	肺泡	动脉血	混合静脉血(安静时)	组织(安静时)
氧分压	13.26	12.61	5.20	4.55
二氧化碳分压	5.20	5.20	5.98	5.75~7.15

注:1kPa=7.5mmHg。

由此可见,肺泡内氧分压(partial pressure of oxygen,PO_2)高于混合静脉血中的 PO_2,其结果就会使氧气(O_2)从肺泡中向毛细血管内扩散,混合静脉血中的二氧化碳分压(partial pressure of carbon dioxide,PCO_2)高于肺泡内的 PCO_2,结果使二氧化碳(CO_2)由肺毛细血管内向肺泡内扩散。又由于 O_2 和 CO_2 都是脂溶性物质,因此,它们可以顺利地通过呼吸膜(肺泡与肺泡毛血管血液之间进行气体交换所需要通过的组织结构)。但当 O_2 和 CO_2 通过含水的液体(如组织液和血液)时,由于各种气体在水中的溶解度(S)不同,以致各种气体的扩散率也有所差异。气体的扩散率与该气体在溶液或血液中的溶解度成正比。

2. **气体在肺内的交换**　气体在肺内的交换顺利与否,通常用肺的扩散容量的大小来表示。所谓肺扩散容量(diffusing capacity of lung,DL)是指气体在 0.133kPa(1mmHg)分压差的作用下,每分钟通过呼吸膜弥散的气体毫升数,即:

$$DL=\frac{0.133 \times V}{P_1-P_2}$$

V 表示每分通过呼吸膜的气体容积(ml),P_1 代表肺泡气中该气体的平均分压值(单位:kPa),P_2 代表肺毛细血管内血液中该气体的平均分压值(单位:kPa),肺的弥散容量是反映呼吸气通过呼吸膜能力大小的一种指标,可因年龄、性别、体位及健康状况不同而有所差异。

3. **气体在组织内的交换**　气体在组织内的交换是指体循环的毛细血管与组织细胞之间的气体交换。其交换机制与气体在肺泡内的交换原理基本相似,所不同的是该交换必须通过组织间液为中间媒介来进行。

4. **肺的气体交换效率** 不仅取决于呼吸膜的通透面积,还取决于肺泡的通气量与肺血流之间的比值大小。也就是说,实现肺的气体交换,必须要有足够的肺泡通气量和充足的肺毛细血管血流量,并且二者之间要有恰当的比例关系,实验证明适当的比例为0.84,通常人们把这种比例关系称为通气/血流比值,即每分肺泡通气量和每分肺血流量之间的比值。

当通气/血流比值增大时,就意味着通气过剩、血流不足,有部分肺泡得不到足够的血流灌注,以致肺泡内气体不能与血液进行充分地交换,相当于增加肺泡无效腔。当通气/血流比值减小时,则意味着通气不足、血流过剩,也就是说有部分毛细血管的血液流经了未通气的肺泡,混合静脉血中的气体未得到充分更新,致使一部分血液未能成为动脉血就回流到心脏。因此,足够的气体、正常的弥散面积及适当的通气/血流比值,是实现正常气体交换的重要条件。

机体在正常情况下,不是所有的肺泡都能均匀地通气,也不是所有的肺泡都能接受同等的血流灌注。实际上,肺的全部肺泡面积和毛细血管面积都远远超过了正常气体交换的实际需要面积。因此,正常生理范围内出现的通气/血流比值的改变,一般不会影响到O_2的吸收和CO_2的排出。

(刘建华　蒋　伟)

第二篇

心脏外科常见病的诊断、治疗及术后监护

第三章
动脉导管未闭

动脉导管是由胚胎左侧第 6 主动脉弓形成,位于主动脉峡部和左肺动脉根部之间的主动脉-肺动脉通道。在胎儿期,动脉导管是正常生理所必需的,但出生后(一般 2~3 周),动脉导管应自行关闭;如出生后持续开放,就会导致血液通过动脉导管从主动脉向肺动脉分流,从而发生一系列病理生理变化。

动脉导管未闭可单独存在,亦可与其他畸形合并存在,是最常见的先天性心脏病之一,其发病率居第 2 位(占先天性心脏病的 21%),在儿童病例中占首位。男性多于女性,其比例约为 3∶1。

一、病理解剖

大部分未闭的动脉导管位于左侧,动脉导管的直径为 3~15mm,其中以直径 3~8mm 者多见,长 3~10mm,按其形态可分为管型、漏斗型和窗型。动脉导管的组织结构与一般血管相仿。粗大的动脉导管往往伴有左心室扩大及肺动脉高压。细小的动脉导管对人体血流动力学影响不大,较粗的动脉导管由于肺循环血量增多,肺充血严重,易患肺炎。存在肺动脉高压时肺动脉血管增粗、管壁增厚。

二、病理生理

1. 肺动脉水平的左向右分流　分流量的大小随导管粗细及肺循环阻力而变化。较细的导管一般不会导致肺动脉高压。粗大的动脉导管因主动脉与肺动脉之间的压差大,其血液左向右分流量很大,会显著增加肺动脉供血,使肺组织充血严重,患者容易出现上呼吸道感染,甚至发生肺炎。

2. 左心室负荷增加　经导管血液的左向右分流致使体循环血流减少,左心室代偿性做功,加之分流至肺循环的血流回心增多,左心室容量负荷增加,导致左心室肥厚、扩张,晚期可出现左心衰竭。

3. 肺动脉高压及右心室负荷增加　肺动脉高压起初为动力性的,表现为肺内循环血量增加,而后因肺动脉血管壁逐渐增厚,使肺内循环血量减少,最后发展成阻力性肺动脉高压。动力性肺动脉高压是可逆的,阻力性肺动脉高压是不可逆的。随着肺动脉压力增高,右心室后负荷增加,可引起右心室肥厚、扩张,最后可导致右心衰竭。

4. 双向或右向左分流　当肺动脉的压力随病程的发展不断增高,接近或超过主动脉压力时,即可产生双向或右向左分流,从而使肺动脉内血液经动脉导管流入降主动脉内,造成下肢发绀,称为差异性发绀。

三、诊断要点

（一）症状

活动后心悸、气短,幼年易患上呼吸道感染及肺炎。

（二）体征

1. **心脏杂音** 胸骨左缘第2肋间可闻及连续性机器轰鸣样杂音,收缩晚期增强。肺动脉高压严重者,仅可闻及收缩期杂音或无杂音,仅有肺动脉瓣第二音亢进。直径1~3mm的动脉导管未闭常听不到杂音。

2. **震颤** 胸骨左缘第2肋间可触及连续性震颤,收缩期震颤更明显。

3. **周围血管征** 由于患者舒张压降低、脉压增宽,因此可出现水冲脉、毛细血管搏动征、股动脉枪击音。

4. **差异性发绀** 仅见于并发有重度肺动脉高压及双向分流的晚期患者,下肢末端发绀,而上肢无发绀。

（三）辅助检查

1. **胸部X线片及心电图表现** 见表3-1。

表 3-1 不同粗细的动脉导管未闭的胸部 X 线片及心电图表现

		细小导管（≤4mm）	中导管（4~7mm）	大导管（≥7mm）
胸部 X 线片	肺血增多	± ~+	++	+++
	肺动脉段突出	-~+	++	+++
	主动脉结	正常或稍宽	呈漏斗征	明显增宽
	心室增大	无或左心室增大	左心室增大	双室或右心室增大
心电图		正常	左心室肥大	双心室或右心室肥大

2. **超声心动图** 二维超声于主动脉根部短轴切面显示左、右肺动脉分叉处之间或肺动脉根部有回声失落区并与后方的胸主动脉相通,可显示导管的形态、粗细及长度。主肺动脉及右肺动脉扩大,搏动增强。左心室扩大,室壁运动增强。脉冲多普勒取样容积置于动脉导管开口处或主肺动脉远端,可显示收缩和舒张期连续的湍流频谱。若存在肺动脉高压,则舒张期血流时间缩短。彩色多普勒可显示经导管进入肺动脉的红色血液束沿主肺动脉左侧上行,同时主肺动脉右侧有蓝色血流束下行。

90%以上的儿童或成人患者通过上述检查即可诊断。凡有杂音不典型、合并肺动脉高压、疑有合并畸形者可考虑做如下检查。

3. **右心导管检查** 右心导管由肺动脉经未闭的动脉导管到达降主动脉,即可确诊为动脉导管未闭,同时可测得肺动脉内血氧含量较右心室高,肺动脉压力和阻力有不同程度增加。

4. **升主动脉造影** 肺动脉与主动脉同时显影,并可见到未闭的导管,发现主动脉弓降部及其他心内畸形,目前少用。

四、鉴别诊断

动脉导管未闭需要与以下疾病进行鉴别:①主动脉、肺动脉间隔缺损(表3-2);②冠状动脉瘘(表3-3);③主动脉窦瘤破裂(表3-4);④室间隔缺损合并主动脉瓣关闭不全(表3-5)。

表 3-2 动脉导管未闭与主动脉、肺动脉间隔缺损的鉴别要点

项目	动脉导管未闭	主动脉、肺动脉间隔缺损
发生率	多	少
心脏杂音	胸骨左缘第 2 肋间连续性杂音	胸骨左缘第 3、4 肋间,以收缩期多见
发绀	差异性	全身性
心音图	第一心音至收缩期杂音之间有 0.03~0.06 秒的间歇	第一心音至收缩期杂音之间无间歇
右心导管检查	经肺动脉易进入降主动脉	易进入升主动脉
升主动脉造影	肺动脉与降主动脉同时显影	肺动脉与升主动脉同时显影

表 3-3 动脉导管未闭与冠状动脉瘘的鉴别要点

项目	动脉导管未闭	冠状动脉瘘
心脏杂音	位置较高(胸骨左缘第 2 肋间),收缩晚期最响	位置较低(胸骨左缘第 4 肋间),表浅,舒张期较响
胸部 X 线片	主动脉结呈漏斗征	主动脉结正常或较小
超声检查	降主动脉与肺动脉分叉处有异常通道	可见异常扩大的冠状静脉窦及扩张的冠状动脉
右心导管检查	分流水平在肺动脉	分流水平在右心房或瘘入心腔
升主动脉造影	肺动脉、降主动脉同时显影	扩张的冠状动脉及瘘入心腔,同时显影

表 3-4 动脉导管未闭与主动脉窦瘤破裂的鉴别要点

项目	动脉导管未闭	主动脉窦瘤破裂
病史	病程进展缓慢,心力衰竭少见	突发胸痛,病程进展快,易致心力衰竭
心脏杂音	位置高,收缩晚期明显	位置低,舒张期明显
超声检查	降主动脉与肺动脉之间有异常通道	扩张的主动脉窦突入某心腔
升主动脉造影	肺动脉、降主动脉同时显影	升主动脉窦瘤破入的心腔同时显影

表 3-5 动脉导管未闭与室间隔缺损合并主动脉瓣关闭不全的鉴别要点

项目	动脉导管未闭	室间隔缺损合并主动脉瓣关闭不全
心脏杂音	胸骨左缘第 2 肋间连续性杂音	胸骨左缘第 3、4 肋间不连续收缩期 + 舒张期杂音
心音图	菱形收缩期杂音	递减性舒张期杂音
超声	主-肺动脉间异常管路	左心室内探查到反流束
右心导管检查	肺动脉水平分流	心室水平分流
升主动脉造影	肺动脉及降主动脉同时显影	造影剂由升主动脉反流至左心室、右心室同时显影

某些复杂的先天性心脏病中,动脉导管未闭是作为代偿机制而存在的,如法洛四联症、主动脉弓中断等,在根治性手术前导管不能单独闭合。

五、手术适应证

一般年龄在 1 岁以上者,一旦确诊,均应手术治疗。

小于 1 岁的婴儿,若反复出现肺炎、心力衰竭,危及生命,应尽早行手术闭合导管。

儿童及成人动脉导管未闭者,只要肺血管的继发性改变是可逆的,尚有左向右分流者,均可手术。

合并急性或亚急性心内膜炎时,一般需抗感染治疗后尽快手术。少数经药物治疗感染不能控制者,特别是出现假性动脉瘤或细菌赘生物脱落反复出现动脉栓塞者,应及时手术。

六、手术禁忌证

粗大的动脉导管未闭,发展为重度肺动脉高压,心脏彩色多普勒超声示动脉导管内血流有明显的右向左分流;胸部 X 线片显示肺动脉残根征,肺血减少;下肢动脉血氧分压低于 60mmHg,血氧饱和度低于 90%。

七、手术要点

（一）切口

1. **左胸切口**　患者右侧 90°卧位,做腋中线较短的纵形切口,婴幼儿可经第 3 或第 4 肋间进入胸腔,大龄儿童或成人可经第 4 肋间进胸。

2. **胸骨正中切口**　在胸骨上窝下 2~3cm 处切开皮肤,纵劈胸骨,切开心包,显露心脏。此切口用于合并其他心脏畸形需同时手术者,或巨大动脉导管未闭需要在体外循环下补片手术者。

（二）麻醉

有两类麻醉方式可供选择。

1. **全身麻醉、常温**　适用于单纯动脉导管未闭、没有或仅有轻至中度肺动脉高压者。

2. **全身麻醉、低温、体外循环**　适用于导管粗大、有重度肺动脉高压者,并发有假性动脉瘤、感染性心内膜炎及合并有其他心内畸形的病例。

（三）手术方法

1. **动脉导管未闭结扎术**　此方法的优点是安全、简便、手术费用少,缺点是术后有发生导管再通及假性动脉瘤形成的可能。手术步骤如下。

（1）切口:成人取左胸后外侧切口,切口应从肩胛骨下角下方 1 横指处绕过,经第 4 肋间进胸,使主动脉峡部动脉导管和肺门均获得良好显露。儿童取左腋下长约 5~6cm 直切口,于第 4 肋间开胸。

（2）探查动脉导管:将左肺向前下方牵压,在主动脉峡部看到的膨出部即为动脉导管的部位(图 3-1)。用手指放在导管的肺动脉端,可触及连续性的震颤,压迫导管后震颤消失。

（3）剪开纵隔胸膜:沿降主动脉纵轴中线剪开纵隔胸膜,上至锁骨下动脉根部,下至肺门,对最上肋间静脉可结扎切断。分离左锁骨下动脉根部时,应避免损伤淋巴管,对可疑者均要结扎,以免术后发生乳糜胸。

（4）显露动脉导管:将切开的纵隔胸膜向肺动脉侧分离,至动脉导管肺动脉端。用 4 号丝线将纵隔胸膜悬吊固定以显露术野,同时应用纱布遮盖左肺。此时可明确显露动脉导管、主动脉弓、左锁骨下动脉、肺动脉、迷走神经和喉返神经(图 3-2)。

（5）游离动脉导管:一般先用剥离剪锐性分离动脉导管前壁,再分离其下缘,小心剪开动脉导管上方的韧带组

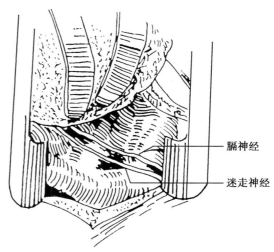

膈神经

迷走神经

图 3-1　动脉导管局部解剖

织,显露出动脉导管上缘,沿动脉导管上缘向上后分离,最后用小直角钳由下向上,顺动脉导管后壁伸出动脉导管上缘,然后再用直角钳由上方轻轻将动脉导管后壁间隙适当扩大,使动脉导管四周完全得到游离(图 3-3、图 3-4)。

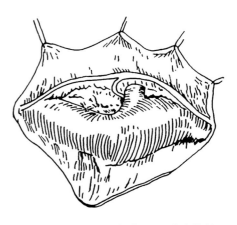

图 3-2 悬吊纵隔胸膜,显露动脉导管

(6)结扎动脉导管:结扎前先试行阻断导管 3~5 分钟,观察血压无下降,心率无减慢趋势,方可行动脉导管结扎术。较粗大的动脉导管结扎时请麻醉医师将动脉压降至 60~80mmHg,然后用双粗线(7 号丝线)或用 6 根 4 号丝线编成的线瓣由小直角钳引导,绕过动脉导管后壁。结扎时,先结扎动脉导管主动脉端,同时以手指探触肺动脉端,以观察有无震颤,收紧缝线,待震颤消失后,再结扎肺动脉端(图 3-5)。

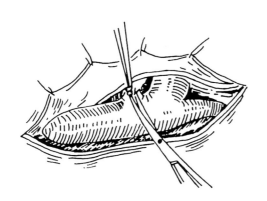

图 3-3 分离动脉导管前壁

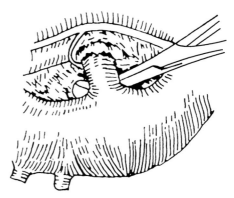

图 3-4 游离动脉导管上、下缘及后壁

【注意事项】

● 选择动脉导管直径在 1cm 以下,动脉导管壁弹性好,无中度以上肺动脉高压的低龄儿童病例。

● 动脉导管外膜不要游离得太光,以免结扎线切断管壁。

● 成人用双粗线(7 号丝线)或 6 根 4 号丝线编成的线瓣结扎动脉导管的主动脉端,用单粗线结扎肺动脉端。对于儿童,两端均用单粗线即可。结扎时双手平均用力,慢慢收紧结扎线,直至动脉导管震颤消失。

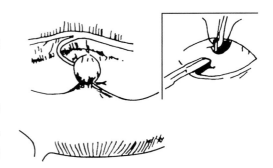

图 3-5 双道结扎动脉导管

● 对于较粗的动脉导管,为防止闭合不严,可用折叠的小毡片压在动脉导管上,而后结扎之,效果良好。

2. 动脉导管切断缝合术 此法对畸形的矫正效果确实,符合血管外科的处理原则,可避免术后动脉导管再通或结扎线切透管壁发生动脉瘤的危险。适合于成人、较粗大动脉导管和并发肺动脉高压的患者。手术步骤如下。

(1)手术切口及显露均同动脉导管未闭结扎术。

(2)切开纵隔胸膜和游离动脉导管前,应先在动脉导管上、下方分离降主动脉,放置阻断带,以防止因动脉导管粗大、肺动压高,在分离动脉导管的过程中造成破裂大出血,进而能有效地控制出血和止血(图 3-6)。

(3)游离动脉导管:在直视下将导管钳张开自前方向后方伸入动脉导管上、下间隙,并超出动脉导管后壁,导管钳应与动脉导管垂直放置,应先在主动脉侧放置、后在肺动脉侧放置导管钳,两把导管钳互相平行,间距不应小于 3~4mm,以利于切断缝合。为了更加安全,一把导管钳放妥后,分别在钳闭段的主、肺动脉侧再放置第二把导管钳,以防操作过程中滑脱(图 3-7)。动脉导管过短者可在导管主动脉侧放置 Pott-Smith 钳。

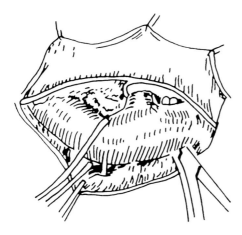

图 3-6　在粗大动脉导管的上、下方主动脉上套阻断带

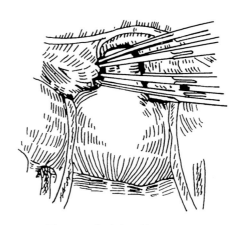

图 3-7　在动脉导管上放置 4 把导管钳

(4)于 2 把导管钳间切开动脉导管,一边切开,一边用 4-0 聚丙烯缝线连续缝合,直至导管后壁,长导管也可一次切断再缝合(图 3-8)。

【注意事项】

● 动脉导管显露要好,包括胸部切口够大,开胸后主动脉弓降部显露宽敞,纵隔胸膜切开够长,并充分向两侧牵引,便于动脉导管前、后、上、下缘解剖清楚。

● 钳夹导管前力求麻醉平稳,避免咳嗽或纵隔摆动,先试行阻断导管,使动脉压维持在 70mmHg 左右。

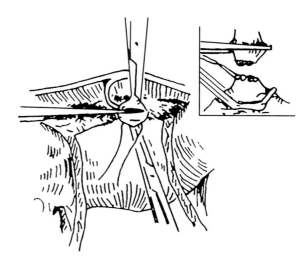

图 3-8　切断动脉导管缝合断端

● 切断导管时应注意勿伤及主动脉弓部,一般先用聚丙烯缝线连续往返缝合肺动脉侧断端,然后去掉主动脉侧一把导管钳,连续往返缝合断端;缝合时针距力求均匀,进针和出针要轻巧,减少对导管的损伤。

● 在边切边缝的过程中,每针缝线结扎后不要急于剪去,可以作为牵引以防导管钳滑脱。对导管断端的第 2 层缝合,可采用间断褥式缝合方法。两层缝合完成后,去除导管钳,用纱布轻压局部,直至针眼渗血停止。

3. 胸骨正中切口动脉导管结扎术　适用于心内畸形合并动脉导管未闭,需同期行心内畸形矫治术者。手术步骤如下。

(1)选用胸骨正中切口,纵形切开心包,撑开胸骨。

(2)用手指短暂压迫肺动脉主干近端,若有动脉导管未闭,在肺动脉干远端多可触及连续性震颤,进而明确诊断。

(3)显露肺动脉干远端的心包反折,纵形切开壁层心包,于肺动脉分叉上方心包外寻找,并小心分离由主动脉至肺动脉的动脉导管(图 3-9)。

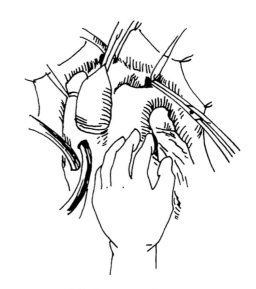

图 3-9　在体外循环下游离并结扎动脉导管

（4）先分离升主动脉侧，后分离左肺动脉侧，用直角钳从左肺动脉缘绕经动脉导管后方，在升主动脉侧显露直角钳末端，引导 10 号丝线轻轻拉出，结扎动脉导管。

【注意事项】

● 对肺动脉高压、肺动脉干瘤样扩张、肺动脉分叉处显露不佳的患者，为防止过分压迫肺动脉致右心排血量受阻，造成严重心律失常或心搏骤停，游离动脉导管应在完成体外循环插管后或在辅助循环下进行。同时，即便不是在辅助循环下进行游离，在结扎时也最好在辅助循环血压下降后进行，以避免导管损伤引起出血。

● 导管结扎后继续降温，按常规行主动脉或冠状动脉灌注，诱导心脏停搏，在直视下矫正心内畸形。

4. 体外循环下经肺动脉闭合动脉导管术　此法适用于巨大动脉导管合并重度肺动脉高压或其他心内畸形者，以及术前漏诊在矫治心内畸形时发现合并有动脉导管者。手术步骤如下。

（1）建立体外循环后并行降温，用手指按压肺动脉堵住动脉导管，转流降温。体外循环降温到 28℃（鼻温），临时降低灌注流量至［10~15ml/（kg·min）］。而后切开肺动脉，术者用相应粗细的金属探子或球囊尿管塞住动脉导管开口。

（2）用带小垫片的 4-0 或 5-0 聚丙烯缝线，缝针在肺动脉管腔内从动脉导管开口的下缘进针，穿过开口上缘及肺动脉前壁，出针至血管的外面再缝过一垫片，在肺动脉外面打结。一般动脉导管较细时一个褥式缝合即可闭合。而后恢复体外循环流量，必要时再带垫片做一个褥式缝合完全闭合动脉导管（图 3-10）。

（3）对于少数较大的动脉导管，不宜直接缝合，可用涤纶片或自体心包片用 4-0 或 5-0 聚丙烯缝线将补片连续缝合修补动脉导管。我们近年来采用常温体外循环心脏不停跳经肺动脉闭合动脉导管术，收到良好效果，简介如下。

1）常规建立体外循环，插好左心引流管，并行循环降温，在浅低温下进行手术。

2）阻断上、下腔静脉，以减少肺动脉内血流量。

3）临时降低体外循环流量，在肺动脉前壁上做纵形切口长约 3cm。

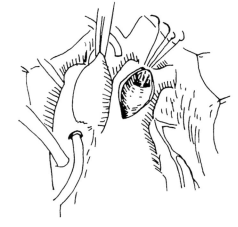

图 3-10　在体外循环下，经肺动脉切口间断褥式缝闭动脉导管开口

4）右手用镊子夹住双腔气囊导尿管的头端，将球囊导尿管经肺动脉切口送入动脉导管。

5）经气囊导管向导尿管气囊内注水 5~10ml，使气囊膨胀，轻拉导尿管，使气囊靠近动脉导管主动脉侧开口即可，导尿管远端无须牵拉，仅靠主动脉压力，气囊即可有效封堵动脉导管。

6）如果动脉导管直径 <10mm，可用 4-0 聚丙烯缝线带毡片褥式缝合 2~3 针即可。导管动脉直径 >10mm 者，取相应大小涤纶片或心包片，用 5-0 聚丙烯缝线连续缝合全周，而后临时降低体外循环流量，助手将导尿管气囊内水抽出，使气囊萎陷，并拔出气囊导尿管。拉紧线打结，闭合动脉导管。

5. 经胸动脉导管未闭封堵术

（1）适应证：①年龄大于 6 个月，且动脉导管未闭直径在 2mm 以上。②无导致右向左分流为主的重度肺动脉高压。③无其他需同期处理的心内畸形。④无依赖动脉导管未闭代偿的心脏复杂畸形。

（2）手术方法

1）通过术中食管超声评价动脉导管未闭的类型、长度与直径，并排除合并其他心脏畸形。

2）根据食管超声结果及患者情况选择合适的封堵器，一般为蘑菇伞形封堵器，主动脉端有伞盘，肺动脉端无伞盘，封堵器外层为镍钛记忆合金编织，内衬高分子聚酯纤维，为自膨胀封堵器。婴幼儿可选择较动脉导管最窄处内径大 3~6mm 型号的封堵器,其他患者选择大 2~4mm 型号的封堵器即可。

3）根据封堵器的大小选择合适的输送鞘,首先在封堵器肺动脉端近中心处缝合 4-0 或 5-0 聚丙烯缝线穿过合金丝间隙作为保险线,保险线穿过输送鞘,要注意避免与输送杆缠绕。保险线在封堵器脱落时能将封堵器收回,即使无法收回也能保证封堵器不脱落到降主动脉。将输送杆通过输送器与封堵器连接,排气后后拉将封堵器纳入输送鞘。

4）切口选择为胸骨左缘第 2 肋间横切口,长为 1.5~3.0cm,适当游离胸腺,注意保护左侧胸膜,暴露并切开、悬吊心包。静脉注射肝素抗凝(1mg/kg)。显露主肺动脉近分叉处,用镊子按压肺动脉,通过食管超声定位确定穿刺点,以穿刺点为中心缝荷包线。

5）在荷包中点处切开肺动脉 2~3mm,置入输送鞘,在食管超声引导下将输送鞘通过动脉导管送至降主动脉,固定输送鞘,推送输送杆,释放主动脉侧伞盘,回撤输送鞘,将主动脉侧伞盘嵌在动脉导管主动脉端,轻拉输送杆阻力明显,有主动脉搏动感,固定输送杆,后拉输送鞘,释放封堵器肺动脉端,通过食管超声评价封堵器大小及位置,如不合适可更换封堵器或重复上述过程,直到确定合适后释放封堵器,撤出输送鞘及输送杆,荷包线打结。收回保险线,如果担心封堵器有脱落的风险,也可将保险线打结固定在主肺动脉的前壁上。

6）用鱼精蛋白中和肝素。不需缝合心包,一般不需放置引流管,彻底止血后直接缝合切口。术后可复查心脏彩色多普勒超声观察封堵器是否有移位及有无心包积液。

7）术后口服阿司匹林抗凝 3~5mg/(kg·d)3 个月。术后注意复查血常规、尿常规及心脏彩色多普勒超声。排除极个别患者因红细胞破坏出现血尿。

八、并发症防治

1. **出血**　术中大出血是最严重的一种手术并发症,也是手术死亡的重要原因之一。其发生主要与肺动脉高压引起的血管改变、导管内膜炎致使导管组织脆弱、术中操作不当等有关。预防的关键在于根据患者的特点,选择合适的手术方式。手术操作要确切、细致。如果出现术中大出血,切忌用止血钳或其他器械盲目钳夹出血部位,以免造成血管壁的进一步损伤。应先用手指或干纱布试行加压止血,查明出血部位,待创造下一步处理条件后再作处理。对小破口可采用重新钳夹导管断端补充缝合止血的方式处理;若破口较大或破口位于主动脉下壁,应在进一步降温后,用三头阻断的方法进行修补,必要时可在建立体外循环的情况下进行处理。

2. **喉返神经损伤**　患者表现为术后声音嘶哑,饮水呛咳。产生的原因与术中牵拉、挤压、钳夹或直接损伤喉返神经有关。只要术中解剖关系辨认清楚,注意避开喉返神经,即可防止此并发症。

3. **假性动脉瘤形成**　发生的原因有局部感染、导管或主动脉内膜撕裂、手术方式选择不当(假性动脉瘤较多发生于行导管结扎术后的患者)。其临床表现为术后发热不退、咳嗽、咯血、胸骨左上方听到杂音,若合并导管再通,可闻及双期杂音。X 线片可见肺动脉根部搏动性圆形块影。假性动脉瘤一经诊断,应再次手术,手术可在降温、降压或体外循环下进行动脉瘤切除及血管修补或人工血管移植。

4. **导管再通**　主要由于结扎线松脱、结扎线过紧撕裂导管壁、假性动脉瘤形成等原因引起。一般发生在手术当天或术后第 1 天,胸骨左缘第 1、2 肋间闻及双期杂音。若诊断明确,应在 1~2 周内再次手术或者用封堵术补救。

5. **术后高血压**　是术后最常见的并发症。其可能原因有:动脉导管关闭后,体循环血量增加,动脉压力及容量感受器对血流动力学变化的神经反射;术后疼痛反射;术后输液、输血偏多等。术后高血压需应用降压药物,以防止导管断端破裂和脑血管意外包括高血压危象的发生。常用方法为术中配置硝普钠,于结扎或切断导管时开始应用,剂量应根据平均动脉压调整。一般为 1~6μg/(kg·min),术后继续应用,术后第 1 天开始口服贝那普利片,成人每次 10mg,每天 1 次,而后缓慢减量,停用硝普钠。该手术一般不需要输血,若出现高血压,且用血管扩张药效果不好者,可经静脉放出 50~300ml 血液,高血压常可缓解。

(胡振东 刘 淼)

第四章

房间隔缺损

房间隔缺损（简称房缺）是指原始心房间隔在发生、吸收和融合时出现异常，左、右心房之间仍残留未闭的房间孔。房缺可单独存在，也可与其他心血管畸形合并存在。

房缺是最常见的先天性心脏病之一，占先天性心脏病的17.1%。女性多见，女性与男性之比约为1.6∶1。

一、病理解剖

房缺可分为原发孔型房缺和继发孔型房缺。通常所称的房缺指的是继发孔型房缺。

根据房缺部位的不同将其分为四型。

1. 中央型　或称卵圆孔型，是房缺中最常见的一种类型，位于房间隔的中心，相当于卵圆窝的部位，四周房间隔结构完整。此型占76.0%。

2. 下腔型　缺损位于房间隔的后下方，缺损没有完整的房间隔边缘，它和下腔静脉入口相延续，左心房后壁构成缺损的后缘，下腔静脉瓣的下端和缺损边缘相连。此型占12.0%。

3. 上腔型　又称静脉窦型缺损，位于房间隔后上方，缺损与上腔静脉入口无明确界线，卵圆窝可能仍在正常位置。这种缺损常合并右上肺静脉畸形引流。此型占3.5%。

4. 混合型　兼有上述两种以上的巨大房缺。此型占8.5%。

二、病理生理及临床表现

房缺最基本的血流动力学改变是心房水平的左向右分流。分流量因缺损大小和两房间压力差而有所不同。其病变过程可分为三个阶段。

1. 因肺循环能容纳大量血液，即使肺循环的血容量已为体循环的2~3倍，但仍能维持正常的肺动脉压。所以，绝大部分患儿在此阶段没有症状，活动量不减少，仅表现为生长较慢，易患呼吸道感染。

2. 长时间的大量左向右分流，肺小动脉逐渐产生内膜增生和中层肥厚，形成肺动脉高压，右心负荷逐渐加重。故患者一般在青年期后症状逐渐明显，可出现活动后心悸、气短、易疲劳、咳嗽等症状。

3. 若病变未及时纠正，肺动脉压越来越高，右心负荷逐渐加重，心房水平可出现右向左分流，此阶段患者症状加重，可出现活动后晕厥、右心衰竭、咯血、发绀，发展为艾森门格综合征。

三、诊断要点

1. 婴幼儿易患上呼吸道感染，青少年或成人劳累后出现心慌、气短。

2. 体征 胸骨左缘第 2、3 肋间常可闻及 Ⅱ 级收缩期杂音,性质较柔和,为吹风样。肺动脉瓣第二音亢进,伴有固定分裂,一般无震颤可及。当肺动脉高度扩张时,可出现肺动脉瓣关闭不全的舒张早期泼水样杂音。晚期患者可出现发绀、杵状指(趾)及肝大、水肿等右心衰竭体征。

3. 心电图 电轴右偏,P 波高,大部分患者伴有不完全性右束支传导阻滞,甚至右心室肥厚。电轴左偏和逆钟向的向量环常提示为原发孔型房缺,但约 10% 的继发孔型房缺也有类似心电图改变。

4. 心脏 X 线表现 肺血增多,右心房室增大,肺动脉段突出,主动脉结缩小。大量分流者透视下可见肺门舞蹈征。

5. 超声心动图

(1)二维超声:于四腔心切面上见房间隔回声部分失落,继发孔型房缺在房间隔中部,原发孔型房缺位于下部。间接征象为右心房室增大,房间隔突向左侧,右心室容量负荷过重,室间隔向左心室侧膨出,三尖瓣环扩大,三尖瓣叶活动幅度大,肺动脉及瓣环增宽,搏动增强。

(2)脉冲多普勒:将取样容积置于缺损右心房侧,可显示以舒张期为主的左向右湍流频谱。

(3)彩色多普勒:显示左右心房血流回声通过房间隔缺损部位相延续,于收缩中、晚期及舒张早期通过房间隔的左向右血流束呈红色,且流束宽、亮度高。

6. 右心导管检查 目前仅用于重度肺动脉高压患者,以判断是否适合手术及其预后。

典型病例只需经过心脏听诊、X 线、心电图和超声心动图等无创检查,就能明确诊断,无须进行右心导管或心脏造影检查,但当合并肺动脉高压时,应做右心导管检查以测定肺动脉压力及全肺阻力,估计手术危险性及预后。

四、鉴别诊断

需要与房缺鉴别的心脏畸形主要是部分型房室间隔缺损(或称部分型心内膜垫缺损)和肺静脉畸形引流。

1. 部分型房室间隔缺损 与房缺的鉴别点是,在患者心前区常能听到二尖瓣反流的收缩期杂音;心电图显示电轴左偏、P-R 间期延长和 aVF 主波向下的改变;二维超声心动图示原发孔处房间隔回声脱失,常伴有二尖瓣前叶中间裂隙及二尖瓣关闭不全。

2. 肺静脉畸形引流 肺静脉畸形引流分为部分型和完全型。

(1)部分型肺静脉畸形引流:常合并房缺,临床症状常较单纯房缺为重,因左向右分流量大,容易合并肺动脉高压。行右心导管检查时,心导管从右心房进入右肺上或下静脉。但有时心导管通过房缺后,从左心房再入肺静脉,透视下很难分清。因单纯房缺的手术修补方法和部分型肺静脉畸形引流合并房缺的手术方法大致相同,故鉴别诊断意义并不太大。

(2)完全型肺静脉畸形引流:也常合并房缺,临床表现比部分型肺静脉畸形引流更为严重,患者常有轻到中度发绀、杵状指(趾),发育差,有时心脏 X 线影像示"雪人征",超声心动图可发现垂直静脉、心脏后的肺静脉共干和扩大的冠状静脉窦口。必要时行心脏 CTA 检查,明确肺静脉畸形引流部位和有无肺静脉狭窄存在。

五、外科治疗

1. 手术适应证 即使小的房缺自行闭合的可能性也很小,故一般认为,诊断明确后就应争取早日手术,以及时终止左向右分流,避免以后引起肺动脉高压和心力衰竭。手术年龄以 2 岁以上较好。但缺损大、婴儿期即有充血性心力衰竭者,应不受年龄限制,及早手术。

2. 手术禁忌证 病情进入晚期,肺动脉压力和阻力重度增高。平静时肺循环血流量仅为体循环血流量的 1.0~1.5 倍,甚至造成右向左分流,即出现艾森门格综合征,均应禁忌手术。房缺合并肺动脉高压手术适应证应比室缺合并肺动脉高压控制得更加严格。年龄大、合并三尖瓣或二尖瓣关闭不全,并不是手术的禁忌证。

合并心内膜炎者必须充分控制炎症后 3~6 个月才考虑手术治疗。合并心力衰竭者应先进行内科治疗,尽力控制心力衰竭,待病情稳定后再行手术。但对于内科治疗效果不佳者,亦应争取手术。

3. 手术要点 通常在浅低温(鼻温 32~34℃)体外循环下手术。采用右侧胸部腋下直切口,或胸骨正中切口,切开心包并悬吊之。肝素化后建立体外循环。体外循环转流开始后降温,用阻断钳阻断升主动脉,经主动脉根部灌注含血心脏停搏液。

探查时注意是否合并左上腔静脉和部分型肺静脉畸形引流。切开右心房应检查冠状静脉窦开口位置,并通过缺损检查二尖瓣及四个肺静脉开口,进一步排除原发孔型房缺、三房心和肺静脉畸形引流等畸形。

缺损小、右心房发育尚好者,可直接缝合;缺损大者则应用补片修补。如为多个筛孔状缺损,则应将其剪成单孔再行修补。在打结闭合房缺时,请麻醉医师膨肺,使左心房内血流涌出,排除左心气体(图 4-1)。缝合缺损下缘时要识别下腔静脉瓣,避免将其作为缺损下缘,缝合后造成下腔静脉血汇入左心房。

冠状静脉窦至三尖瓣环之间的 Koch 三角区为房室结所在部位,不应用吸引器刺激或用器械钳夹。缝合房缺左缘时应避免进针过远,以防损伤或牵拉传导束。

静脉窦型房缺(即上腔型房缺)位于右心房与上腔静脉交接部,常合并 1 支右上肺静脉异常引流至上腔静脉与右心房的交接部,术中应认真探查,上腔静脉插管应高于右上肺静脉交接处。右心房切口应选择右侧纵形切口,注意勿伤及窦房结。心内探查找出上肺静脉开口,补片将肺静脉隔于左心房侧。房缺

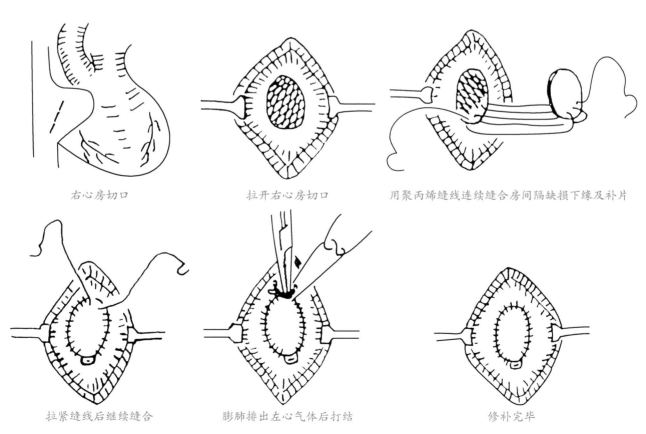

右心房切口　　　　　　拉开右心房切口　　　　　用聚丙烯缝线连续缝合房间隔缺损下缘及补片

拉紧缝线后继续缝合　　　膨肺排出左心气体后打结　　　　修补完毕

图 4-1 房间隔缺损补片修补术

修补后右心房切口可加用心包片加宽上腔静脉入口,以免影响上腔静脉回流。

修补下腔型房缺时应将补片下缘缝至左心房后壁与下腔静脉缘上,缝合要确切可靠以免残余漏(图 4-2)。合并二尖瓣关闭不全或三尖瓣关闭不全者应同时行二尖瓣成形术及三尖瓣成形术。

近年来开展的微创手术方法有以下三种。

(1)右腋下直切口房间隔缺损修补术:该术式切口较小,隐蔽,创伤小,美观。适用于无严重肺动脉高压及心功能不全者,患者最佳手术年龄为 2~6 岁,>6 岁甚至成人亦可采用,但手术野较深一些。

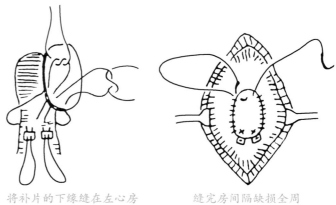

将补片的下缘缝在左心房　　　缝完房间隔缺损全周
后壁及下腔静脉缘上

图 4-2　下腔型房间隔缺损补片修补术

具体方法为:患者取左侧 90°卧位,右上肢悬吊于麻醉架上,于腋中线和腋前线间取垂直或稍前斜之切口,长 5~8cm,经第 3 或第 4 肋间进胸。将肺脏压向后方,于膈神经前 1.5cm 处纵形剪开心包,悬吊心包,建立体外循环,在心脏停搏下完成房缺修补术。经第 3 肋间手术时升主动脉显露好,但下腔静脉显露差,对于下腔型房缺不可取。而经第 4 肋间手术时升主动脉显露较深,经悬吊后可上下兼顾,故较多被采用。该切口关胸时肋间肌外翻缝合,保持了胸腔内胸膜的完整光滑,术后渗血较胸骨正中切口明显减少,儿童多为 100ml 以内,不需输血治疗。缺点是对肺有一定损伤,因此术中注意不要过分挤压肺,术毕注意充分膨肺。

在心内操作结束、心脏复跳后,应注意在停止体外循环后输血、输液不宜过快,以避免左心室容量负荷过重、造成急性左心衰竭。

(2)经胸小切口非体外循环下房间隔缺损封堵术:该方法创伤小,切口美观,适用于有一定边缘的房缺。

具体方法为:取右侧第 4 肋间锁骨中线外横切口,长 2~3cm,开胸后切开心包,显露右心房,肝素化后用 4-0 或 5-0 聚丙烯缝线于右心房右侧壁行双荷包线缝合,将双腔推送导管刺入右心房,在食管超声引导下经房间隔缺损送入左心房,并释放直径比房缺最大直径大 4mm 的镍钛记忆合金封堵器,先释放左侧伞盘而后释放右侧伞盘,用食管超声检查封堵效果及观察周边有无影响二尖瓣、三尖瓣等情况,确定封堵成功后,退出输送导管,结扎荷包缝线,心包不缝合,放置引流管。

(3)经颈内静脉房间隔缺损封堵术:仰卧位穿刺右侧颈内静脉,在食管超声引导下进入导丝,沿导丝进入可调弯鞘管,拔出导丝及内鞘管,调弯鞘管,使鞘管头通过房间隔缺损进入左心房,但需注意不要损伤左心房壁及进入二尖瓣,通过输送钢缆将封堵器沿调弯鞘管放进左心房,先释放左侧伞盘,拉紧鞘管使左侧伞盘贴于房间隔,再释放右侧伞盘,使房间隔夹在左、右侧伞盘之间,并进行推拉试验,确定伞盘位于房间隔两侧,通过食管超声评判封堵效果及是否影响周围正常组织特别是瓣膜,确认无误后释放封堵器,调直鞘管,撤出鞘管及输送钢缆,按压针孔至少 20 分钟以免出血。

六、并发症防治

1. 急性左心衰竭 此并发症关键在于预防,术后早期限制液体入量和速度;缺损较大者左心发育一般较差,若闭合缺损后输血、输液过快很容易造成左心容量负荷过重而发生急性肺水肿。此时,应及时应用吗啡、强心利尿药、血管扩张药并吸除气管内分泌物、增加吸入氧浓度、应用 PEEP 延长呼吸机辅助时间等,病情会很快好转。

2. **低心排血量综合征**　多见于术前心功能差、年龄大或伴有重度肺动脉高压的患者。为预防其发生,术前应积极控制心力衰竭,改善心肌功能,术中尽量缩短阻断时间。

3. **心律失常**　房间隔缺损修补术后,可出现各种心律失常,常见的有房颤、房性或室性期前收缩、结性心律、房室脱节和房室传导阻滞等。一般房颤和期前收缩等心律失常都可在体温恢复正常、酸碱平衡和电解质失调得到纠正后消失,快速室上性心律失常可用胺碘酮或维拉帕米(异搏定)治疗。

4. **残余分流**　小的残余分流无血流动力学意义,术后临床症状仍可获得改善,这样的病例可不予处理。若误将下腔静脉瓣当作缺损下缘修补房缺,造成下腔静脉引流入左心房、右向左分流,且经超声检查证实者,应及时再次手术矫正或应用封堵器封堵残余缺损。

(李友金)

第五章

室间隔缺损

室间隔缺损（简称室缺）是最常见的先天性心脏病之一，占先天性心脏病的 23%~30%。室缺可单独存在，也可与其他畸形并存。心脏外伤及心肌梗死后也可造成室间隔穿孔。本章仅叙述单纯的先天性心脏病室间隔缺损。

一、病理解剖

室缺为胚胎发育不全所形成，按其发生的部位可分为膜部缺损、漏斗部缺损及肌部缺损，其中以膜部缺损最常见，肌部缺损最少见。

（一）膜部缺损

1. 单纯膜部缺损　为膜部间隔的小缺损，多为圆形，直径常在 1cm 之内，边缘为白色纤维组织及三尖瓣的腱索和小梁。单纯膜部缺损多位于三尖瓣前瓣与隔瓣的交界处。有些病例由于隔瓣粘连遮盖缺损，外口较小，但其下面隐藏着一个较大的室缺。

2. 嵴下型　位于室上嵴下方，缺损常较大，右冠状窦瓣叶紧邻缺损，其后下缘常有一部分残留的膜样间隔组织存在。

3. 隔瓣下型　缺损位于三尖瓣隔瓣下方，其上缘与主动脉瓣尚有一定距离，但下缘与房室传导束很近。

（二）漏斗部缺损

1. 干下型　也称双瓣下缺损或肺动脉瓣下缺损。缺损上缘为肺动脉瓣环及瓣膜，无肌肉组织，与其紧密相邻的是主动脉瓣叶。此类缺损由于主动脉瓣下缺乏支持组织，易下垂引起主动脉瓣关闭不全。

2. 嵴内型　缺损位于室上嵴之内，四周为完整的肌肉组织，缺损与肺动脉瓣之间及与三尖瓣之间均有肌肉组织隔开。

（三）肌部缺损

很少见，缺损位于肌部室间隔的光滑部或小梁部，位置低，四周为肌肉组织，形态大小不等。

二、病理生理

正常成人左心室收缩压可达 120mmHg，而右心室收缩压仅为 30mmHg。两室压差显著。当室间隔出现缺损时，则左心室血液将有一部分经缺损流入右心室。分流量的大小与缺损的大小及两心室的压差有关。

1. **小室缺**　常位于膜部,左向右分流量小,对人体血流动力学影响不大。患者无明显症状,活动量基本正常,不易发生肺动脉高压,肺血管阻力正常或稍高,左心室负荷轻度增加。

2. **中等或较大的室缺**　早期左向右分流量大,肺血流量明显增多,肺血管由痉挛逐渐演变为增厚,肺动脉压力渐渐增高,分流量随之减少。患者幼时常有上呼吸道感染,易合并左心衰竭。长期大量分流使左心室负荷增加,右心室负荷也增加,导致左心室扩大或双心室扩大。

3. **巨大室缺**　左向右分流几乎无阻力,肺充血特别严重,幼时常患呼吸道感染、肺炎,心力衰竭也很常见。部分患儿于幼年死亡。4~5 岁之后呼吸道感染减少,但随着长期大量的分流,使肺小血管增生、增厚、硬化;肺动脉高压出现早且病情重。当右心室压力增高后,左向右分流量减少,甚至出现右向左分流,最终形成右向左分流即艾森门格综合征,出现全身发绀及右心衰竭。

三、诊断要点

(一)轻型患者

1. **症状、体征**　小室缺常无明显的自觉症状,活动量无明显减少,有些患者易患上呼吸道感染,不影响发育,胸壁正常。听诊时胸骨左缘第 3、4 肋间可闻及全收缩期响亮的杂音,缺损越小,杂音的范围也越小。收缩期可触及细微震颤。肺动脉瓣第二音正常。

2. **超声检查**　可发现缺损直径常 <1cm,多位于膜部。肺动脉压及肺动脉瓣活动基本正常。当缺损很小时,二维超声难以直接显示,但彩色多普勒可检出左向右的室间彩色分流。

3. **X 线检查**　心肺大致正常,或有肺纹理稍增多,肺动脉段平直,心脏不扩大或左心室稍大。

4. **心电图**　基本正常,或有左心室高电压,少有左心室肥厚表现。

小室缺经以上检查即可做出诊断,一般不需要做右心导管及心血管造影检查。但须与轻症肺动脉瓣狭窄、房间隔缺损相鉴别(表 5-1)。

表 5-1　轻型室间隔缺损与轻症肺动脉瓣狭窄、房间隔缺损的鉴别要点

项目	小型室间隔缺损	轻症肺动脉瓣狭窄	房间隔缺损
心脏杂音	胸骨左缘第 3、4 肋间可闻及全收缩期响亮的杂音;收缩期可触及细微震颤;肺动脉瓣第二音正常	胸骨左缘第 2、3 肋间收缩期杂音;肺动脉瓣第二音减弱	胸骨左缘第 2 肋间吹风样柔和的收缩期杂音;一般无震颤;肺动脉瓣第二音亢进并有固定分裂
心电图表现	基本正常,或有左心室高电压,少有左心室肥厚表现	右心室肥厚	常有右束支传导阻滞或右心室肥厚表现
X 线表现	心肺大致正常,或有肺纹理稍增多,肺动脉段平直,心脏不扩大或左心室稍大	突出的肺动脉段为狭窄后扩张	肺血增多,右心房、右心室扩大
B 超表现	可发现缺损直径常 <1cm,多位于膜部。肺动脉压及肺动脉瓣活动基本正常;可见左向右的室间彩色分流	肺动脉瓣增厚,开放受限,肺动脉瓣血流速度加快,右心阻力负荷增加	右心容量负荷增加,房间隔有回声脱失区

(二)中型患者

1. **症状、体征**　幼时常患上呼吸道感染,易患肺炎,体质较弱;有些患者出现胸廓畸形,活动后心悸、气短;胸骨左缘第 3、4 肋间有响亮、粗糙的收缩期杂音,杂音的范围较大,胸骨右缘也可闻及;肺动脉瓣第二音较亢进;心尖搏动范围大,心前区有较粗大的震颤。

2. **超声检查**　比较大的室缺在二维超声心动图上,能明确显示其缺损的部位及大小。间接征象有左心室容量负荷过重,室间隔向右侧膨出,左心室壁搏动增强,右心室流出道及肺动脉扩张,有肺动脉高

压表现。多普勒检测时将取样容积置于二维超声左心室长轴、心底短轴,心尖四腔切面显示室间隔缺损或可疑缺损处的右心室面及缺损口内,可检出收缩期高速正向湍流频谱。彩色多普勒可以直观地显示越过室间隔缺损射向右心室的彩色血流,且能显示血流束的部位、大小及长度。

3. X线检查 肺血显著增多,肺血管断端增粗,肺门增大,肺动脉段突出,或肺动脉段呈瘤样扩张。左、右心室均显著扩大。

4. 心电图检查 左心室肥厚,或双心室肥厚,或伴有室内传导阻滞。

此类患者病情较重,诊断多无困难。有时须与房、室间隔缺损相鉴别。房、室间隔缺损的心尖部有明显的二尖瓣关闭不全的收缩期杂音,左心室造影可见二尖瓣反流征象及特征性的"鹅颈征"。

(三)重型患者

1. 症状、体征 婴幼儿时期常有反复发作的肺炎及心力衰竭病史,体力极差。活动量较小,心悸、气短明显,哭闹或劳累时出现口唇苍白或发绀,胸廓可有明显畸形。收缩期杂音不响亮,甚至听不到收缩期杂音。而肺动脉瓣第二音响亮亢进,且有急迫感。收缩期震颤很轻或消失。此时左向右分流量明显减少,有些为双向分流,甚至仅为右向左分流。

2. 超声检查 因缺损大,超声很易探及巨大的室间隔回声脱失区。肺动脉显著增粗,肺动脉瓣 a 波消失。彩色多普勒可显示双向分流或右向左分流的图像,另外,还可推算出肺动脉压力。

3. X线检查 因有重度肺动脉高压,故肺动脉段明显突出或呈瘤样扩张,早期可呈现肺血明显增多,随年龄增长,肺动脉压增高,肺血减少,肺门血管呈残根状,而肺野外围血管纤细,肺血流量减少。早期心脏明显增大,晚期心脏缩小。

4. 心电图 表现为双心室肥厚或右心室肥厚,右束支传导阻滞,甚至出现心肌劳损表现。

5. 右心导管检查 一般患者不需要做此项检查。对于重度肺动脉高压者,为了判断有无手术适应证,预测术后效果,可做右心导管检查。通过吸入纯氧试验或应用血管扩张药后观察肺动脉压力及全肺阻力的变化情况,以协助确定有无手术适应证。

四、手术适应证

1. 轻型小室缺无明显症状,婴幼儿期不急于手术,儿童一般应于学龄前期手术,以免除以后在升学、就业、婚姻等方面的社会问题。

2. 中型及重型患者应尽早手术,否则肺动脉高压将逐渐加重。手术时间不受年龄限制。有些患儿于婴幼儿期反复发生肺炎、心力衰竭,应积极进行强心、利尿、抗炎准备后手术。

3. 重型患者有下列情况时,仍可争取手术治疗。否则,列为禁忌证。

(1)彩色多普勒超声示室间隔缺损,以左向右分流为主。

(2)吸氧试验后肺动脉压和全肺阻力下降者。

(3)年龄较小,通常在 10 岁以下。

(4)胸部 X 线片示肺血仍较多者。

(5)住院经强心、利尿、扩血管、吸氧、休息等治疗后,超声检查示左向右分流量增多,右向左分流量减少,收缩期杂音较前响亮,全身情况好转,动脉血氧分压较前增高者。

(6)不吸氧的情况下 $P_aO_2>60mmHg$ 者。

五、术前准备

(一)呼吸道准备

较大室间隔缺损大量左向右分流者,特别容易在秋、冬季节患上呼吸道感染,或患上呼吸道感染不易治愈者,如果能在术前控制呼吸系统感染,对术后顺利恢复非常必要。症状可有咳嗽、多痰、低热,体征为肺部有干湿啰音,胸部 X 线片可见片状模糊阴影。

1. **抗感染治疗**　需静脉滴注或静脉注射抗生素。抗生素可根据情况用青霉素类、头孢菌素类(先锋霉素类)、红霉素类等药物。

2. **激素治疗**　少量肾上腺皮质激素可加快炎症的治愈,特别能改善患者的精神状况及食欲。但用药时间宜短不宜长,以防不良反应。

3. **注意保暖**　体质较弱的患者极易受凉,会加重上呼吸道感染。

4. 给予少量抗过敏药及止咳祛痰药辅助治疗。

(二) 心功能准备

心脏储备功能差的重症患者很容易出现心悸、气短、心率增快,可于术前做以下治疗,疗程 2~4 周。

1. 充分休息。

2. **降低肺动脉压力治疗**　对于重度肺动脉高压患者应用前列环素类药物、波生坦类药物、西地那非类药物治疗以降低肺动脉高压。

3. **强心利尿治疗**　可口服少量地高辛,不用利尿药或少用一般利尿药(如氢氯噻嗪、螺内酯)即可。

4. **吸氧**　每天 2~3 次,每次 0.5~1.0 小时。

(三) 一般准备

1. 入院后洗澡、理发、剪指甲、换内衣。

2. 完善各种检查,明确诊断,注意是否合并其他心内畸形。

3. 与家属谈话,说明手术的必要性及术中、术后的危险性及可能出现的并发症,家属签字。

4. 通知手术室、监护室做好准备。

5. **申请备血**　婴幼儿患者准备红细胞混悬液 1~2 个单位,血浆 200ml;儿童及成人患者准备红细胞混悬液 2 个单位,血浆 200~400ml。

6. 术前 1 天做抗生素皮肤过敏实验。

7. 术前发热或妇女月经来潮者应暂停手术。婴幼儿患者术前体温暂时升高者,多为禁食水后所致,如能排除真正的上呼吸道感染,则不影响手术。

8. 术前 1 天称体重。

9. 术前一晚清洁灌肠;术晨禁食、水。

10. 术晨用平车将患者推入手术室。

六、手术要点

(一) 麻醉

手术在全身麻醉、浅低温(28~30℃)、体外循环下进行。心肌保护采用 4℃血液与晶体(4∶1)混合心脏停搏液自升主动脉根部灌注,首次用量为 15ml/kg,以后每 25~30 分钟再灌注 1 次,一般为首次灌注量的一半。心表用冰屑降温,冰屑宜碎,以免刺伤心脏。当心脏软瘫、心电图呈直线时为妥。左心引流管插入右上肺静脉或房间隔均可。

(二) 切口

1. 胸部切口

(1) 经右侧胸部小切口(常用):左侧卧位,右上肢悬吊于麻醉架上,取右侧腋下直切口,经第 4 肋间开胸,切开并悬吊心包。

(2) 胸骨下段小切口:从剑突向上锯开胸骨至第 2 肋间右拐锯断右半部胸骨。

2. 心脏切口 根据缺损部位,采取不同部位切口。

(1)右心房切口:除干下型缺损外,均可经此切口手术。优点有①避免了做右心室切口对心肌的损伤,保护了右心功能;②避免损伤冠状动脉或其分支;③右心房切口有利于显露室缺右后下缘,该区是房室传导束走行区,对防止损伤传导束有一定作用。

(2)右心室切口:优点是经此切口可显露各种类型的室缺,对合并肺动脉瓣狭窄或右心室流出道狭窄者,可经此切口疏通之。

(3)主肺动脉切口:用于干下型室缺,能清楚显露肺动脉瓣及室缺,避免了右心室切口对心肌的损伤。

(三)修补缺损

1. 单纯膜部小室缺 经右心房切口,于三尖瓣的隔瓣和前瓣连接部寻找缺损,有的缺损很小,如米粒大小;有的较大,为 5~10mm,麻醉医师膨肺时有血液自缺损处溢出。用直角钳或神经钩经缺损处可探入主动脉内。应进一步查明该缺损是真正的室缺还是室缺之上三尖瓣粘连构成的外口,必要时剪开部分三尖瓣隔瓣,以免将外口缝住后仍有分流。缺损直径 <5mm 者,可用 5-0 或 4-0 聚丙烯缝线双头针带垫片直接缝合之,缝法为两个 U 字绞索缝合,两端宜超越缺损边缘缝合半荷包,膨肺排气后打结。缺损边缘为肌肉或直径 >5mm 者,适合补片缝合(图 5-1)。

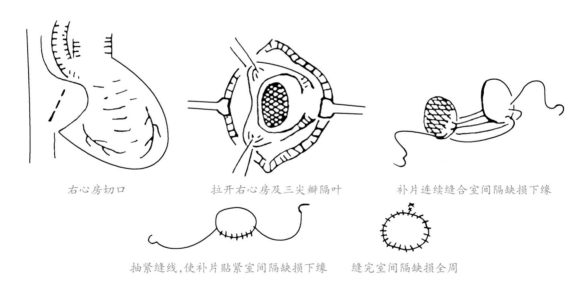

右心房切口　　　　　拉开右心房及三尖瓣隔叶　　　　补片连续缝合室间隔缺损下缘

抽紧缝线,使补片贴紧室间隔缺损下缘　　缝完室间隔缺损全周

图 5-1　膜周部室间隔缺损修补术

2. 中型或大型缺损 常为嵴下型、嵴内型、隔瓣下型缺损。经右心房切口,拉钩通过三尖瓣口向左拉开右心室。首先检查缺损的边缘、缺损与主动脉瓣的关系、缺损与房室传导束的关系。根据缺损大小修剪相应大小的涤纶片。多采取连续缝合法,用 4-0 或 5-0 聚丙烯缝线连续缝合,必要时用间断缝线加固。当缝至右后下缘时,应特别小心,缝针应浅一些,仅缝在右心室面;当缝至隔瓣时,应用转移针闭合隔瓣与室缺之间的裂隙;当缝至上缘时可嘱麻醉医师灌心脏停搏液,使主动脉瓣膨起,看清室缺边缘与主动脉瓣叶之间的关系,以免误伤瓣叶造成关闭不全。在修补隔瓣下缺损时,缝线宜缝在隔瓣基底部。

3. 干下型缺损 行主肺动脉根部横切口或纵切口,检查缺损与肺动脉瓣的关系,修剪相应大小的涤纶片呈扇形,先用 5-0 或 4-0 聚丙烯缝线连续缝合室间隔缺损的下缘,而后用双头针带垫片自肺动脉瓣兜内向下缝 2~3 针,再缝于补片上,排气后打结(图 5-2)。

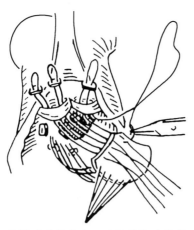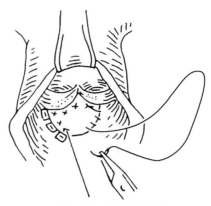

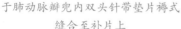
于肺动脉瓣兜内双头针带垫片褥式　　　　其余部分间断或连续缝合
缝合至补片上

图 5-2　干下型室间隔缺损修补术

4. 肌部缺损的缝合　多经右心房切口显露缺损,肌部缺损多为扁圆形,位于肌小梁之间,应仔细寻找,以免漏掉。根据缺损大小,应用双头针带垫片间断缝合或补片缝合。手术修补困难者,也可用封堵器进行术中封堵。

七、术后处理

(一) 呼吸管理

1. 术后带气管插管回监护室,平稳抬至病床上,立即接上已调好并运转的呼吸机。听双肺呼吸音。对左侧呼吸音消失者,应进一步核对气管插管的深度,过深者应拔出 1~3cm,使插入右侧支气管的导管退至主气管内,常可改善呼吸状况。拍摄床旁胸部 X 线片也能协助诊断,但需时较长。进一步核对呼吸机的参数,检查呼吸机的管路有无漏气及接错,确认呼吸机工作正常。呼吸机以定容型呼吸机为佳。婴幼儿常规应用呼气末正压,参数设为 $4cmH_2O$;有较重肺动脉高压、P_aO_2 较低者及疑有肺不张、灌注肺者,需应用 PEEP 治疗,以取得满意的血气结果为目的。轻型患者无气胸、血胸、肺不张等肺部并发症,且循环平稳,无二次开胸止血可能者,于术后 2~3 小时将呼吸方式改为间歇指令呼吸,减少次数,逐步停机;也可直接脱机后密切观察呼吸情况,停机后经气管插管吸氧,30 分钟后复查动脉血气,正常者吸痰后拔出气管插管。室缺伴有中度或重度肺动脉高压者,因其肺功能减退、体外循环后肺水含量增加,加上暂时性的缺氧、酸中毒,故需较长时间应用呼吸机,根据病情使用呼吸机 6~24 小时,脱机前应逐步减少同步间歇指令通气(synchronized intermittent mandatory ventilation,SIMV)的次数,停机后 30 分钟复查动脉血气。

2. 拔管后加强呼吸道护理,协助排痰,婴幼儿可经鼻导管吸痰。

3. 用化痰、祛痰药物。

4. 对于重型患者适量应用肾上腺皮质激素,以缓解支气管痉挛、减轻气道内炎症。

5. 适当镇静,恢复体力,减轻呼吸困难。

(二) 循环支持

1. 一般小室缺无须应用特殊药物,血压正常、心率反应性增快者,用地西泮或吗啡使患者镇静后,心率多可下降。血容量不足者应及时补充。

2. 大型室缺合并中度或重度肺动脉高压者,术后应注意给予循环支持。输血量应根据情况补充至血红蛋白 100g/L 左右、患者无贫血貌为妥。术后可应用前列地尔扩张肺动脉血管,以减轻前、后负荷,减轻心脏负担,降低肺动脉压力。强心药可应用多巴胺 2~6μg/(kg·min)微量注射,也可用毛花苷 C(西地兰)

静脉注射,剂量依体重而定,成人 0.2~0.4mg,2 次/天,儿童 20~40μg/(kg·d)。利尿药根据水肿情况适量应用,一般呋塞米成人每次 5~10mg,儿童每次 3~5mg,必要时重复应用。

3. 重度肺动脉高压、术终下降不满意、血氧分压低者,吸入 NO 可降低肺动脉压,改善血氧饱和度,改善循环。

(三)抗生素应用

目前,抗生素一般首选头孢类抗生素,如头孢三嗪、头孢哌酮、头孢噻肟钠等药物,成人每次 1g,2~3 次/天,儿童相应减量应用。

(四)保持水、电解质平衡

体外循环术后水、电解质的变化较快,特别是血钾,随大量尿液排出后常常较低,应及时复查,可依缺钾的轻重用不同浓度的含钾液静脉滴注,或用微量泵静脉输入。在大量输血后应及时补钙,以免发生低钙。

八、并发症防治

(一)Ⅲ度房室传导阻滞

1. 原因　主要为术中低温、缺氧、酸中毒,心脏传导系统走行局部创伤、水肿或心内膜下出血,或因术中直接缝合、结扎损伤了传导束所致。

2. 临床表现　术后患者心率缓慢,心房与心室的跳动没有固定关系。心电图上 P 波与 QRS 波无固定关系,心率常在 60 次/分以下。

3. 治疗　术中复跳后心率缓慢无力,心律失常多与低温、酸中毒、缺氧有关,经复温、用碳酸氢钠、空跳还氧债后,多能恢复正常心率与心律。若经上述处理后无明显改善,则应用异丙肾上腺素经微量泵静脉输入。异丙肾上腺素是强力的 β 受体激动剂,能兴奋心脏高位起搏点。此外,还能降低起搏器的起搏阈值,增强起搏效应。但用量过大易引起房性或室性期前收缩,可用激素、碳酸氢钠等辅助治疗。经上述处理无效而怀疑损伤传导束者,应重新转机,拆除可疑缝线,重新缝合。

起搏器是治疗Ⅲ度房室传导阻滞的重要设备,术后经上述治疗心率及心律恢复不满意者,均应于术终安置心外膜起搏导线,作为临时起搏,起搏心率成人调至 90 次/分左右,儿童调至 120 次/分左右。3 个月后仍不能恢复者,应安装永久起搏器。该并发症目前极少见到。

4. 预防　术前应熟悉心脏传导系统的走行,对心脏传导系统尽可能保护,不夹、不牵拉。硬质吸引器头应避免触及心脏传导系统所在部位的心内结构。加强心肌保护,尽量缩短心肌缺血时间。室缺离传导束近者,应采用超越及转移针缝合法,膜部室缺后下缘部位应浅缝在室间隔右侧及隔瓣根部,以免损伤传导束。

(二)残余分流

1. 原因　①膜部小室缺在缝合时仅缝闭了隔瓣粘连的外口,而外口下室缺通过其他裂隙与右心腔相通,结果术后仍有杂音,存在少量分流;②大室缺在补片缝合时针距过大或缝线部分肌肉被切割或撕脱;③后下角缝合时转移不严密,留有缝隙;④补片过大有皱褶,嵴下型室缺隔瓣根部缝合未加垫片撕裂;⑤遗留肌部小梁遮盖的缺损。以上原因均可导致残余分流。

2. 临床表现　术后心前区仍有收缩期杂音,有些患者还有收缩期震颤。超声彩色多普勒超声检查可明确诊断。

3. 处理　仅有杂音,超声检查示残余分流量小者,可随诊观察,有可能愈合。残余分流量较大者,对患者有明显的血流动力学影响,可考虑再次行手术修补漏口。手术时机以术后 1 周以内为宜,若间隔时间长,心包内粘连严重,将增加手术难度。

4. 预防　手术切口要恰当,显露好手术野,缝针要准确无误,助手牵拉缝线力度应合适均匀,转移针应缝闭裂隙,必要时加固缝合。补片大小合适,过大易出现皱褶;过小则张力大,易撕裂。三尖瓣隔瓣部位及后下角浅缝部位为易撕裂部,应加垫片缝合,停左心吸引后嘱麻醉医师膨肺,检查补片有无漏血。停机后应常规用手触摸右心室表面,如仍有震颤,应做食管超声检查,必要时再次转机修补残余缺损。

(三)主动脉瓣关闭不全

1. 原因　①干下型室缺原有主动脉瓣关闭不全者,因缝合不当使关闭不全加重;②缝合较大室缺时,缝挂主动脉瓣叶造成关闭不全;③因修补室缺牵拉瓣环变形,导致关闭不全。

2. 临床表现　严重关闭不全者术中开放升主动脉钳后心脏膨胀,甚至不能复跳。术后有脉压增大、心脏增大,胸骨左缘有舒张期泼水样杂音,超声波及多普勒检查可明确诊断。

3. 治疗　轻度主动脉瓣关闭不全可随诊观察,症状明显时应再次手术治疗。重度关闭不全者,一旦发生应尽早手术治疗。术中如复苏困难,怀疑主动脉瓣损伤者,做食管彩色多普勒超声检查确诊后应重新转机,拆除可疑缝线,重新修补。

4. 预防　术中应查明主动脉瓣情况,认清其与室缺的关系。必要时嘱麻醉医师灌心脏停搏液,使主动脉瓣膜膨起,以便缝针避开瓣膜。

(四)呼吸衰竭

呼吸衰竭是由于气体交换障碍所致的低氧血症或伴有高碳酸血症,在吸入空气的情况下,$P_aO_2 < 60mmHg$,$P_aCO_2 > 50mmHg$。是体外循环心内直视手术后的一种严重并发症。

1. 原因

(1)常见于大量左向右分流的室间隔缺损。术前近期有呼吸道感染或呼吸道反复感染难以控制、消瘦、呼吸肌无力;术后呼吸道分泌物多,易致呼吸道阻塞、肺不张、肺部感染,此为呼吸衰竭的第一位原因。

(2)心功能不全者,左心房压力升高,肺静脉、肺毛细血管压力上升,血液中的水分渗入小支气管周围间隙或肺泡内,使肺组织变硬、顺应性下降,气道及血管阻力均增大,影响气体交换,使氧分压下降。

(3)体外循环对肺功能的损害:体外循环时血液与异物面接触,因受切应力的作用,使红细胞、白细胞、血小板和血浆蛋白受到损伤。凝血机制被破坏,血小板凝集性增加,释放血管活性物质而致毛细血管内皮损伤。体外循环能激活补体 $C3_a$ 和 $C5_a$,该补体为强力过敏性毒素,可增加毛细血管通透性。当 $C5_a$ 与白细胞结合时,能释放蛋白水解酶、溶酶体酶、过氧化物、过氧化氢、组胺及前列腺素物质,直接损伤毛细血管和肺泡上皮,而致通透性增强。体外循环时间的长短与肺损伤程度成正比。在转流过程中,肺缺乏足量血流灌注,使肺组织缺血、缺氧。肺血管空气栓塞者可致血流/通气比例失调。

(4)手术的创伤:气管插管麻醉使气管内分泌物增加,分泌物的潴留增大了气道内阻力,气道阻力的增高可使原有的支气管痉挛加重,影响气体的交换。胸部手术后胸壁弹性下降、胸壁顺应性下降,从而使潮气量及肺活量下降。

2. 临床表现　急性呼吸衰竭多在术后拔出气管插管后数小时内或数天内出现。用呼吸机时无明显症状,在试停机的过程中患者感胸闷气急,甚至口唇发绀。停机拔管后表现为呼吸费力、呼吸浅快、鼻翼扇动,吸气时胸骨上窝、锁骨上窝、肋间隙凹陷。缺氧严重时烦躁不安,表情淡漠,口唇、甲床发绀,心率代偿性增快,肺部可闻及干、湿啰音或捻发音。胸部 X 线片示肺野斑块状模糊阴影。血气分析示动脉血氧分压(P_aO_2) < 60mmHg;二氧化碳分压(P_aCO_2) > 50mmHg。这类患者常因不能脱离呼吸机而导致呼吸道继发感染。

3. 预防

(1)大量左向右分流,特别是呼吸道感染患者,术前应做充分的准备,包括抗感染、吸氧、用血管扩张药、强心、利尿、充分休息、加强营养等治疗 2~4 周。如有呼吸系统感染,最好在炎症控制 3 周后再行手术,以防术后呼吸道分泌物过多,导致气道阻塞、肺不张、肺部感染。这样常能减轻术后呼吸困难。

(2)有心力衰竭者,术前应加强治疗2~4周,以使心力衰竭得到控制。

4. 治疗

(1)应用呼吸机:已脱机尚未拔出气管插管者,继续用呼吸机治疗;已拔出气管插管者,应重新插管或行气管切开,插入带气囊的套管,连接呼吸机治疗。①提高氧浓度,由40%增至70%甚至100%,待氧分压上升后再调低,以免氧中毒。②加用呼气末正压通气(PEEP),PEEP每次加5cmH$_2$O。PEEP的作用是由呼气末正压使肺扩张度增加,改善肺顺应性,增加弥散面积,提高动脉血氧张力。PEEP的数值应适当,过低效果不好;过高因胸腔正压易使肺泡破裂,会造成回心血量减少,一般以15cmH$_2$O为限。当氧分压上升至80mmHg以上时,首先应逐渐降低氧浓度,减少高浓度氧对肺的破坏作用,而后依次减少PEEP的压力。对于重型患者撤离呼吸机应缓慢进行,将呼吸方式改为同步间歇指令通气(SIMV)后,其指令呼吸次数逐渐减少,如10次、8次,然后停机,进行雾化吸氧,30分钟后复查血气正常者方可拔出气管插管。

(2)强心利尿治疗:术后早期患者常有水肿,包括肺组织间隙水肿,经用呋塞米(速尿)及毛花苷C后,使体内过多水分排出,静脉补充白蛋白或血浆,提高血浆胶体渗透压,降低肺水含量,有利于改善呼吸功能。

(3)激素:激素可降低毛细血管的通透性,稳定溶酶体膜,增强心肌收缩力,扩张小血管,扩张支气管,有显著的改善呼吸困难的作用。

(4)抗生素:主要目的是预防肺内感染,宜用广谱抗生素,如为肺部感染,应做痰培养及药物敏感试验,选择敏感抗生素。易过敏的抗生素少用,因一旦过敏将加重呼吸困难。

(5)静脉高营养或鼻饲:目的是保证热量供应。气管切开用呼吸机者,可经口进食。

(五)低心排血量综合征及心力衰竭

常见原因为肺动脉高压、右心室切口损伤心肌、手术阻断升主动脉时间过长、心肌保护差、冠状动脉气栓、Ⅲ度房室传导阻滞、残余分流及主动脉瓣关闭不全。上述并发症应对因治疗。单纯心脏收缩无力者,应补足血容量,纠正酸中毒,应用多巴胺、多巴酚丁胺、肾上腺素等药物,维持血压及心排血量。严重者可考虑应用主动脉内球囊反搏。

(六)肺高压危象

发生于术前的重度肺动脉高压患者,多因缺氧吸痰刺激所致,患者肺动脉压力急骤升高,来不及抢救,导致突然死亡。关键在于预防其发生,对于重度肺动脉高压的患者应充分镇静,维持正常的血氧浓度,尽量减轻吸痰时的刺激。

(徐宏耀　李友金)

第六章
肺动脉瓣狭窄

单纯肺动脉瓣狭窄指仅有肺动脉瓣狭窄或合并有右心室流出道狭窄,不伴有房间隔缺损的病变,临床上占先天性心脏病的 2%~5%。

一、病理解剖

肺动脉瓣的狭窄有三种情况:第一种为 3 个瓣叶的交界相互融合,造成瓣口狭窄;第二种为二瓣化畸形,2 个瓣叶的交界融合,中间为狭窄的瓣口;第三种为肺动脉瓣上无明显的分界线,呈一隔膜状,其中心有一个小孔为瓣口。狭窄的瓣膜常明显增厚、僵硬,呈鱼口状,瓣口缘上往往有粟粒状赘生物附着。较大儿童或成人患者瓣叶多有钙化,表面有结节。一般情况下肺动脉瓣环不狭窄,但严重病例瓣环也会有不同程度的狭窄。肺动脉一般为狭窄后扩张,肺动脉壁变薄。右心室肥厚一般为继发性改变,病程越长,右心室肥厚越严重,肥厚的右心室壁有时可厚达 20mm 以上,同时其室上嵴隔束及壁束也肥厚增粗,最终导致右心室流出道明显狭窄,进一步加重了右心室排血的阻力。由于心肌过度肥厚,供血相对不足,使心肌收缩力减弱和心肌顺应性下降,术中常见心肌苍白、僵硬。其组织学改变为心肌细胞肥大,心肌内有散在的纤维组织增生。因右心房压力升高,右心房往往扩大且房壁增厚。

二、病理生理及临床表现

肺动脉瓣口越窄,收缩期右心室压力就越高,病情相应就越重。轻度肺动脉瓣狭窄在临床上无明显症状,仅于胸骨左缘第 2 肋间听到收缩期杂音,第二心音较弱。较重患者由于右心室排血受阻,收缩期右心室压力可达 75~100mmHg,活动后可出现心悸、胸闷、疲乏无力等症状,有的患者表现为晕厥,因病情重其体征比较典型,胸骨左缘的收缩期杂音性质粗糙,终末期增强,向左侧颈部传导,肺动脉瓣第二音减弱或消失。因右心室增厚肥大,心前区有抬举性搏动,杂音最响的部位有收缩期震颤。重症患者右心室收缩压可 >100mmHg。除上述症状加重外,还会有发绀、咯血、胸痛等症状。

三、诊断及鉴别诊断

(一)诊断

除以上典型的症状及体征外,应做以下辅助检查以协助诊断。

1. 心电图 轻度肺动脉瓣狭窄心电图无明显变化;中度以上的狭窄表现为右心室肥厚、右束支传导阻滞、心电轴右偏。有些患者心前导联 ST 段下降,T 波倒置。

2. **胸部 X 线片** 显示右房室增大,肺动脉段突出,轻症患者心影可能正常或轻度扩大。肺野透亮度高,肺纹理稀少。

3. **超声心动图** 二维超声示收缩期肺动脉瓣向肺动脉腔内膨出;瓣尖悬于肺动脉中,瓣体呈弓形向管壁方向膨出;肺动脉瓣叶增厚、短小,回声强伴活动幅度小;右心室壁增厚,重症患者可致右心室流出道狭窄。脉冲多普勒超声于肺动脉远侧取样显示收缩期负向湍流频谱。彩色多普勒超声显示主肺动脉内收缩期高速血流、呈喷泉状,自肺动脉瓣口伸向肺动脉远侧,根据其流速可测算其压差。

4. **右心导管检查** 随着超声心动图在诊断方面的不断完善与提高,右心导管检查的应用也明显减少。当右心室与肺动脉的压力阶差 >10mmHg 时,可诊断为肺动脉瓣狭窄。当右心室收缩压 <75mmHg 时,为轻度狭窄;75~100mmHg 为中度狭窄;>100mmHg 为重度狭窄。若导管从肺动脉退至右心室连续测压时出现移行区,提示右心室漏斗部有肌性狭窄存在。

(二)鉴别诊断

1. 轻症患者需与房间隔缺损、室间隔缺损、细小的动脉导管未闭相鉴别。肺动脉瓣狭窄的特点为 X 线片示肺血减少、右心室增大,以上三种病均为肺血增多表现。超声检查示本病为右心室阻力负荷增加,向心性肥厚;而房间隔缺损为右心房、室容量负荷增加,房间隔回声失落;室间隔缺损为左心容量负荷增加,室间隔回声失落。

2. 较重的患者因有发绀,应与法洛四联症、三尖瓣下移相鉴别。超声检查:法洛四联症患者左心室长轴显示主动脉骑跨于室间隔之上,室间隔嵴下有大的缺损。同时伴有肺动脉细小、右心室肥厚、右心室流出道狭窄。三尖瓣下移患者右心室、右心房均显著扩大,三尖瓣隔瓣发育差,但前瓣呈船帆样冗长,三尖瓣关闭不全明显。肺动脉及右心室流出道均无狭窄。

四、手术适应证及术前准备

(一)手术适应证

1. 诊断明确,有明显症状者应及时手术。

2. 仅有心脏杂音,无明显症状,右心室与肺动脉压差 <30mmHg 者可暂缓手术,随诊观察。

3. 若症状不明显,但右心室与肺动脉压差 >30mmHg,心电图示右心室肥厚者,应手术治疗。

(二)术前准备

1. 病情轻者只需做一般的术前准备即可。

2. 病情重、病程长者,入院后注意休息、吸氧,注意保暖,预防感冒。有心力衰竭者给予强心、利尿、补钾治疗。

五、手术要点

1. 常规建立体外循环,阻断上、下腔静脉血流,不阻断主动脉,在心脏跳动下手术。右心房切一小口插入右心吸引管,同时探查有无卵圆孔未闭或房间隔缺损,缝闭卵圆孔或修补房缺。

2. 纵形切开主肺动脉,拉开切口后检查肺动脉瓣,于瓣叶交界处小心切开融合的瓣叶,切开瓣交界(图 6-1),瓣环一般不狭窄,若有狭窄者切开瓣环,跨瓣环补片。

3. 用探条自肺动脉瓣口向下探至右心室流出道,检查有无狭窄,疑有狭窄者,于右心室流出道纵形切开。剪去异常肌束及过多的隔束及壁束,保持右心室流出道畅通,但同时也要注意避免

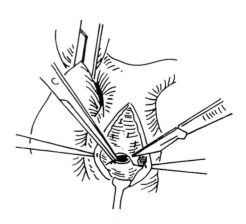

图 6-1 肺动脉瓣狭窄交界切开术

切除过多肌肉而影响心肌收缩力。根据右心室流出道的宽敞程度决定直接缝合右心室切口,或剪一椭圆形自体心包片加宽右心室流出道,用 4-0 聚丙烯缝线双层连续缝合以减少出血机会。

4. 手术结束前,测量右心室及肺动脉内压力,以及时发现残余狭窄,如果其压差 >30mmHg,应进一步手术,如瓣环狭窄者剪开肺动脉瓣环加宽补片;右心室流出道狭窄者切除部分异常肌束。

六、术后监护及处理

1. **应用呼吸机辅助呼吸** 轻症患者辅助呼吸 3~5 小时即可。重症患者延长呼吸机辅助时间,待循环平稳,尿量、尿色正常,全身情况稳定时考虑停用呼吸机,拔出气管插管。

2. **维持循环稳定** 补足血容量,保持静脉压在 10~12cmH$_2$O。对于较重患者,应用多巴胺和/或多巴酚丁胺,用微量泵泵入中心静脉,3~5μg/(kg·min)。右心室肥厚重者易出现室性期前收缩,一方面应保持血钾在 4.0~4.5mmol/L,另一方面可用利多卡因控制。

七、并发症防治

1. **低心排血量综合征** 其病因主要为术前病情重,有明显的右心室肥厚,右心室流出道狭窄,术中对肺动脉瓣的切开比较充分,但右心室流出道疏通不够,导致术后右心室流出道残余梗阻,另外,右心室明显肥厚者对心肌缺血敏感,易导致心功能减退。因此,术中应重视这些问题,手术结束前测量右心室及肺动脉内压力,若压差 >30mmHg 者,应进一步手术探查,找出右心室流出道梗阻部位,切除异常肌肉或切断异常肌束,瓣环狭窄者切开瓣环,做跨越瓣环的补片。术后注意强心、利尿、补钾治疗。

2. **肺动脉瓣关闭不全** 在行肺动脉瓣切开或跨环补片术后,均会有不同程度的肺动脉瓣关闭不全,但一般无明显影响。对于切开的肺动脉瓣叶,要尽可能地保护好瓣叶的功能,以减少反流。跨环补片者最好使用带单瓣的自体心包、牛心包或者牛颈静脉瓣,以减少术后反流。

(高廷朝)

第七章

房室间隔缺损

一、病理解剖

房室间隔缺损又称心内膜垫缺损、房室管畸形、共同房室通道,目前统一称为房室间隔缺损。有部分型与完全型两种。

1. **部分型房室间隔缺损** 为大的房间隔原发孔缺损合并二尖瓣前叶裂及三尖瓣发育异常。通常房间隔缺损较大,位置较低,呈半圆形,二尖瓣前叶附着在室间隔嵴上,瓣叶往往分裂,分裂的程度轻重不同。最严重的瓣裂深达瓣叶基部,为完全性瓣裂(三度),瓣叶边缘可有增厚、卷缩。三尖瓣隔叶多发育不全或缺如,前叶及后叶也可有部分缺损或分裂。三尖瓣环常扩大。

2. **完全型房室间隔缺损** 除原发孔型房间隔缺损外,二尖瓣前叶完全性分裂为两部分,每一部分瓣叶又与三尖瓣的相应瓣叶连为一体,称前共瓣与后共瓣。由于伴有室间隔缺损的存在,两片二尖瓣叶不能附着在室间隔上,而是通过腱索连于室间隔缺损的下缘,室间隔缺损为弯月样凹陷。部分型房室间隔缺损时二尖瓣环和三尖瓣环都存在,只是二尖瓣和三尖瓣相连的部分共用一个环;而完全型房室间隔缺损的房室环为二尖瓣环和三尖瓣环融成的一个椭圆形大环,在这个共同房室环内一般有5~7个瓣叶。

二、病理生理及临床表现

1. **部分型房室间隔缺损** 由于房间隔缺损及二尖瓣前叶裂的存在,不仅左心房的血液分流入右心房,而且左心室收缩时左心室内的血液也会直接冲入右心房内。病情的轻重与二尖瓣反流的轻重有关,反流越重,肺血越多,肺动脉高压也越严重。临床表现与病变轻重密切相关。患儿常易患上呼吸道感染,可有活动后心悸、气短症状。病情重者营养不良,生长发育受到影响。常见心脏扩大,心前区隆起,心尖搏动范围大且明显。心脏听诊胸骨左缘第2、3肋间可闻及Ⅱ~Ⅲ级柔和的收缩期杂音,肺动脉瓣第二音亢进、分裂,心尖区可闻及全收缩期吹风样杂音,向腋下传导。两肺可有散在的干、湿啰音。一般不发绀。

2. **完全型房室间隔缺损** 由于4个心腔相通,其血液分流不仅有左心房到右心房、左心室到右心室,而且还有左心室到右心房。二尖瓣的反流往往也极为严重。因此,左心房压、右心房压、肺动脉压自出生后数月就显著升高。患儿肺部严重充血,常患上呼吸道感染及肺炎。活动后出现心悸、气短,哭闹时可见口唇发绀。患儿往往营养不良、发育差、体质弱。胸骨左缘第3、4肋间及心尖部可闻及明显收缩期杂音,并可触及震颤。当肺动脉高压发展到一定程度时,心脏杂音减轻。但肺动脉瓣第二音仍亢进、分裂,有急迫感。

三、诊断要点及鉴别诊断

（一）诊断要点

1. 根据患者易患上呼吸道感染,有活动后心悸、气短的病史,再结合上述的心脏听诊结果,应考虑本病的可能。

2. 心电图检查常有Ⅰ度房室传导阻滞,左或右束支传导阻滞,aVF 导联主波向下,右心室肥厚或双心室肥厚。个别患者存在Ⅱ度房室传导阻滞。

3. 超声心动图及彩色多普勒超声检查 ①部分型房室间隔缺损,在剑突下四腔切面上显示房间隔下部回声失落,二尖瓣前叶、三尖瓣隔叶附着在室间隔上。二尖瓣水平短轴切面,显示舒张期二尖瓣前叶断裂呈三角形,断端指向左心室流出道;左心房、左心室扩大,二尖瓣反流;左心室流出道狭窄;右心容量负荷过重;二尖瓣前叶、三尖瓣隔叶发育不全。彩色多普勒超声可直观地显示血流从左心房通过房间隔下部缺损至右心房沿三尖瓣口直达右心室腔;收缩期可见蓝色血流束从左心室通过二尖瓣口直达右心室腔;舒张期则有两股红色血流束入左心室。②完全型房室间隔缺损,除以上表现外,还有室间隔缺损。A 型为二尖瓣与三尖瓣分别有腱索连接于室间隔上,二、三尖瓣分开。B 型为二、三尖瓣前叶分开,其腱索附着在室间隔右心室侧。C 型为共同房室瓣未分离,舒张期共同房室瓣越过室间隔缺损进入右心室,收缩期向后进入左心室。

4. 胸部 X 线片 肺血显著增多,肺纹理增粗、增浓,有肺动脉高压的表现,晚期患者肺血管呈残根样改变。代偿期心影明显增大,晚期心影正常或较小。

5. 心脏 CTA 检查 心脏明显增大,以右心房、右心室为重,肺部严重充血,两肺布满密度增高影。肺动脉显著增粗,主动脉变细。

6. 经以上检查一般可确诊,必要时可做右心导管检查及左心室造影检查。右心导管检查可见左心室流出道变长的"鹅颈征"。部分型房室间隔缺损的显影顺序为左心室、左心房、右心房、右心室。完全型房室间隔缺损在左心室注入造影剂后,4 个心腔几乎同时显影。

（二）鉴别诊断

1. **房间隔缺损** 大的继发孔型房间隔缺损与部分型房室间隔缺损的相似之处是胸骨左缘第 2 肋间都可闻及柔和的收缩期杂音,以及有易患上呼吸道感染的病史。区别在于部分型房室间隔缺损患者病情重、体质差;心脏增大显著,心前区隆起明显,心尖区有明显的收缩期吹风样杂音。超声检查房间隔缺损为原发孔型位置低,二尖瓣前叶分裂。彩色多普勒超声示收缩期左心房内有大量来自左心室的反流信号。

2. **室间隔缺损** 较大的室间隔缺损肺充血严重,体征及胸部 X 线片与本病有类似之处。但详细的超声及彩色多普勒超声检查能做出明确的鉴别。

四、手术适应证及术前准备

（一）手术适应证

部分型房室间隔缺损,只要患者没有发绀,心内分流仍是左向右的,无论年龄大小都应考虑手术治疗。完全型房室间隔缺损也应积极考虑手术治疗。对于严重的肺动脉高压患者,$P_aO_2<60mmHg$,胸部 X 线片示心脏较小,肺血减少呈残根状改变,稍微活动即出现口唇发绀或苍白者,因手术风险加大,应禁忌手术。在没有合并发绀型心脏病的情况下,休息时有发绀存在者,也应禁忌手术。

（二）术前准备

1. **控制呼吸道感染** 有呼吸道感染者应采取措施给予控制,注意保暖,预防感冒。

2. 适量应用强心、利尿药,改善心脏功能。

3. 应用前列地尔、贝那普利等血管扩张药。用波生坦降低肺动脉压力。

4. 每天吸氧 2~3 次。

5. 必要时少量应用肾上腺皮质激素类药物。

五、手术要点

1. 部分型房室间隔缺损　右侧第四肋间小切口或胸骨正中切口开胸,常规肝素化后建立体外循环,转机后鼻温降至 30℃左右。阻断上、下腔静脉及升主动脉。灌 4∶1(血∶晶体)心脏停搏液 15ml/kg。心包内置冰屑,但不要太多,过冷对心肌也有损伤。切开右心房探查病变,用橡胶管向左心室注水观察二尖瓣反流情况。于前叶裂的根部缝 1 针,牵引对齐分裂的前叶,而后自瓣根开始间断或褥式间断缝合 3~5针。缝合瓣叶组织不宜过多,以免卷缩后使瓣叶面积缩小。反复注水试验观察二尖瓣关闭情况,必要时缝合相应的瓣叶裂口或将相应部位的瓣环做局部环缩,直至二尖瓣膨起后没有反流,且以二尖瓣口不过小为目标。成人二尖瓣环扩大者可应用成形环缩小瓣环。根据房缺的大小、形状,剪相应的自体心包片用蚊式血管钳牵拉展开,光面向下,先用双头针带小垫片的线将心包片缝至隔瓣根部或大瓣根部约 3 针。而后用 5-0 或 4-0 聚丙烯缝线连续缝合其余边缘。把冠状静脉窦口隔在右心房侧或左心房侧均可,但传导束及房室结走行的部位一定要表浅地仅缝合心内膜层,而不可缝合下面的肌肉。缝完全周后,查看三尖瓣情况,将隔叶的缺损对端缝合并固定于心包片上。间断缝合三尖瓣前叶上存在的裂口。用 Devega法环缩扩大的三尖瓣环。将导管插入右心室内进行注水试验,查看三尖瓣有无反流,必要时再做修理或先开放循环,等复跳后在心跳情况下观察反流情况,根据病变缝合瓣叶或环缩瓣环(图 7-1)。排出左心

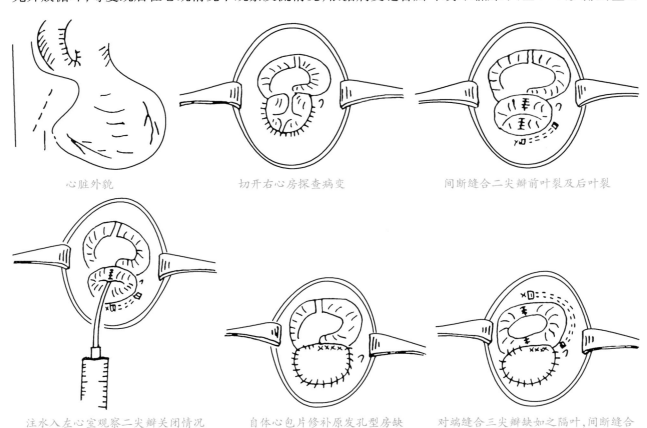

心脏外貌　　　　　　　切开右心房探查病变　　　　间断缝合二尖瓣前叶裂及后叶裂

注水入左心室观察二尖瓣关闭情况　　　自体心包片修补原发孔型房缺　　　对端缝合三尖瓣缺如之隔叶,间断缝合
前瓣及隔瓣之裂口

图 7-1　部分型房室间隔缺损矫治术

气体,取出冰盐水纱垫,吸除冰水后,缓慢开放主动脉阻断钳。继续复温,辅助循环。停机后注意循环及心脏传导情况,做食道超声检查。一旦有Ⅲ度房室传导阻滞,经药物处理后无明显改善者,可拆掉可疑缝线,重新缝合。常规安放心外膜起搏导线,用临时起搏器起搏。

2. **完全型房室间隔缺损**　按常规肝素化后建立体外循环。转机降温至鼻温32℃,阻断上、下腔静脉束带及升主动脉。于主动脉根部灌注心脏停搏液,适量冰屑置入心包内。切开右心房检查病变,用导管向左心房内注入盐水,查看瓣叶情况,并根据瓣叶膨起后的状况,确定二尖瓣与三尖瓣的交界位置(即重建室间隔的位置),在此点缝一标志线。注意,当二尖瓣环太小时应予以适当调整。缝合标志线后应再次向左心室注水检查瓣叶对合情况。然后,修补室间隔缺损。将二尖瓣叶提起,目测室缺底部距瓣根部的距离,即室缺高度。测量或估计室缺宽度。剪成一半圆形涤纶片,呈月牙状,用5-0聚丙烯缝线自下角开始将涤纶片的圆边连续缝于室缺底部边缘。下缘的缝合应浅缝,并适当向远处超越。修剪好补房缺的自体心包片以备用,于室缺的上缘用双头针带小垫片的间断缝合方法,将涤纶片的边缘与二尖瓣、三尖瓣的根部及心包片的直缘共4层缝合在一起,重建二尖瓣及三尖瓣的共用环。用牵引线及镊子对齐分裂的二尖瓣前叶,用间断褥式的方法缝合。用导管插入左心室内,加压注水检查瓣叶对合情况,必要时缝合漏水处或缝缩瓣环,并注意二尖瓣环的大小要合适。将心包片的其余边缘连续缝合于房缺的相应位置上。检查三尖瓣及注水试验有无反流,缝合缺损的瓣叶或缝缩相应的瓣环(图7-2)。再注水检查有无反流,直至满意为止。排出左心气体,开放主动脉阻断钳。心脏复跳后用微量泵输入适量的多巴胺。心率过慢或疑有传导障碍者可用异丙肾上腺素加快心率。心外膜缝置起搏临时导线。

六、术后监护及处理

1. **注意心率变化**　此类患者术前常有Ⅰ度房室传导阻滞,术后也有可能出现传导障碍导致心律不齐、心率减慢。成人心率<60次/分、儿童<80次/分时,应及时用异丙肾上腺素微量泵持续输入以提高心率,Ⅲ度传导阻滞者必须用临时起搏器起搏。

2. **根据肺部情况延长呼吸机辅助时间**　体质强的成人术后若胸部X线片基本正常、脱机后无呼吸困难者,可于手术后数小时停用呼吸机、拔除气管插管。如果患者营养差、体质弱、肺部情况不好,则延长呼吸机辅助时间。1周后仍不能脱机者,应做气管切开。

3. **加强营养**　术后第2天开始插胃管鼻饲饮食,并适当应用脂肪乳剂、复方氨基酸、高渗葡萄糖、维生素C、氯化钾、胰岛素等加强营养。对于重症患者应适时行气管切开,经口进食以增加营养,同时减轻呼吸困难,有利于尽早脱离呼吸机。

七、并发症防治

1. **房室传导阻滞**　术中注意对传导束走行部位的保护,避免吸引器、镊子等器械损伤传导束走行部位。缝线处应避开传导束走行部位,心脏复跳后注意有无Ⅲ度房室传导阻滞。一旦出现Ⅲ度房室传导阻滞,如对缝线处有怀疑,应拆除缝线、重新修补,如仍无效,可用临时起搏器起搏。

2. **二尖瓣关闭不全**　如果二尖瓣发育太差或成形时处置不当,均会造成二尖瓣关闭不全。术中修复二尖瓣时要反复进行注水试验,直到二尖瓣膨起后无漏水为止。如果二尖瓣叶短小不能对合者,可于前瓣根部沿瓣环剪开,修剪一相应大小的椭圆形自体心包片或牛心包片,用7-0聚丙烯缝线连续缝合修补以增大前叶面积。偶遇双孔二尖瓣时,其桥叶不能切断,以免产生严重关闭不全。术后停止体外循环之前要常规应用食管超声检查,术中一定要将二尖瓣修复满意,不能有中量以上的反流;术后若有轻度二尖瓣关闭不全时,可加强监护,注意维持胶体渗透压在正常范围内。注意强心、利尿治疗。

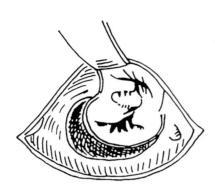

拉开右心房见完全型房室间隔缺损全貌

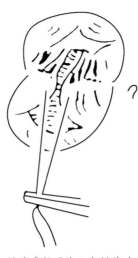

缝线牵拉两块二尖瓣前叶，
查看室缺大小及形状

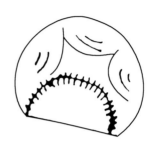

月牙形涤纶片修补室缺，下缘
连续缝合，上缘带垫片间断缝合

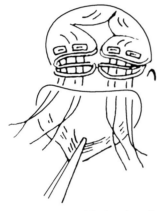

缝过三尖瓣隔瓣根部、涤纶片、二
尖瓣前叶部及一块自体心包片

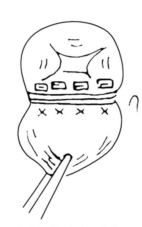

收紧缝线，打结，剪线

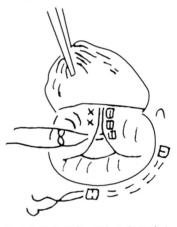

做二尖瓣成形术，缝合二尖瓣前叶
裂口及环缩瓣环等

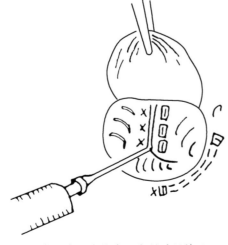

注水入左心室检查二尖瓣关闭情况

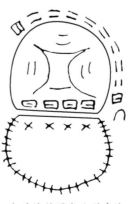

心包片修补原发孔型房缺，
做三尖瓣成形术

图 7-2 完全型房室间隔缺损矫治术

（徐宏耀）

第八章
法洛四联症

法洛四联症是一种常见的发绀型先天性心脏病,占先天性心脏病的 10% 左右,在发绀型心脏病中其发病率居首位,占 50%~90%。1888 年,Fallot 首先对此症的病理解剖及临床表现做了详细描述,故称为法洛四联症。1945 年,Blalock 和 Taussig 首先用锁骨下动脉与肺动脉吻合术治疗此症,减轻了患者的发绀症状。目前从婴幼儿到成人均可行四联症根治术,且手术死亡率为 0~3%。

一、病理解剖

(一) 右心室流出道狭窄

1. **右心室漏斗部狭窄**

(1) 隔膜型:右心室流出道内有一灰白色纤维隔膜,中间有一小孔,孔越小,狭窄就越严重,隔膜与肺动脉瓣之间有一第三心室。此型多不伴有肺动脉瓣环及肺动脉狭窄。

(2) 异常肌束型:右心室中部有异常肥大的肌束,加上隔束及壁束增粗,阻碍了右心室流出道,此型多无肺动脉及瓣环的狭窄。

(3) 管状狭窄:右心室漏斗部广泛肥厚狭窄,呈长管状,常无第三心室。此型常合并肺动脉瓣环狭窄,主肺动脉甚至左、右肺动脉也可有狭窄,病情较重。

2. **肺动脉瓣、瓣环、主干、左右分支狭窄**

(1) 肺动脉瓣狭窄:多为二瓣化畸形,瓣膜增厚,或粘连融合为一个瓣叶,中间有一小孔。

(2) 肺动脉瓣环狭窄:多与右心室流出道管状狭窄相连,肺动脉瓣常为二瓣化或融合为中孔状单叶瓣。由于瓣环明显狭窄,手术中常需跨环补片以加宽右心室流出道。

(3) 肺动脉主干或伴有左右分支狭窄:肺动脉主干狭窄或伴有左右肺动脉的狭窄,常与右心室流出道管状狭窄、肺动脉瓣环狭窄相连续。手术时需跨环补片以加宽右心室流出道、主肺动脉,甚至左肺动脉,使手术难度增大。

3. **一侧肺动脉缺如** 少见。如另一侧肺动脉发育尚好,仍可进行手术治疗。

(二) 室间隔缺损

室间隔缺损较大,常与增粗的主动脉口径相当。其中嵴下型室间隔缺损约占 90%,干下型缺损约占 10%。

嵴下型缺损较一般单纯室间隔缺损靠前,其前缘为室上嵴,上缘与主动脉右冠瓣或无冠瓣邻近,后下缘为三尖瓣的隔瓣前瓣交界处,传导束走行于缺损后缘的纤维三角和缺损下缘肌性室间隔游离缘的

3~4mm 内、左心室面心内膜下,此处修补时应缝合在右侧面,不可缝合过深,以防Ⅲ度房室传导阻滞。

干下型室间隔缺损,其上缘为主动脉瓣及肺动脉瓣,其余前、后、下缘均为肌肉组织,此型缺损距传导束较远,但与主、肺动脉瓣关系密切。此处修补时须注意不要损伤主动脉瓣叶。

(三)主动脉骑跨

因圆锥间隔前移,导致主动脉起始部不同程度地右移,骑跨于室间隔缺损之上,同时接受左、右心室的排血。

(四)右心室肥厚

由于室缺大,左右心室的压力几乎相等,再加上右心室流出道或肺动脉狭窄、右心室负荷加重,导致右心室肥厚。婴幼儿时期右心室肥厚程度较轻,年龄越大,肥厚程度越重,甚至超过左心室的厚度。主动脉右移严重者,以右心室射血为主,左心室易发育不良。

(五)合并畸形

法洛四联症可合并右位主动脉弓、房间隔缺损、左上腔静脉、动脉导管未闭、肺静脉异位引流、完全型房室间隔缺损、冠状动脉异常等畸形。

二、病理生理

因室间隔缺损大,主动脉又骑跨于室间隔缺损之上,在收缩期两心室压力相等,主动脉同时接受左、右两心室的排血。主动脉右移骑跨越多,主动脉接受右心室排血越多,发绀也越严重。另一方面,发绀的轻重还取决于右心室流出道阻塞的严重程度及肺动脉的发育情况。右心室流出道越窄,肺动脉发育越差,发绀就越严重。发绀越严重,肺内体循环与肺循环的侧支循环就越多,同时因缺氧导致的红细胞增多症也越严重。极少数轻型或无发绀的法洛四联症患者,心室射血时以左向右分流为主,但绝大多数法洛四联症患者为右向左分流。主动脉右移骑跨越多,右心室流出道越窄,右心室负荷就越重,右心室严重肥厚者左心室常发育较小。

三、诊断要点与鉴别诊断

(一)症状

1. **发绀** 是法洛四联症的主要症状。发绀程度和出现早晚与流出道狭窄程度和主动脉骑跨程度有关。患儿多在出生后 6 个月以后出现发绀,有些患者在儿童期或成人时期才出现发绀。发绀在哭闹与运动时加重,平静休息时减轻,随年龄增长,发绀有加重趋向。

2. **呼吸困难和乏力** 因缺氧,患儿多无力,不吵闹,不善活动,喜好安静。出现发作性缺氧时出现呼吸困难、发绀加重、晕厥,多可自行缓解,极个别患者会出现昏迷、抽搐,甚至死亡。

3. **蹲踞** 是法洛四联症的特征性姿势。蹲踞时发绀和呼吸困难减轻,发绀严重者蹲踞较频繁。成人法洛四联症少有蹲踞,其机制可能与蹲踞时体循环阻力增加,减少了右向左分流有关。

(二)体征

1. **杵状指(趾)** 是法洛四联症常见的体征。缺氧越重、持续时间越长,杵状指(趾)越明显。

2. **心脏检查** 大多数法洛四联症患者心前区无畸形。胸骨左缘第 2、3、4 肋间有收缩期杂音,肺动脉瓣第二音减弱甚至消失。肺动脉瓣和肺动脉发育较好的法洛四联症患者,肺动脉瓣第二音正常或略低。

(三)辅助检查

1. **超声心动图检查** 二维超声于左心室长轴切面能显示右心室前壁及室间隔明显增厚,右心室内有肥厚肌束;主动脉前壁与室间隔中断,前移骑跨于室间隔上;主动脉后壁与二尖瓣前叶仍相连续;左心房与左心室较正常小。在四腔心切面上,可见右心室与右心房增大,室间隔回声连续性中断。于大血管短轴切面上,能显示狭窄的漏斗部、肺动脉瓣、瓣环、主肺动脉及其分支。另外,测量左心室舒张末直径及左心室舒张末容积有利于判断左心室发育情况。

2. **心电图检查**　表现为电轴右偏和右心室肥厚,常伴有右心房肥大、不完全性右束支传导阻滞。

3. **X 线检查**　多为小心脏,心胸比率在 0.5 左右。正位 X 线片上可见心腰凹陷,心尖上翘呈"靴型心"。肺动脉细小,纹理纤细,肺野透亮度增加。左前斜位 X 线片示左心室不大或较小。心影近乎正常者,多为较轻的法洛四联症,肺动脉发育常较好。肺内的紊乱网状结构多为侧支循环血管所构成。

4. **心脏 CTA 检查**　可见主肺动脉及左右肺动脉较正常为细,右心室流出道狭窄,右心室壁增厚,主动脉瓣环骑跨于室间隔缺损之上。左心室一般较小。有时可见侧支循环动脉起源于降主动脉或主动脉弓连接于左侧或右侧肺动脉,还能检查出冠状动脉畸形及右心室流出道有无粗大冠状动脉分支。

（四）鉴别诊断

法洛四联症需与右心室双出口、大动脉转位、单心室合并肺动脉狭窄、永存动脉干等疾病相鉴别。

四、手术适应证

法洛四联症矫治手术的适应证不受年龄限制,从婴幼儿到成人均可获得满意的效果。不手术者 25% 死于 1 岁以内,40% 死于 3 岁以内,70% 死于 10 岁以内。根治手术的条件是:①左心室舒张末期容积指数(左心室舒张末期容积 ÷ 体表面积)≥30ml/m²;②肺动脉发育较好,McGoon 值(左、右肺动脉直径之和 ÷ 膈平面主动脉直径)≥1.2(正常值≥2.0);③肺动脉指数(Nakata 指数即两侧肺动脉横截面积之和 ÷ 体表面积)≥150mm²/m²(正常值≥330mm²/m²)。达不到以上条件者矫治手术风险较大一些。对于左心室发育较小和肺动脉发育不良的患者也可以考虑分期手术,如体-肺动脉分流术,或姑息性右心室流出道疏通术,术后根据情况择期行矫治手术。

五、术前准备

1. **进一步明确诊断**　术前应对患者做全面复查,确认诊断无误,须清楚:①肺动脉瓣、肺动脉、右心室流出道狭窄的部位及程度;②主动脉右移骑跨的程度;③左心室发育情况,是否合并动脉导管未闭,左上腔静脉、房间隔缺损及有无冠状动脉畸形等;④体、肺动脉侧支。以便术前心中有数,规划好手术方式。

2. 入院后每天吸氧 2 次,每次 30 分钟。发绀严重者鼓励患者多饮水,预防缺氧发作。

3. 术前应注意对扁桃体炎、牙龈炎、气管炎等感染病灶的治疗。

4. 完成术前一般准备。

六、手术要点

一般取胸骨正中切口,不宜过长,上至距胸骨上窝下缘 3cm,下至剑突即可。背部适当垫高,固定两上肢。

1. **基本方法**　气管内插管麻醉,肝素化,插主动脉供血管及上下腔静脉管建立体外循环。用体外循环使鼻温降至 28℃ 左右。因较低的温度使需氧量减少,从而可降低体外循环流量,流量可降低至 50~20ml(kg·min)。低流量时心内回血少,手术野清晰,关键部位做完后应及时提高流量,以免重要脏器灌注不足。低流量还能减少肺内的侧支循环分流,减少肺淤血,预防灌注肺的发生。术中使血液中度稀释,中流量灌注及短时间的低流量灌注。复温时高流量灌注,体外循环中应特别注意左心引流问题,法洛四联症越重,则体肺侧支循环越多,左心引流量就越大;如果左心管引流量极少,与病情不符合者,应及时调整管路,直至引流满意,才能顺利手术(图 8-1)。

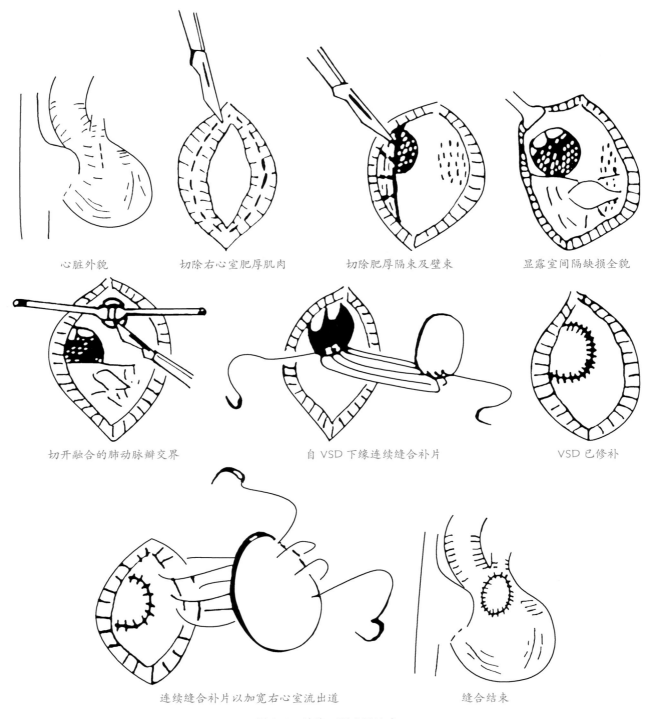

心脏外貌　　　　切除右心室肥厚肌肉　　　切除肥厚隔束及壁束　　　显露室间隔缺损全貌

切开融合的肺动脉瓣交界　　　　自 VSD 下缘连续缝合补片　　　　VSD 已修补

连续缝合补片以加宽右心室流出道　　　　缝合结束

图 8-1 法洛四联症矫治术

心肌保护问题也须充分注意。当鼻温降至 32℃时,心包内用冰水及冰屑降温后阻断升主动脉,并立刻灌注心脏停搏液(20ml/kg),之后每 30 分钟再灌注半量。以使心肌温度降至 4~15℃、心肌完全松弛、停止电活动为妥。

2. 心外探查 首先确定与术前诊断是否一致。典型的法洛四联症心脏较小,右心房、右心室增大,左心室正常或偏小,主动脉增粗右移,肺动脉的粗细差别较大,多数较细小。注意右心室流出道表面有无异常走行的粗大冠状动脉,探查肺动脉及右心室流出道后,方能确定是否需跨环补片。另外,探查是否有左上腔静脉及动脉导管未闭,这是心脏打开后心内回血多的常见原因。

3. **右心室流出道疏通** 于右心室流出道无血管区做纵形切开,有粗大的冠状动脉横跨时,应尽量避开该血管做切口。较大的儿童及成人患者往往需要切除的肌肉较多,而婴幼儿需要切除的肌肉较少。具体某一患者应在何处切除多少肌肉,须根据各自的病理解剖情况而定。原则上既要保证右心室流出道通畅够用,又不过多地切除肌肉。将肥厚的隔束、壁束及室上嵴两侧和右心室内异常肥厚的部分肌肉切除。切除时应有良好的显露,注意勿伤及主动脉瓣、前乳头肌及调节束,防止隔束切除过多导致室间隔穿孔。室上嵴不必切除,以利于室间隔缺损的修补。拉起肺动脉瓣将其交界粘连切开,再用大血管钳撑开。肺动脉瓣环及肺动脉狭窄者要剪开瓣环及肺动脉,必要时剪开左肺动脉直达左肺门,补片加宽肺动脉及右心室流出道。

4. **修补室间隔缺损** 室间隔缺损绝大多数为嵴下型,少数为干下型。右心室流出道疏通后可探清室缺的全貌,修剪相应大小的涤纶片。干下型或嵴内型室缺经右心室切口缝合修补,嵴下型室缺的右后下角如果经右心室切口缝合困难时,可经右心房切口显露,可用双头针带垫片间断缝合3~4针,同时用转移针缝闭隔瓣与肌肉的间隙。室缺的上半部分经右心室切口缝合;也可将涤纶片与室缺下缘连续缝合几针,而后下片连续缝合其余边缘。成人或大儿童缝合可应用4-0聚丙烯缝线,婴幼儿用5-0聚丙烯缝线进行双层缝合修补室间隔缺损。缝至上缘时灌注心脏停搏液,查看室缺边缘与主动脉瓣的关系,以防误缝主动脉瓣叶导致术后关闭不全。后下角的缝合应浅缝于右心室面,深度约1mm,缝至隔瓣根部者比较牢固,且可避开传导束。

5. **右心室流出道和肺动脉加宽成形** 根据患者的体重,肺动脉及瓣环、右心室流出道的直径参考标准见表8-1。过窄和过宽都会影响手术效果。流出道、瓣环、肺动脉任何部位过窄都会影响右心排血量;过宽,特别是瓣环过宽,会加重肺动脉瓣反流,影响右心功能。流出道加宽的补片,可用自体心包片、自体心包外衬涤纶片、人工血管片、牛心包片中的任何一种作为修补材料,可根据个人习惯及具体情况而定。可用4-0聚丙烯缝线先于切口上端开始连续缝合,而后下片连续缝合全周。缝合应均匀严密,以免漏血。肺动脉及其瓣环不狭窄者,仅补片加宽右心室流出道即可;瓣环狭窄者须跨越肺动脉环剪开肺动脉,并用补片加宽之。有些需剪开整个肺动脉甚至左肺动脉,用一较长的补片修补之。瓣环应沿肺动脉瓣交界处切开,尽量保留原瓣膜功能。采用同种主动脉瓣或牛颈静脉瓣作为跨环补片材料者,术后肺动脉瓣少有反流。临时制作的自体心包或牛心包带单瓣补片,如制作得当术后短期内瓣膜功能好,但远期若有钙化,瓣膜会失去功能(图8-2)。当瓣环及肺动脉需要加宽不多时,也可用不带瓣的补片修补。术后肺动脉瓣会有反流,一般影响不大。

表 8-1 患者体重与肺动脉及瓣环、右心室流出道的直径(通过的探子直径)所需达到的标准

患者体重/kg	4	5	6	7	8	9	10~11	12~14	15~16	17~18	19~20	20~30	30~40	40~50	>50
探子直径/mm	7.0	8.0	9.0	10.0	11.0	12.0	12.5	13.0	14.0	15.0	16.0	17.0	18.0	19.0	20.0

将右心室流出道补片缝完后,停左心引流管吸引。连通主动脉灌注针头与体外循环机管路引流排气,用手轻抖心脏,压低左心尖,嘱麻醉医师做呼吸膨肺,排出左心室腔内可能存留的气体。开升主动脉阻断钳,心脏复跳后继续复温、辅助循环,当鼻温达37℃、肛温达35℃时停止复温,继续辅助循环,用人工肾超滤,将血液浓缩后逐步回输入体内,降低流量后逐步停体外循环机,拔出静脉插管,根据血压情况用动脉泵输血。患者血流动力学指标稳定后,用鱼精蛋白中和肝素,然后拔出动脉插管。严密止血后放心包及纵隔引流管,关胸。术后如果血流动力学不稳定,暂时不要中和肝素。首先输入血浆或全血提高中心静脉压至15mmHg左右,应用多巴胺、多巴酚丁胺或肾上腺素微量泵输入,情况有可能好转。处理的同

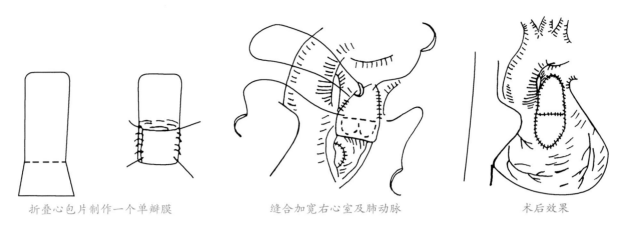

折叠心包片制作一个单瓣膜　　　　缝合加宽右心室及肺动脉　　　　术后效果

图 8-2　用心包片折叠做一单瓣跨环补片,加宽右心室流出道

时须测量右心室、肺动脉、左心房、右心房压力。若右心室/左心室收缩压之比 >0.75,右心室与肺动脉跨瓣压差在 30mmHg 以上,说明右心室流出道有残余梗阻;必要时术中做食管超声检查,如果证实右心室流出道有残余梗阻或室间隔有大量的左向右分流,需要二次转机,进一步加宽右心室流出道或肺动脉瓣环消除残余狭窄。有明显残余室间隔缺损者找准位置给予修补。

七、术后处理

(一) 循环维护

1. 术后应输血或血浆,使胶体渗透压达到正常值,血红蛋白达 120g/L,尿量应略多于入量,术后应避免用强力血管收缩药及对肾脏有毒性的抗生素,以免导致肾衰竭。

2. 术后要适当利尿,呋塞米效果较好,先用针剂 2 天后改为片剂。利尿不充分时肝脏可肿大,应每天触诊肝脏 1~2 次,记录出入量。

3. 术后左心房压与右心房压大致相等,应维持在 12~15cmH_2O。若左心房压比右心房压高 5~10cmH_2O,提示左心室发育不良、左心室收缩或舒张功能严重损害,或由左向右残余分流等。若右心房压比左心房压高 5~10cmH_2O,表明血容量过多或右心室流出道或肺动脉仍有狭窄,负荷过重,远端血管发育不良,或右心室功能严重受损。

4. 术后常规用微量泵输入多巴胺和/或多巴酚丁胺,以增强心肌收缩力,增加心脏的兴奋性。一般以 $5\mu g/(kg\cdot min)$ 的速度微量输入,可依病情增减。

(二) 呼吸支持

1. 术后应用性能可靠的定容型呼吸机,潮气量 8~12ml/kg,呼吸频率 8~12 次/分,儿童 15~20 次/分,氧浓度 45%~60%。能以 45% 的氧浓度维持 P_aO_2 在 80mmHg 以上为好。呼吸机辅助时间应依病情而定,病情较轻、术后全身情况好者,6 小时内即可改变呼吸方式,逐步停呼吸机。P_aO_2 在 80mmHg 以下者,或须用大量升压药才能维持血压者,应延长辅助呼吸时间。

2. 术后多次检查肺部,检查有无气胸和肺不张。左侧较易出现肺不张,往往因气管插管过深至右支气管所致,拍摄胸部 X 线片可协助诊断。如不能及时拍摄胸部 X 线片,必要时可根据气管插管的深度拔出 1~2cm,再听呼吸音以判断效果。术中如损伤肺组织或在放置颈内静脉管时刺破肺组织,可导致术后张力性气胸。

3. 拔出气管插管后雾化吸氧,注意呼吸道护理,以防肺不张及肺炎的发生。

4. 每天拍摄床旁胸部 X 线片 1 张,注意有无灌注肺、肺不张或胸腔积液征象。

八、并发症防治

（一）低心排血量综合征

1. 病因

（1）病情重：如远端肺血管发育不良；升主动脉右移骑跨过多；左心室发育不全。

（2）畸形矫正不满意：如室间隔缺损有残余漏；右心室流出道狭窄及肺动脉狭窄解除不够充分或补片过宽；右心室切口过大；右心室流出道疏通过甚或牵拉过度造成创伤；三尖瓣关闭不全。

（3）心肌保护不好：主动脉阻断时间过长，术中心肌有颤动或反复多次转机都会影响心肌保护效果，使术后心脏收缩无力。

（4）Ⅲ度房室传导阻滞或Ⅱ度房室传导阻滞。

（5）术后血容量补充不足或过量：术后因尿量多，再加上渗血多，特别是有活动性出血时，输血就显得尤为重要与迫切。补充血容量要以中心静脉压（CVP）、左心房压（LAP）、胸液量、尿量、血红蛋白、血细胞比容、血压为依据，决定补充的量、质及速度。

（6）心脏压塞：心包腔内积血积液过多，或心包缝合过紧，或纵隔引流管过粗均可压迫心脏，减少心排血量。

2. 诊断标准

（1）心脏排血指数（CI）<2.4L（min·m^2）。

（2）周围血管阻力（SVR）>1 800dyn·s·cm^{-5}。

（3）肺循环阻力（PAR）>320dyn·s·cm^{-5}。

（4）平均动脉压（MAP）<50mmHg。

（5）尿量<0.5ml/（kg·h）。

（6）外周循环差，中枢与末梢温度差>4℃。肢端发凉、苍白、发绀。

3. 治疗原则

（1）调整前负荷：心脏的充盈量是影响心排血量及血压的重要因素。术后及时输入全血、血浆，使CVP至少维持在10cmH$_2$O以上，有些患者需维持在15cmH$_2$O左右。测量胶体渗透压，输入适当的白蛋白及血浆等胶体液。

（2）减轻后负荷：后负荷是指心脏收缩过程所承受的负荷，一般指主动脉内平均压和周围血管阻力。减轻后负荷是降低心肌氧耗量、增加冠状动脉流量、提高心排血量、改善组织供血的重要环节。术后早期，应重视患者休息，保证睡眠，充分应用镇静药，这样可以减少全身用氧，减轻心脏负担，并降低外周阻力，减轻后负荷。术后应用吗啡不仅能镇静、镇痛，而且还能减轻后负荷，效果较好。

（3）增强心肌收缩力：除了用足洋地黄类药物外，还需应用儿茶酚胺类药物。常用药物为多巴胺，用量为4~10μg/（kg·min）。作用为增强心肌收缩力，增加心肌兴奋性。用量过大［>15μg/（kg·min）］时缩血管作用增强，肾血管收缩使尿量减少，强心作用也不再明显增加。多巴酚丁胺增强心肌收缩力效果明显，对心率影响较小，与多巴胺联合应用效果好，用量以4~10μg/（kg·min）为宜。异丙肾上腺素是强力 β 受体激动剂，显著增加心肌兴奋性，使心排血量增加，心率加快；其缺点是增加心肌氧耗量，易出现心律失常。常用于心率慢并血压低的患者。

（4）延长呼吸机辅助呼吸时间：低心排血量时延长呼吸机辅助呼吸时间，提高氧分压，减轻心脏及全身缺氧状况，有利于病情的好转。此时氧浓度应适当提高至70%~90%。

（5）合理应用利尿药：根据CVP的高低、尿量的多少，分次用呋塞米静脉注射。药量应依病情而定。

（6）其他方面：如电解质、酸碱平衡，抗感染，营养，保暖，护理等均应用心处理。低心排血量综合征患者病情危重,稍一松懈,就有可能导致不良后果。

(7)经补足血容量、强心、利尿等常规疗法无效时,应做床旁超声检查,以明确诊断,及时采取正确的治疗措施。否则,延误时间会导致患者多脏器衰竭而死亡。如超声检查显示心肌收缩无力是由于心肌保护欠佳所致,应继续药物治疗;如心肌收缩有力,右心室流出道或肺动脉狭窄,室缺残余分流量较大、主动脉瓣损伤或三尖瓣损伤造成反流等导致低心排血量者,应积极再次手术。如心脏压塞,应开胸清除血块;如心包缝合过紧,应再次开胸松解;如引流管压迫右心室流出道,应提前拔除;若远端肺血管发育不良,只要近端畸形纠正满意,输入血浆,维持较高静脉压(一般为 15~20cmH_2O),经过 1~2 周时间,情况即可改善;如左心室发育小,应严格控制液体入量,应用多巴胺等药物辅助治疗。

(8)低心排血量综合征常伴有少尿,此时大量具有毒素的血红蛋白尿急需排除,因此当应用利尿药效果不好时尽早应用腹膜透析治疗,尽快排出尿及毒素,常可使血压上升,末梢循环好转,尿量增加,病情好转。腹膜透析作用较弱,但只要早用,多数患者效果良好。

(二)灌注肺

法洛四联症术后灌注肺的发生率远多于其他先天性心脏病,是造成死亡的主要原因之一。重点在于预防其发生,一旦发生,应尽快行气管插管,呼吸机辅助呼吸。

1. 病因

(1)与该病的病理改变有关:①法洛四联症体肺侧支循环丰富,体外循环造成肺内血液灌注淤滞。②患者发绀重、血红蛋白高、血液黏稠度高,术中体外循环血液稀释不够,导致血流缓慢,血液在肺微血管内滞留;血液有形成分破坏,释放出碎屑、组胺、5-羟色胺、缓激肽等物质,引起肺血管内形成微血栓,肺血管扩张,通透性增加,出血和水肿等损害。③左心室发育不全,心脏收缩无力,造成肺内毛细血管静水压升高,从而使液体易于穿过毛细血管膜进入肺间质,使肺组织水渗出增加。④肺动脉及右心室流出道狭窄疏通后,肺动脉内灌注血流比术前明显增加。

(2)氧合器性能差,体外循环时间过长,血液破坏重。

(3)血浆胶体渗透压低,液体易进入肺间质。

(4)补血、补液过多、过快,造成肺水肿。

(5)漏诊动脉导管未闭。

(6)VSD 修补不严密,有残余的左向右分流,增加了肺充血量,使肺间质及肺泡渗出增多,有时这可能是主要原因。

2. 临床表现　灌注肺出现最早为术终即刻,最迟为术后 2 天,表现如下。

(1)呼吸急促、发绀,未脱离呼吸机者表现为自主呼吸增强、增快、鼻翼翕动。

(2)血痰或血水痰。

(3)血气分析,P_aO_2 下降,P_aCO_2 升高。

(4)部分患儿表现为烦躁不安、哭闹。

(5)患肺早期呼吸音减低,中晚期出现湿啰音。

(6)气道压力升高 >20cmH_2O,有的甚至 >40cmH_2O,肺顺应性降低。

(7)胸部 X 线片示肺纹理增多,边缘模糊,X 线片呈毛玻璃状,透亮度明显降低,肺野呈均匀一致的白色。

3. 预防

(1)体外循环:尽可能选用膜式氧合器;体重大者采用无血预充液,使血红蛋白稀释至 50~60g/L,每 1 000ml 晶体液中加入 20g 白蛋白;手术操作的关键时刻采用深低温低流量灌注,鼻温降至 24~26℃,流量降至 20~30ml/(kg·min),这样肺动脉及左心回血少,既保证术野清晰,缩短手术时间,又减少血液黏稠度;

减少血细胞在血管内的流动阻力,改善组织微循环灌注,减少肺内微血栓的形成,减少血液破坏及其对肺的毒害作用,减少肺间质水肿,应尽量缩短深低温低流量时间。

（2）麻醉医师在术中用 5~10cmH$_2$O 的压力膨肺,保持肺的膨胀,减少微小肺不张,这样既可通过肺泡途径供氧,又可因肺内一定的压力,减少体肺侧支回流血量。

（3）尽量缩短手术时间,减轻心肌损伤及血液成分的破坏。

（4）通过右上肺静脉或房间隔放置左心引流管,充分引流左心房血液。减少肺内血液滞留。

（5）术中使用人工肾超滤,停机后给予呋塞米,排出体内过多的水分,少数患者需输新鲜血或红细胞,使血红蛋白达 100g/L 以上,多数患者只需输血浆或白蛋白以维持胶体渗透压在正常范围。

（6）限制液体入量,监测静脉压,在维持血压在正常范围的前提下,尽量少输液。

（7）术后常规应用多巴胺 2~10μg/(kg·min),加强心肌收缩力,降低左心房压,并维持 3~5 天。尽量不用硝普钠等血管扩张药,以免增加液体入量。

（8）转机前常规行心外探查,如发现动脉导管未闭,在心脏停搏前将其闭合。

4. 治疗

（1）呼吸机辅助呼吸:加 PEEP 5~10cmH$_2$O。PEEP 可防止小支气管和肺泡早期萎陷,并使陷闭的肺泡扩张,增加功能残气量,减少肺动静脉短路,纠正缺氧,促使肺水肿吸收,潮气量 10ml/kg,呼吸频率:成人 10~15 次/分,呼：吸 =（1.5~2.0）：1;FiO$_2$=45%~60%。根据血气化验结果适当调整上述呼吸机参数,使 P$_a$CO$_2$ 维持在 35~45mmHg,P$_a$O$_2$>65mmHg。法洛四联症患者对缺氧的耐受性强,尽量不用纯氧长时间通气,以免加重肺损害,如 P$_a$CO$_2$>45mmHg,应加大潮气量。如肺顺应性低,气道压力 >25cmH$_2$O,可不加潮气量而只加快呼吸频率。

（2）积极治疗肺水肿,严格控制入水量:一般为 2ml/(kg·h),加强利尿,静脉滴注白蛋白及血浆,使血浆胶体渗透压保持在正常范围内,以减少肺渗出,并促使肺间质液体回流到血液内。

（3）早期应用肾上腺皮质激素:可抑制肺血管内血小板聚集,防止微血栓形成,降低毛细血管通透性,提高组织耐缺氧能力,常用地塞米松,儿童用量为 0.50~0.75mg/(kg·d),成人用量为 30.00mg/d。

（4）发生 DIC 者应用肝素,每次 0.5~1.0mg/kg,每 4~6 小时静脉注射 1 次,使 ACT 维持在 200 秒,直至血小板恢复正常。

（5）预防和治疗肺部感染:长时间应用呼吸机者易患呼吸道感染,应严格无菌操作,常规应用抗生素,做痰培养及药敏试验,根据痰培养结果选用抗生素。

（6）保证热量供应:经胃管注入混合奶,气管切开者可经口进食易消化食物,也可静脉补充高营养。

（7）加强护理:定时翻身、拍背、吸痰,成人还应预防褥疮。

（三）肾衰竭

见本书第四十四章"急性肾衰竭"。

（四）残留狭窄

残留部位可在右心室流出道、肺动脉瓣、肺动脉主干或左右肺动脉分支部位,为术中疏通加宽不够所致。狭窄重者可造成术后低心排血量综合征并影响远期效果。术中疏通加宽标准见本章手术要点。术终测压,正常右心室/左心室收缩压比值应在 0.75 以下,右心室与肺动脉压差 <30mmHg。右心室/左心室收缩压比值 >0.75 时,应分析其原因,如系肺血管远端发育不良,只要近端疏通良好,维持较高静脉压,经过 1~2 周,随远端肺血管床扩张会好转。如系左、右肺动脉分支以内狭窄,则要注意纠正。应注意切除肥厚的隔、壁束并加宽右心室流出道,主肺动脉发育极细或闭锁者,可用带瓣同种主动脉或牛颈静脉加宽。如左、右肺动脉都细,肺动脉跨环补片应剪成 Y 形,补至双侧肺门分叉部。狭窄严重者表现为右心饱胀、停机困难,在术中应查找原因纠正之。部分表现为术后顽固性右心衰、肝大、腹水,超声检查可查明狭窄部位和程度,右心室流出道重度狭窄者应积极再次手术。

(五)Ⅲ度房室传导阻滞

法洛四联症多为嵴下型室间隔缺损,传导束通过缺损的后下缘,在修补室缺后下缘时可导致其损伤,造成Ⅲ度传导阻滞。预防的关键在于手术中缝合时避免其损伤,预防的方法为:①室缺后缘加垫片缝合在隔瓣根部,而不要缝在瓣环上,缝在瓣环上即使没有损伤传导束,也可因牵拉、组织水肿、瘢痕等原因造成Ⅲ度房室传导阻滞。②室缺下缘加垫片浅缝在肌肉的右心室面,或超越传导束部位,缝在远离室缺下缘的肌肉的右心室面,如有纤维白边,可缝在纤维组织上,既结实又安全。

(六)残余分流

法洛四联症多为较大嵴下型室间隔缺损,残余分流为其常见的并发症之一,关键是预防其发生。

1. **常见原因及预防**　①常见原因为撕脱:撕脱部位多见于三尖瓣前隔叶交界瓣根部;室缺下缘浅缝部位及切除肥厚隔、壁束肌肉断端;缝线顺肌肉纤维方向缝合部位,在这些部位应加垫片缝合在肌肉内。②补片不合适:补片过大,易出现折角,补片周边呈"猫耳朵"状大小突起;补片过小,心脏复跳后心肌张力过大而撕裂,要根据室缺的大小及形状,修剪形状与大小合适的补片。如经验不足,补片可剪大一些,在缝合过程中再修剪。③肥厚肌束下间隙通向室缺:将补片缝在肌束上面,仍残留分流。如有肌间隙,应用直角钳探查,如与室缺相通,则应缝闭。④缝合针距不匀:针距过大部位复跳后张力大,易撕裂,补片进出针距离应均匀一致;助手拉线用力不匀,用力过大,易切割损伤;用力过小,牵拉过松,因复跳后左右心室压差的原因,造成分流。助手应轻拉缝线,使补片和肌肉对合即可。除下缘间断缝合4针外,其余部分双层缝合预防室间隔缺损残余漏效果较好。

2. **处理**　室间隔小的残余分流,无血流动力学意义,且有自行闭合的可能,不需手术。中等量残余分流根据患儿情况,可在1周内再次手术,这时心包无粘连,易于显露;也可以观察,6个月后再行择期手术。大量残余分流,特别是前、隔叶交界部撕脱者,易致肝大、腹水,应积极再次手术修补室间隔残留缺损。

(七)主动脉瓣反流

法洛四联症主动脉骑跨右移,主动脉瓣一叶(多为右叶)、两叶甚至三叶都可暴露于室缺之内,室上嵴和壁束切除过度可损伤主动脉窦壁,修剪时应高度警惕。室上嵴一般都不切除,而通过右心室流出道补片来加宽流出道,壁束一般在距主动脉瓣下0.3~0.5cm楔形部分切除,即可达到解除狭窄的目的。修补室缺时将骑跨的主动脉隔至左心室,此时应嘱灌注心脏停搏液,膨起主动脉瓣,认清其解剖关系,避免缝针挂住瓣叶,心脏复跳后瓣叶裂口会撕大,造成主动脉瓣关闭不全。必要时需要再次手术治疗。

(八)术后出血及心脏压塞

法洛四联症由于侧支血管丰富、凝血机制障碍、转机时间长,会破坏凝血因子,术后易致出血过多。

1. **病因**

(1)止血不彻底:近年来通过在术中应用抑肽酶、氨甲苯酸(止血芳酸)或氨甲环酸(止血环酸),保护了血小板及凝血因子免受破坏及消耗,加上手术技术的提高,体外循环时间的缩短,肝素中和的完善,使得目前术后出血及渗血的量较前已显著下降,需二次开胸止血者更少,占1%左右,约1/3的成人心脏手术已不需输血。常见的出血多为心脏切口或大血管切口缝合不严密,有血液向外溢出;胸腺出血;胸骨后骨膜出血;钢丝眼出血;剑突的乳内血管出血;心包缘渗血;胸骨上窝出血等。

(2)肝素中和不全:肝素未完全中和,如鱼精蛋白用量不够,或虽当时查ACT值与术前生理值相近,但因可能残余在组织内的一些肝素未被中和而使凝血不良。一般以创面渗血为主。追加鱼精蛋白20~30mg静脉注射。

(3)创面渗血:常见于二次手术的创面渗血,术前慢性心力衰竭或肝功能不好所致凝血因子缺乏而致术后渗血多。

（4）出血量多时常有血凝块聚积于心包腔内,当引流管侧孔被血块堵塞时,心包内压力升高,压迫心脏,使回心血量减少,心排血量减少,造成心脏压塞。有些情况下心包内积血不太多,但形成的血块压迫上、下腔静脉或左右心室,称为局限性心脏压塞。

2. 出血的临床表现及治疗　体外循环下心内直视手术后渗血量比一般开胸多,系因肝素化后凝血机制的改变和转流过程中血小板的减少、破损,纤维蛋白原的减少及凝血因子的变性所致。初期渗血量较多,成人第 1 小时可达 300ml,但于 3~4 小时后逐渐减少。多数患者于术后第 1 日渗血停止。若成人出血量达每小时 300ml 且连续 3 小时以上,常说明有活动性出血,应及时二次开胸止血。小儿出血量若>4ml/(kg·h)者,应考虑再次开胸止血。再次入手术室开胸止血者应抓紧时间,出血多加上术后尿多,易导致血容量下降、血压下降,需多加注意。

肝素中和不足者应根据 ACT 值追加鱼精蛋白,追加量为 0.5~1.0mg/kg。经化验血小板 $<50 \times 10^{9}$/L 者,给予浓缩血小板输入。纤维蛋白原缺乏者(<2g/L)给予纤维蛋白原输入,凝血因子缺乏者(凝血酶原时间>15 秒)宜输用冷沉淀及血浆治疗,呼吸机加 PEEP 可减少渗血。

3. 心脏压塞的临床表现及治疗　术后出血多,心包腔引流不畅,血液及血块在心包腔内积聚较多时,即可引起急性心脏压塞,发生率为 3.4%~5.8%,多出现于术后 36 小时内。心包腔和纵隔内的血液及血块聚集,增加了心包腔内的压力,影响了静脉血的向心回流,使静脉压上升。回心血量减少使心排血量下降,心包内血块的堵塞妨碍了心室的舒缩活动,进一步减少了心脏排血。血压的下降使冠脉供血不足、加重病情,处理不当易导致心搏骤停。

继而出现心率加快、精神差、反应淡漠、尿量减少、面色苍白、周围末梢凉或有花斑、血压音质不清、脉压缩小、血压下降、中心静脉压上升、奇脉、无尿、心音遥远等,是较晚期的表现。严重患者表现为血压很低,甚至听不到,动脉压波形低平,患者皮肤湿冷、烦躁不安甚至昏迷。以上典型表现诊断不难,必要时可做床旁超声检查。但临床上贵在早期诊断,当患者尚未有典型表现时,就应通过严密观察及综合分析做出诊断,以便及早行二次手术,迅速开胸,打开心包,取出积存的血块,即可使血压立刻回升,全身情况好转。如果消极等待、观望,待临床表现典型时再手术,危险性将增大,甚至有可能于尚未来得及手术时患者就发生心搏骤停。凡准备二次手术者,一方面动作应迅速、分秒必争,另一方面要配好升压药(如多巴胺等)于运送患者时滴入,以减少因停药导致心搏骤停的危险性。

另一种情况为局限性心脏压塞,心包内无过多血液,但有血凝块压迫局部心脏和/或上、下腔静脉。临床表现也不典型,常有心率加快、心律失常,经输血、强心、利尿治疗不见好转,中心静脉压缓慢上升,动脉压及脉压差多无明显变化,超声检查常能查出血块聚积的部位。处理可再次进入手术室,麻醉后拆除切口下段缝线,在手指探查引导下将吸引器头插入心包内吸出积血及血块。如果无效则拆除胸骨钢丝或缝线,开胸后清理血块,拔出原引流管,重新安置心包引流管。

(徐宏耀　吴　信)

第九章

右心室双出口

两大动脉完全起源于右心室或一大动脉完全起源于右心室,另一大动脉大部分起源于右心室者称为右心室双出口。右心室双出口的发病率低,占先天性心脏病的 1%~2%。根据美国和欧洲心胸外科学会的先天性心脏病命名法,右心室双出口分为以下四型:主动脉瓣下室间隔缺损型、法洛四联症型、大动脉转位型、远离两大动脉室间隔缺损型(图 9-1)。

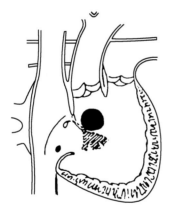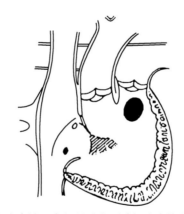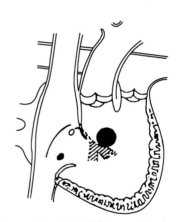

主动脉瓣下室间隔缺损型　　肺动脉瓣下室间隔缺损型(大动脉转位型)　　远离两大动脉室间隔缺损型

图 9-1　右心室双出口的室间隔缺损分型

一、病理解剖

1. **主动脉瓣下室间隔缺损型右心室双出口**　约占总数的 60%。67% 的右心室双出口患者两大动脉并行排列。该型患者在主动脉与室间隔缺损之间为漏斗隔肌束,主动脉瓣与二尖瓣之间没有纤维联系。室间隔缺损为左心室的唯一出口。主动脉大部分起自于右心室。多数肺动脉位于主动脉左侧起自于右心室,两大动脉并行排列。

2. **法洛四联症型右心室双出口**　主动脉骑跨于室间隔缺损之上,骑跨率 >90%,主动脉瓣与二尖瓣之间有纤维联系。主动脉瓣环与室间隔缺损之间无肌肉束。右心室流出道和/或肺动脉狭窄,右心室扩大并肥厚,左心室缩小。

3. **大动脉转位型右心室双出口**　主动脉在右,起自于右心室;肺动脉在左,骑跨于室间隔缺损之上,室间隔缺损位于肺动脉瓣下。此型又称为 Taussig-Bing 心脏畸形,占总数的 20%~30%。

4. **远离大动脉室间隔缺损型右心室双出口** 该型发病率较低,为 5%~8%。两大动脉一般为并列关系。室间隔缺损位于右心室的流入部即三尖瓣隔叶的后方。室间隔缺损距离两大动脉开口较远,往往有三尖瓣乳头肌及腱索相隔。

二、病理生理

1. **法洛四联症型右心室双出口** 该型的病理生理与法洛四联症相同,但其病情更加严重,其左心室发育较一般法洛四联症者更小,发绀出现早而严重。因右心室流出道和/或肺动脉狭窄而致肺血减少,侧支循环增多。

2. **大动脉转位型右心室双出口** 因其主动脉发自右心室,肺动脉大部分骑跨于室间隔缺损之上,故其发绀自出生后就很严重,其病理生理与大动脉转位伴室间隔缺损基本相同,肺动脉充血严重,肺动脉高压出现早而且严重。婴幼儿期易患肺炎,心力衰竭。

3. **主动脉瓣下室间隔缺损型及远离大动脉室间隔缺损型右心室双出口** 这两型的病理生理与单纯巨大室间隔缺损者相似。若无肺动脉狭窄则早期肺充血严重,幼年易患上呼吸道感染、肺炎、心力衰竭。1 岁后肺动脉高压逐渐加重。若伴有不同程度的肺动脉或右心室流出道狭窄则肺充血及肺动脉高压相应减轻。

三、诊断要点

(一)法洛四联症型右心室双出口

其临床表现与法洛四联症相似,但蹲踞史不像法洛四联症那样典型,且其发绀出现早而严重。口唇发绀,眼结膜充血、胸骨左缘第 2、3、4 肋间可闻及 Ⅱ~Ⅲ级收缩期杂音。肺动脉瓣第二音减弱或消失。较大儿童的杵状指(趾)明显。

胸部 X 线片示:肺血较少,心腰凹陷,心尖上翘。

心电图示:右心房扩大,右心室肥厚,多有右束支传导阻滞。

超声心动图示:主动脉骑跨于室间隔缺损之上达 90% 左右,室间隔缺损位于主动脉瓣下。右心室流出道内有异常肥厚的肌束,室壁肥厚,内径狭窄。往往伴有肺动脉瓣环和/或主肺动脉的狭窄。

心脏 CTA 检查:可清楚显示左右心室的结构、室间隔缺损大小及位置、有无冠状动脉畸形。可明确肺动脉主干及左右肺动脉发育情况等。

(二)主动脉瓣下室间隔缺损型右心室双出口

患儿出生后不久因肺血多常出现上呼吸道感染或肺炎。无发绀,但患儿常常呼吸急促、呼吸困难,有时可见三凹征或点头呼吸。肺部听诊常可闻及干、湿啰音。心脏听诊于胸骨左缘第 3、4 肋间可闻及收缩期杂音,但随着肺动脉高压的逐步加重,收缩期杂音会减弱或消失,肺动脉瓣第二音急促、响亮。

胸部 X 线片示:早期肺部充血严重,心影扩大;肺动脉高压晚期肺血反而减少,肺门血管有残根征,心影不大或缩小。

超声心动图示:室间隔缺损位于主动脉瓣下,主动脉骑跨于室间隔缺损之上,主动脉 >70% 对应右心室腔,主动脉瓣与室间隔缺损之间有肌肉束存在,右心室腔扩大,主肺动脉及左、右肺动脉增宽。

心脏 CTA 检查:进一步了解左右心室的大小及室间隔缺损的位置,右心室流出道有无狭窄及肺动脉的情况。

(三)大动脉转位型右心室双出口

其临床表现类似完全型大动脉转位,出生后即有严重发绀,可出现呼吸增快,心率增快。因肺部充血严重而易患上呼吸道感染。肺动脉高压出现得早而严重。

胸部X线片示:肺血增多、心影增大,当出现严重肺动脉高压时,肺门血管增粗而肺外带血管变细。

超声心动图示:大型室间隔缺损位于肺动脉瓣之下。肺动脉位于主动脉左方或左后方,增粗且骑跨于室间隔缺损之上。主动脉起自于右心室,位于肺动脉右前方。

心脏CTA检查:可明确室间隔缺损的位置在肺动脉瓣下,主动脉发自右心室,肺动脉骑跨于室间隔缺损之上。

(四)远离大动脉室间隔缺损型右心室双出口

其临床表现与主动脉瓣下室间隔缺损型右心室双出口相似。

超声心动图示:可发现主动脉及肺动脉左右并列,室间隔缺损远离两大动脉,位于三尖瓣隔瓣下方,缺损与两大动脉口之间往往有乳头肌或腱索相隔。

心脏CTA检查:显示室间隔缺损远离两大动脉,室间隔缺损是左心室的唯一出口。可显示左右心室腔的大小。

四、手术适应证

1. 右心室双出口类型较多,病情复杂,其血流动力学变化也各不相同,其手术的最佳时机及手术方法应根据具体情况而定。

2. 大动脉转位型右心室双出口患儿因病情严重随时都有可能夭折,以出生后3~6个月手术最佳。

3. 主动脉瓣下室间隔缺损型右心室双出口患儿以出生后6~12个月为最佳手术时机。

4. 法洛四联症型右心室双出口患儿应根据其肺动脉发育情况而定,若肺动脉发育好,可行一期矫治手术,若肺动脉发育不良应先行增加肺动脉血流的手术,改善缺氧症状,促进肺动脉发育,以后再考虑矫治手术问题。

5. 远离两大动脉室间隔缺损型右心室双出口患儿,需根据其病情考虑施行两大动脉根部调转术。

五、手术禁忌证

1. 不伴有肺动脉狭窄的右心室双出口患儿,且已有严重肺动脉高压和肺血管阻塞性病变者;胸部X线片示肺血管呈残根样改变、心脏相对缩小者均不适合矫治手术。

2. 平静休息不吸氧时动脉血氧分压<60mmHg,或血氧饱和度<90%。

3. 心导管检查显示肺循环血量与体循环血量之比减少,以及全肺阻力显著升高且经吸氧和应用血管扩张药后变化不明显者应禁忌手术。

六、手术要点

右心室双出口病情严重,变数较大,术者应具备一定的临床经验。体外循环中常规使用高级膜肺及超滤器。

1. 主动脉瓣下室间隔缺损型右心室双出口 经右心房切口或经右心室横切口,进一步探查病变。室间隔缺损较小者稍做扩大。测量内隧道的长度,取相应大小的人工血管,剪掉1/3或1/2,两端剪成椭圆形,用4-0或5-0聚丙烯缝线全周连续缝合之,也可于下缘间断褥式缝合,上部连续缝合之。术中可用探子测试,既要保证左心室流出道通畅,又要保证右心室流出道通畅。如果右心室流出道狭窄则给予补片加宽(图9-2)。

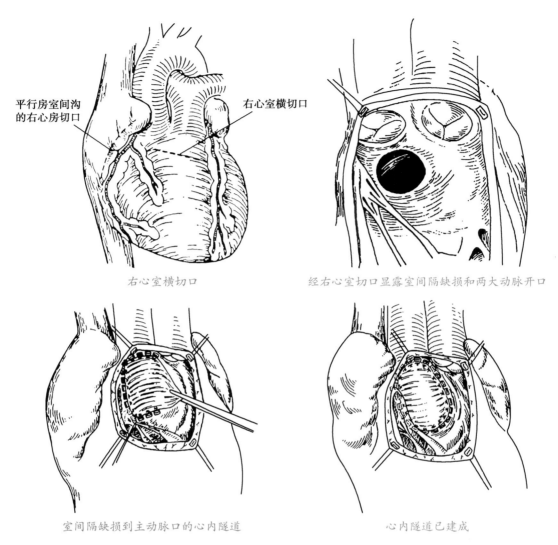

右心室横切口 　　　　　　　　　　　经右心室切口显露室间隔缺损和两大动脉开口

室间隔缺损到主动脉口的心内隧道 　　　　　　　　　心内隧道已建成

图 9-2　主动脉瓣下室间隔缺损型右心室双出口手术

2. **法洛四联症型右心室双出口**　其手术方法与法洛四联症相同,如果室间隔缺损与主动脉口之间有较粗的肌肉束阻挡血流,应切削掉一部分。修复手术后必须保持左心室及右心室流出道均通畅。此类患儿冠状动脉畸形的发病率较高,应在术前做心脏 CTA 检查,了解冠状动脉有无畸形。如果肺动脉瓣环狭窄严重,瓣叶发育不良,最好是用带单瓣的补片加宽右心室流出道。

3. **大动脉转位型右心室双出口**　术中探查如果发现冠状动脉移植可行,则先经右心室切口修补室间隔缺损,而后行动脉调转术。若冠状动脉畸形或估计移植后冠脉血运难以保证者,则行 Senning 手术。

4. **远离两大动脉室间隔缺损型右心室双出口**　这一类型的病变手术矫治可能很困难。心内隧道往往堵塞了右心室流入道,心内隧道建成后常需用补片加宽右心室流出道或用心外带瓣管路连接右心室与肺动脉,效果不理想。近几年主动脉根部调转术的应用取得了较好的效果,但该手术复杂,推广困难。建议此类患者到高级心脏中心接受手术。

七、术后监护要点

1. 因病情及手术方式不同,术后监护特点也不同。法洛四联症型患者术后监护与法洛四联症相同;

主动脉瓣下室间隔缺损型者其监护与巨大室间隔缺损肺动脉高压相似；大动脉转位型者与大动脉转位术后监护相同；远离两大动脉室间隔缺损型者术后要注意右心室流入道被心内隧道阻挡的可能性，其表现是循环不稳，血压忽高忽低，心率快慢无常。

2. 加强循环及呼吸的支持。

（徐宏耀）

第十章
完全性肺静脉异位连接

一、病理解剖

完全性肺静脉异位连接,根据肺静脉连接的部位不同分为四型。各型均同时并存房间隔缺损或卵圆孔未闭。

1. 心上型　4根肺静脉先汇合为一总干,该总干与垂直静脉相连,经垂直静脉向上连接于左无名静脉,左无名静脉向右斜行汇入上腔静脉。此型约占50%(图10-1)。

2. 心内型　肺静脉汇合的总干斜行向下,连接于扩张的冠状静脉窦或直接开口于右心房(图10-2)。

3. 心下型　肺静脉总干在食管前方向下穿过食管裂孔,汇入门静脉或肝静脉或下腔静脉(图10-3)。

4. 混合型　各肺静脉分别与不同的体静脉连接,形式不一。

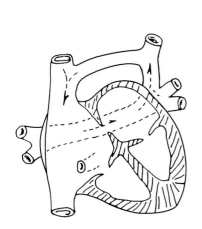

图10-1　心上型完全性肺静脉异位连接

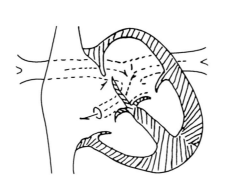

图10-2　心内型完全性肺静脉异位连接

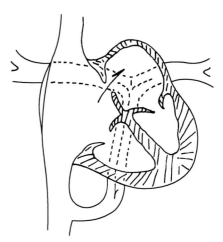

图10-3　心下型完全性肺静脉异位连接

二、病理生理及临床表现

肺静脉血通过不同的引流途径最终均汇入右心房内,造成大量的左向右分流,使肺循环负担加重,逐步形成肺动脉高压。肺静脉回流受阻越重,肺动脉高压发生得越早,病情越重。左心房内的血流完全是通过房间隔缺损或卵圆孔未闭流过来的,是动、静脉混合血,故患者体循环血氧含量低,多数病例有发绀,有的发绀很严重。心内型者因肺静脉回流无明显梗阻,发绀常不严重,但活动后有心悸、气短症状。心下型者病情常严重,有严重发绀,呼吸困难,易出现心力衰竭,多于婴儿期死亡。心上型者病情比心下型者轻,比心内型者重,一般有发绀、活动后心悸、气短、易患呼吸道感染。胸骨左缘第 2、3 肋间可闻及 Ⅱ 级收缩期柔和的杂音,心前区隆起,胸骨左缘搏动增强。有不同程度的发绀和杵状指(趾)。

三、诊断要点及鉴别诊断

(一)诊断要点

1. 心上型 除以上表现外、胸部 X 线片示上纵隔阴影增宽,向外膨隆,并与其下的心影相连,称为"8字征"或"雪人征"。超声检查示:左心室长轴切面可见右心室增大,左心房后方可显示肺静脉汇合成的肺总静脉干,肺静脉与左心房没有连接。四腔心切面见右心房、右心室增大,房间隔回声连续性中断,左心房后有肺总静脉干向上与垂直静脉相连。上腔静脉增粗。右心导管检查示:上腔静脉、左无名静脉的血氧含量明显升高,体动脉血氧饱和度降低。心脏 CTA 检查可清楚显示四肢肺静脉汇合为一共同静脉干,连接于垂直静脉。肺静脉与左心房没有连接,有房间隔缺损存在。无名静脉与上腔静脉均高度扩张。胸部 X 线片和 CT 影像均有肺充血或肺动脉高压征象。

2. 心内型 其表现近似于房间隔缺损,但体动脉血氧分压降低,活动后发绀。超声检查示:可发现房间隔回声中断,冠状静脉窦口异常扩大。通过彩色多普勒可见肺总静脉干血流汇入冠状静脉窦口或右心房内,同时右心房内的血液经房间隔缺损流入左心房。

3. 心下型 肺静脉汇总为肺总静脉干而后向下经垂直静脉连接于门静脉,再经下腔静脉连接于右心房。因其回流路径长或有通路阻塞,心下型患者常发病早且严重,甚至在出生后不久即夭亡。患儿易患肺炎、心衰,呼吸困难明显,血氧饱和度低于正常,病情危重。胸部 X 线片显示肺充血与肺动脉高压表现与心上型类似,但没有"雪人征"。心脏多普勒彩色超声显示左心房与左心室没有连接、肺静脉汇合为肺总静脉干经垂直静脉向下连接于门静脉或下腔静脉。常有房间隔缺损存在。心脏 CTA 检查可进一步明确诊断。

4. 混合型 混合型肺静脉异位连接的病理形态多样化,有些是心内型肺静脉异位连接加单支肺静脉经垂直静脉连接于上腔静脉。病情较复杂,需要通过心脏彩超及心脏 CTA 详细检查,明确诊断。

(二)鉴别诊断

1. 房间隔缺损 症状较轻,一般活动后无发绀,超声检查应与心内型肺静脉异位连接相鉴别,因为二者均有房缺存在。后者房缺不大,但胸部 X 线片示肺血多明显,有肺动脉高压征象。动脉血氧分压降低。

2. 纵隔肿瘤 心上型者纵隔影增宽,似纵隔肿瘤,但同时有发绀及肺动脉高压的表现,动脉血氧分压低。

四、手术适应证及术前准备

(一)手术适应证

因本病自然预后不良,80% 的患者于 1 岁内死亡,故早期诊断、早期手术治疗特别重要。对于 3~4 个月以内的患儿,若病情严重,可采用介入疗法扩大原有的卵圆孔未闭或房间隔缺损,增加左心血流量,促进左心发育,改善体循环供血,减轻症状,待以后再行根治手术。介入治疗的方法是用一特制的球囊导管,从右心房经房间隔缺损或卵圆孔未闭送入左心房,使球囊充满盐水后拉回右心房,以此扩大原有的房间隔缺损。对于情况允许的患者,不论年龄大小均应争取尽早行矫治手术。

(二)术前准备

1. 改善循环状况 充分休息,每天吸氧 2~3 次,每次 30min。用强心、利尿药物,减轻水肿。注意水、电解质的平衡。

2. 控制呼吸道感染　除用合适的抗生素外,应注意营养的改善,以增强抵抗力。对于较重患者可少量应用肾上腺糖皮质激素,有利于抗炎及改善营养状态。

3. 在诊断清楚的基础上拟订手术方案。

五、手术要点

1. 心上型完全性肺静脉异位连接手术要点　成人及 4 岁以上的儿童患者在中低温体外循环条件下进行手术,婴幼儿在深低温条件下手术,必要时降低体外循环流量。体外循环开始后,游离出垂直静脉并套线结扎之。阻断上下腔静脉及升主动脉,灌注心脏停搏液保护心肌,在右心房中上部做一横切口,切开房间沟,继续向后,经过卵圆孔横形切开房间隔。横形切开左心房后壁达左心耳根部。左心房后壁切开后即显露出位于后方的肺总静脉干。切开肺总静脉干相应的长度。用 5-0 聚丙烯缝线自左至右将左心房后壁上缘与肺总静脉干上缘连续双层严密缝合。用另一针头也自左至右将左心房后壁下缘与肺总静脉干下缘连续缝合,用长方形(2cm×4cm)自体心包片修补加宽左心房,扩大左心房容积。检查吻合口,对缝合不满意的部位加针缝合。吻合口要做得够大,以免阻碍血流。用涤纶片修补房间隔缺损。排出左心气体后开放主动脉阻断钳,使心脏复跳,而后缝合右心房切口(图 10-4)。术后用食管超声检查手术效果。

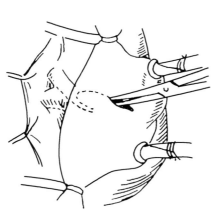
结扎垂直静脉后阻断循环,切开右心房、
房间隔、房间沟及左心房后壁

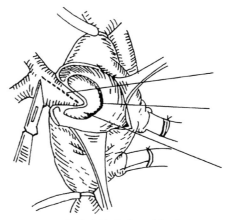
显露肺总静脉并纵形切开

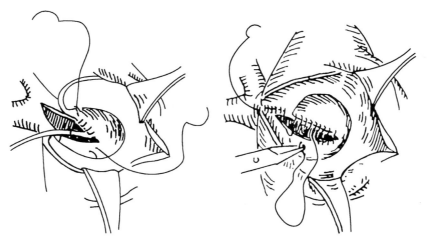
将切开的左心房后壁与肺总静脉切口吻合

图 10-4　心上型完全性肺静脉异位连接矫治术

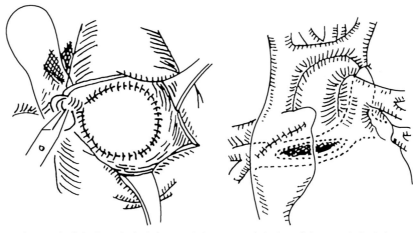

用自体心包片或涤纶片修补房间隔缺损　　　　缝合右心房切口后完成手术

图 10-4（续）

2. 心内型完全性肺静脉异位连接手术要点　在浅低温体外循环条件下手术,切开右心房后进一步检查病变。将房间隔缺损与扩大的冠状静脉窦之间的组织剪掉,剪掉肺总静脉干与左心房之间的隔膜。用 5-0 聚丙烯缝线连续缝合剪去隔膜后的创面。剪去房间隔的残余边缘,用一块较大的涤纶片或自体心包片修补房间隔缺损。缺损左下缘要浅缝,以免伤及传导束。排出左心气体后开放循环(图 10-5)。术后做食管超声检查心脏修复效果。

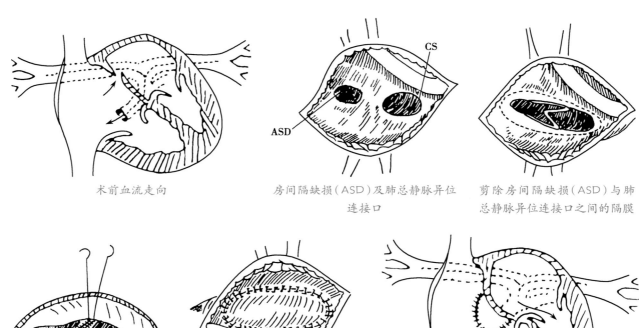

术前血流走向　　　　房间隔缺损(ASD)及肺总静脉异位　　　　剪除房间隔缺损(ASD)与肺
　　　　　　　　　　　　　　连接口　　　　　　　　总静脉异位连接口之间的隔膜

连续缝合剪去隔膜后的创面　　　用自体心包片或涤纶片修补房间隔缺损　　　术后血流走向示意

图 10-5　心内型完全性肺静脉异位连接矫治术

六、术后监护及处理

1. **维持循环平稳**　术中安置左心房测压管,术后监测左心房压力。根据左心房压、右心房压及平均动脉压补充适量的血液、血浆或液体。持续微量输入多巴胺及多巴酚丁胺。尿量少时使用小剂量利尿药。注意电解质及酸碱平衡。

2. **加强呼吸管理**　术后用呼吸机时间要长些,情况不好时不要勉强脱机,必要时加用 PEEP 提高氧分压、减轻肺水肿。用呼吸机时要对患者加强镇静治疗,使患者处于睡眠状态,以减少烦躁造成的氧耗量增加。及时吸出痰液,保持呼吸道通畅,预防感染。

3. **注意胸腔引流**　心上型或心下型者左心房后壁吻合口出血时不易被发现,因此,术中应严密缝合避免术后出血。心内型者术中剪去左心房内隔膜时应小心,防止切除过多损伤左心房,其创面应严密缝合,以期减少出血的可能。出血不多时给予止血治疗;出血过多者应及时开胸止血,以免血压降低时手术陷于被动局面。

七、并发症防治

1. **急性肺水肿**　原因可能是由于左心房吻合口不够大或扭曲导致血流不畅;术前肺动脉高压重;左心室发育差;输液、输血过多等。术中要注意肺静脉的回流情况,以防肺静脉淤血。吻合口应做得够大,使血流通畅。呼吸机加用呼气末正压治疗。可用地塞米松、山莨菪碱、吗啡、白蛋白等药物辅助治疗。加强强心、利尿治疗。

2. **传导系统损伤**　心内型者在手术中有可能伤及房室结及房室束。术中可将冠状静脉窦口盖在补片下方,补片可大一点,使缝针远离危险区,或者在危险区做表浅缝合,仅缝心内膜这一薄层,以免损伤传导系统。

（徐宏耀）

第十一章

完全型大动脉转位

主动脉完全起源于右心室,肺动脉完全或大部分起源于左心室,主动脉位于肺动脉的右前方或前方,称为完全型大动脉转位(complete transposition of great arteries,TGA)。若其室间隔完整仅伴卵圆孔未闭和/或动脉导管未闭者称为单纯性大动脉转位;若伴有室间隔缺损和/或左心室流出道狭窄者称为复杂性大动脉转位。完全型大动脉转位是一种比较常见的发绀型先天性心脏病,约占先天性心脏病的 5%。其发病率在发绀型心脏病中仅次于法洛四联症,位居第二。未经治疗的单纯性大动脉转位患儿 29% 于出生后 1 周内死亡,52% 于 1 个月内死亡,70% 于 6 个月内死亡,89% 死于 1 岁以内。复杂性大动脉转位患儿在出生后第 1 年的生存率略高,但也仅为 30% 左右。因此,完全型大动脉转位是最严重的先天性心脏病之一。

一、病理解剖

单纯性大动脉转位往往合并卵圆孔未闭和小的动脉导管未闭,约 4% 合并房间隔缺损。两心房和两侧房室瓣的位置和结构正常。右心室位置正常,由于它承担了主动脉的泵血负荷,故右心室随着年龄的增长而不断肥厚和增大。室间隔较平直,左、右心室流出道平行。主动脉瓣下一般都有相应的圆锥。90% 的患者主动脉位于肺动脉右前方,少数患者位于肺动脉前方或左前方。

左心室壁的厚度在刚出生时正常,出生后由于其后负荷是肺动脉,压力较低,故渐渐退化变薄。

TGA 伴室间隔缺损患者约占 30%。室间隔缺损的位置多数在膜周部,少数在漏斗部或肌部。伴有大型室间隔缺损的患儿肺内充血严重,很易形成肺动脉高压,但由于左心室后负荷较单纯 TGA 者高,故其左心室壁退化程度减轻,速度减慢。

TGA 伴左心室流出道狭窄者,往往伴有室间隔缺损。狭窄常为纤维肌性隧道、纤维隔膜、心室间隔肥厚等所致。

二、病理生理

完全型大动脉转位的血液循环特点是体循环与肺循环各自封闭,互不连接。体静脉血液回到右心房后经过三尖瓣口进入右心室,经右心室泵入主动脉,再经体循环毛细血管网后形成体静脉血液又回到右心房,其静脉血液得不到氧合。肺静脉血液回到左心房后经二尖瓣口进入左心室,由左心室搏出至肺动脉,经肺组织毛细血管网后形成肺静脉血又回到了左心房,其血液虽然得到了氧合,但不能被身体利用。若无动脉导管未闭、房间隔缺损或室间隔缺损的存在,患儿是不能存活的。室间隔完整的完全型大动脉转位患者仅依靠细小的动脉导管及未闭合的卵圆孔造成的分流使两个循环之间的血流有少量的混合,从而维持最低限度的氧供。因此,多数患儿由于缺氧、酸中毒于数月内死亡。

伴有大型室间隔缺损者,两循环间的血液混合较多,但是肺组织充血严重,肺换气受到一定影响,婴幼儿时期易发生呼吸道感染及心力衰竭。以后易出现肺动脉高压,但其血氧饱和度较室间隔完整者高一些。

完全型大动脉转位伴有室间隔缺损及左心室流出道狭窄者,其血氧饱和度随左心室流出道狭窄的程度及室间隔缺损的大小而变化,若左向右分流血液增多,血氧饱和度可能高一些。

三、诊断要点

(一)室间隔完整的完全型大动脉转位

最主要的表现是出生后几小时内全身发绀,平静睡眠时发绀较轻,哭闹或寒冷时发绀加重。平静时患儿无明显呼吸困难,吮奶等活动时可有呼吸困难。心前区听诊可能无杂音,也可能有轻微的收缩期杂音。动脉血氧分压可能在 20~40mmHg。

超声心动图示:心房正位,心室右襻,升主动脉位于肺动脉的右前方或前方起源于右心室。肺动脉位于主动脉左后方起源于左心室。往往伴有细小的动脉导管未闭或卵圆孔未闭。

胸部 X 线片示:心影呈蛋形,较正常稍大,两肺纹理稍粗。

心电图示:多有右心室肥厚和电轴右偏。

(二)伴有大型室间隔缺损的完全型大动脉转位

主要表现是出生后几天内在平静状态下无明显发绀,哭闹时有发绀表现,吮奶时有呼吸困难,且呼吸困难有逐步加重的趋势。心前区可闻及 II 级收缩期杂音,且收缩期杂音随年龄增长而加重至 III 级,肺动脉高压严重时收缩期杂音可能减轻或消失。心率较同龄儿明显增快,有时可闻及奔马律。易患肺炎及充血性心力衰竭。

超声心动图示:除与室间隔完整的完全型大动脉转位相似外,肺动脉明显增粗,同时可显示室间隔缺损的位置、大小及数目。

胸部 X 线片示:心影明显增大,肺充血,肺纹理增多。晚期肺动脉高压严重者,心影相对变小,肺门有残根征。

心电图示:窦性心动过速或有电轴右偏。

检验:动脉血氧分压在 25~50mmHg 之间。

(三)伴有大型室间隔缺损及左心室流出道狭窄的完全型大动脉转位

主要表现是出生后有轻度发绀,随年龄增长,发绀可能会因左心室流出道阻塞的加重而逐渐加重。心前区常能闻及 III 级收缩期杂音。

超声心动图示:除一般大动脉转位的图像外,左心室流出道有不同程度的狭窄,左心室流出道血流速度显著加快,经室间隔缺损的左向右分流血液增多。

胸部 X 线片示:心影稍有扩大,两侧肺纹理无明显增多。

四、手术方法

完全型大动脉转位根据病变不同,其手术方法较多,这里仅简略介绍动脉调转术及心房内调转术的手术方法。

(一)动脉调转术

1975 年,Jatene 医师首先施行动脉调转术治疗完全型大动脉转位,称介挺手术(Jatene operation),又称 Switch 手术。

1. 手术适应证

（1）室间隔完整的完全型大动脉转位患儿手术的最佳年龄是出生后 15 天内,因那时其左心室壁尚未退化,术后左心室功能良好。伴有较粗动脉导管或较大房间隔缺损者,经检查其左心室与右心室压力之比 >0.6 者,出生 30 天左右时仍可手术。左心室/右心室压力之比 <0.6 者需行分期大动脉调转术。

（2）伴有大型室间隔缺损的完全型大动脉转位患儿,因有肺动脉高压的存在,使左心室退化减轻。若其左心室/右心室压力之比 >0.6,年龄稍大者仍可手术。当超声心动图检查发现室间隔偏向左侧时,说明左心室压力降低,禁忌手术(手术要根据医院技术水平选择一期或分期大动脉调转术或一期大动脉调转加 ECMO 辅助)。

（3）作为双调转术的一部分纠治矫正型大动脉转位。

2. 手术方法　经胸骨正中切口开胸,切开心包检查心脏及冠状动脉,决定行动脉调转术者,切除大部分胸腺,肝素化,剪取自体心包片用 0.5% 戊二醛处理后备用。建立体外循环,游离升主动脉、主肺动脉及左右肺动脉分支至肺门。体外循环开始后降温,游离动脉导管,结扎后离断。鼻温 28℃时阻断主动脉,灌注心脏停搏液(HTK 液),心包内放冰屑。于主动脉根部之上 1cm 处横断,探查左、右冠状脉开口有无畸形。分别沿左、右冠状动脉开口外 2mm 处剪下圆形左、右冠状动脉片。游离冠状动脉 5~10mm,在原肺动脉上找到移植左、右冠状动脉的合适位置并缝标志线。于合适部位横断肺动脉。将左、右冠状动脉进一步游离后,用 7-0 聚丙烯缝线将其分别吻合于原肺动脉根部的两个开口上。要确保冠状动脉移植后无扭曲、打折、过紧等影响冠脉血运情况的发生。将原主动脉远心端向后移位于肺动脉分叉内拉下,用 7-0 聚丙烯缝线缝合,将其吻合于原肺动脉根部形成新的主动脉根部。排出左心内气体后开放主动脉阻断钳,检查有无吻合口漏血及冠脉血运障碍情况发生。用备好的自体心包片修补原主动脉根部的缺口。将原肺动脉远心端与原主动脉近心端吻合,形成新的肺动脉(图 11-1)。恢复温度至正常,停用体外循环机。用改良超滤方法排出多余水分。用多巴胺、多巴酚丁胺或肾上腺素支持循环。安置左心房测压管及心包、纵隔引流管。止血后关胸。也可于术中放置腹膜透析管备用。若因关胸而导致循环不良者可延迟关胸,而仅缝合皮肤,待以后病情好转后再关闭胸骨。

3. 术后监护要点

（1）注意保暖或保持室温在 24~26℃。以免皮肤末梢凉,造成组织缺氧、酸中毒。

（2）术后当天血压维持在(50~70)/(30~50)mmHg,可应用多巴胺、多巴酚丁胺、肾上腺素或米力农等药物用微量泵输入,支持循环。应用酚妥拉明对抗儿茶酚胺类药物对外周血管的收缩作用。一般于术后第 1 天血压开始缓慢回升。

（3）用呼吸机辅助呼吸,同时用麻醉药物或镇静药物持续镇静治疗。用 2~4cmH₂O PEEP 以防肺不张发生,还可应用硝酸甘油扩张冠脉血管。

（4）要特别注意血液酸碱度及电解质的变化,及时行动脉血气分析及电解质检查,每天 4~10 次。此类患儿易出现代谢性酸中毒及低钙血症。这两种情况均能使已经较低的血压进一步下降。因此要随时纠正酸中毒及低钙血症。

（5）尿量应保持在 1ml/(kg·h)以上,必要时给予呋塞米静脉注射。当用利尿药无效且出现血钾升高、血钙降低、代谢性酸中毒时应立刻进行腹膜透析,从而代替部分肾脏功能以纠正内环境的紊乱。

（6）术后左心房压力应维持在 6~8mmHg,避免血容量负荷过度。只要患儿四肢末梢温暖,尿量 ≥1ml/(kg·h),平均动脉压即使在 40~50mmHg 也可以接受,随着左心室收缩力的加强,血压会逐渐升高。

（7）术后因心脏水肿且受胸骨压迫而致循环障碍者,可再打开胸骨仅缝合皮肤,减轻压迫,待循环稳定后再关胸。但要加强无菌观念,以防感染。

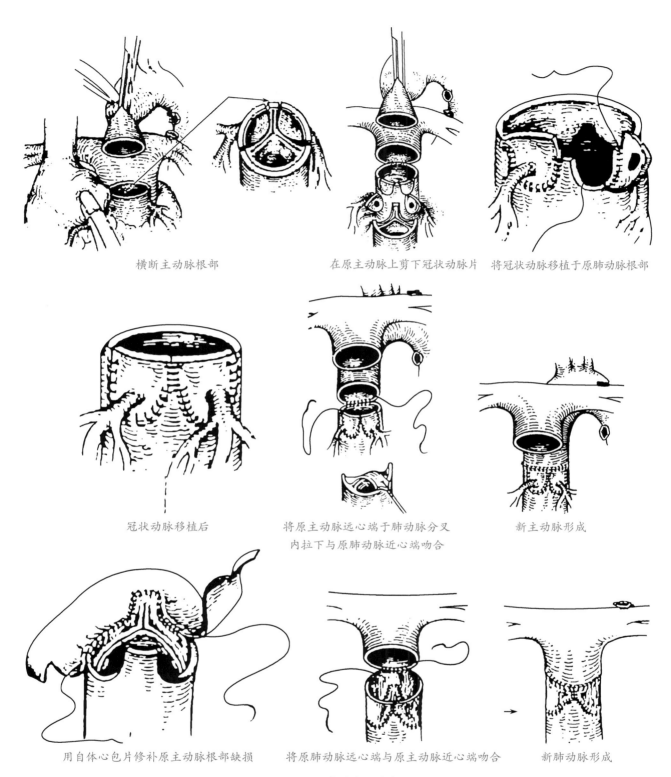

横断主动脉根部　　　　　　在原主动脉上剪下冠状动脉片　　将冠状动脉移植于原肺动脉根部

冠状动脉移植后　　　　将原主动脉远心端于肺动脉分叉　　　　新主动脉形成
　　　　　　　　　　　内拉下与原肺动脉近心端吻合

用自体心包片修补原主动脉根部缺损　　将原肺动脉远心端与原主动脉近心端吻合　　　新肺动脉形成

图 11-1　大动脉调转术

（二）心房内调转术

心房内调转术包括森宁手术（Senning operation）及马斯塔德手术（Mustard operation），术后右心室代替左心室的功能向主动脉泵入氧合血液；而左心室代替右心室的功能将未氧合的血液搏出至肺动脉，这两种手术均属生理性矫正。其优点是手术风险较小，近、中期疗效满意。缺点是右心室作为主动脉的血泵，远期有可能出现右心功能不全，心内板障梗阻等问题。

1. 手术适应证

（1）完全型大动脉转位失去行动脉调转术最佳时机者或其左心室与右心室压力之比 <0.6 者。若动脉调转术风险大，可行心房内调转术。

（2）完全型大动脉转位的冠状动脉畸形较重或术中发现冠状动脉移植有困难者。

（3）在治疗矫正型大动脉转位时，心房内调转术作为双调转手术的一部分应用于临床。

（4）森宁手术因心房内折流板可随患者年龄的增长而生长，更适合于年龄较小的患儿。Mustard 手术因其心房内折流板不能生长，故适合于年龄较大的儿童。

2. 手术方法

（1）森宁手术：胸骨正中切口开胸，切开心包并悬吊之。肝素化后于升主动脉缝荷包线并插管。游离上、下腔静脉并在其上缝荷包线，将直角静脉管直接插在上、下腔静脉上。右心房缝 4 个标志线确定两个心房切口的位置。体外循环开始后降温，阻断升主动脉后于主动脉根部灌注心脏停搏液，心包内放置少许冰屑以降温。右上肺静脉插入左心引流管。切开右心房后修补房间隔缺损。梯形切开房间隔。用 4-0 或 5-0 聚丙烯缝线将梯形房间隔瓣片的顶端缝于左肺静脉口之上，而后分别向上、下连续缝合，形成引流管路的下壁。按标志线切开左心房；将右心房切口的右缘缝于房间隔的残边上，并分别向上、下连续缝合形成管路的上壁；从而将上、下腔静脉血液引流到左侧房室瓣口。将右心房左缘上、下各剪开 1cm 后将其缝于左心房切口之右缘。使肺静脉血液绕过管路进入三尖瓣口。从而使血液流向达到生理矫正的目的（图 11-2）。

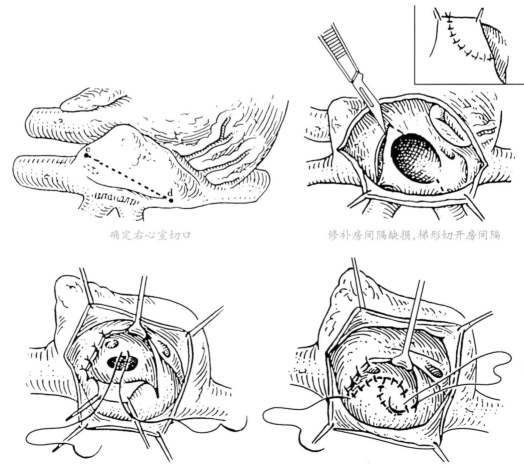

确定右心室切口

修补房间隔缺损，梯形切开房间隔

将梯形房间隔瓣片缝于左肺静脉开口上缘，止于上、下腔静脉

图 11-2 森宁手术示意

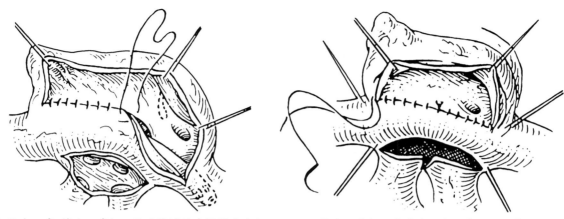

切开左心房,将右心房切口的右缘缝于房间隔残边上　　　　　将右心房切口左缘缝于左心房切口右缘

图 11-2（续）

（2）马斯塔德手术:建立体外循环及心肌保护与森宁手术方法相同。切开右心房后剪掉房间隔。测量左肺静脉口与上、下腔静脉口之间的距离以确定裤子状补片的裤腿长度。修剪好裤子状补片。首先将其裤腰部缝于左肺静脉口上缘。而后继续向上、下连续缝合分别至上、下腔静脉的外缘。再将补片的对侧边缘缝于左侧的房间隔残边上,并分别向上、下连续缝合至上、下腔静脉的内缘,形成一管路,将上、下腔静脉血液引流入左心室。最后缝合右心房切口,使肺静脉血液绕过管路进入右心室（图 11-3）。

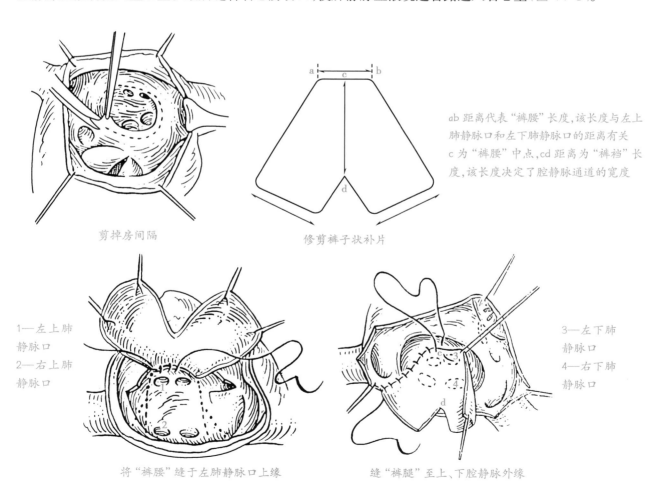

ab 距离代表"裤腰"长度,该长度与左上肺静脉口和左下肺静脉口的距离有关

c 为"裤腰"中点,cd 距离为"裤裆"长度,该长度决定了腔静脉通道的宽度

剪掉房间隔　　　　　　　　修剪裤子状补片

1—左上肺静脉口
2—右上肺静脉口

3—左下肺静脉口
4—右下肺静脉口

将"裤腰"缝于左肺静脉口上缘　　　　　缝"裤腿"至上、下腔静脉外缘

图 11-3　马斯塔德手术

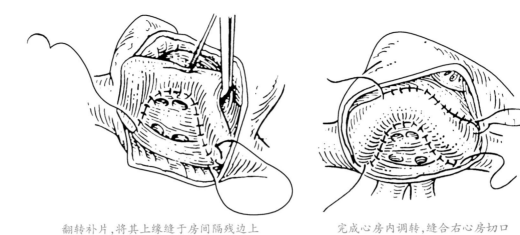

翻转补片,将其上缘缝于房间隔残边上　　　　　完成心房内调转,缝合右心房切口

图 11-3(续)

3. 术后监护要点

(1)适量补充晶体液、胶体液,维持中心静脉压在 10~13cmH₂O。应用多巴胺、多巴酚丁胺 5μg/(kg·min)左右,使循环保持稳定。

(2)因术前血红蛋白高,术中体外循环使血细胞破坏较多,因此要保持尿量≥1ml/(kg·h),以免肾小管被堵塞导致肾衰竭。必要时应用腹膜透析治疗。

(3)伴有巨大室间隔缺损肺动脉高压的患者,术后呼吸机应用 PEEP 2~4cmH₂O,并及时吸除痰液,以防肺不张的发生。呼吸机应用时间可根据病情适当延长。术后要充分镇静,避免肺动脉高压危象的发生。

(4)若有房性心律失常发生,可给予胺碘酮或普罗帕酮治疗。

(徐宏耀　谌启辉)

第十二章

埃布斯坦综合征

埃布斯坦综合征又称三尖瓣下移畸形,是一种少见的先天性心脏病,其发病率占先天性心脏病的0.5%~1.0%。其心脏病变主要为三尖瓣及其瓣下结构形态异常,隔瓣及后瓣的附着点不在三尖瓣环而在右心室中部,同时右心室发育畸形。

一、病理解剖及病理生理

埃布斯坦综合征的主要病理解剖为三尖瓣下移和发育不全,以及右心室发育异常。常见的是三尖瓣的隔瓣及后瓣在右心室的附着点呈螺旋状下移。前瓣往往增大呈船帆状附着于瓣环上,瓣膜发育不全,其瓣膜上有筛孔或裂隙,部分前瓣叶紧贴于右心室壁上。右心室被下移的三尖瓣隔开,它与正常的三尖瓣环之间的心室称为房化心室,其壁很薄。下移隔叶瓣膜之下的心室为功能心室。隔瓣下移越严重,其房化心室越大,功能心室越小,病情越严重。由于三尖瓣环扩大,瓣叶不能对合,造成三尖瓣关闭不全,进而使右心房扩大。由于房化心室及右心房扩大,心脏收缩时不协调,降低心脏功能。部分患者合并卵圆孔未闭或小型房间隔缺损。当右心房压力高于左心房压力时会出现经卵圆孔或房间隔缺损的右向左分流,此时就会出现不同程度的发绀。发绀越严重提示病情越严重。

二、临床表现及诊断要点

(一)临床表现

1. **症状**　无发绀的患者症状较轻,常有活动后心慌、气短,三尖瓣关闭不全严重者症状较重,反之较轻。伴有发绀者活动后呼吸困难加重。该病有部分患者合并阵发性室上性心动过速。

2. **体征**　胸骨左下缘收缩期杂音是常见体征;部分患者口唇及指(趾)端发绀,有杵状指。有心力衰竭者可见颈静脉怒张、肝大及腹水。

(二)辅助检查

1. **胸部 X 线检查**　因右心房及右心室扩大,心影呈烧瓶样,双侧肺纹理正常或减少。病情轻者心影可接近正常,病情严重者心影很大呈球形。

2. **心电图检查**　右心房肥大、右心室肥厚、右束支传导阻滞是常见的异常心电图表现。约10%~15%的患者合并预激综合征。

3. **超声心动图检查**　可见三尖瓣前瓣叶呈船帆样冗长,隔瓣及后瓣呈螺旋状下移;可测量房化心室和功能心室的大小;检查有无卵圆孔未闭或房间隔缺损;检查有无右向左分流;检查三尖瓣关闭不全的程度;检查是否合并心脏的其他畸形。

4. **动脉血气分析** 无右向左分流者其氧分压与正常人相仿;有右向左分流者其氧分压及血氧饱和度均有不同程度的下降。

三、手术适应证

1. 患者有明显的活动后心慌气短的症状,胸部 X 线片显示心影明显扩大,心脏彩色多普勒超声示三尖瓣大量反流者可择期手术。

2. 诊断明确且伴有发绀的患者,应尽早手术。

3. 合并有其他心脏畸形者即使三尖瓣关闭不全较轻也要及时手术。

4. 对于右心室功能不全的患者在修复三尖瓣的同时应加做双向格林手术。

四、手术方法

(一) 锥形重建术

适合于前瓣叶较大的患者,由于锥形重建术对于畸形矫正较好,近些年受到了广泛应用。具体手术介绍如下(图 12-1)。

1. 胸骨正中切口开胸,肝素化,在建立体外循环时上腔静脉用金属短直角管,以便必要时做双向格林手术。

2. 降温至鼻温 32℃时阻断上、下腔静脉及升主动脉,经主动脉根部灌注心脏停搏液。切开右心房探查心内病变情况。有足够大的前瓣叶是锥形重建手术的基本条件。

3. 沿着三尖瓣环剪下前、后瓣叶,向左侧剪至前叶与隔叶交界处,向右侧剪下瓣叶。将整个前、后瓣叶从右心室内面游离下来。

4. 找到房化心室,此区一般没有瓣膜。用 6×14 缝线带毡片或用换瓣线,自内向外间断缝合,纵形折叠房化心室 4~5 针。打结后三尖瓣环明显缩小。

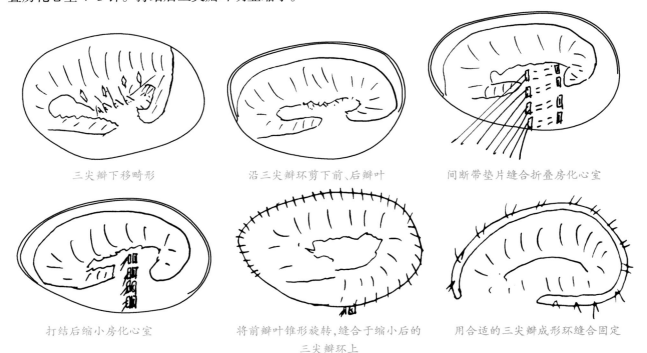

三尖瓣下移畸形　　　　沿三尖瓣环剪下前、后瓣叶　　　　间断带垫片缝合折叠房化心室

打结后缩小房化心室　　　将前瓣叶锥形旋转,缝合于缩小后的　　　用合适的三尖瓣成形环缝合固定
　　　　　　　　　　　　　　　三尖瓣环上

图 12-1 埃布斯坦综合征锥形重建术

5. 将剪下的瓣叶锥形向右旋转,用 5-0 或 4-0 聚丙烯缝线连续缝合,将其缝合于缩小的三尖瓣环上。此时瓣叶几乎覆盖了整个三尖瓣环。

6. 选用合适的三尖瓣成形环缝合固定之。通过注水试验观察有无漏水。必要时做适当缝合使瓣膜关闭严密。

（二）横向折叠法

适合于房化心室较小,病情较轻的患者。

1. 用双头针带垫片自隔瓣下的根部缝合,而后缝针潜行缝合心内膜直达正常的三尖瓣环,间断缝合 4~5 针。

2. 拉紧缝线后将隔瓣上提至正常的瓣环。

3. 用成形环或缝线将三尖瓣环缝缩固定。

4. 注水检查三尖瓣有无反流,必要时进一步处理。

（三）三尖瓣置换术

适合于三尖瓣发育不良,无法修复的患者。

1. 切除三尖瓣叶及其腱索。

2. 纵向折叠房化心室。

3. 选择合适的瓣膜,因为瓣环大,所选瓣膜要大一点。年轻患者一般用机械瓣,年长患者可用生物瓣。间断缝合全周。缝合隔瓣与前瓣交界处时应注意避免损伤房室传导束。

（四）双向格林手术

对于病情较重者常需加做双向格林手术,主要适用于术前有发绀者及右心功能不全者。

1. 游离上腔静脉及右肺动脉。

2. 上腔静脉插金属短直角静脉管。

3. 于右心房顶上约 1cm 处离断上腔静脉,用 5-0 聚丙烯缝线双层缝合上腔静脉的近心端。

4. 切开右肺动脉,用 5-0 聚丙烯缝线连续缝合将上腔静脉远心端吻合于右肺动脉。吻合口要够大,必要时加用自体心包片加宽。

五、术后监护要点

1. 密切观察心率、血压、中心静脉压及血氧饱和度的变化。一般来说,血压较低、心率稍快经补充血浆或白蛋白等胶体溶液后血压恢复平稳、心率减慢。如果经补充相应的液体后中心静脉压高于正常值,血压低仍未纠正者,提示存在右心功能不全。此时应密切守护患者,进行强心利尿治疗,多数可以逐渐好转。如果中心静脉压增高显著,循环不稳定者,经床旁超声心动图检查三尖瓣仍有大量反流者,需紧急再次手术,加做双向格林手术。三尖瓣有大量反流者也需重新修复或做三尖瓣置换术。否则,拖延下去预后不良。

2. 对于做了双向格林手术的患者需补充相对较多的胶体溶液。中心静脉压可以维持在稍高于正常的水平,只要血压、心率、尿量及血氧饱和度在正常范围内,患者慢慢就可适应新的血流动力学情况。

3. 术后患者应定期复查心脏超声心动图,如果随诊过程中发现三尖瓣有大量反流者,需再次手术修复或置换瓣膜。

（徐宏耀）

第十三章

右心旁路手术

由于一些复杂的发绀型先天性心脏病存在肺动脉缺血或肺动脉压很低者适合姑息性的右心旁路手术,因此本章按照手术方式描述。

第一节　双向格林手术

1958 年,Glenn 医师将患者的上腔静脉横断后,缝闭其近端,将其远端与离断后的右肺动脉远端行端端吻合,以治疗伴有肺动脉狭窄的复杂先天性心脏病,后被称为格林手术。但因术后肺内血液分布异常,且肺内动、静脉瘘发生率高,而应用渐少。后来该术式被改良为端侧吻合,即将患者上腔静脉横断后缝闭近端,远端与右肺动脉行端侧吻合,目前称为双向格林手术或双向腔肺动脉吻合术。

一、手术原理

对于某些极为严重的复杂心脏畸形,目前尚不能采取解剖矫治或一期生理矫治,且肺动脉为低压型者,通过右上腔静脉与右肺动脉端侧吻合或左上腔静脉与左肺动脉端侧吻合,或双上腔静脉分别与左、右肺动脉吻合,使上腔静脉血液直接进入肺动脉,从而增加肺内血液灌注,提高动脉血氧饱和度,改善患者生活质量。有些患者拟做全腔静脉肺动脉吻合术,为降低手术风险也可先做双向格林手术作为一期手术,1 年后再将下腔静脉连接于右肺动脉作为二期手术。

二、手术适应证

该术式适用于那些复杂先天性心脏病无法行解剖根治或一期生理矫治术且肺动脉内血少、肺动脉压较低(如三尖瓣闭锁、功能性单心室、右心室双出口伴完全型房室间隔缺损、IDD 型矫正型大动脉转位、单发右位心等)且伴有肺动脉狭窄或肺动脉闭锁者;年龄在 1 岁以上;肺动脉压力在 15mmHg 以下;上腔静脉与右肺动脉直径之比≤2∶1,左、右肺动脉发育较好。

三、手术方法

气管插管下全身复合麻醉,胸骨正中切口开胸,打开心包并悬吊之,探查心脏病变,观察肺动脉发育情况并测量肺动脉压力,若肺血管发育好,肺动脉压力低于 15mmHg 可做双向格林手术。

游离上腔静脉及右肺动脉,分别套阻断带,结扎奇静脉。

首选在非体外循环自动转流下进行手术,半量肝素化(2mg/kg),血液回收。上腔静脉缝椭圆形荷包线,切开后插入金属直角静脉管。右心房缝荷包线后插入较粗的静脉管,排气后两管对接。收紧上腔静脉阻断带后血液自动转流。观察心率、血压及末梢皮肤血氧饱和度,若无明显变化者可继续手术;若心率加快、血压下降、末梢血氧饱和度显著下降可插入主动脉供血管改为在体外循环下手术。于右心房之上约10mm处钳夹、横断上腔静脉,缝闭近心端。阻断右肺动脉两端血流,于右肺动脉上缘切开一长15~25mm的切口、上腔静脉远端外侧剪开5~10mm以扩大口径。用5-0聚丙烯可吸收缝线全周连续缝合之,必要时前壁可用自体心包片加宽,总之吻合口要宽敞。吻合后开放阻断带,测量上腔静脉压力,补充血浆,撤出静脉转流管。止血,用鱼精蛋白中和肝素。放置胸管后关胸。心房反位者可能仅有左上腔静脉,将左上腔静脉与左肺动脉吻合即可。若为双侧上腔静脉者则分别将双侧上腔静脉与右及左肺动脉端侧吻合(图13-1)。

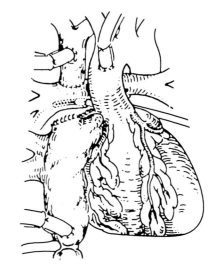

图 13-1 双向上腔静脉肺动脉分流术

四、术后监护要点

1. 术后血氧饱和度会逐步升高达 85%~90%。
2. 体位应保持半卧位,以利于静脉血回流。
3. 可能需输入较多的血浆才能使心率、血压平稳。CVP 多保持在(18±3)mmHg。
4. 加强强心、利尿治疗。可选用波生坦、前列环素、前列地尔等降低肺动脉压力的药物。
5. 呼吸机不宜使用 PEEP,保持适当过度通气,使 $PaCO_2$ 在 20~30mmHg 之间。
6. 术后渗血明显减少时开始给肝素,用微量泵输入,定时测量 ACT,维持 ACT 在 160~180 秒之间。出院后用肠溶阿司匹林抗血小板治疗,以防血栓形成。

第二节 全腔静脉肺动脉连接术

1968 年,Fontan 等将患者的右心房与主肺动脉连接以治疗三尖瓣闭锁,该术式后被称为丰唐手术,但其疗效不能令人满意。1988 年,de Level 等通过对该术式的流体力学研究,认为右心房对其循环更多的是干扰而非有益,并提出全腔静脉肺动脉连接术的概念,即上腔静脉血液直接入肺动脉和通过直接的心房内通道将下腔静脉血引入肺动脉。相应的体外实验分析显示流场为层流,也即力学耗能较小,有利于血流通过。近年来在治疗极为复杂的发绀型先天性心脏病方面,全腔静脉肺动脉连接术显示了很好的效果。

一、手术适应证

1. **病种** 如三尖瓣闭锁、功能性单心室、二尖瓣闭锁、右心室双出口并完全性房室间隔缺损等复杂的发绀型心脏畸形。
2. **患者须具备的条件**
(1)年龄≥4 岁,过小的儿童对术后较高的腔静脉压力耐受性差。
(2)心室功能正常,EF 值应≥60%。
(3)房室瓣关闭正常,或有轻度关闭不全在术中易于修复者。

（4）平均肺动脉压≤15mmHg。

（5）肺血管阻力 <4WU/m²。

（6）肺动脉发育好，McGoon 比值≥1.8，Nakata 指数≥250mm²/m²。

（7）窦性心律。

（8）腔静脉回流正常。

二、手术方法

以心房内侧隧道和心房外管路两种方法较为常用。

胸骨正中切口开胸后探查肺动脉发育情况，直接测量肺动脉压力并作记录。肝素化，游离肺动脉及其左、右分支，游离上腔静脉，结扎奇静脉。插动脉管于升主动脉，上、下腔静脉分别缝荷包线并插入直角静脉管，体外循环转机后阻断上腔静脉及右肺动脉近、远端血液。于上腔静脉起始部之上 5~10mm 钳夹上腔静脉并横断之。在其远端外侧剪一 5~10mm 口以扩大吻合口，于右肺动脉上缘切一长 20~25mm 的切口，用 5-0 可吸收聚丙烯缝线全周连续缝合。以上手术步骤可以在体外循环下做也可以不用体外循环于右心房插一较粗的静脉管与上腔静脉管对接，在自动转流下手术，此法可缩短体外循环时间。下一步在低温体外循环下手术。做心内隧道者，阻断升主动脉，灌注心脏停搏液，心包内放置冰屑，在心脏停搏下手术。切开右心房，扩大房间隔缺损。若有房室瓣关闭不全可给予修复。测量上、下腔静脉口之间的距离，取相应长度直径为 20~22mm 的人工血管，剪去一半，用 4-0 或 5-0 聚丙烯缝线连续缝合，将上、下腔静脉口连接起来，形成右心房内侧隧道。往往在人工血管的中部开一直径为 4~5mm 的窗，称为开窗术。而后将上腔静脉的近心端连接于右肺动脉下缘或主肺动脉远端，缝闭主肺动脉近端。必要时用自体心包加宽吻合口前壁。若用心外管路方法，可以在心脏停搏下手术，也可以在心脏跳动下手术。横断下腔静脉将直径为 16~22mm 的人工血管与下腔静脉远端吻合。人工血管的上端与右肺动脉下缘吻合。缝合右心房切口，结扎主肺动脉。必要时人工血管对应的右心房壁处须开一 4~5mm 的窗口，将该窗口与右心房对应之处吻合。开窗术虽会降低血氧饱和度，但可以降低腔静脉压力，增加回心血量，以防术后低心排血量综合征的发生。

排气后开放阻断钳及阻断带，复温后停止体外循环，测量中心静脉压，循环平稳后撤出管路，用鱼精蛋白中和肝素，止血，放置胸腔引流管后关胸（图 13-2）。

三、术后监护要点

1. 由于该类患者的病情均复杂、严重，因此应高度重视，严密监护并及时处理问题。

2. 取 V 字形体位，即躯体 45° 半卧位，下肢上抬 30° 以利于腔静脉血回流。

3. 术后肺动脉的充盈及腔静脉压力的升高，需要补充一定的血容量，故术后需补充较多的血浆及白蛋白。

4. 术后 2 天内中心静脉压可能升高至 20mmHg 左右，病情平稳后会逐渐下降至接近正常。

5. 应用微量泵输入多巴胺及多巴酚丁胺，根据血压调整其剂量。

6. 加强利尿，维持尿量在每小时 1~2ml/kg。

7. 用呼吸机治疗时不用 PEEP，以免胸腔内压增高而影响腔静脉

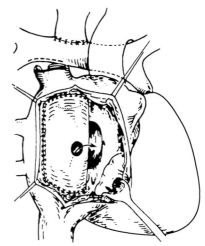

图 13-2　心房内侧隧道全腔静脉肺动脉连接术

先做双向腔肺动脉分流术，之后扩大房间隔缺损，将人工血管片缝合至右心房侧壁形成心房内侧隧道，连接上、下腔静脉口；人工血管片上的孔洞为开窗术。

血液回流。维持 $PaCO_2$ 在 20~30mmHg,有利于降低肺动脉压力。

8. 可微量输入前列环素、前列地尔等药物以降低肺动脉压力。

9. 因腔静脉压高于正常,容易出现胸水、腹水。故必要时须安放胸腔引流管或腹腔引流管,待液体消失后拔除。

10. 术后渗血明显减少时开始用肝素抗凝治疗,维持 ACT 在 160~180 秒之间。而后逐渐改为华法林钠片抗凝治疗,维持凝血酶原时间(PT)在 20 秒左右、INR 在 2.0 左右。半年后改为肠溶阿司匹林口服,以防吻合口血栓形成。

(徐宏耀 李友金)

第十四章

主动脉窦瘤破裂

主动脉窦瘤破裂又称瓦氏窦动脉瘤破裂或主动脉心腔瘘。1831年,Hope首先报道本病;1956年,Lillehai,Bahnson,Kinklin等先后报道在直视下手术治疗本病成功。国内文献报道,本病占心内直视手术病例的1.6%~4.5%。主动脉窦瘤形成的病因尚不完全清楚,一般认为与两个方面的因素有关:一是胚胎期主动脉根部中层弹力纤维与主动脉瓣环连接发生障碍,形成局部管壁的薄弱区;二是主动脉瓣环本身的缺陷或托垫于窦壁外的肌组织发育不良,缺少中层弹力纤维组织,而先天发育不全的主动脉壁长期受到高压血流的冲击,窦及瓣环逐渐扩大,终于形成憩室样窦瘤。瘤壁受压力影响扩张,最后形成一个袋状瘘管突出于右心室或右心房等低压的心腔(图14-1)。袋的长度为数毫米至数厘米不等,由于袋壁的顶端极薄,因而容易遭受骤然增强的压力而发生破裂。其破口常为一个或数个,直径为3~6mm。一般窦瘤只穿破一个心腔,极少同时破入两个心腔。

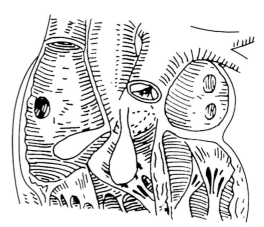

图14-1 窦瘤分别突入右心房和右心室

一、病理解剖

正常主动脉根部有3个窦,统称瓦氏窦。位于右前方者,具有右冠状动脉开口,称右冠状动脉窦,靠近右心室和右心房;位于左后方者,具有左冠状动脉开口,称左冠状动脉窦;位于右后方者,称无冠状动脉窦,在左、右心房的前面,突入右心房。由于主动脉窦位置较低,因此其被许多重要心脏结构包围。主动脉窦瘤的外观为白色薄壁的筒袋状结构,组织学观察其缺乏弹力纤维和肌层组织,其长度一般为数毫米至数厘米不等,直径为0.5~1.5cm,顶端可有一个至数个破口,60%~90%的窦瘤起源于右冠状动脉窦,10%~30%起自无冠状动脉窦,起自左冠状动脉窦的窦瘤很少见。

窦瘤突出的方向和其破入心脏的位置与其起源部位有极大关系。起自右冠状动脉窦左1/3者,易突出并破入肺动脉瓣下的右心室流出道;起自右冠状动脉窦中1/3者,易突出并破入右心室的室上嵴;起自右冠状动脉窦右1/3者,易破入室上嵴下及膜部室间隔周围;起自无冠状动脉窦者,90%以上破入右心房,少数破入右心室;起自左冠状动脉窦者,可破入左心房、左心室或心包腔(图14-2)。

主动脉窦瘤患者常伴其他心血管畸形,如室间隔缺损、主动脉瓣关闭不全、动脉导管未闭、房间隔缺损、主动脉缩窄等。其中，合并室间隔缺损者占患者总数的40%~60%，室间隔缺损位置多数在肺动脉瓣下；其次，可见于室上嵴、室上嵴下和室间隔膜部。此类患者的窦瘤大部分发生于右冠状动脉窦。同时，有50%的患者合并主动脉瓣关闭不全，这是因为肺动脉瓣下型室间隔缺损使主动脉瓣失去瓣下支持而向下脱垂所致，窦瘤的形成则进一步加重瓣叶脱垂和关闭不全。

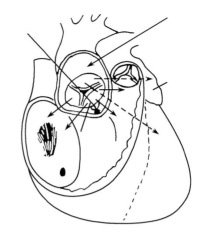

图 14-2　主动脉窦瘤的起源部位及破入位置

二、病理生理

主动脉窦瘤破裂所引起的病理生理变化主要包括：①窦瘤破裂后（因常破入右心房、右心室）可产生大量左向右分流，引起心脏容量负荷增加、左心代偿性肥大，至充血性心力衰竭的一系列变化。②窦瘤扩张致使主动脉瓣环扩张、瓣叶移位或脱垂，产生主动脉瓣关闭不全，加重左心负荷，所以主动脉窦瘤破裂合并主动脉瓣关闭不全者，心脏代偿期短，极易发生失代偿性心力衰竭。③主动脉的压力因大量左向右分流及主动脉瓣关闭不全，可出现舒张压下降，脉压增宽，冠状动脉供血不足的表现。④窦瘤过大可形成阻塞或压迫，若瘤体突出于右心室流出道，可造成不同程度的右心排血受阻，导致右心后负荷增加。左冠状动脉窦瘤可压迫左冠状动脉出现心肌缺血，甚至心肌梗死。

三、临床表现

1. 症状　主动脉窦瘤破裂的年龄大多在 30 岁左右。常见于剧烈劳动、抬举重物或用力过度时，但也可发生于平静时。患者常突发性剧烈胸痛伴心悸、呼吸困难，甚至出现急性心力衰竭，需住院治疗。轻症患者经休息数小时后可恢复正常，但此后会常感心悸、乏力和轻度气急，影响工作，逐渐丧失工作能力。

2. 体征　主动脉窦瘤破裂后，其典型体征包括以下几个方面。

（1）胸骨左缘第 3、4 肋间可闻及双期连续性响亮杂音，表浅且伴有震颤，肺动脉瓣第二音亢进。

（2）常有脉压增宽、水冲脉、股动脉枪击音、毛细血管搏动征阳性等周围血管征。

（3）可有左、右心室扩大，右心衰竭体征。

（4）窦瘤破入心包腔者，可出现急性心脏压塞体征。

3. X 线检查　未破裂的窦瘤，胸部 X 线片表现大多正常。破裂的窦瘤，胸部 X 线片可出现心脏进行性扩大（多为中度以上扩大），破入右心室者常以左、右心室扩大较明显；破入右心房者可出现右心房极度扩大，肺血增多，肺动脉段凸等肺动脉高压的改变，主动脉结正常或缩小。

4. 心电图检查　表现为左心室或左、右心室肥大，右心房扩大，完全或不完全性束支传导阻滞。

5. 超声心动图　超声检查见右冠窦瘤破入右心室流出道者，于二维超声心动图左心室长轴切面显示主动脉右冠状动脉窦扩大，呈圆形；窦瘤向右心室流出道膨出，致使右心室流出道狭窄；窦瘤向右下方伸展呈漏斗状，尖端有一破口位于室间隔上部前方；于主动脉根部短轴切面显示右冠状动脉窦扩大并向前膨出，瘤体突入右心室流出道，破口多位于肺动脉瓣下；另外还可显示左心室容量负荷过重，肺动脉扩大及搏动幅度增强。当脉冲多普勒取样容积置于破口处或窦瘤内时，均可显示收缩期及舒张期正向或双向湍流频谱。彩色多普勒血流图则在窦瘤内及窦瘤破口处显示多彩镶嵌的湍流图。

6. 右心导管检查　可测得右心不同水平的血氧含量升高，肺动脉压升高，右冠状动脉窦瘤突入右心室流出道者，右心室和肺动脉之间有明显压差，可达 30~50mmHg。

7. 左心室及升主动脉造影　可显示窦瘤的部位、破入的心腔、主动脉瓣反流的程度及其他合并畸形。

8. CT 检查　可见心影显著扩大,双肺充血严重。

四、诊断要点及鉴别诊断

如果成人突然发生心前区或上腹部剧烈疼痛,伴严重气急症状,查体发现在胸骨左缘或右缘第3、4肋间有浅表、粗糙的连续性杂音,即可拟诊为主动脉窦瘤破裂,应进一步行超声心动图、彩色多普勒超声检查以确诊,必要时可行右心导管检查或逆行性升主动脉造影或心脏 CTA 检查。主动脉窦瘤应与下列疾病鉴别。

1. 动脉导管未闭　自幼有心脏病史,胸骨左缘2、3肋间有连续性杂音,杂音位置较高,无突然发病史。彩色多普勒超声心动图检查可以鉴别。

2. 室间隔缺损合并主动脉瓣关闭不全　有类似主动脉窦瘤破裂的杂音,但既往病史长,无突然发病史。彩色多普勒超声心动图检查及右心导管检查可以鉴别。

3. 冠状动脉瘘　该病连续性杂音多以舒张期为主,且比较柔和。超声心动图检查及心脏 CTA 检查可以鉴别。

五、手术适应证及术前准备

1. 手术适应证　确诊的主动脉窦瘤破裂应尽早手术。窦瘤破裂伴有心力衰竭者,无论对药物治疗的反应如何,均应及时手术。窦瘤未破裂但合并有其他畸形者,如主动脉瓣关闭不全、右心室流出道梗阻,或并发细菌性心内膜炎及其他血流动力学紊乱者,均应手术治疗。无症状者,可暂缓手术。

2. 术前准备　术前准备的目的是尽快改善心功能、提高手术的耐受力,其主要措施包括:①卧床休息;②高热量、高蛋白、高维生素饮食;③每天吸氧2~3次,每次30~60分钟;④合理应用强心药和利尿药;⑤有感染者应用有效抗生素1~2周;⑥必要时输入血浆、白蛋白等,以纠正低蛋白血症。

六、手术要点

(一) 手术方法的选择

麻醉后插入食管超声探头,术前、术后做超声检查。手术可遵照下述原则进行。

1. 窦瘤破入右心室,或伴有室间隔缺损而无主动脉瓣关闭不全者,可采取经右心室切口的主动脉窦瘤切除修补术,并可同时施行室间隔缺损修补术(图 14-3)。

2. 窦瘤破入右心房(或左心房)而无主动脉瓣关闭不全者,可行经右心房(或左心房)切口的窦瘤切除修补术(图 14-4、图 14-5)。

3. 凡有主动脉瓣关闭不全者,均应行经主动脉切口的窦瘤切除术,同时,根据病情行主动脉瓣成形术或主动脉瓣置换术。

4. 对以上各类患者,均可采用经心房(心室)加升主动脉切口的主动脉窦瘤切除修补术,因其可弥补单一切口各自的不足,故可以达到畸形的完善纠正。

(二) 修补方法

1. 单纯缝合法　经心腔或升主动脉切口,将瘤囊切除,带垫片间断或连续缝合破口,该方法易导致再次破裂,不宜应用,但可与补片法同时应用。

2. 单纯补片法　经心腔或升主动脉切口,将瘤囊切除用

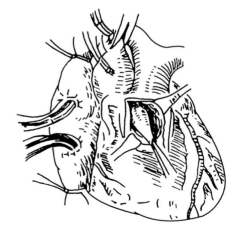

图 14-3　经右心室切口显露主动脉窦瘤及破口

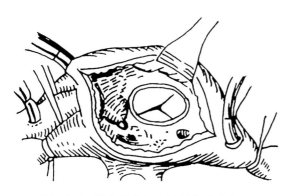

图 14-4　经右心房切口显露主动脉窦瘤

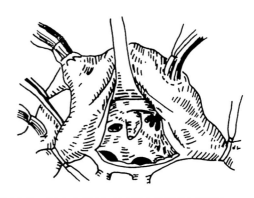

图 14-5　经左心房切口显露主动脉窦瘤及破口

补片闭合破口。注意进针时瘘口上缘要缝在健康的主动脉壁组织上，深度要达到中层弹力纤维，下缘要缝在主动脉瓣环上，垫片排列应与主动脉瓣环平行。剪除瘤体后缺损较大者应用补片修补缺损。

3. **缝合并补片法**　在心腔及升主动脉同时做切口，窦瘤破入右心房者，切开升主动脉和右心房，经主动脉切口直接缝闭瘤囊的颈部开口，然后从右心房侧用补片加固薄弱的窦瘤壁。一般右冠状动脉窦瘤与右心房相通的破口偏右，牵开主动脉切口很容易显露，可用 5-0 聚丙烯缝线直接连续往返缝合破口，再经右心房将补片直接缝在瘤体附近的心房组织上，即可起加固作用（图 14-6）。

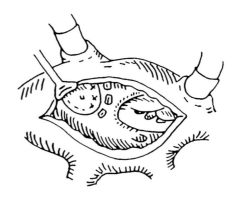

图 14-6　右心房侧补片加固薄弱的主动脉窦瘤壁

窦瘤破入右心室流出道者，做升主动脉及右心室流出道切口，闭合瘤囊颈部开口后，从右心室面用补片加固窦瘤壁。因右冠状动脉窦瘤与右心室流出道相通的破口一般偏左，通常经主动脉切口极难显露破口，因此，不能在窦瘤内直接缝合窦瘤囊颈部，必须从右心室提拉瘤囊的突出部，在窦瘤囊颈部四周 2~3mm 处做荷包缝合（图 14-7），结扎荷包缝线之前，用 2~3 个带小垫片的双头针线通过囊颈部开口从窦瘤内穿过主动脉瓣环，在右心室面出针穿过补片的右上部，以加固窦瘤的右上方（图 14-8），再用 2~3 个上述双头针线将补片的左上缘固定在窦瘤外面，其中 1~2 个褥式缝线从肺动脉左前瓣环穿过，垫片留在瓣兜内。在右心室面出针后缝到补片的左上方，抽紧瘘口周边的荷包缝线并打结，剪掉多余的瘤囊组织后，利用荷包缝线的缝针穿过补片的中心（图 14-9、图 14-10）。补片其他部分间断或连续缝合。

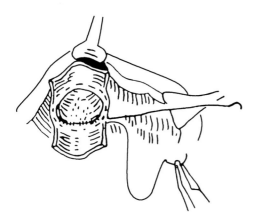

图 14-7　窦瘤囊颈部荷包缝线

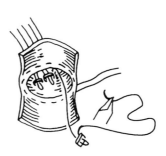

图 14-8　窦瘤内缝制的褥式缝线

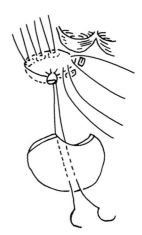

图 14-9　荷包缝线打结后再穿过补片中心

综上所述,无论采用何种修补方法,均应以达到牢固闭合内破口、防止复发、避免损伤主动脉瓣为原则。为此,缝线必须准确地安置在较坚韧的主动脉瓣环和主动脉壁上。

（三）手术注意事项

1. 主动脉瓣关闭不全 对于主动脉瓣关闭不全的程度在术前应有充分的估计。对中至重度主动脉瓣关闭不全者,应采用升主动脉加相应心腔双切口施行手术,以利于通过升主动脉切口对主动脉瓣关闭不全进行仔细地探查和纠治;同时,可通过升主动脉切口直接行左、右冠状动脉灌注,使心肌得到有效保护。对主动脉瓣关闭不全较轻者可采取修复方法,但对于修复主动脉瓣经验不多且瓣膜修复不可靠者,术前诊断有中度以上关闭不全或术中发现有明显的主动脉瓣关闭不全者应果断置换主动脉瓣。

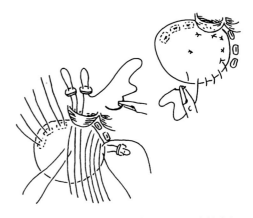

图 14-10 在加固涤纶补片的同时修补室间隔缺损

2. 室间隔缺损 修补室间隔缺损时应注意其与主动脉窦瘤的关系,对于右冠状动脉窦瘤破入右心室流出道者,缺损通常位于主动脉瓣及肺动脉瓣的下方,应用补片修补,同时,从右心室面加固窦瘤壁。位于室上嵴下或膜部的小缺损,按常规方法修补即可。

3. 术后要用食管超声检查,看有无主动脉瓣关闭不全或主动脉窦瘤修补残余漏。

4. 术中通过人工肾超滤出多余水分提高血液质量。

七、术后监护及处理

1. 术后带气管插管入监护病房,呼吸机控制或辅助呼吸 6~8 小时,病情较重者,要根据情况延长辅助呼吸时间。

2. 密切观察并记录血压、呼吸、心率。检查血常规、电解质、胶体渗透压、ACT、动脉血气等。

3. 术后注意保持胸腔及心包引流管通畅,注意引流量及性质。

4. 术后即刻拍摄床旁胸部 X 线片,以了解肺部情况及心影形态,以后可根据病情每天早晨拍一张胸部 X 线片。

5. 预防低心排血量综合征 术后根据病情需要,适当应用血管活性药,常用药物为多巴胺、多巴酚丁胺,用微量泵注射 3~6μg/(kg·min)。术前心衰者用毛花苷 C(西地兰),成人 0.1~0.4mg,2 次/天;儿童 20~40μg/(kg·d)。酌情应用利尿药。

6. 维持有效血容量,必要时补充血浆、红细胞及白蛋白等,注意补充电解质,预防低钠、低钾血症。

7. 应用抗生素预防感染,注意尽量不用对肾脏有损害的药物。

8. 适量应用肾上腺皮质激素,提高机体应激能力,减轻或缓解气管痉挛,减轻心肌水肿。

9. 适当镇静、镇痛,减轻呼吸困难。

八、并发症防治

1. 低心排血量综合征 临床症状主要有气急、心率快、血压低、脉搏细而无力、尿少、体温低、末梢发绀等。产生低心排血量的原因很多,血容量不足是常见的原因,除应精确计算出血量外,大量的排尿也将影响血容量,可根据中心静脉压的高低及胶体渗透压的情况决定是否需要输血、血浆等。若中心静脉压高,动脉压仍不见升高者,应考虑心肌本身收缩无力、心脏压塞、病变纠正不彻底有残余分流、酸中毒等原因。经超声心动图检查若有重度主动脉瓣关闭不全者,应及时行主动脉瓣置换术。

2. **心脏压塞** 大多为止血不彻底所导致。出血常发生在心室切口、胸骨缘或骨髓腔。术后密切观察胸液引流量,如出现胸液突然减少、心率快、心音低、血压低、中心静脉压升高,应疑有心脏压塞。床旁心脏彩色多普勒超声可帮助诊断。确诊为心脏压塞者应尽快手术,解除心脏压塞,彻底止血。

（胡振东）

第十五章

增加肺动脉血流的姑息性手术

有些复杂先天性心脏病肺动脉发育不良,不能做矫治术,只能暂时做增加肺动脉血流的姑息性手术。

第一节　体、肺动脉分流术

1945 年,Blalock 和 Taussig 将法洛四联症患儿的锁骨下动脉与肺动脉吻合,以改善全身缺氧状况,开创了体、肺动脉分流术的先河。1962 年,Waterston 把患儿的右肺动脉与升主动脉直接吻合以达到体肺动脉分流的目的。

一、手术适应证

1. 法洛四联症患儿肺动脉发育不良。
2. 伴有室间隔缺损的肺动脉闭锁,主肺动脉过细不能行根治手术。
3. 其他肺血少的发绀型心脏畸形。
4. McGoon 比值 <1.2,Nakata 指数 <150mm^2/m^2。

二、手术目的

1. 提高动脉血氧含量,改善生活质量。
2. 促进肺动脉的发育,为二期矫治术做准备。

三、手术方法

1. 改良锁骨下动脉、肺动脉分流术　适合于较大儿童,游离右肺动脉并套线带。剪开纵隔胸膜,游离出无名动脉及锁骨下动脉,用侧壁钳钳夹,于动脉上纵形切一长 5~8mm 的切口,根据患者的体重取一直径为 4~8mm 的人工血管剪成斜面,用 5-0 聚丙烯缝线将人工血管和动脉切口吻合。也可将人工血管吻合于升主动脉的右前方,注意方向不能扭曲打折。而后阻断右肺动脉近、远端血流,与其上缘切开一相应的切口,用 5-0 或 6-0 聚丙烯缝线(单股聚丙烯缝线)将人工血管与右肺动脉端侧吻合(图 15-1)。
2. 中心分流术　复杂先心病患者术前拟做心内畸形矫治手术,经胸骨正中切口开胸后若发现肺动脉太细不能行根治术者,则可行中心分流术(图 15-2)。

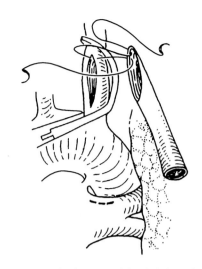
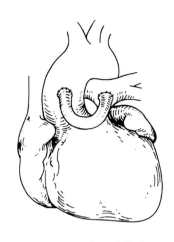

图 15-1　改良锁骨下动脉与肺动脉分流术　　　　图 15-2　中心分流术

在升主动脉与主肺动脉之间行血管架桥术注意事项：选择的人工血管粗细要恰当，过细达不到分流的目的，过粗会导致肺过度充血，甚至会出现肺水肿、咯血。1 岁左右的患儿血管桥直径以 4mm 较为合适，2~5 岁 5mm，10 岁左右 6mm，成人 8~10mm 较为合适。

首先，用侧壁钳钳夹主肺动脉，切开后将人工血管的一端吻合于主肺动脉上；而后钳夹升主动脉，切开后将人工血管剪成合适的长度和角度，吻合于升主动脉上，最后排气并收紧缝线。或者将人工血管的侧面与主动脉侧面做侧侧吻合，结扎人工血管的远端。

四、术后监护要点

1. 虽然该手术创伤不大，但对象均为复杂、重症的患者，仍有一定的风险性。用人工血管做的体、肺动脉分流术，其血管直径要把握好，太细起不到作用且容易堵塞，太粗术后易出现急性肺水肿，气管内会出现血痰，量大时甚至会从气管导管内向外喷血。此时，应及时吸除气管内血痰，并加强强心、利尿以减轻肺水肿。也可局部应用血管收缩药及止血药。呼吸机使用 PEEP 以提高血氧饱和度。经治疗患者情况多可逐渐平稳。特别严重者应再次手术，适当缩小分流口径。

2. 适当补充血浆、白蛋白等胶体溶液。

3. 术后引流液减少后当天就应用微量泵输入肝素进行抗凝治疗，以免人工血管内血栓堵塞。出院后改为每天口服肠溶阿司匹林片抗凝治疗。

4. 应用呼吸机期间，有血痰者应及时吸除，一般血痰会逐渐减少，待血痰消失，血氧饱和度稳定，循环指标稳定后可撤离呼吸机。

5. 每天晨拍摄胸部 X 线片 1 张，以了解肺部情况。肺水肿者的胸部 X 线片往往显示有白色云片状阴影，或有肺门蝶翼影征象。

6. 术后当时血氧饱和度可能无明显升高，术后 1~3 天会逐渐升高至 85%~93%。

7. 术后当时血氧饱和度上升，而后逐渐下降且伴随血压下降、心率加快者，首先应怀疑桥血管堵塞或打折，可用床旁超声检查桥血管血流情况，必要时及时行再次手术治疗。

第二节　姑息性右心室流出道疏通术

一、体外循环下右心室流出道补片加宽术

（一）手术适应证

体外循环下右心室流出道补片加宽术的手术适应证主要为肺动脉闭锁伴室间隔缺损、异常冠状动脉跨过右心室流出道、肺动脉分支发育欠佳不能行一期解剖矫治术的患儿。

（二）手术方法

常温或浅低温体外循环下，结扎或缝合切断动脉导管，游离主肺动脉（一般都存在细小残迹）及其分支，切开右心室流出道和主肺动脉，适当疏通右心室流出道，应用心包补片（图 15-3）或人工血管，将右心室流出道和肺动脉连接起来，在肺动脉瓣环处根据患儿体重对人工肺动脉直径做相应的调控，内径一般控制在4~5mm，停机后在吸氧浓度为 40%、血压正常的情况下，控制肺动脉平均压在15~20mmHg，血氧饱和度在 80%~85%。

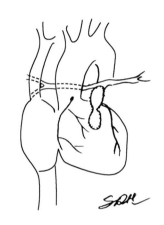

图 15-3　右心室流出道补片

（三）术后监护要点

术后早期处理主要是围绕血氧饱和度的处理，理想的内环境条件可以总结为 5 个"40"，即在 FiO_2 40%、HCT 0.40 的情况下，pH 7.40、PO_2 40mmHg、PCO_2 40mmHg。需要根据血氧饱和度来调整呼吸机参数和 BP，如果血氧饱和度 >90%，则应该适当降低血压，将 PCO_2 控制在 40~45mmHg，降低氧浓度到21%；如果血氧饱和度 <80%，则应适当升高血压，将 PCO_2 控制在 35~40mmHg，并适当提高氧浓度。由于该手术在术后相比术前增加了心脏的容量负荷，所以一方面要适当补充血容量，另一方面又要注意防止容量超负荷，因此在治疗上要注意：①适当应用正性肌力药；②如果出现渗漏综合征要进行容量置换处理，尿少者尽早进行腹膜透析；③术后早期患者需要时间来适应术后变化所以不适合行快通道麻醉管理；④注意右心室流出道杂音变化，如果出现饱和度过高或过低，需要及时行床旁超声检查了解右心室流出道血流情况，结合术中具体情况及心肺功能等，在充分考虑后必要时重新进行手术调控。

二、肺动脉瓣狭窄球囊扩张术

（一）手术适应证

1. **危重型室间隔完整的肺动脉瓣狭窄（新生儿期）**　患者在出生时存在肺动脉瓣严重狭窄甚至闭锁，表现为发绀，需要静脉应用前列腺素维持肺血流。此类患者需要急诊手术，由于存在右心功能不全，跨肺动脉压差可能相对不高。

2. **新生儿期肺动脉瓣重度狭窄**　心脏超声检查提示的肺动脉瓣峰值跨瓣压差 >60mmHg（相当于有创测量峰值压差 ≥30~40mmHg）的肺动脉瓣狭窄或者合并右心功能不全的显著的肺动脉梗阻。严重右心室发育不良、显著肺动脉瓣环发育不良或者严重肺动脉发育不良者应当首选外科治疗。

（二）手术方法

镇静下操作，危重肺动脉瓣狭窄新生儿常需要气管内通气复合麻醉。术中要持续监测心率、血压、呼吸及血氧饱和度。经过股静脉穿刺是球囊扩张最常用的途径（在条件不成熟的单位，可以考虑经胸骨正中小切口在直视下行右心室流出道穿刺肺动脉瓣球囊扩张术）。根据患者的年龄和体重选择初始的鞘

管尺寸（新生儿一般选择 5F 鞘管）。置入鞘管后给予肝素 100IU/kg，术中维持激活全血凝固时间（ACT）不低于 200 秒。先行右心室血管造影，常规进行血液动力学评估，并测定跨肺动脉瓣峰-峰压差，使用 Berman 血管造影导管或猪尾导管行双平面右心室电影脉搏描记图（后前斜 + 足位），明确梗阻部位，或测量肺动脉瓣环直径，以及评价右心室功能，瓣环直径是造影时在心脏收缩期测得。再操纵端孔导管穿过肺动脉瓣，导管尖端进入左（最好）或右肺动脉远端。经过导管置入 J 形头加长硬交换导丝，确保交换导丝位置固定后撤出端孔导管。通常选择的球囊直径为瓣环直径的 1.0~1.2 倍，新生儿和婴儿一般选用 20mm 长的球囊，儿童选用 30mm 长的球囊，而青少年及成人选用 40mm 长的球囊。选定的球囊导管沿着导丝递送至肺动脉瓣环位置。选择一幅充分显示肺动脉瓣位置的右心室电影脉搏描记图上传到术者对面的屏幕上。应用稀释造影剂（通常 1 份造影剂与 3 份水混合）快速充盈球囊，逐渐增加充盈压直至达到 500kPa 或 800kPa，之后迅速放气。注意球囊扩张持续时间应尽量短暂，通常在球囊腰征消失后立刻抽吸。如果球囊中部没有在瓣环位置或在扩张时位置滑动，可调整到管位置，并再次扩张球囊（图 15-4）。扩张时轻拉球囊导管可能有助于缓解右心室收缩产生的对球囊的前向冲击力。利于固定球囊在适当的位置。球囊扩张完成后可以再进行一次扩张以确保成形效果。如果患者股静脉发育异常不能应用大的血管鞘时，可考虑双球囊同时扩张进行肺动脉瓣膜成形术［有效球囊扩张直径 =0.82（D_1+D_2），其中 D_1、D_2 是两个球囊的直径］。通常在扩张术后常规重复进行右心室血管造影、进行血液动力学评估、测定跨肺动脉瓣

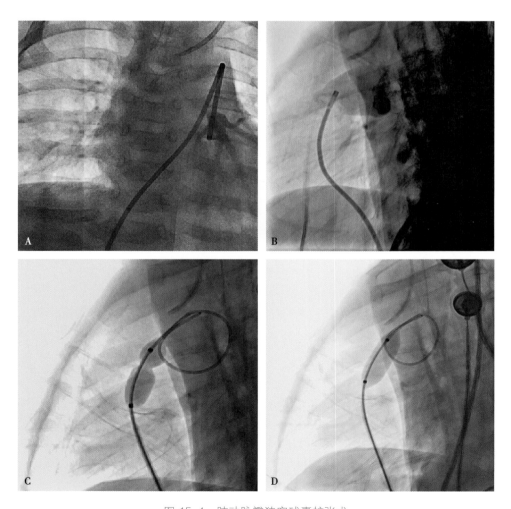

图 15-4　肺动脉瓣狭窄球囊扩张术

A. J 形头加长硬交换导丝进入左肺动脉；B. 测量肺动脉瓣环直径；C. 球囊扩张肺动脉瓣时可见腰征；D. 肺动脉瓣狭窄球囊扩后腰征消失。

峰-峰压差、行床旁超声心动图检测观察术后肺动脉瓣叶的活动情况,测定扩张后跨瓣压差,评价有无流出道狭窄,以及辨别有无三尖瓣反流及心包积液等严重并发症。

理想扩张的指标是导管测定的右心室肺动脉峰值压差小于 20~25mmHg。球囊肺动脉扩张和外科肺动脉瓣直视切开术在减轻急性跨肺压差方面的短期及长期效果均不错(跨瓣峰值压差 <30mmHg)。与外科手术相比,球囊扩张术后二次狭窄率相对较高,再次介入干预率较高,但是外科手术后肺动脉瓣反流和室性心律失常的患病率相对较高。

三、术后监护要点

新生儿球囊血管成形术后需要 ICU 监护,并继续应用前列腺素 E1 直至病情平稳。术后即刻行心电图、超声心动图检测。术后 1 个月、6 个月及 12 个月常规复查心电图及超声心动图,并推荐以后每年复查一次。球囊扩张术后即刻心电图很好地记录了右心室肥大情况的变化。超声心动图可以直接评价残余梗阻的情况,是肺动脉瓣狭窄患者最有用的随访工具。多普勒压差是反映残余压差程度的有用、可靠的无创监测工具。

对于痉挛性右心室流出道瓣下狭窄的情况已有报道,虽然球囊肺动脉瓣成形术后肺动脉瓣狭窄获得有效解除,但反射性瓣膜下狭窄会造成右心室压力居高不下,这类患者术后可应用 β 受体阻滞剂[如幼儿应用普萘洛尔 1mg/(kg·d)],3~6 个月常能缓解。

要密切观察股静脉穿刺侧肢体的血运情况,如果发现肢体肿胀逐渐加重需要及时松开加压包扎带并行超声检查股静脉血液回流情况,对于循环不稳定者要注意心脏压塞的可能。三尖瓣损伤多数是因为误穿三尖瓣腱索及乳头肌,少数是因为所选择的球囊过长引起,严重三尖瓣关闭不全需要外科手术修补。

(谌启辉　徐宏耀)

第十六章
风湿性心脏病二尖瓣狭窄

一、病理解剖

二尖瓣狭窄的病因几乎 100% 是风湿性病变导致的结果,先天性二尖瓣狭窄极为罕见。在风湿性心脏病的早期,二尖瓣的交界面和瓣膜底部发生水肿和渗出,之后由于纤维蛋白的沉积和纤维变性,使瓣膜边缘粘连,瓣膜增厚、挛缩、钙化、腱索融合导致瓣口狭窄。根据病变的程度与瓣膜的形态,将二尖瓣狭窄分为隔膜型与漏斗型两类。病变轻者或在疾病初期阶段,病变主要为瓣叶交界粘连、边缘增厚,虽瓣口狭窄但瓣叶活动无明显受限,称隔膜型。随着病变的加重,瓣膜进一步增厚,出现钙化与僵硬,再加上瓣下腱索及乳头肌缩短、增粗、融合变硬,将瓣叶向下牵拉、固定,使二尖瓣的形状变为漏斗状,称漏斗型。此时瓣叶活动严重受限,除狭窄外,可伴有轻重不等的关闭不全。

二、病理生理及临床表现

正常成人二尖瓣口的面积为 $4.0\sim6.0\text{cm}^2$,当瓣口狭窄到 2.0cm^2 时,舒张期左心房血液就不能顺利流入左心室,使左心房血液淤滞、左心房逐渐增大、左心房压升高。此时,患者开始出现劳累后呼吸困难、心悸、胸闷,休息时无明显症状。随着病变的进展,当二尖瓣口狭窄至 1.0cm^2 左右时,肺静脉淤血加重、肺动脉压力增高、肺顺应性下降,患者稍一活动即感到明显的呼吸困难、心悸和咳嗽。其病情在冬天气候寒冷时加重,气温升高时减轻。在平时感冒后呼吸困难加重。体力活动后可出现咯血,表现为痰中带血丝或大口咯血。病情严重时口唇发绀,颧骨及面颊部潮红(二尖瓣面容)。当瓣口狭窄至 0.8cm^2 左右时,左心房淤血严重,肺静脉压显著升高,肺动脉压也明显升高,肺内渗出增多,呼吸困难、气短、咳嗽均加重。劳累、分娩或伴上呼吸道感染时易诱发急性肺水肿危及生命。由于肺动脉高压逐渐加重,增加了右心室的负荷,可出现右心房、右心室扩大,三尖瓣相对关闭不全,失去代偿后发生右心衰竭。出现肝大、腹水、颈静脉怒张、下肢水肿、消化道淤血等右心衰竭的表现。除口唇发绀、面颊潮红外,面部、乳晕等部位出现色素沉着。左心房血液长期淤滞加上心房纤颤,部分患者左心房内有血栓形成,有些患者血栓脱落后造成脑动脉栓塞、下肢动脉栓塞或肠系膜动脉、肾动脉的栓塞,并出现相应的表现。心房纤颤出现后不仅形成血栓的概率比无房颤者增大了 7 倍,而且心排血量明显减少,心功能进一步下降。由于左心室长期充盈不足,左心室腔不大,少数甚至萎缩变小。

三、诊断要点

1. 症状及体征

(1)症状:活动后呼吸困难、心悸、气短、咳嗽、乏力、咯血是常见症状。伴有左心衰时上述症状加重,且咳嗽频繁,咳白色或粉红色泡沫痰,不能平卧。

（2）体征:有二尖瓣面容,即口唇发绀,两侧颧部暗红;可有颈静脉搏动或颈静脉怒张;心尖区能触及舒张期震颤。

听诊:病变早期,瓣膜呈隔膜样改变时第一心音亢进,心尖部或胸骨左缘第4肋间可闻及舒张期响亮的隆隆样杂音。于病变晚期瓣膜呈漏斗状改变时,舒张期杂音音调变低或不明显,第一心音不亢进。右心衰竭时出现肝大、肝颈静脉反流征阳性、腹水、下肢水肿。伴急性左心衰者端坐呼吸,两肺可闻及干、湿啰音,以下肺野为重。

2. 心电图 病程早期一般为窦性心律,P波增宽并出现切迹(二尖瓣P波)。病程晚期多为房颤心律,可伴有右心室肥厚、电轴右偏、右束支传导阻滞。

3. X线检查 二尖瓣轻度狭窄者左心房扩大不明显,轻度肺淤血,肺动脉段轻度突出;中度以上狭窄者左心房及右心室均明显扩大,正位X线片上于右心缘可见到巨大的左心房弧形边缘与右心房边缘构成的双重阴影。主动脉结缩小,肺动脉段突出。因左心房扩大,使左支气管抬高。吞钡侧位X线片上显示食管被扩大的左心房压迫呈弧形。单纯二尖瓣狭窄时左心室不扩大,伴有关闭不全时左心室扩大。急性肺水肿时有肺门部为重的云片状密度增高影。

4. 胸部平扫CT检查 可见心影增大,以左心房为重。重症患者右心房、右心室扩大。肺窗可见肺内淤血,可见肺组织的叶间裂隙存在。急性肺水肿时肺组织有密度增高影,甚至在肺门部见到大片云团状密度增高影。心力衰竭患者有时可见胸腔积液。

5. 超声检查 二维图像显示舒张期二尖瓣前叶呈弧形或球形,向左心室流出道膨出,瓣叶增厚僵硬,回声增强,钙化。舒张期瓣口狭窄呈鱼嘴样,瓣口面积常 <2.0cm^2,最小者可达 0.5cm^2。左心室长轴显示左心房扩大。多普勒显示舒张期二尖瓣下有高速血流频谱伴高调噪声声谱。右心室扩大者可有三尖瓣反流现象。同时,可检查主动脉瓣有无狭窄及关闭不全,左心房有无血栓。

6. 冠状动脉造影检查 年龄在50岁以上或怀疑有冠心病者,需做冠状动脉造影检查,以确定有无冠状动脉狭窄。

四、手术适应证及术前准备

（一）适应证

1. 二尖瓣成形术的适应证 风湿性心脏病二尖瓣狭窄,二尖瓣呈隔膜样改变,第一心音亢进,瓣下腱索无融合缩短者;瓣膜无钙化,活动度好者。

2. 二尖瓣置换术的适应证

（1）风湿性病变二尖瓣严重增厚、钙化,乳头肌及腱索融合缩短,瓣膜形态呈漏斗状者;二尖瓣狭窄合并关闭不全,成形困难者;二尖瓣闭式扩张或球囊扩张术后再狭窄者。

（2）二尖瓣成形手术失败者。

（3）感染性心内膜炎病变切除后不能成形者。

（4）术者对成形手术技术无把握,而对瓣膜置换术熟练者。

（5）风湿活动控制在3个月以上,红细胞沉降率(简称血沉)、抗"O"结果正常。

（二）术前准备

1. 心功能准备 心功能 II ~ III 级者,经术前准备后,术后恢复会更顺利。术前心功能 IV 级者,常有肝大、腹水、下肢水肿、消瘦、营养不良等心源性恶病质表现,若没有充分的准备,术后易发生低心排血量综合征、脱机困难、严重心律失常、心力衰竭及呼吸衰竭等严重并发症,死亡率高。故 IV 级心功能者必须在术前加强治疗,待心功能改善至 III 级时再行手术。

（1）充分休息，必要时用少量镇静药，间断吸氧。

（2）增强心肌收缩力：心率 >70 次/分者，用毛花苷 C 0.2mg，静脉内给药，2 次/天；待心衰控制后，改用地高辛片 0.25mg，1 次/天，口服；还可用多巴胺或多巴酚丁胺经微量泵持续静脉输入，连续应用 1~2 周。心功能较好者仅用地高辛维持即可。

（3）利尿：一般患者用氢氯噻嗪、螺内酯片口服治疗。重症患者对利尿药常不敏感，有水肿者需加用呋塞米静脉滴注或肌内注射。连用呋塞米 1~3 天，水肿消退后改为口服呋塞米或其他利尿药维持。利尿应适可而止，过度利尿会导致患者脱水，而利尿不足者则水肿及消化道淤血不能消退。

（4）补钾：10% 氯化钾口服液 10~20ml，3 次/天，口服。利尿后尿量增多，应相应地增加氯化钾用量。枸橼酸钾液及门冬氨酸钾镁片也可用于补钾。

（5）激素的应用：心功能差或伴有心源性恶病质者，肾上腺皮质功能会减退。因此，应用小剂量地塞米松或泼尼松治疗，有利于提高身体的应激能力，增进食欲，改善全身状况。一般用泼尼松 5~10mg，3 次/天，口服，术前不必停药，术中用地塞米松静脉注射。

（6）血管扩张药治疗：小量应用卡托普利或硝苯地平或硝酸异山梨酯治疗，可减轻心脏前、后负荷，降低肺动脉高压，有利于改善心脏功能。

（7）补充维生素：轻症患者不缺乏维生素；病情严重者因进食量少，需补充 B 族维生素及维生素 C。长期肝脏淤血性肿大者，因肝功能差、凝血酶原减少，需补充一些维生素 K 以帮助恢复凝血功能，可肌肉注射维生素 K_1 10mg。

经以上治疗，多数患者心功能及全身情况会明显好转，择期手术。少数重症患者经治疗后心功能改善不多，这类患者对药物治疗不敏感，手术风险性较大，但仍应积极手术，以免失去手术机会。

2. **心理准备** 由于心脏手术对患者的创伤较大，其风险性也比一般手术大，因此患者对于是否手术、何时手术，以及手术的安全性、手术的效果等问题常常考虑得很多，甚至影响到休息及接受治疗。入院后医护人员对患者要关心体贴，认真负责，帮助患者认识到不手术的危害性及手术的必要性。

至于手术效果及安全性问题，应该让患者与同类疾病手术后恢复良好的患者接触、交流。这样做往往能够使他们坚定手术治疗的信心，消除对手术的顾虑及恐惧，增加对医护工作者的信任感，从而配合医师、护士的工作，顺利通过手术治疗过程。

3. **一般准备**

（1）术前 2~3 天洗澡、洗头、剪指甲、换内衣。但要注意防止受凉感冒。

（2）术前 1 天，送手术通知单至手术室、监护室、血库等部门。选好可能应用的人工瓣膜及成形环。配血及血浆备用。做抗生素皮试备用。

（3）术前晚餐进普通面食，不宜过饱或过饥。术晨禁食、水。术前晚灌肠 1 次，常规用催眠药 1 次（口服地西泮 10mg 或司可巴比妥 0.1g），也可肌肉注射苯巴比妥 100mg 或地西泮 10mg，以达到患者安静睡眠为原则。

（4）入手术室前 30 分钟肌内注射吗啡 10mg、东莨菪碱 0.3mg，特殊情况（如仍焦虑紧张者）可加用地西泮 10mg 肌内注射。

五、手术要点

（一）二尖瓣置换术

1. **切口**

（1）胸骨正中切口：优点是显露好，因不打开胸腔而减少了对呼吸的影响，且易于同期处理主动脉瓣等问题；缺点是锯开胸骨创伤较大。患者取仰卧位，垫高其胸背部，将两上肢靠拢，固定躯干。

（2）经右侧第 4 肋间小切口微创手术者,需要双腔气管插管,体外贴除颤电极片。患者取仰卧位,右侧垫高 30°,可以采用股动脉、股静脉插管建立体外循环,用微创器械手术,可以用胸腔镜辅助手术。

2. 锯开胸骨后,电灼止血,剪开心包,悬吊右侧及上部心包缘。

3. 探查心脏,观察各心腔大小、升主动脉及肺动脉粗细,触诊心脏与主动脉根部有无震颤。

4. 肝素化后插动脉灌注管,排气后连接管路。上、下腔静脉插管。转机后于右上肺静脉根部插入左心引流管。鼻腔温度降至 32℃ 左右,阻断上、下腔静脉束紧带,暂时减少流量后阻断升主动脉。若无主动脉瓣关闭不全,于主动脉根部灌注心脏停搏液(血液∶晶体液为 4∶1)或者 Del Nido 心脏停搏液 15ml/kg。心包腔内放置冰屑,降低心脏的温度,但冰屑不可过多,以免冻伤心肌。

5. 显露二尖瓣　经右心房、房间隔切口显露二尖瓣,距离较近,容易操作,且能同时处理三尖瓣病变。几乎所有患者均可经此途径手术。左心房显著增大,房间沟右侧的左心房壁鼓起,三尖瓣无须处理者,也可经房间沟切开左心房手术。切开右心房壁后,首先固定好下腔静脉插管,以免插管脱出或漏血。于卵圆窝处切一小口,而后用剪刀向下剪开至房壁处。向上剪开时应斜向上腔静脉处,或将切口剪成"Y"形以扩大手术野。必要时用手触摸,以免切破左心房顶。用两个小钩拉起房间隔切口,将手术床向左倾斜 30°,即可显露二尖瓣。左心房有血栓者首先取出血栓,用纱布擦掉附着的血栓,再用冷盐水冲洗,吸走微小血栓。检查瓣膜及瓣下结构,以确定是做瓣膜置换术还是做瓣膜成形术。瓣膜置换者要确定是否保留后瓣或瓣下结构。对于瓣环较大的二尖瓣关闭不全及关闭不全伴有狭窄者,可仅保留部分后瓣及瓣下结构,切除前瓣及相应的腱索,并置入人工瓣膜。用持瓣钳牵拉病瓣,用尖刀于前瓣根部距瓣环 3mm 处切一小口,使用弯剪刀向左右剪掉瓣叶,显露瓣下腱索后,于乳头肌部剪掉腱索,尽量不剪乳头肌,对于过长的乳头肌可少剪一些。乳头肌切除过多易损伤心肌,有导致左心室破裂的危险。如果是指头形乳头肌较长,剪掉一段后,用缝线将残端缝合以免术后形成血肿。后瓣常有钙化斑块深入瓣环,此时要小心去除钙化块,不能损伤瓣环及左心室后壁。如果瓣环或心内膜损伤,暴露出心肌,此时必须剪取相应大小的心包片,用 4-0 或 5-0 聚丙烯缝线连续缝合修补之,以免术后左心室破裂。切除病瓣后用冷盐水冲洗,检查并剪去游离的细小腱索,以免手术后卡瓣。显露不好的患者可于 7 点及 3 点处缝牵引线,以助显露。根据体重及瓣环大小取合适的人工瓣膜,一般男性用 29 号左右的瓣膜,女性用 27 号左右的瓣膜。一般用 2-0 聚丙烯缝线连续缝合,从 6 点或 9 点开始均可,可先连续缝合几针,而后再放下人工瓣膜收紧缝线,然后继续缝合瓣环与缝合圈,针距 5mm 左右。缝针要缝在瓣环上,但也不要过深。缝线力求匀、紧,不满意者加针缝合,以防瓣周漏。缝合过程中要注意使瓣环与人工瓣膜相匹配,以免瓣环过剩或不足,缝合全周后打结 8~10 个,于线结处剪掉线。必要时另缝一针线,压倒线结后打结。缝完后用试瓣橡胶棍检验,看瓣叶是否灵活,瓣下是否有阻碍。瓣叶活动正常者,缝合房间隔切口,如果左心房巨大,在缝合房间隔切口之前,用 3-0 聚丙烯缝线连续缝合左心房内壁以折叠左心房,缩小其容积,有利于术后恢复。若主动脉瓣无须处理,嘱麻醉医师膨肺,停止左心房引流管吸引,经房间隔切口排出气体后打结。轻抖心脏,经灌注针头进一步排出左心气体。暂减流量后开放主动脉阻断钳(图 16-1)。手术也可以根据情况保留后瓣叶或者保留全部瓣下结构(图 16-2)。

若患者年龄大于 65 岁可以用生物瓣,其型号大小应根据测量结果决定。术前要用无菌生理盐水冲洗掉保养药液。用换瓣线间断缝合 12~16 针,先将缝线挂在线圈上,而后再根据象限均匀地缝到人工瓣膜的缝合缘上,送瓣坐环后打结剪线(图 16-3)。手术过程中注意向瓣叶上浇水,以防瓣叶干燥变性。

6. 心脏复跳后探查三尖瓣,看有无关闭不全(成人三尖瓣口过 3 个手指较紧、过 2 个手指很轻松为正常),或以术前超声检查为根据,进行三尖瓣成形。轻度反流者仅褥式缝合前外交界,或者做 Devega 环缩即可,使三尖瓣环容纳 2 个半手指时将线打结固定。反流重者用三尖瓣成形环修复,测量三尖瓣环大小,缝合固定成形环。注水观察有无反流,或者复跳后观察有无反流。如果主动脉阻断时间不长,三尖瓣成

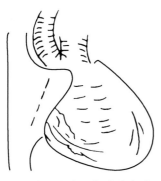

风湿性心脏病二尖瓣狭窄并关闭不全外貌

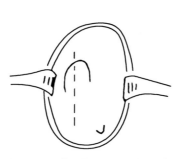

切开右心房后拉开,纵形切开房间隔

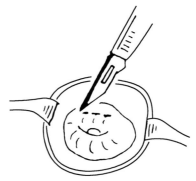

用两个小拉钩拉开房间隔,自12点处切开大瓣,剪掉病瓣

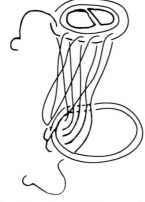

取合适大小的人工瓣膜,用2-0聚丙烯缝线自9点或6点开始连续缝合

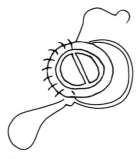

拉紧缝线后,将人工瓣膜坐于瓣环上,继续连续缝合全周

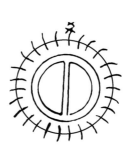

缝完全周后打结

图 16-1 连续缝合法二尖瓣置换术

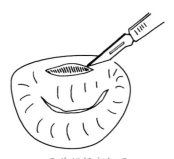

于前瓣根部切开

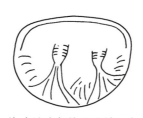

将前瓣叶翻转至后瓣环上

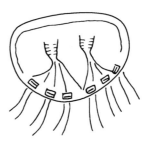

将前瓣叶缝到后瓣环上

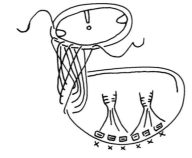

用2-0聚丙烯缝线连续缝合人工瓣膜至瓣环上

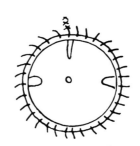

缝完全周后打结,保留全部瓣下结构

图 16-2 保留瓣下结构的二尖瓣置换术

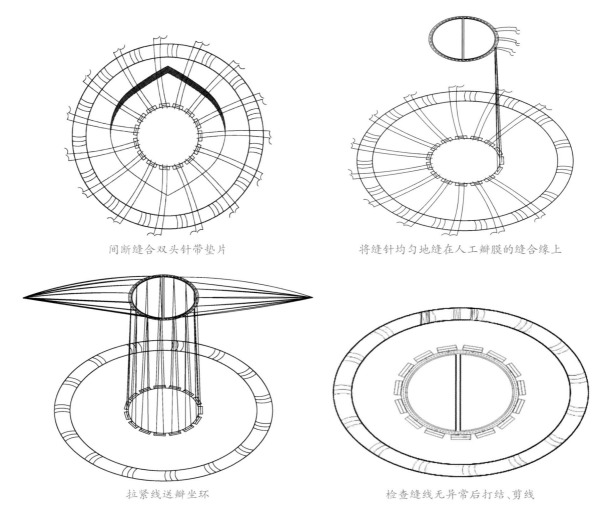

间断缝合双头针带垫片　　　　　　　将缝针均匀地缝在人工瓣膜的缝合缘上

拉紧线送瓣坐环　　　　　　　　　　检查缝线无异常后打结、剪线

图 16-3　间断缝合法二尖瓣置换术

形术也可在开放主动脉阻断钳之前做。复温至鼻温 37.5℃、肛温 35℃时,体外循环逐步还血于患者,先停一根静脉引流管,而后缓慢停机。在一般情况下均能顺利停用体外循环机。个别心功能不良者停机后如果心脏膨胀、心率减慢、中心静脉压(CVP)升高,平均动脉压(MAP)下降、则需重新转机,延长辅助循环时间,多数患者经延长辅助循环、调整药物治疗后能脱离体外循环机,有些患者在应用主动脉内球囊反搏(IABP)后方能脱离体外循环机。用鱼精蛋白中和肝素后拔出动脉供血管。严密止血后关胸,胸腔打开者应多放一根引流管引流,以免胸腔积血。必要时在右心室表面缝合起搏电极临时起搏。

7. 需同时置换主动脉瓣者,于缝合房间隔切口后开始行主动脉瓣置换术,最后排出左心气体,开放主动脉钳。心脏复跳后辅助循环的时间应以心脏情况而定,心功能好者辅助循环的时间短一些,否则应长一些,一般为主动脉阻断时间的 1/3 左右。

(二)直视下二尖瓣成形术

切口、二尖瓣显露、体外循环及心肌保护均同二尖瓣置换术。二尖瓣交界粘连狭窄者分离或切开交界部;成人或较大儿童单纯二尖瓣关闭不全,瓣环大,瓣叶光滑、柔软者,可用二尖瓣成形环缝合成形;腱索过长者将其折叠缩短;腱索断裂者用人工腱索。成形术后用导管插入左心室,快速注入生理盐水,瓣叶膨起后观察有无反流及反流的部位。于反流的交界处缝合以缩小瓣环,或缝合瓣叶裂口。心脏复跳后用食管超声探头对修复后的瓣膜行超声心动图检查,可于手术中确定成形术的效果。成形术后若有中量以上反流者要再次阻断进一步成形或改为二尖瓣置换术。

六、术后监护及处理

（一）循环支持

1. 补充血容量 患者回 ICU 后血容量往往不足,其原因有术中失血、体外循环预充液不含血液使血液稀释、停体外循环后输血不足、术后尿量多、术后渗血量大、用血管扩张药量过大等。实际原因可能为某一单项,也可能为某几项综合的结果。在工作中应严密监护,找准病因。术后出血多者要复查激活全血凝固时间(ACT),必要时追加鱼精蛋白,也可用止血药治疗。出血量大于每小时 4ml/kg 且连续 3 小时以上者,应及时二次开胸止血。补充血容量首先用剩余机血,当 CVP<8cmH$_2$O 时,输血速度要快一些,当 CVP>12cmH$_2$O 时,输血速度可减慢。血容量不足时首先表现的是心率加快,而不是血压下降,快速输血后心率会逐渐减慢。血容量不足很严重时才会引起血压下降。要及时补足血容量,不应等到血压降低时再补充。转机时间过长、渗血多的患者可输一些血浆或冷沉淀以提高凝血功能。每输 200ml 剩余机血要加用鱼精蛋白 10mg 静脉注射。每输 400ml 库血应静脉注射葡萄糖酸钙 0.5~1.0g,以中和保养液中的枸橼酸。CVP 在 10cmH$_2$O 以上,心率在 100 次/分以下,平均动脉压(MAP)在 75mmHg 左右,末梢温暖、尿量充足者,一般表示血容量已补足。

2. 增强心肌收缩力 术中心脏恢复跳动后开始应用多巴胺和/或多巴酚丁胺,一般用量为 3~5μg/(kg·min),这种小量应用主要是强心作用,无明显缩血管作用。术后当天一般不给洋地黄类药物,于术后次日开始应用毛花苷 C 0.2mg,每天静脉注射两次(1 次/12 小时);病情稳定后改为口服地高辛片 0.125~0.250mg,2 次/天。

3. 注意电解质变化 瓣膜置换术后要密切注意电解质的变化,特别是血钾,当尿多时不仅变化快,而且对心律、心率的影响极大。术后当天要多次化验电解质,术后 3 天内每天最少化验 1 次,以后每 2 天查 1 次电解质。要保持血钾在 4.5~5.0mmol/L 之间。血钙的变化一般不大,成人血钙 <2.3mmol/L 时应经静脉补充,每次 0.5~1.0g。术后当天的血钠一般正常,但由于尿的大量排出,钠随着尿排出体外,若不注意补钠,则多于术后次日开始出现低钠血症,故应及时补充。

4. 血管扩张药问题 常用的血管扩张药为硝普钠及硝酸甘油,以前应用较多,但目前应用得越来越少,主要原因为硝普钠扩血管作用极强,用量小无明显作用,用量大则会导致血压不稳,进药稍多即可引起血压骤降。瓣膜置换术后用此类药时,因扩张了血管床,会加重血容量不足的问题,还有可能使输血量增加,因此一般不用硝普钠。患者患高血压等特殊情况时可小剂量经微量泵应用。年龄较大疑有冠心病者,可适量应用硝酸甘油,通过微量泵静脉输入 0.5~3.0μg/(kg·min)。

5. 利尿 术后当天由于体外循环预充液的加入,血液被稀释,尿液比较多,一般无须用大剂量利尿药。如果认为尿量较少时,可用小剂量利尿药,如呋塞米 5~10mg 静脉注射。术后应用大剂量利尿药,使尿液排出过多、过快的缺点,一是影响血容量,特别是当术后胸液较多,且应用了血管扩张药时,快速利尿会导致血容量不足,影响心率及血压的稳定;二是快速利尿会使钾丢失增多,补钾的速度及量难以掌握。因此,利尿的原则应是少量、稳妥、持续。术后 1 周内改为口服利尿药,必要时加用呋塞米小剂量静脉注射,使每天尿量保持在 1 000ml 以上。

（二）呼吸管理

术后常规应用呼吸机治疗,潮气量设置为 8~12ml/kg,呼吸频率设在 8~12 次/分,吸呼比为 1∶2。氧浓度为 50%。先控制呼吸,当 PaO$_2$<80mmHg 时,加用呼气末正压(PEEP)治疗,PEEP 一般设置为 5cmH$_2$O。随动脉血气结果调整呼吸机参数。清醒后呼吸方式改为同步间歇指令通气(SIMV)。待病情平稳、神志清醒、握手有力,无严重心律失常、低血压、心力衰竭、胸液过多、气胸等重要问题时,可逐步减少呼吸机的支持。一般于术后 4~6 小时停用呼吸机,符合拔管条件时拔出气管插管。病情不稳定有特殊情

况时应延长呼吸机的应用时间。

（三）心律失常的治疗

心律失常有关的原因可能有：术前病程长，病变重，心功能差，心脏扩大，特别是心室扩大显著；术中手术时间长，心肌保护欠佳，人工瓣膜大小不合适；术后血钾过低或过高，碱中毒或酸中毒，个别引流管的直接刺激等。

1. **房颤伴心室率加快**　血容量不足引起者，加快输血后，心率可逐渐减慢。低血钾者补钾后将好转，患者清醒后对插管不适应所致者，可用镇静药治疗。心功能不全引起者，用强心药治疗。

2. **窦性或室上性心动过速**　原因为血容量不足者，快速输血后，心率可逐渐减慢。青年患者情绪激动或对气管插管不能耐受者，用镇静药治疗。由异丙肾上腺素引起者，可减少剂量或停药。

3. **心动过缓**　一般为术前长期心率缓慢，或术后心功能较差、血容量过多所致。可通过微量泵静脉注射异丙肾上腺素，使心率维持在80~100次/分。术中安放心外膜起搏电极者，也可用临时起搏器治疗，心率设在90次/分。

4. **室性心律失常**　偶发室性早搏者，应严密观察，寻找原因，看其变化方向是趋轻、趋重还是无变化。对多源性室性早搏或频发室性早搏者，应积极治疗。首先立刻静脉注射利多卡因50mg，无效时再用50mg，体重大者用100mg，若仍未控制者10min后可再用100mg，一般情况下早搏都能得到控制；必要时配用利多卡因经微量泵缓慢静脉注射，以免再次发作。同时，寻找病因进行处理。利多卡因多次应用仍无效者，可静脉注射胺碘酮，病情控制后改为微量泵缓慢静脉注射。

（四）抗凝治疗

术后第1天或第2天心包及纵隔引流管渗血停止时，开始服用华法林钠片，首次用量为2.5~3.0mg，每天晨抽血检测凝血酶原时间及国际标准化比值，当天下午根据化验结果服药，根据每例患者的情况找出合适的药量，使凝血酶原时间保持在17~25秒之间，国际标准化比值（INR）保持在1.6~2.0之间。1998年9月，中华医学会胸心血管外科学分会于大连召开的心血管外科麻醉、体外循环、心脏瓣膜研讨会上确认的抗凝标准为正常凝血酶原时间的1.5倍。出院后每个月重复检查1次凝血酶原时间，3个月后，每3~6个月重复检查1次，以达到既能维持不形成血栓又不会因抗凝治疗而引起出血为标准。

七、并发症防治

（一）急性左心衰竭

1. 病因

（1）术前心功能Ⅳ级，术前准备不充分。

（2）心脏扩大、心室肥厚显著，术中心肌保护不良，手术时间太长，瓣膜成形失败。

（3）多巴胺等正性肌力药撤离过早，洋地黄类药物用量不足。

（4）输血、输液过多、过快，术后进食、饮水过多。

（5）体内水分过多，利尿不够。

（6）休息不好，活动量过大而致劳累过度。

2. 诊断要点

（1）呼吸困难，常需端坐呼吸，不能平卧，平卧时有刺激性咳嗽、气急、胸闷。

（2）频繁咳嗽，咳出大量白色泡沫痰，严重者咳出大量粉红色泡沫痰。呼吸道感染时痰液较稠，咳痰间隔时间长，应注意两者的区别。

（3）心悸、胸闷、疲乏无力、精神差、表情淡漠。

（4）口唇发绀，胸廓呼吸运动增强，吸气时有三凹征。病情较轻者双肺底部有细湿啰音，严重者两肺布满干、湿啰音。心率增快,可闻及奔马律,血压处于较低水平。

（5）胸部 X 线片示双肺淤血,严重者肺野有云雾状阴影,肺门阴影增重呈蝶翼样。

3. 治疗要点

（1）用呼吸机者加用 PEEP 治疗,床头适当抬高。提高吸入氧浓度。脱离呼吸机者取端坐位或身体前倾,双下肢下垂。

（2）高流量吸氧或用无创呼吸机治疗,湿化瓶内加入 50% 的乙醇或 1% 的二甲基硅油,以消除呼吸道泡沫。呼吸困难严重,血氧饱和度低于 95% 者,应立刻行气管插管,用呼吸机治疗。

（3）肌内注射吗啡 10mg,可控制患者烦躁不安,减轻其呼吸困难,减少氧耗量。

（4）静脉注射呋塞米 20~40mg,迅速利尿,减轻心脏负荷。

（5）排除洋地黄中毒后,将毛花苷 C 0.4mg 加入 5% 的葡萄糖盐水 20ml 后缓慢静脉注射,4 小时后可再用 0.2mg 或 0.4mg,以后每天 2 次,每次 0.2mg 静脉注射。

（6）经微量泵静脉缓慢注射多巴胺和/或多巴酚丁胺,3~10μg/（kg·min）。

（7）应用血管扩张药,减轻容量负荷,缓解肺水肿。可经微量泵应用硝普钠或硝酸甘油。

（8）上述药物必要时可重复或持续应用。

（二）抗凝过量引起出血

1. 原因　机械瓣膜置换术后需终生用抗凝药。若用药过量,或虽用药量同前,但因加用其他抗血小板药物可致出血。对抗凝影响较大的药物如下。

（1）阿司匹林:通过环氧化酶的乙酰化作用,抑制血小板功能,抑制血小板凝集。

（2）保泰松、吡氧噻嗪、吲哚美辛等解热镇痛药:通过氧化酶的竞争抑制作用,降低血小板的凝集与黏附功能。

（3）双嘧达莫:主要作用机制为通过抑制血小板磷酸二酯酶活性,当血小板、c-AMP 升高时,磷酸激酶被激活,发生蛋白质底物的磷酸化作用,后者可导致细胞浆钙减少,从而抑制血小板的凝聚。

（4）右旋糖酐-40:能抑制血小板的黏附作用,抑制红细胞凝集,降低血液黏稠度。

（5）前列地尔:能抑制血小板凝集与黏附。

因以上药物均有较强的抗凝血作用,故在抗凝期间若用此类药物,则抗凝药如华法林需减量应用,否则易致出血。另外,其他增强抗凝作用的药物还有氯霉素、广谱抗生素、长效磺胺药、别嘌呤醇、甲苯磺丁脲、奎尼丁、水杨酸类药等。它们的抗凝作用较弱,但应引起注意,以免引起出血。减轻抗凝作用的药物有维生素 K、巴比妥类、催眠类、肾上腺皮质激素、雌激素、口服避孕药、利福平、灰黄霉素等。以上药物特别是维生素 K 有较强的促凝作用,用这些药时,应注意检查凝血酶原时间,以免抗凝不足导致血栓形成。

2. 临床表现及处理　口服香豆素类抗凝药如华法林等时,其出血的并发症常为黏膜下出血及泌尿生殖系出血。轻者表现为镜下血尿、鼻出血、瘀点、直肠出血、结膜下出血、牙龈出血、皮肤瘀斑等;重者为肉眼血尿、咯血、呕血、黑便、便血、心包积血、颅内出血等。

（1）轻度出血:如牙龈出血、瘀点、皮肤瘀斑、结膜下出血、月经量偏多、痔出血、镜下血尿、鼻出血等,可不必停药,但应检查凝血酶原时间,减少药量,减少维持剂量的 1/4 即可。必要时再复查凝血酶原时间。

（2）重度出血:鼻出血可填塞凡士林纱布止血,停药 1 天,复查凝血酶原时间,而后确定合适药量。肉眼血尿、痔或月经大量失血等,停药 2~3 天,出血多可停止,黑便者可做胃镜,查出出血点,一般停药后 5~7 天重新开始抗凝治疗。咯血、呕血、肠壁出血、皮下或肌肉大血肿等,均宜静脉注射维生素 K_1,剂量为 10mg,使出血及早停止,观察 3~5 天后重新开始抗凝治疗。颅内血肿,除静脉用维生素 K_1 及停用抗凝药外,应立即做开颅术清除血肿。术后 5 天开始重新应用抗凝药。

（3）血栓形成与栓塞　血栓形成与栓塞是瓣膜置换术后的重要问题,特别是机械瓣膜,虽长期进行抗凝治疗,仍有一定的发生率;生物瓣膜虽然不需进行长期抗凝治疗,但术后 3 个月内也易出现血栓栓塞,故抗凝治疗需达 3~6 个月。

1)发生率:血栓栓塞的发生率随瓣膜种类不同及瓣膜置换区的差别而异。一般三尖瓣区发生率最高,二尖瓣区次之,主动脉瓣区最少。1985 年,Barwinskg 等报道 915 例瓣膜置换术结果,在抗凝条件下,晚期栓塞率每年为 3.95%(主动脉瓣)~4.90%(二尖瓣)。Bain 报道 1 580 例瓣膜置换术的远期栓塞率每年为 0.5%~4.0%。St Jude 双叶机械瓣膜置换术后,在抗凝条件下主动脉瓣栓塞率每人每年为 2.6%,二尖瓣为 2.9%。生物瓣膜置换术后血栓栓塞率较低,在不抗凝的条件下栓塞率每年 <2.0%。

2)产生血栓的有关因素:①人造瓣膜本身的因素。生物瓣膜血栓栓塞发生率低,可能是由于天然瓣膜的表面为生物性的缘故,且瓣叶柔软,开启在中央,有良好的中心型血流,从而减少了涡流。机械瓣膜发生血栓的可能性则较大。②抗凝不当。机械瓣膜置换术后需终生抗凝,抗凝不足者血栓栓塞发生率可增加 2 倍以上。术后不抗凝或中止抗凝,则发生率可增至 3 倍以上。③房颤。心房颤动时心房丧失了收缩力,使心房向左心室的排血受到影响,造成房内血液淤滞。④巨大左心房。左心房血液淤滞不能排空,因此也易发生血栓。⑤有血栓栓塞史:房内血栓在术中虽已被取出,但因粗糙面仍存在,易再形成血栓。

3. 临床表现与诊断

(1)瓣膜血栓形成:正常情况下听诊可闻及机械瓣收缩期为"咔嗒金属"音,舒张期瓣膜音不明显;猪瓣膜或牛心包瓣膜收缩期为"吐吐"音,舒张期无明显心音。术后若听诊发现瓣膜音质不正常,则应首先考虑到瓣膜血栓形成的可能。当血栓小,不影响活动时,听诊时也可能正常。当血栓逐渐增大,导致瓣口狭窄或关闭不全时则可闻及舒张期杂音或收缩期杂音。但听诊瓣膜无异常者,也不能排除瓣膜血栓的可能。当出现急、慢性心力衰竭时,应考虑到瓣膜血栓的可能性。超声心动图检查对瓣膜功能障碍的诊断价值很大,如瓣叶活动幅度减小,或瓣叶不活动,或瓣叶打开不完全等,还可直接测得血栓的回声光团,显示血栓的存在,需要尽早明确诊断,必要时手术治疗。

(2)动脉栓塞:左心室的血栓脱落后,可随动脉血流漂移至脑血管、冠状血管与周围动脉系统,引起栓塞。

1)脑血管栓塞:是血栓栓塞最常发生的部位。轻者为一过性脑缺血,患者有极短暂的意识障碍,或伴有短时间的神经系统体征,可以恢复;严重者出现昏迷、偏瘫,甚至死亡。怀疑脑血管栓塞时应做脑 CT 检查,以便与脑出血鉴别。

2)冠状动脉栓塞:其表现与心肌梗死相同,心电图检查有心肌缺血、损伤或坏死的波形,严重者可突然死亡。

3)肠系膜动脉栓塞:有急腹症的表现,有腹膜刺激征,肠管缺血坏死穿孔。需要按照急腹症处理。

4)下肢动脉栓塞有疼痛、麻木感,皮温凉,颜色苍白,远端动脉搏动减弱或消失,超声检查动脉内有血栓,无血流。

4. 治疗

(1)血栓形成:怀疑有瓣膜或左心房血栓者,应进一步检查,同时住院观察,必要时行二次手术。有急性左心衰、低心排血量综合征者,应行急诊手术,在低温、体外循环下打开心房,取出血栓。取栓不易者,应做二次瓣膜置换术。术后及早进行抗凝治疗。

(2)脑血管栓塞:诊断明确者应暂停抗凝药,以免栓塞引起的脑梗死转变成扩展性出血性梗死。停药 5d 后应重新开始抗凝治疗。其他方面按脑血管栓塞常规治疗。

(3)冠状动脉栓塞:轻者造成心肌梗死。心肌梗死的早期用肝素治疗,也可用尿激酶溶栓治疗。可做冠状动脉造影,根据造影确定的部位做冠状动脉内溶栓治疗。

(4)肠系膜动脉栓塞:瓣膜置换术后出现剧烈腹痛,腹部有明显压痛,腹肌紧张,怀疑该并发症者,应行剖腹探查,切除坏死肠管,对端吻合。

（5）下肢动脉栓塞:首先应考虑用拉栓器取出血栓,栓塞血管很细者可用血管扩张药如妥拉唑林、罂粟碱治疗。

（三）瓣周漏

随着换瓣数量的增加,技术水平的提高,瓣周漏的发生率显著下降。中国医学科学院阜外医院(简称阜外医院)1994年5月的报道为0.50%(13/2 575);中国人民解放军海军军医大学第一附属医院(上海长海医院)的报道为0.65%(2/304)。

1. 病因

（1）瓣环组织因素:瓣环组织是固定人造瓣膜的支架组织,当瓣环组织发生黏液性退行性改变时,其组织易被缝线割裂。当瓣膜钙化时侵及瓣环组织,若术中去除钙化灶,有可能损伤瓣环组织,降低瓣环组织的牢固性。

（2）缝合技术因素:在置入的瓣膜缝合环内膜化之前,瓣膜是依靠缝线与瓣环固定在一起的,因此,恰当的缝合技术是预防瓣周漏的关键之一。据报道,缝合技术原因占瓣周漏的1/3。

（3）人造瓣膜心内膜炎:约占瓣周漏原因的1/3。心内膜炎时,瓣环感染、组织松脆,易致瓣周漏。

2. 诊断　二尖瓣瓣周漏轻度者可无杂音,中度或重度瓣周漏于心尖区或胸骨左缘第3肋间可闻及收缩期杂音。胸部X线片示心影增大。多普勒超声心动图可确定瓣周漏的部位及大小。瓣周漏时可伴溶血性贫血、黄疸,甚至肝、脾肿大。

3. 预防

（1）人工瓣大小应合适,太小或太大均易造成瓣周漏。

（2）手术技术应熟练、准确,缝线针距合适,分布均匀,打结要牢固、可靠,松紧适宜。

（3）去除瓣环钙化灶时应慎重,注意瓣环组织的完整性与牢固性。瓣环组织脆弱、暴露不好者,宜行间断加垫片缝合。

（4）术中及术后要应用强有力的抗生素,以预防心内膜炎的发生。

4. 治疗

（1）轻度瓣周漏:仅于做超声复查时发现,无临床症状者可随诊观察,若症状明显时可考虑再次手术治疗。

（2）中度或重度瓣周漏:常有心悸、气短、胸闷等症状,或伴有贫血、血红蛋白尿等,诊断确定后宜尽早行二次手术。漏口小者间断褥式缝合即可;漏口大且伴心内膜炎者,宜摘除原瓣膜重新换瓣。须注意二次换瓣手术时间较长,风险较高,应做好术前准备。

（四）左心室破裂

二尖瓣置换术后左心室破裂的发生率为0.5%~2.0%。术中心脏复跳后、手术结束前出现的左心室破裂称为急性左心室破裂;术后数小时或数天发生的左心室破裂称为延迟性左心室破裂。急性左心室破裂的死亡率约为50%,延迟性左心室破裂的死亡率几乎为100%。

1. 左心室破裂的类型

（1）Ⅰ型:破裂位于左侧房室环的下方,即左心房与左心室连接部稍下方的薄弱部位。

（2）Ⅱ型:为乳头肌基部的左心室壁穿孔。

（3）Ⅲ型:裂口位于左心室后壁中部,在二尖瓣环与左心室乳头肌残端之间。

2. 左心室破裂的原因

（1）Ⅰ型:①切除病瓣时,过度清除瓣环的钙化灶而导致瓣环组织的损伤。②缝瓣时进针过深,损伤心肌。③显露不佳时,过度牵拉后瓣或瓣环上的缝线而损伤后瓣环及下方的心肌。④置换的人工瓣膜过大,压迫心肌及瓣环。⑤换瓣后过度搬动心脏,致瓣环撕裂。

(2)Ⅱ型:①切除病瓣时,过度牵引瓣下结构,使乳头肌基部的左心室壁提至心腔,乳头肌切除过多,左心室变薄易致破裂;②在较小的左心室内置入过大的高支架人工瓣膜,损伤心肌。

(3)Ⅲ型:①左心室中部心内膜被剪刀、硬质吸引器、人工瓣膜支架或手术器械损伤,即使损伤很小,在心腔内压力的作用下,血液可通过损伤部位渗入心肌,在心肌内形成血肿,进而造成破裂。②瓣膜切除后,由于左心室后壁的支持结构(后瓣-腱索-乳头肌)的完整性被破坏,当左心室压力升高时,左心室可发生纵向过度伸展,这种过度的伸展易使薄弱的心肌或心内膜损伤的心肌发生破裂。③一次大量注入多巴胺等药物,心脏剧烈收缩所致。

3. 诊断

(1)急性左心室破裂:约占左心室破裂的70%。发生于心脏复跳后、体外循环停止时,表现为心包腔内有大量鲜红色血液从心后壁溢出,反复检查手术切口无出血征象,经多次吸引后仍有血液大量涌出,血压下降,抬起心尖检查心后壁,可见左心室有裂口并有血液喷出。

(2)延迟型左心室破裂:占少数。多发生于术后数小时,患者于监护室内自引流管突然有大量血液流出,血压迅速下降。

4. 紧急处理 左心室破裂是二尖瓣置换术的一种严重并发症,一旦出现,死亡率很高,应提高警惕。急性破裂者应快速建立体外循环,阻断升主动脉,灌注心脏停搏液,经原切口打开心腔,摘除人工瓣膜,检查左心室破裂位置及大小;对于Ⅰ型破裂,先采取心内面裂口两侧垫心包片缝合修补,而后可用双头针带毛毡条在心室外面褥式缝合;缝合应注意避开冠状动脉回旋支及冠状窦;Ⅱ型破裂可于心内修补心包片,心外修补,切口两边用毛毡条,缝针应贯穿全层肌肉,注意勿损伤冠状血管;Ⅲ型破裂裂口往往较大,取两条长的自体心包片,而后于心内裂口两侧垫心包片,用4-0聚丙烯缝线双层连续缝合修补,心外加固毛毡条褥式缝合,最后重新置入人工瓣膜。

5. 预防

(1)瓣叶严重钙化侵及瓣环或心室肌者,特别是位于后交界的钙化灶,应避免过度清除,以防损伤瓣环或心室壁。一旦损伤心内膜应立刻用心包补片将其修复。

(2)切除乳头肌不能过多,以免削弱左心室壁。实际上,紧挨乳头肌剪断腱索即可,不必切除乳头肌,也不会影响人工瓣膜的启闭。若能保留后瓣及相应的腱索乳头肌,则可保护心脏的完整性及坚固性,以免术后左心室破裂,同时也能较好地维护左心室功能。

(3)左心室较小者,置入的瓣膜不能过大,缝合应恰于瓣环上,不宜深入心肌。

(4)术后排气最好用主动脉上的心脏停搏液灌注针头,而不必抬心尖排气,以免撕裂心肌。

(5)术后心脏应保持适宜的前负荷及后负荷,以防因负荷过重引起左心室破裂。

(6)多巴胺及肾上腺素应用微量泵匀量注入,切忌一次注入较大剂量。

(五)室性心律失常

重症患者术后早期可出现频发室性期前收缩,甚至室颤导致猝死。

1. 原因 主要为血钾过低或术前即有心律失常所致。低钾的原因常见于以下几点。

(1)患者术前长期用排钾利尿药,体内总钾量低。

(2)术后食欲不振,钾摄入少。

(3)尿中含钾量高,尿排钾多。

(4)术后利尿,尿量多,钾丢失多,而又未及时补充。

2. 治疗

(1)补钾至正常范围。

（2）有室性期前收缩时用利多卡因静脉注射，并持续静脉滴注，防止其再发。

（3）发生室颤，立即行胸外心脏按压，按心搏骤停抢救。

3. 预防 一旦发生室颤，如不能及时发现，患者很难存活。重点在于预防低钾的发生。

（1）住院期间注意查血钾浓度。出监护室后 1~2 天化验血清电解质 1 次。

（2）注意患者睡眠，充分休息。因睡眠不好，必然影响食欲，食欲不好，必然影响钾的摄入，睡眠不好者要对症治疗。

（3）注意饮食。瓣膜置换术后几乎有半数患者食欲不振，会影响钾的摄入；还须注意钠的补充，缺钠者食欲不振，补钠后则可恢复食欲。

（六）心包积液

心包积液可导致慢性心脏压塞，积液可为渗出液，也可为血液。如术后早期患者心功能恢复较好，而后又不明原因地出现顽固性心衰，经加强强心、利尿治疗后仍无效，应想到本并发症的可能。患者表现为恶心、烦躁等症状。胸部 X 线片检查可见心影增大，超声检查发现心包内液性暗区，可以确诊。

1. 治疗

（1）在超声引导下用套管针经剑突下穿刺，置入细管连接闭式引流瓶，引出积液。

（2）于手术室麻醉后沿原切口在剑突下做一小切口，分开腹直肌鞘，沿膈面心包放入吸引器头，吸出积液，放置心包引流管。

（3）口服吲哚美辛，每次 25mg，每天 3 次，减少渗出，促进吸收。

2. 预防 心包引流管一般于术后 2~5 天拔出，但有些患者渗血、渗液较多，这时引流管应推迟拔除，待引流液显著减少或没有引流液后再拔出，以免拔管后心包积液多，影响患者的恢复。

（徐宏耀 袁义强）

第十七章

二尖瓣关闭不全

一、病因及病理解剖

1. **病因**　先天性二尖瓣关闭不全比较常见,如二尖瓣环扩大、二尖瓣叶裂口、二尖瓣腱索延长、二尖瓣叶发育不良等。后天性的二尖瓣关闭不全也比较常见,如二尖瓣腱索断裂、延长;二尖瓣环扩大;二尖瓣因炎症损伤;二尖瓣风湿性病变;冠心病引起的乳头肌功能不全;巴洛综合征等。

2. **病理解剖**　先天性二尖瓣关闭不全时,由于心脏收缩期部分血液反流至左心房,舒张期又进入左心室,长时间的异常血流使心脏的容量负荷逐渐加重,导致左心房及左心室扩张,继而二尖瓣环扩大,反过来又加重二尖瓣关闭不全。二尖瓣腱索断裂或延长,导致二尖瓣叶于收缩期向左心房脱垂,使其前后叶不能对合造成二尖瓣关闭不全。风湿性心脏病的特点是随着病变发展二尖瓣叶逐渐增厚、钙化,边缘卷缩、硬化,使瓣叶面积减少,不能合拢,加上腱索的融合缩短更加重了二尖瓣关闭不全。冠心病心肌梗死后可见乳头肌功能不全导致二尖瓣叶脱垂使瓣叶关闭不全,另外心肌梗死后心脏的形态发生改变也是导致二尖瓣关闭不全的原因之一。巴洛综合征患者的二尖瓣叶组织过多、过长,使瓣叶体部于收缩期向左心房侧突出,也可并发瓣叶脱垂导致二尖瓣关闭不全。

二、病理生理及临床表现

在心脏收缩期因二尖瓣关闭不全使部分血液反流入左心房内,反流量的多少取决于二尖瓣关闭不全的轻重程度。若是较大量的反流,可使左心房的容量逐渐增大,压力升高,长期病变的结果是左心房显著扩大、肺静脉及肺动脉压力升高、肺静脉淤血。患者可出现劳累后气短、心悸、咳嗽、乏力等症状,休息时症状缓解。随着病变加重,肺静脉淤血及肺动脉高压也进一步加重,左心房更加扩大。同时由于收缩期二尖瓣口的血液反流,舒张期有更多的血液流入左心室,大大增加了左心室的容量负荷。左心室腔逐渐扩大,室壁增厚,心脏收缩力增强,这是代偿反应。此时心功能处于代偿阶段,症状不明显。当病变加重到一定程度时,左心室失去代偿,此时,心功能急剧减退,轻体力活动甚至休息状态下也可出现心悸、气短、乏力、胸闷等症状。晚期右心衰竭时右心房、右心室明显扩大,三尖瓣关闭不全,可出现肝大、腹水、消瘦、颈静脉怒张、下肢水肿等表现。

三、诊断要点

1. **症状及体征**　单纯性轻度二尖瓣关闭不全的患者,可长期无明显症状。随着病情的加重,左心室逐渐失去代偿功能,出现活动后心悸、气短、乏力、咳嗽等症状。左心衰竭时咳嗽频繁,不能平卧,端坐呼吸,咳白色或粉红色泡沫痰。体征为:心尖搏动增强、范围广、向左下移位;可触及收缩期震颤;听诊于心尖部可闻及吹风样全收缩期杂音,向左腋下传导。左心衰竭者可闻及双肺底部有干、湿啰音。右心衰竭者常有颈静脉怒张、肝大、腹水、下肢水肿等体征。

2. 心电图　轻症患者表现为P波增宽有切迹,左心室肥厚。重症患者除以上表现外,常为房颤心律,左心室肥厚伴劳损,或伴有右心室肥厚。

3. X线检查　轻症者心影及肺部无明显异常。较重患者左心房及左心室均明显扩大。严重患者左心房极度扩大,左心室也显著扩大,伴有右心衰竭时右心房、右心室也明显增大。肺淤血严重。

4. 胸部平扫CT　根据病情轻重不同,心影增大,以左心房及左心室扩大为著,晚期患者右心房、右心室也增大。病情较轻者肺部无明显淤血,较重患者肺淤血明显,心力衰竭出现后还可见到胸腔积液。

5. 超声心动图检查　二维超声于收缩期可见二尖瓣关闭后仍有裂隙,前后瓣叶不能对合。腱索断裂或腱索过长者一侧瓣叶翻入左心房。四腔切面见左心房高度扩大,单纯关闭不全者左房室环常显著扩大。其他征象如瓣叶僵硬、钙化或分裂均可显示。左心室腔可显著增大,运动幅度增强。彩色多普勒显示左心房内有大量反流信号。伴有三尖瓣关闭不全时,收缩期右心房内有反流信号。巨大左心室的标准是左心室舒张期末内径(LVEDD)>70mm,左心室收缩期末内径(LVESD)>50mm,射血分数(EF)<50%,缩短分数(FS)<0.25;高危左心室的标准是LVEDD>80mm,LVESD>60mm,EF<50%,FS<0.25。

四、手术适应证

1. 诊断为二尖瓣关闭不全且左心房及左心室有中等以上的扩大;伴有活动后心慌、气短,或者夜间不能平卧者;经心脏彩色多普勒超声检查发现有大量的二尖瓣反流;经保守治疗二尖瓣反流没有减少者应及时行二尖瓣修复手术。

2. 急性二尖瓣关闭不全如心内膜炎所致二尖瓣穿孔;二尖瓣置换术后大量的瓣周漏;二尖瓣腱索断裂所导致的心衰等需紧急手术的情况,否则急性左心衰会加重使患者失去手术机会。

3. 因冠心病心肌梗死所导致的二尖瓣关闭不全,常常是由于乳头肌功能不全或者是心脏的形态改变造成的,轻度或轻中度的二尖瓣关闭不全不需要手术治疗,重度或中重度的二尖瓣关闭不全则需要在修复或置换二尖瓣的同时做冠状动脉搭桥术。因心肌梗死导致乳头肌断裂者,二尖瓣反流往往较严重,需要及时手术。

五、手术禁忌证

1. 患者有重度二尖瓣关闭不全但听诊心脏杂音不响亮甚至听不到心脏杂音,经强心、利尿治疗后复查心脏彩色多普勒超声发现二尖瓣关闭不全明显减轻,由重度改善为中度或轻度者,其病因为左心功能不全,应采取药物治疗。这种患者的另一个特点是左心室射血分数(EF)往往很低。

2. 风湿性心脏病有风湿活动者不适合手术。

六、术前准备

对于有心功能不全的患者需要进行强心、利尿治疗;如果全身一般状况较差或有心源性恶病质者需给予支持治疗,全身情况改善后再进行手术;对于二尖瓣重度反流伴有急性左心衰的患者可紧急气管插管应用呼吸机治疗,经积极准备后手术。

七、手术方法

麻醉后插入食管超声探头,以便术中进行超声检查。

（一）二尖瓣环成形术

1. **缝线缝缩瓣环** 目的是缩小二尖瓣环。在儿童,可用缝线缝合后瓣环使其缩小;也可于两侧交界处适当缝缩使其瓣环缩小。

2. **应用成形环缩小瓣环** 成形环种类较多,各有优缺点。目前应用较多的是马鞍形全环,其前叶部分有一定弹性;另外还有 C 形环等。

术者首先要显露好二尖瓣,探查二尖瓣病变看是否与术前诊断相符合。重点是判断根据自己的经验水平通过二尖瓣修复能否达到预期的手术效果。成形环的大小需要测量前叶的宽度及前叶的面积,过大或过小均不好。可先在前交界、后交界及后瓣环中点各缝 1 针固定位置,而后在三个象限内各加缝 3 针。推下瓣环后打结、剪线。而后注水观察有无漏水（图 17-1）。

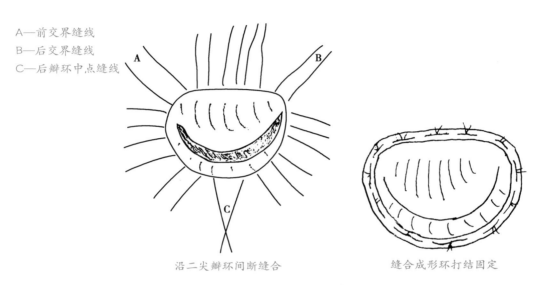

A—前交界缝线
B—后交界缝线
C—后瓣环中点缝线

沿二尖瓣环间断缝合　　缝合成形环打结固定

图 17-1　二尖瓣成形环的应用

（二）人工腱索的应用

人工腱索适合于腱索断裂或腱索纤细延长所致的二尖瓣关闭不全,目前一般用 GORE-TEX 线作为人工腱索,其中 5-0 的线应用较多。首先将带垫片的双头针缝线穿过相对应的乳头肌,而另一端缝合在二尖瓣增厚的边缘上,绞缝 2 次,注水观察腱索的长短是否合适,将人工腱索调整到合适的长度后打结固定（图 17-2）。

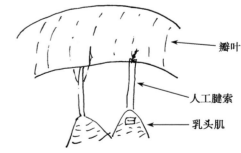

瓣叶

人工腱索

乳头肌

图 17-2　人工腱索的应用

把人工腱索缝合在乳头肌与二尖瓣后瓣叶之间。

1. 修补二尖瓣裂口或用补片修补二尖瓣穿孔。有些腱索延长者可以在乳头肌根部或者是瓣叶边缘部位给予缝合缩短。

2. 注水试验有漏水者需进一步缝合修复。也可以用 4-0 聚丙烯缝线做缘对缘褥式缝合形成双孔二尖瓣,缝合的位置要合适,注水检查有反流者拆除缝线重新缝合。

3. 对于瓣叶过小者需在瓣根部剪开,用自体心包片或用牛心包片缝合加宽之。

4. 术后体外循环停止之前用食管超声检查,二尖瓣有微量反流可以接受;如果二尖瓣反流在中量以上者必须再次阻断主动脉,灌注心脏停搏液再次手术,修复或置换二尖瓣。

5. 成形手术失败或者不能成形者需要做二尖瓣置换术,切除前瓣叶及腱索,保留部分后瓣叶及腱索。

测量后取合适大小的人工瓣膜,间断带垫片缝合 12~14 针,下瓣打结、剪线。年龄大于 65 岁者可选用生物瓣膜,青壮年患者一般选用机械瓣膜。

八、术后监护要点

1. 术前心功能好的患者,如果手术顺利,术后没有二尖瓣反流或者仅有微量反流、渗血不多、病情稳定,可适当补充一些血浆、白蛋白等胶体液,必要时输入少量红细胞混悬液。

2. 对于手术中不顺利、手术时间超长,或者术后二尖瓣仍有中量以上反流、病情较重者,应严密监测,在补充胶体液的同时加强强心、利尿治疗。

3. 每天晨拍摄床头胸部 X 线片,看有无肺水肿征象;做床旁心脏彩色多普勒超声检查心功能状态、有无二尖瓣反流及反流的程度。

4. 术中可将经颈静脉插入右心房的测压管经房间隔切口插入左心房,以便术后测量左心房压。

5. 术后二尖瓣残余轻度或轻中度反流,伴有血红蛋白尿者,如果循环平稳没有左心衰表现者,可以观察治疗。对于术后循环不稳定经心脏彩色多普勒超声检查确诊为二尖瓣重度反流者,应积极再次手术进一步修复二尖瓣或做二尖瓣置换术。

(徐宏耀)

第十八章

主动脉瓣狭窄及关闭不全

一、病理解剖

1. **主动脉瓣狭窄**　主动脉瓣狭窄的病因有先天性与后天性病变两种。先天性病变的主动脉瓣膜多呈二瓣化畸形;少数为单瓣膜呈隔膜样,中心或偏心处有一小孔为瓣口;三瓣膜畸形少见,交界多粘连,瓣口位于中心呈鱼口状。风湿性主动脉瓣狭窄病程初期为瓣膜的炎症、水肿,继而粘连、增厚、融合造成主动脉瓣口狭窄。先天性及后天性主动脉瓣狭窄最后都会导致瓣膜增厚、钙化、僵硬。左心室心肌肥厚呈进行性加重,心腔不大,心内膜下心肌缺血,晚期心肌间质纤维化。

2. **主动脉瓣关闭不全**　主动脉瓣关闭不全的病因有风湿性病变、细菌性心内膜炎、各种原因所致瓣环扩大、先天性瓣叶脱垂等。风湿性病变常合并有狭窄,由于瓣叶僵硬、固定,导致狭窄与关闭不全同时存在。细菌性心内膜炎患者的主动脉瓣叶上往往有赘生物形成,或瓣叶有损毁和穿孔,导致关闭不全。主动脉根部瘤等原因引起的瓣环扩大可造成瓣膜关闭不全;干下型室间隔缺损可合并有主动脉瓣叶脱垂,造成瓣膜关闭不全。主动脉瓣关闭不全患者的心腔扩大、心室肥厚、心肌相对缺血。

二、病理生理及临床表现

1. **主动脉瓣狭窄**　主动脉瓣狭窄使左心室射血受阻,左心室压力负荷加重,长期病变的结果是左心室肌肉代偿性肥厚,单纯的主动脉瓣狭窄左心室壁厚但左心室腔不大。升主动脉因长期受到高速血流的冲击而逐渐扩张、瘤变,其壁变薄。升主动脉呈纺锤样,即中部最粗、两端较细。主动脉瓣狭窄的早期临床表现常不明显,病情加重后开始出现活动后心悸、气短、头晕,或有心前区疼痛。病情一般呈进行性加重,在心肌肥厚劳损后心肌供血不足更加明显,常出现劳力性心绞痛。心力衰竭后左心室扩大,舒张末压升高,此时肺静脉压力升高,患者出现咳嗽、呼吸困难的症状。胸骨右缘第2肋间可闻及粗糙的全收缩期杂音,向颈部传导,同时可触及震颤,脉压差缩小。病程晚期左心衰竭后会引起右心衰竭,出现肝大、腹水、全身水肿的表现。晚期患者可发生猝死。

2. **主动脉瓣关闭不全**　主要改变是容量负荷增加,由于左心室在舒张期除了接受来自左心房的血液外,还要接受来自主动脉瓣的反流血液,因此左心室在收缩期除了将正常的每搏量排出心脏外,还必须将主动脉瓣反流到左心室的血液排出。长期病变的结果是左心室腔逐渐扩大,升主动脉及其瓣环也进一步扩大,同时,左心室肌肉肥厚、收缩力增强,心肌耗氧增加。当病变超过了心脏的代偿能力后,左心室舒张末压逐渐升高,心排血量减少,左心房压及肺静脉压力升高,遂出现左心衰竭的表现。患者于代偿期常无明显症状,仅有脉压差增大、舒张压降低及舒张期反流性杂音存在。病变加重后,出现活动后心悸、呼吸困难、心脏跳动剧烈、颈动脉搏动有冲击感。由于舒张压降低,冠脉供血减少,加上肌肉肥厚、室壁张力高,心肌相对性缺血明显,常有心前区闷痛不适,最后出现心力衰竭。体格检查:胸骨右缘第 2 肋间及胸骨左缘第 3、4 肋间可闻及舒张期泼水样杂音。随着脉压差增大,个别患者舒张压低至 10mmHg 以下,股动脉有枪击音,甲床毛细血管搏动征阳性。

三、诊断要点

(一) 主动脉瓣狭窄

1. 胸骨右缘第 2 肋间有明显的收缩期杂音,呈喷射样,向右侧颈部传导,可触及震颤。轻症患者无明显症状,较重患者有活动后气短、头晕、胸痛等症状。严重者轻体力活动就出现呼吸困难,左心衰竭者不能平卧,咳嗽频繁,咳白色泡沫痰,双肺可闻及细湿啰音。全心衰竭者兼有肝大、腹水、下肢水肿等右心衰竭的表现。

2. 心电图示左心室肥厚或伴劳损。

3. 代偿期正位 X 线片显示心脏无明显增大,左心室可有轻度增大,左心衰竭时有肺水肿表现。

4. 胸部 CT 检查　心脏常见主动脉瓣钙化,升主动脉扩张,左心室肥厚。可发现桶状胸、慢性阻塞性肺疾病等。

5. 超声心动图　可见主动脉瓣叶增厚、钙化、有结节、瓣叶僵硬、活动受限,瓣口狭窄,瓣上血液流速高,跨瓣压差增大。左心室肥厚,左心室腔无扩大,舒张期左心室顺应性下降。另外,可测出瓣口面积及瓣环大小。左心室射血分数多正常。伴有关闭不全者左心室腔明显扩大。

(二) 主动脉瓣关闭不全

1. 胸骨右缘第 2 肋间及胸骨左缘第 3 肋间可闻及舒张期泼水样杂音,心尖及颈动脉处易触及强烈搏动。脉压差显著增大,有水冲脉,毛细血管搏动征阳性,股动脉有枪击音。可有劳累后呼吸困难、胸痛、心悸等表现。失代偿期左心衰竭者呼吸困难,不能平卧,频繁咳嗽,咳白色泡沫痰,双侧肺底有湿啰音。右心衰竭者食欲减退、贫血、疲乏无力、颈静脉怒张、全身水肿、肝脏淤血肿大,可有腹水。

2. 心电图　左心室肥厚,或伴有劳损,可有房性或室性期前收缩。

3. 胸部 X 线片　心脏向左下扩大,升主动脉增粗,可有肺淤血表现;左心衰竭者双肺有云片状阴影,以肺门为重。

4. CT 检查　可见心脏明显扩大,同时也可发现肺部异常表现。

5. 超声心动图　可明确显示瓣叶的增厚、脱垂、关闭不全及赘生物大小。收缩期升主动脉内血流速度高,彩色多普勒取样左心室于舒张期可见大量反流信号。左心室长轴可显示左心室腔扩大,室壁增厚。有左心负荷过重的表现。严重者左心室射血分数(EF)下降。

6. 左心室及冠脉造影　年龄 >50 岁者做左心室及冠状动脉造影,以明确有无冠状动脉狭窄,借以判断心绞痛的病因。

四、手术适应证及术前准备

(一) 手术适应证

1. **主动脉瓣狭窄**　诊断明确的成人有临床症状者,应及时手术治疗。无明显症状的轻中度儿童患者,跨瓣压差 <50mmHg,可随诊观察;对于主动脉瓣压差 >50mmHg,且有活动后心慌、气短症状者,可做主动脉瓣交界切开术。成年患者一般采用主动脉瓣置换术。对于有明显的心绞痛发作,或有心衰表现者,应尽早手术。手术医师技术应熟练,术中保护好心肌,术后监护得当,才能获得满意的效果。对于年龄 >70 岁,伴有其他慢性肺疾患、长期心衰、对药物治疗不敏感者,要特别慎重,可考虑采用介入法主动脉瓣置换术。

2. **主动脉瓣关闭不全**　病变早期往往症状不明显,但心脏失去代偿能力时病情发展很快,容易失去手术机会。鉴于当今的手术技术及条件,手术已比较安全,故诊断明确者,即使自觉症状不很严重,但脉压差明显增大、舒张压 <50mmHg、胸部 X 线片示心胸比率 >0.55、超声检查左心室舒张末直径 >55mm 者,均应手术治疗。晚期患者反复发生心衰、用药物治疗无明显改善者,手术风险加大。伴有慢阻肺或肾功能不全的患者可采取介入法经心尖或经股动脉主动脉瓣置换术。

（二）术前准备

1. **充分休息**　包括足够的睡眠,必要时用镇静药、吸氧。

2. 应用强心、利尿、血管扩张药治疗,以改善心脏功能。

3. 年龄 >50 岁者,常规做冠状动脉造影检查。

4. 对于重症有心衰表现者,可用多巴酚丁胺、氯化钾、硝酸甘油针及少量硫酸镁静脉滴注或用微量泵静脉输入。

五、手术要点

主动脉瓣病变绝大多数都需行瓣膜置换术,只有极少数瓣叶脱垂且病变不重者,可行瓣膜成形术,一般与伴有的其他先天性畸形同时矫正。此处仅叙述主动脉瓣置换术。

1. **胸部切口**　取胸骨正中切口,锯开胸骨,切口不必过长,上端低于胸骨上窝下缘 3~4cm,下端至剑突处即可。主张小切口时,术者只锯开胸骨上段,于胸骨中部第 4 肋间水平横断,此切口创伤小,但显露稍差,适合于轻症患者及对此操作熟练者。

2. **主动脉瓣置换术**　肝素化后,主动脉插管位置要高一点,如果不处理二尖瓣,则在右心房插一房腔管,转机开始后降温,于右上肺静脉插入一左心引流管。单纯主动脉瓣狭窄者首次心脏停搏液可于升主动脉根部灌入,以后再灌时经冠状动脉开口灌入。主动脉瓣关闭不全者,转机后一旦心脏停搏,应立刻阻断升主动脉,切开主动脉后,经冠状动脉口灌注心脏停搏液。因心肌肥厚,灌心脏停搏液的量应比一般患者多一些,首次经主动脉根部或左、右冠状动脉开口灌注 1 000~1 500ml（血液与晶体液之比为 4∶1）,也可后续经冠状静脉窦逆行灌注心脏停搏液。心包内放冰屑降低心肌温度。务必使心电图呈一直线,以减少心肌的能量消耗。间隔 30 分钟减半再次灌注心脏停搏液,若心电图呈直线无电活动,可适当延长灌注间隔时间。最后一次心脏停搏液也可用 37℃的血液加晶体液灌注。用 Del Nido 心脏停搏液时可以间隔 60 分钟灌注 1 次。

于主动脉根部距左心房顶点之上 1.5cm 处做内高外低稍斜的横切口,或左高右低的斜切口。切口过高时显露困难,过低时易伤及右冠状动脉口。切口的左、右、上部分别缝牵引线。在瓣叶的三个交界处各缝一根牵引线。距瓣环 2mm 处剪掉瓣叶。瓣环钙化者可用鼠齿钳钳夹取出,清除钙化斑块及钙化颗粒,但注意不要损伤主动脉瓣真环。瓣叶要尽可能剪掉,尽量置入较大人工瓣膜。盐水冲洗瓣环后吸走,以免碎屑遗留。

万一剪瓣叶时损伤了主动脉瓣环,暴露出了心肌,这时要找一块自体心包或牛心包用 5-0 聚丙烯缝线连续缝合修补缺失的心内膜。选择相应型号的人工瓣膜,过大者置入困难,过小者会造成术后压差大,男性最好不小于 23 号,女性不小于 21 号。

如果瓣环稍小可置入环上瓣。如果主动脉瓣环狭小不能置入符合要求的人工瓣,延长切口达无冠瓣环之下,用自体心包和涤纶片做成复合片,宽约 2~3cm,长约 4~5cm。用 4-0 聚丙烯缝线双层缝合加宽主动脉根部。缝合人工瓣膜的方法可用褥式带小垫片间断缝合,或用聚丙烯缝线连续缝合。间断缝合时先缝合瓣环,而后缝合人工瓣膜,垫片垫在瓣环之上,针距为 4mm 左右,先缝合左冠瓣,而后缝合右冠瓣,最后缝合无冠瓣。每缝一组线后用蚊式血管钳夹住这一束线,剪掉远端线,放好人工瓣膜的位置,再缝下一组线。全部缝完后,将瓣膜坐环打结,于线结之上剪掉线。用试瓣杆推开瓣叶查看瓣下有无阻碍或缝线有无挂瓣现象。

连续缝合法是用 3-0 或 2-0 聚丙烯缝线分别连续缝合三边瓣环(图 18-1)。先缝哪边的瓣环都可以,注意缝针距离要均匀,一般为 4~5mm,过宽者易出现瓣周漏,过窄者缝线不够长,操作烦琐。缝合时人工瓣与瓣环的距离应合适,过远者缝线不够长,过近者影响手术操作。三边瓣环均缝完后,提起缝线,用小钩协助拉紧缝线,使瓣膜坐环,进一步查看有无松弛缝线,以便拉紧。打 8~10 个线结后紧挨线结剪掉线。检查瓣下无阻碍、瓣叶活动灵活后,缝合主动脉切口。用两根 4-0 聚丙烯缝线分别从两端向中间缝合。缝合时两端均要超越切口 1~2 针,以免主动脉充盈后两端漏血。缝合时切口的上下缘要对齐,缝针要均匀,缝线应适当拉紧,第一层外翻褥式连续缝合,第二层单纯连续缝合。如果主动脉壁扩张后变薄需将切口两侧垫 5mm 宽的涤纶片长条,缝合在涤纶片上以防出血。缝合切口时开始复温。当缝合切口第二遍时,停止左心吸引。嘱麻醉医师膨肺,用手轻抖左心室,经主动脉根部灌注针头排出左心气体,减低体外循环流量后缓慢开放主动脉阻断钳。左心室大者室颤时间长一些,必要时用手挤压左心室,使左心室排空,左心引流可减轻左心房压力,促使复跳,左心室巨大者除颤时的能量应设在 30 瓦秒(Ws)之上,能量过小无效。

心脏复跳后,继续辅助循环,复温至鼻温 37℃、肛温 35℃。心肌收缩有力、循环平稳者,可缓慢还血于患者后停机。心功能差者辅助循环时间要延长一些,同时行强心、利尿治疗。停机后用鱼精蛋白缓慢静脉注射或用微量泵注入以中和肝素,一般于 30 分钟后需追加鱼精蛋白 50mg 左右。

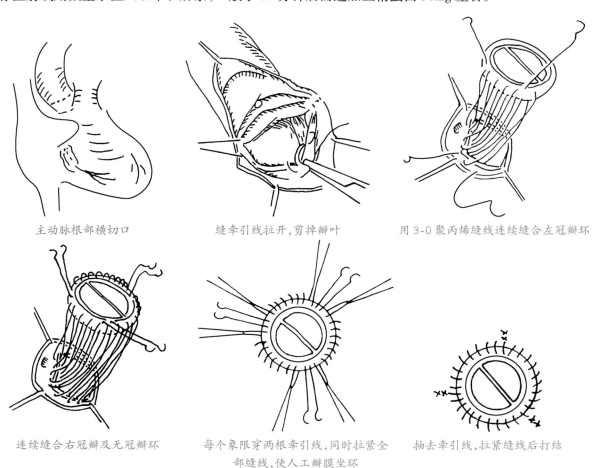

图 18-1 主动脉瓣置换术(连续缝合法)

3. **升主动脉成形术**　主动脉窦无明显增宽,而仅升主动脉显著扩张者可做升主动脉成形术。体外循环开始转流后游离升主动脉与主肺动脉的间隙,主动脉瓣置换术以后,将升主动脉增宽的部分剪掉,双层缝合主动脉切口。将直径 30mm 的人工血管剪开,包裹升主动脉,将其上、下两端固定在主动脉外膜上,若人工血管不够宽时可将其接起来包裹升主动脉,拉紧人工血管抱紧升主动脉缝合之。

六、术后监护及处理

1. **用呼吸机辅助呼吸**　用呼吸机时要及时复查血气,努力维持正常的血气及酸碱平衡。如果不考虑停用呼吸机,在患者清醒后用镇静药治疗,这样可尽量减少氧耗,降低心脏负荷。

2. **维持循环平稳**　因左心室肥厚扩大,心脏功能较差,CVP 应维持在 $10\sim12cmH_2O$,液体过少时循环血量不足,过多时易致左心衰。多巴胺及多巴酚丁胺均可酌情用微量泵输入,必要时可持续应用 $3\sim5$ 天。利尿药不要大量应用,应根据尿量少量使用,既要排出尿液,又要维持循环平稳。

3. **心律失常的处理**　左心室过大者术后易出现心律失常。最常见为室性期前收缩,室性期前收缩也可形成二联律及三联律。首选利多卡因治疗,先用 50mg 静脉注射,无效时再用 $50\sim100mg$ 静脉注射。有效但不能维持效果时,用微量泵静脉输入利多卡因与 5% 的葡萄糖盐水配成 4：1 的溶液,以维持药效。利多卡因无效时可用胺碘酮治疗,也可用普罗帕酮或普鲁卡因酰胺治疗。备好体外除颤器,室颤时可及时进行体外除颤。对重症患者要密切观察,及时处理,避免室颤发生。

七、并发症防治

(一) 低心排血量综合征

正常人心脏排血指数为 $2.5\sim4.0L/(min\cdot m^2)$,$<2.5L/(min\cdot m^2)$ 为低心排血量,若同时伴有持续性低血压、脉压差缩小、全身组织灌注不足、尿量减少、周围血管收缩,则称为低心排血量综合征(LCOS)。

1. 原因

(1)术前危险因素:①心功能不全用药物不能纠正,术前心功能仍为Ⅳ级者;②有心源性恶病质者,即除心功能不全外,还伴有严重营养不良、体重减轻、肝大、腹水;③肝、肾、肺中度以上功能不全者;④心胸比率在 0.8 以上者;⑤主动脉瓣关闭不全致左心室巨大者,左心室舒张期末内径(LVEDD)>70mm、左心室收缩期末内径(LVESD)>50mm、射血分数(EF)<50%、缩短分数(FS)<0.25 为危险因素;LVEDD>80mm、LVESD>60mm、EF<50%、FS<0.25 为高度危险因素;⑥主动脉瓣狭窄严重,病史长达 30 年以上,左心室室壁极度肥厚,心腔狭小,心肌严重缺血,心绞痛发作频繁者也为高危因素。

(2)术中原因:①手术技术不熟练或失误,造成心肌阻断时间过长;②巨大心脏灌注心脏停搏液的量仍按一般心脏灌注,使灌注量不足,致心肌保护不良;③术中失血过多,血液稀释过甚,致血容量不足,血液胶体渗透压过低,红细胞比容过低;④人工瓣膜活动受阻,启闭不畅;⑤严重电解质及酸碱紊乱,如高钾血症、低钾血症、酸中毒、碱中毒等。

2. 预防

(1)对于伴有恶病质、心功能Ⅳ级者,不要急于手术,应耐心地进行术前准备。对于主动脉瓣关闭不全患者可应用毛花苷 C(0.2mg 静脉注射,2 次/天)强心治疗,待心功能改善后改用口服地高辛维持;也可加用多巴酚丁胺用微量泵持续静脉输入。有水肿时加大利尿药用量,一般用呋塞米肌肉注射或静脉注射,待水肿消退后,用一般口服利尿药维持。一般口服补充钾盐,尿量多时增加补钾量,力争使心功能改善为Ⅲ级或Ⅱ级。

(2)因长期心功能不全,肾上腺皮质功能减退,食欲下降,精神萎靡,故可适量应用肾上腺糖皮质激素治疗,有利于患者恢复精神、增加食欲,从而改善患者的营养状况,增强其自身抵抗力。必要时可输入白蛋白、支链氨基酸等。

（3）对于重症患者的手术，要求由技术熟练、经验丰富的医师作为术者，助手配合要默契、娴熟，确保手术顺利，节约手术时间，最大限度地缩短心肌阻断时间。在心肌保护方面，可用 4：1（血液：晶体液）的心脏停搏液或 Del Nido 心脏停搏液，以减少血液的稀释，减轻心肌水肿。体外循环的设置要高一些，可用肝素涂层管路、离心泵等以减少血液有形成分的破坏。

（4）转机后若有水肿，应给予超滤，排出多余的水分，提高血红蛋白至 90g/L 以上。及时检查并纠正电解质及酸碱紊乱。

3. 临床表现及治疗

（1）脱离体外循环机困难或不能脱机

诊断：主要表现为术后心脏收缩无力，停体外循环机后，桡动脉平均压在 50mmHg 以下，无尿，全身皮肤及末梢发凉，伴有花斑。体外循环机继续辅助的情况下尚能维持平均压在 60mmHg 左右。

治疗：首先应考虑与手术有关的因素，如瓣叶活动是否发生障碍，冠状动脉有无狭窄或损伤，或并存的其他瓣膜病变未处理等，可用食管超声检查病因。必要时重新阻断循环，通过手术解除病因。怀疑冠状动脉前降支狭窄者，取一段大隐静脉做冠状动脉搭桥术。

部分患者通过延长辅助循环时间，以及强心、利尿、补充血容量、超滤水分、提高红细胞比容治疗后血压回升，有尿排出者可缓慢减少体外循环的流量，使心脏通过辅助循环能逐渐适应其负荷，最后缓慢停机。于止血、关胸时要尽量减少对心脏的刺激、搬动，以免影响心排血量。经以上治疗仍不能脱机者，应使用主动脉内球囊反搏，逐渐脱离体外循环机。经以上处理仍不能脱离体外循环机者，要采用股动、静脉插管应用 ECMO 辅助循环。

（2）术后低心排血量综合征的诊断及治疗

诊断：用漂浮导管监测心排血量显示心脏排血指数 <2.5L/（min·m^2），桡动脉平均压力显著低于正常（一般在 50mmHg 以下）。脉压差缩小，左心房压升高。由于组织灌注不足，肾血流量减少，肾血管痉挛，尿量 <0.5~1ml/（kg·h），甚至无尿。由于体内交感神经兴奋，儿茶酚胺类物质分泌增多及缩血管药物的应用，全身皮肤苍白、发凉，指（趾）端及口唇发绀，皮肤可见花斑。肛温与四肢皮肤温度之间温差明显增大。

治疗：呼吸机应用容量控制方式，当氧分压低或有肺水肿时，加用 PEEP 5cmH$_2$O 左右，以保证呼吸功能。患者躁动时给予镇静治疗。维持水、电解质及酸碱度在正常范围。如果患者有尿但量少者，应加大利尿药用量，呋塞米可每次用 20mg，静脉注射，有效时反复应用，帮助排出水分。提高胶体渗透压及红细胞比容十分重要。无尿时应立即采取措施行腹膜透析或肾脏替代治疗（CRRT）。及时检查电解质及酸碱度，纠正电解质及酸碱紊乱。依病情补充血容量，维持左心房压在 15~20cmH$_2$O，CVP 在 10~15cmH$_2$O。增强心肌收缩力，应用多巴胺及多巴酚丁胺各 6~10μg/（kg·min）、肾上腺素 0.01~0.05μg/（kg·min），还可加用氨力农 6~10μg/（kg·min）。应用小剂量血管扩张药，如硝普钠、硝酸甘油、酚妥拉明等以改善末梢循环。经以上治疗病情好转者，应继续密切观察病情变化，调整治疗方法。经以上治疗仍不见好转者，要抓紧时间应用主动脉内球囊反搏治疗。有些患者经反搏治疗后会逐渐好转，血压上升、循环改善、尿量增加。若病情严重者经一般治疗无效，也可考虑应用 ECMO 治疗。

（二）主动脉出血

1. 原因　可能为瓣环切除过多，缝针穿透动脉壁，切口两端未缝到位，或切口缝合不均匀、不严密等。

2. 处理　因主动脉根部压力高、有搏动，故在心跳情况下缝合止血不易奏效。切口前壁显露良好者可直接缝合止血。必要时再次钳夹升主动脉灌注心脏停搏液，在低压下找准出血部位，心脏停搏后缝合破口。对于找不到出血点，升主动脉外膜均为血肿者，可以游离升主动脉与主肺动脉间隙，采用人工血管包裹主动脉全周的方法拉紧压迫止血。极微量的渗血可用明胶海绵局部压迫,中和肝素后,渗血会停止。极少数特殊情况下反复缝合止血很困难者,也可以采用心包补片封闭横窦,上面用心包补片补一大片,包裹出血区域而后与右心耳连通,使出血流入右心房内。

(三)瓣周漏

1. 原因 主要为缝合针距过宽,打结不牢或线结松脱,缝线割裂瓣环;或术前有心内膜炎,瓣环脆弱,打结后撕裂,或术后心内膜炎,使缝线变松弛等,导致术后瓣周漏;或缝针没有缝在瓣环上而是缝在瓣叶上。

2. 诊断 瓣膜置换术后若患者心功能不全不易纠治、有溶血性贫血,应考虑瓣周漏的可能。瓣周漏患者可能有相应的杂音,但没有心脏杂音不能除外瓣周漏。心脏彩色多普勒超声检查可帮助确定诊断。

3. 预防 缝合的针距不要过宽,以 4mm 左右为宜;针必须要缝合在瓣环上,打结时要确保每一处缝线均已拉紧;当瓣环过大、人工瓣膜过小时,瓣环易出现皱褶,应置入相匹配的人工瓣。当人工瓣膜过大时,缝合后往往难以坐在瓣环上,人工瓣膜斜置于主动脉内,术后易产生瓣周漏。术中如果心脏复跳后,在主动脉根部、左心室表面触及舒张期震颤,说明主动脉瓣存在瓣周漏。术后经食管超声检查有明显瓣周漏者,应立即重新阻断主动脉,灌心脏停搏液,修补漏口;找不到漏口者应重新换瓣。若超声检查显示极少量的反流,彩色多普勒显示星星点点的彩色血流没有意义,无需处理。所有主动脉瓣手术均需于麻醉后插入食管超声探头,停止体外循环之前做超声检查,进一步确保手术效果良好。

4. 治疗 无明显症状,仅于超声多普勒检查时发现有少量反流者,不必再手术。原因明确,反流量很大,且伴有心力衰竭、溶血性贫血者,应再手术治疗。手术方法为瓣周漏修补或重新换瓣。二次手术找到漏口后,褥式缝合要从主动脉内的人工瓣膜缝合圈上缝至主动脉壁之外,于主动脉外加垫片后打结,必要时重新换瓣。

(徐宏耀 吴 信)

第十九章
经导管主动脉瓣置入(置换)术

经导管主动脉瓣置入术(transcatheter aortic valve implantation,TAVI)是指将组装好的主动脉瓣经导管放置到主动脉根部,替代原有主动脉瓣,在功能上完成主动脉瓣的置换,故也称经导管主动脉瓣置换术(transcatheter aortic valve replacement,TAVR)。近年来,国际上已趋向于把该技术称为TAVR。

一、发展史及现状

多年来,外科主动脉瓣置换术一直是症状性主动脉瓣狭窄的主要治疗方式,但对于高龄及并发多系统疾病、心功能差不能耐受传统瓣膜置换手术的患者,外科手术创伤大、需要体外循环、手术风险高,很多患者因此无法得到有效的治疗,TAVR技术的出现为这类患者带来了新的希望。

1988年,还在接受介入心脏病学培训的丹麦医师Henning Anderson去美国菲尼克斯参加学术会议时,他的灵感被一篇冠状动脉支架术的报告激发:"为什么不能做一个大号的支架,把瓣膜放在里面呢?"

1992年,Anderson首次进行动物试验,在猪身上实施了TAVR。有了这种天才的想法,接下来就是精益求精的技术支持和大规模的临床研究证实。2002年,Cribier等完成全球第一例TAVR,至今全球超过750个中心已完成了逾20万例TAVR。我国自2010年开始进行该领域的实践,目前已经积累了1 000余例TAVR的经验,随着新器械的研发上市,多家中心陆续参与,中国的TAVR即将进入飞速提升阶段。

对比经皮冠脉介入术(PCI)与TAVR,就会发现一个有趣的现象:对于冠心病,微创的PCI优先选择低危患者,而将高危患者留给了外科的冠状动脉旁路移植术(CABG);而对于主动脉瓣狭窄,微创的TAVR则首先选择了高危的患者。

二、手术适应证和禁忌证

TAVR经过10余年的发展,其安全性和有效性已经过多个大型医院的多中心、前瞻性、随机对照研究及临床注册研究证实,并逐渐扩大适应证向中低危患者过渡。自2010年10月3日葛均波等在国内实施首例人体TAVR以来,该技术逐步在国内推广应用。目前,国内多家医院相继开展TAVR,已经完成了2 000余例手术,积累了初步经验。以后会有更多的中心陆续参与,我国的TAVR即将进入飞速提升阶段。2018年,由中华医学会心血管病学分会结构性心脏病学组、中国医师协会心血管内科医师分会结构性心脏病专业委员会制定的《中国经导管主动脉瓣置换术临床路径专家共识》发表于《中国循环杂志》,文中介绍了我国应用TAVR技术的治疗经验及TAVR的适应证等内容。

（一）适应证

1. 绝对适应证

（1）老年退行性钙化性重度主动脉瓣狭窄（aortic valve stenosis，AS）：超声心动图示跨主动脉瓣血流速度≥4m/s，或跨主动脉瓣平均压差≥40mmHg，或主动脉瓣口面积<1.0cm²，或有效主动脉瓣口面积指数<0.6cm²/m²，同时对于低压差-低流速患者，根据左心室射血分数是否正常进行进一步评估（如行多巴酚丁胺试验）以明确狭窄程度。

（2）患者有主动脉瓣狭窄导致的临床症状或心功能减低，包括左心室射血分数<50%及纽约心脏协会（NYHA）心功能分级Ⅱ级以上。

（3）外科手术禁忌或高危：外科手术禁忌是指预期术后30天内发生死亡或不可逆合并症的风险>50%，或存在手术禁忌的合并症如胸部放射治疗后、肝功能衰竭、主动脉弥漫性严重钙化、极度虚弱等。

（4）主动脉根部及入路解剖结构符合TAVR要求。

（5）三叶式主动脉瓣。

（6）术后预期寿命>1年。因目前TAVR瓣膜耐久性尚缺乏大规模临床数据支持，对于年龄小于70岁的患者应充分考虑其预期寿命及外科手术风险以决定治疗方法。

2. 相对适应证

（1）二叶式主动脉瓣重度狭窄患者在我国基数大、占比高，目前尚缺乏大规模临床研究数据支持。根据国外采用新一代瓣膜进行二叶式主动脉瓣TAVR的数据及我国现有的经验，其效果不劣于三叶式主动脉瓣，但需要更为精确的术前影像学评估及策略制定，建议可考虑在有经验的中心开展。

（2）对于外科高危的无钙化风湿性主动脉瓣狭窄及单纯主动脉瓣反流患者，目前可考虑通过经心尖途径置入特殊瓣膜进行TAVR治疗，同时经股动脉路径在国内外中心均有尝试，但尚缺乏大规模临床研究支持。

（3）外科手术风险中危患者。

（4）外科主动脉生物瓣膜毁损且再次外科手术高危或禁忌的患者。

（二）禁忌证

TAVR的禁忌证包括：左心室内血栓；左心室流出道梗阻；30天内心肌梗死；左心室射血分数<20%；严重右心室功能不全；主动脉根部解剖形态不适合进行TAVR治疗；存在其他严重合并症，即使纠正了瓣膜狭窄预期寿命仍不足1年。

同时，随着TAVR在外科风险中危组临床研究结果的公布，欧美瓣膜病管理指南均对于其适应证进行了更新。

2017年，美国心脏病学会/美国心脏协会（ACC/AHA）相关指南提出外科手术禁忌或高危且预期寿命超过1年、有症状的钙化性重度主动脉瓣狭窄患者为TAVR的Ⅰ类适应证，而外科手术中危组患者提升为Ⅱa类适应证。

2017年，欧洲心脏病学会（ESC）同样将外科中危及以上风险患者确定为主动脉瓣瓣膜置换术的Ⅰ类适应证，交由心脏团队确定行TAVR或者外科主动脉瓣置换术治疗。同时，高龄患者且入路适合者倾向于TAVR治疗。

2019年，ACC大会公布的PARTNER 3和Evolut Low Risk Trial研究结果显示，外科手术低危患者经导管主动脉瓣置换术（TAVR）与外科手术（SAVR）结果类似，这意味着TAVR的适应证即将从外科手术禁忌、高危和中危患者向低危患者拓展，适应证逐渐扩大。

三、常见手术方式

(一) 手术入路选择

TAVR 手术入路主要有经股动脉、经心尖、经升主动脉及经锁骨下动脉、经颈动脉、经腋动脉及经下腔静脉等入路。由于第一代主动脉瓣膜移植系统外径较大,出血成为主要的血管相关并发症。第二代移植物的应用,导入动脉相关并发症明显减少。

1. **经股动脉入路**　随着移植系统柔顺性增加、外径尺寸降低,在同样的条件下,经股动脉仍是 TAVR 的首选入路。此外,经股动脉入路因具备冠状动脉介入治疗及外周体外循环建立等前期技术基础,是最早应用于临床的 TAVR 路径,其所具有的穿刺定位简便、穿刺点创伤小等显著优势也最为患者所接受,但其路径最长,相比其他路径其周围血管操作相对困难。

2. **经心尖入路**　路径最短,但术前需先行小切口开胸及心包悬吊,是心血管外科医师最常应用的手术入路,也是严重外周血管病变患者行 TAVI 的常用备选路径。可避免外周血管损伤,但也存在增加住院天数和手术时间等弊端。既往认为,经心尖手术会增加患者术后 30 天和 1 年的死亡率。但后来的大规模临床试验显示,经心尖入路与经股动脉入路的死亡率无明显差异,但会增加出血风险,并加重疼痛。

3. **经升主动脉入路**　该入路的应用并不广泛。有趣的是,虽经升主动脉入路需行开胸手术,但出血风险及 ICU 住院时间明显低于经心尖入路,这可能与经升主动脉入路的解剖结构清晰、易于止血充分,且与胸心外科医师开胸技术成熟有关。升主动脉入路近乎直视释放、输送距离短,所以定位相对精确,且一旦发生意外,可迅速中转开胸手术,且房室传导阻滞发生率较低。

4. **经锁骨下动脉入路**　在 TAVR 发明的早期便有经锁骨下动脉入路的报道。但是,受输送系统外径影响,未得到大规模应用。部分研究者认为,经锁骨下动脉入路易于移植物的传输与定位。随着手术器械的改进,该入路有可能成为 TAVI 手术的常用入路。

(二) 移植物类型的选择

目前,球扩式与自膨式是主动脉瓣移植物的两种主要释放方式。多个指南中并未对移植物类型选择做出规定,通常由手术医师所积累的经验、患者解剖学特点等因素决定。在第二代 Edwards Sapiens 移植物被广泛使用以前,由于 CoreValve 移植物的传输系统直径较小,且适合用于主动脉瓣环 >26mm 的患者,所以患者导入动脉的粗细及瓣环的直径通常决定了移植物的类型。但随着球扩式主动脉瓣移植物的不断改进,两者的适用人群已无明显界限。自膨式移植物由于释放过程中不阻断血流,无需快速起搏,对于心功能不全或循环不稳定的患者可能有一定优势。

对于球扩式主动脉瓣移植物(简称球扩式系统)与自膨式主动脉瓣移植物(简称自膨式系统)的疗效对比尚无定论。一项旨在比较自膨式主动脉瓣移植物系统(CoreValve)与球扩式主动脉瓣移植物系统(SAPIEN)疗效的多中心研究——Choice 试验,显示了几乎一致的有利于球扩式系统的结果。两者术后 30 天与 1 年的生存期无明显差异,但球扩式系统的中、重度瓣周漏(4.1% *vs.* 18.3%)、冠状动脉遮蔽(4.1% *vs.* 4.3%)、永久起搏器置入率(17.3% *vs.* 37.6%)均低于自膨式系统,仅冠状动脉窦破裂这一罕见并发症的发生率略高于自膨式系统。亚组分析显示,对于主动脉瓣轻度钙化患者,两者终点事件发生率相当。但对于中、重度瓣叶钙化患者,球扩式系统疗效明显优于自膨式系统。Choice 试验尚无两种系统远期疗效的评估,所以暂时不能说明球扩式系统优于自膨式系统。随着 CoreValve 系统的改进与第三代主动脉瓣的推出,其支撑力低、支架过长等缺点也会逐渐被克服。同时,新一代自膨式主动脉瓣移植物可实现完全回收、再次释放,也将成为其明显优势。

(三) 手术步骤

TAVR 一般在静脉麻醉或局部麻醉下进行,手术在超声心动图及 DSA 引导下完成。本文以经股动脉植入自膨胀瓣膜为例,阐述 TAVR 的手术步骤。

1. **血管入路的建立** 在瓣膜入路血管的对侧穿刺股动脉,置入动脉鞘,放置猪尾导管至主动脉根部,供测压与造影。经静脉途径放置临时起搏器导管于右心室心尖部。从对侧股动脉放置造影导管进行血管造影检查动脉路径情况,手术在 DSA 引导下进行,穿刺针进入点应在股动脉前壁的中间。血管穿刺成功后,可预先放置动脉缝合装置,随后置入动脉鞘管。入路动脉也可以采用切开皮肤游离出股动脉再行穿刺的方法。入路血管需放置 18F 引导鞘管,在超硬导丝的支撑、引导下,缓慢将 18F 引导鞘管推进至腹主动脉以上。

2. **导丝进入左心室** 最常用的指引导管为 6F Amplatzer-L 左冠状动脉导管,跨瓣的导丝一般选用直头超滑导丝。直头超滑导丝及 Amplatzer-L 导管进入左心室后,将 Amplatzer-L 导管交换为猪尾导管,退出导丝进行左心室内压力测定,再由猪尾导管导入塑形后的超硬导丝至左心室内。超硬导丝应塑形成圆圈状,以支撑扩张球囊及瓣膜输送系统。

3. **装载瓣膜** 瓣膜装载前应先充分冲洗,整个瓣膜的装载需要在冰盐水中进行,由护士或专门技术人员装配。

4. **球囊扩张** 选择不宜过大的球囊,以扩张后输送系统(catheter delivering system,CDS)能通过主动脉瓣口为宜,一般可选择直径为 16~20mm 的球囊。球囊扩张应在右心室快速起搏下进行,起搏的频率应以动脉收缩压 <60mmHg 为宜。当起搏后血压达到目标血压值时,快速充分地扩张球囊,再快速抽瘪球囊,随后停止起搏。球囊充盈、排空应快速,总起搏时间应小于 15 秒,以免长时间低灌注造成严重的并发症。目前也有学者主张不进行球囊预扩张而直接置入瓣膜。

5. **释放瓣膜** 瓣膜释放前,应将猪尾导管放置在无冠窦的最低点,行主动脉根部造影。参考术前 MSCT 测量的角度,调整 DSA 的投照角度,使得 3 个窦下方在同一平面,整个瓣膜释放过程都在此角度下完成。在瓣膜释放过程中,CDS 系统应贴近主动脉弓的外壁,以减少 CDS 弯曲所产生的张力,加强其稳固性。用猪尾导管最低点作为瓣环的参考线。自膨式主动脉瓣移植物释放后的最佳深度为瓣环下 4~6mm。将输送系统送至主动脉瓣环水平后,行主动脉根部造影,调整瓣膜至最佳高度后,开始缓慢释放瓣膜。当瓣膜打开约一半面积时,复查主动脉根部造影。适当调整并确认瓣膜处于合适高度后,快速释放瓣膜。在瓣膜完全释放前,复查主动脉根部造影。此时,若瓣膜位置过低,可以后拉输送鞘,以调整瓣膜的位置。此后撤回猪尾导管,最终释放瓣膜(图 19-1)。瓣膜完全释放后,复查主动脉根部造影。

6. **退出 CDS 并缝合血管** 瓣膜释放后,在检查位置及效果满意后撤回 CDS。在手术结束前应常规从对侧股动脉行入路血管造影,以排除入路血管并发症。入路血管的止血可采用外科缝合、ProStar 或 ProGlide 缝合等方法。扩张式主动脉瓣移植物(Edward 瓣膜)的 TAVR 操作要点除了瓣膜释放过程不同外,其余操作与自膨式系统相似。自膨式系统由于支架更短,所以对瓣膜支架的定位精确度要求更高。精确的瓣膜定位需要在猪尾导管造影或者 TEE(食管超声)引导下完成。一旦精确定位后,Edward 瓣膜释放过程较为简单,可在 10~20 秒内完成。先快速心室起搏,使得收缩压降到 60mmHg 以下,然后迅速扩张、抽瘪球囊以扩张、释放瓣膜。

四、术前评估

准确的术前评估是成功的基础。术前评估的目的是筛选符合 TAVR 适应证的患者及恰当的器械型号和手术入路;术中评估的目的旨在瓣膜的准确定位释放及功能评估;术后评估的目的旨在并发症的评估。不同的影像学评估手段各有优势。当然首先应评估患者对于治疗创伤的耐受能力,判断患者是否可以耐受麻醉、失血等手术打击,分析人工置入瓣膜种类的选择、入路的选择,并评估可能发生的术后并发症,评估手术难度及预后。

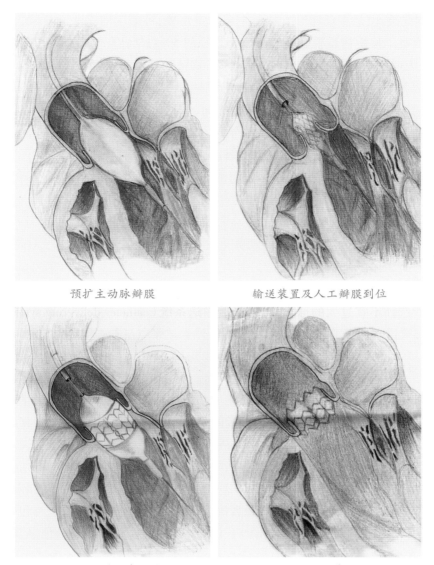

预扩主动脉瓣膜　　　　　　　　　　输送装置及人工瓣膜到位

人工瓣膜逐步释放　　　　　　　　　　撤除输送装置

图 19-1　经导管介入法主动脉瓣置换术

（一）评估心功能

术前评估心功能有助于再次判断患者的疾病分期,排除主动脉瓣微创腔内治疗的禁忌证及判断患者预后。心脏功能评估主要采用 TTE(经胸超声)/TEE(食管超声)。TEE 较 TTE 可消除阴影影响,获得更为准确的数据。

1. 心脏结构评估　主要包括评估各房室结构、室间隔厚度,排除肥厚型心肌病、左心室流出道狭窄、严重先天性心脏病等治疗高危因素。

2. 血流动力学评估　包括评估各个瓣膜平均跨瓣压、跨瓣膜分流、主动脉瓣最大射血速度、主动脉瓣平均射血速度、主动脉瓣口面积,用以确定患者的疾病程度,排除联合瓣膜病等禁忌证。测量左心室射血分数,用于评估患者心脏功能储备。

（二）主动脉瓣复合体形态评估

通过 CT 增强扫描进行评估,层厚应 <1mm,心电门控装置可以大幅提高图像的清晰度并减少主动脉根部运动伪影。主动脉瓣环直径,指的是主动脉瓣附着缘最低点所形成平面的平均直径,代表主动脉瓣

支架锚定区的平均直径,也是主动脉瓣支架的主要锚定位置,可采用面积法、周长法、平均直径法,通过 CT 影像三维重建测得。移植物瓣膜直径大于瓣环直径的 5%~15%,有效瓣口面积应大于主动脉瓣环面积的 15%~25%,过大或过小均可能带来瓣周漏与术后移植物移位的发生及主动脉瓣环破裂。冠状动脉开口高度,指的是冠状动脉开口的下缘至对应冠状动脉窦附着缘最低点的距离,用于评估发生冠状动脉遮蔽的风险。此外需要仔细判断瓣膜的数量、融合方向、瓣膜长度和钙化程度,评估支架置入后瓣膜挤压方向、对冠状动脉的可能影响及瓣周反流的发生情况。对于冠状动脉遮蔽风险较大的患者,如冠状动脉开口低于 1.1cm、瓣膜游离缘钙化严重、冠状动脉窦高度与主动脉瓣叶长度比值小于 1,推荐采用自膨式系统。窦管结合部直径 >45mm 的患者,不推荐采用自膨式系统。对于附着缘严重钙化或二叶式主动脉瓣膜,球扩式系统可有效降低瓣周漏的发生。

(三)冠状动脉评估

术前必须进行冠状动脉造影。对伴冠状动脉重度狭窄的患者,推荐术前 1 个月进行腔内治疗,也可在主动脉瓣狭窄微创腔内治疗的同期进行。

(四)心脏传导系统评估

所有患者术前应复查 12 导联心电图,明确是否存在心律失常。术前左束支传导阻滞及房室传导阻滞的患者,术后新发缓慢心律失常风险较高。

五、术后监护及处理

TAVR 后,患者由于血流动力学的改变,有发生心功能不全、突发致死性心律失常、脑梗死的可能,因此术后应于 ICU 至少观察 24 小时。应当注意患者体温、神志、肢体活动情况,限制其出入量并维持其能量,并给予必要镇痛、吸氧。应当密切观察动脉入路部位有无出血及闭塞情况。心尖入路患者应当防止血压剧烈波动,预防心尖穿刺点出血。待患者循环、呼吸功能稳定后,可移至普通病房。

1. **术后辅助检查**　术后辅助检查对于早期发现患者心衰、冠状动脉缺血加重、肺部感染和深静脉血栓形成有重要作用,应每 2 日复查相关指标至患者出院。术后实验室检测项目应当包括:血红蛋白、白细胞计数、血小板计数、D-二聚体、血肌酐、肌钙蛋白、BNP。辅助检查包括心脏彩色多普勒超声、心电图及胸部 X 线片。

2. **术后特殊药物治疗**　抗凝及抗血小板药不光可以预防主动脉瓣膜移植物的血栓形成,对下肢深静脉血栓的形成也有一定预防作用。在恢复进食前,应以低分子肝素或普通肝素桥接治疗,进食后同时服用阿司匹林 75~100mg/d、盐酸氯吡格雷 50~75mg/d。合并房颤患者,建议服用华法林抗凝治疗。

3. **出院前检查及出院标准**　出院前应当复查经胸心脏彩色多普勒超声(TTE),评价瓣口面积、平均跨瓣压、最大射血速度和左心室射血分数等。主动脉瓣口面积大于 1cm² 或平均跨瓣压降低 10mmHg,视为治疗有效。其他检查包括心电图(ECG)、胸部正位 X 线片,排除心律失常及肺部感染。实验室检查应复查血常规、肝肾功能、心肌酶谱检查、BNP。出院前,应尽量使患者恢复正常自主心律。若心律无法转复,应当置入永久性心脏起搏器。患者出院前,心功能分级应不低于术前水平。血小板、血红蛋白、BNP、肌钙蛋白应当恢复或大致恢复至术前基线水平。

4. **术后随访与药物治疗**　TAVR 虽然可以即刻改善主动脉瓣功能,但患者心功能仍有波动的可能,主要原因在于长期主动脉瓣狭窄导致的心脏及外周器官损害不能立刻消除,以及主动脉瓣移植物远期并发症的存在。因此,所有患者均需要终身定期随访及给予合理的药物治疗。术后 3 个月及 6 个月应当复查 TTE。此后每年复查,评价移植物的位置、瓣周漏、平均跨瓣压、最大射血速度及心脏功能。当患者临床症状加重,或出现新发临床症状时,应立即复查 TTE,排除主动脉瓣血栓形成、瓣膜退化和移植物移位等。除非是考虑为瓣膜退化或移植物移位导致大量瓣周漏的患者,否则一般不用 TEE 作为随访检查。

术后至少进行 6 个月阿司匹林（75~100mg/d）和盐酸氯吡格雷（50~75mg/d）的复合抗血小板治疗。如果对所有患者均使用华法林抗凝，不仅不能给患者带来额外的收益，反而可能会增加其出血风险。但对于新发或既往持续性房颤的患者，应行规范的华法林抗凝治疗。长期的抗血小板治疗疗效尚不明确。但考虑患者全身动脉硬化，推荐长期常规进行抗血小板治疗。其他药物治疗主要用于控制血压、改善心衰，推荐采用 β 受体阻滞剂及 ACEI/ARB 类药物。服用他汀类药物不能使患者受益。

5. **再次治疗的选择**　患者在随访过程中，若出现严重的主动瓣膜移植物相关并发症，应当考虑再次治疗。重度主动脉反流或瓣周漏，可能是由于移植物移位或主动脉瓣破损造成，应当在短期内行二次主动脉瓣移植物置入术。

六、并发症防治

1. **冠状动脉开口遮蔽**　冠状动脉开口遮蔽是致命的并发症，发生率约为 0.66%~1.00%。若主动脉瓣球囊扩张或移植物释放后，冠状动脉开口被自体主动脉瓣或移植物遮蔽，应即刻采用 PCI 技术开通冠状动脉，并做好急诊开胸冠状动脉旁路移植术的术前准备。反复腔内开通尝试失败后，应当果断采取中转开胸手术。中转开胸的时机目前尚无定论，但也可首先行股动脉-股静脉体外循环，维持循环稳定。对于术前评估冠状动脉开口遮蔽风险较高的患者，可在冠状动脉内留置导丝、球囊，便于急诊开通冠状动脉。

2. **主动脉瓣环破裂**　常见于球扩式系统。多发生于球囊扩张后，造成急性心脏压塞，是致死性并发症。TTE/TEE 对主动脉瓣环破裂诊断较为敏感，一旦确诊，应立即行心包穿刺引流、凝胶注射、置入瓣膜或急诊外科开胸手术等措施。

3. **房室传导阻滞**　是最常见的术后新发心律失常。多数患者在术后 24 小时可自行转复，但也可能在术后 30 天内发生。推荐对于疑似新发房室传导阻滞的患者，术后继续留置临时起搏器，直至心律转复或置入永久起搏器。术后 30 天内，应密切监测患者的心率情况。少部分患者术后新发房颤，如无禁忌证，应积极采用华法林抗凝。

4. **瓣周漏与主动脉瓣反流**　重度瓣周漏及主动脉瓣反流，是围手术期死亡的重要因素，也会影响长期预后。根据瓣周漏占主动脉瓣环周长的百分比，可分为轻（<10%）、中（10%~20%）、重度（>20%）。轻度瓣周漏通常可自愈。术中发现中重度瓣周漏，可能的原因有，移植物释放不完全、释放位置过低，可再行球囊扩张。若再次球囊扩张后，瓣周漏仍无明显缓解，应当即刻置入第二个瓣膜。对于某些类型的主动脉瓣，移植物置入过低也可通过导丝、抓捕器或输送器，将移植物拉回至理想位置。大量的主动脉瓣反流，通常由于移植瓣膜破损或某个瓣叶贴壁未张开。若确定为移植瓣膜破损，应当即刻置入第二个瓣膜。若瓣叶未张开，可应用导丝导管技术，选未张开的瓣膜，向近心端推移，促其张开。

5. **心功能不全**　术后心功能不全的诱因包括全身麻醉、快速起搏、液体输注过量、心脏停搏、冠状动脉缺血等。轻度心功能不全，可通过利尿、强心药物治疗。对于严重心功能不全、循环极度不稳定的患者，可采用股动、静脉插管建立体外膜氧合（ECMO）治疗，至患者恢复或实施外科手术。

6. **出血及导入动脉损伤**　术后出血是最常见的并发症及围手术期死亡因素。导入动脉损伤，需要做血管腔内覆膜支架治疗。对于髂动脉的出血，首先采用血管内球囊暂时控制出血，并行覆膜支架置入术。移植物导入导致的主动脉弓、降主动脉局限性夹层，可在主动脉造影后，暂行保守治疗，严格控制患者血压，并在出院前复查全程主动脉 CTA。形成升主动脉夹层时，需要急诊外科手术治疗。有条件的中心，可以对形态学较为合适的升主动脉夹层行腔内修复。

7. **脑梗死**　多数患者术后 MRI 均可发现沉默脑梗死，常规抗血小板治疗后，通常无后遗症。术前 3 个月应用阿司匹林与盐酸氯吡格雷双抗血小板，可预防症状性脑梗死。血栓保护装置对于斑块及血栓脱落导致的脑梗死有一定的预防作用。

8. **感染性心内膜炎** 患者术前及术后 24 小时应给予抗生素以预防感染性心内膜炎。即便如此，术后 12 个月内感染性心内膜炎的发生率仍为 0.5%~1.0%。发生感染性心内膜炎的患者应当首先采用抗生素及抗凝治疗。考虑此类患者通常为开胸手术的高危患者，因此不推荐采用开胸手术治疗。必要时，可再次经导管置入主动脉瓣膜移植物，以防栓子脱落。

七、前景展望

介入心脏病学的科学技术总是在不断革新和完善，TAVR 目前仍处于发展阶段，技术上升空间巨大，器械设备发展很快，输送系统越来越细小，由最初的 25F 逐步发展为目前最小的 10F，瓣膜系统由原来的不可重置、不可回收发展为可重置、可回收，可防瓣周漏。

从适应证角度看，TAVR 的经典适应证是外科手术高危或禁忌的钙化性、三叶式主动脉瓣狭窄。然而，新近一些研究显示，二叶式主动脉瓣狭窄、外科手术后人工生物瓣膜退化、TAVR 术后介入瓣膜退化、中低危患者，甚至是无钙化的单纯性主动脉瓣反流患者经 TAVR 治疗的效果也令人满意，这些患者将来也可能是 TAVR 的适用人群。

TAVR 介入瓣膜的预期寿命可能和很多外科瓣膜一样持久，而且 TAVR 瓣膜即使出现功能失灵后也可再次行 TAVR。众多心外科专家相信 TAVR 治疗主动脉瓣疾病，将会像 PCI 治疗冠状动脉疾病一样，成为主要的治疗技术。但 TAVR 和外科主动脉瓣置换术将来也一定会形成在相互对比、竞争中共同发展的关系。目前看来，TAVR 相关的瓣周漏、血管并发症、脑卒中（通过血栓转流装置）已经有有效技术可以防止，而需要置入起搏器的房室传导阻滞并发症仍有待攻克。

（何发明　袁义强）

第二十章

冠状动脉粥样硬化性心脏病的外科治疗

一、定义

冠状动脉粥样硬化性心脏病是冠状动脉血管发生动脉粥样硬化病变而造成的冠状动脉管腔狭窄,甚至完全闭塞,使冠状动脉血流不同程度地减少,心肌血氧供应与需求失去平衡造成心肌缺血、缺氧,甚至坏死而导致的心脏病,通常被称为"冠心病",亦称缺血性心脏病。实际上冠心病的范围更广泛,还包括炎症、栓塞等导致的冠脉管腔狭窄或闭塞。

在某些工业化国家,冠状动脉粥样硬化性心脏病已成为第一位的致死原因,该病的手术数量以前约占心脏手术的2/3,近年由于预防措施和介入疗法的进展,外科手术量在下降;在我国,本病的发病率低于西方,但近年有上升趋势,手术病例还在逐年增加。

冠状动脉不论有无病变,都可发生痉挛,引起心绞痛、心肌梗死及梗死后并发症,暂时性病变不需外科治疗,但其导致的心肌梗死并发症如室壁瘤则需手术治疗。

炎症(如川崎病,大动脉炎)、栓塞、结缔组织病、创伤、先天性畸形等也可造成冠脉管腔狭窄而引起缺血性心脏病,一些病变需外科治疗,但病理、临床表现和外科处理都有各自的特殊性。

由于功能性和其他病因所致的心肌缺血远较冠状动脉粥样硬化引起者少见,故本节仅限于介绍冠状动脉粥样硬化性心脏病。

二、病理解剖

(一)冠状动脉狭窄的解剖

1. **病灶形态**　冠状动脉的病变主要在动脉内膜,早期病变是在动脉内膜形成黄色斑点或黄色条纹状病灶,继而脂质增多,病灶周围及表面的结缔组织增生,发生玻璃样变,形成突出于内膜表面的斑块,斑块不断扩大,其基底部的中心处组织退变、坏死、崩解、软化,这些崩解物与脂质混合成粥糜状物质,称为粥样硬化病灶。斑块底部和边缘往往有毛细血管提供营养,也是斑块出血的来源。较大的出血形成血肿,致使斑块急剧膨大而阻塞管腔。血肿如破入血管腔则形成溃疡,溃疡易致附壁血栓;如斑块有破口,血液也可沿裂口进入斑块。

2. **病灶分布**　硬化斑块的范围、大小及病变的严重程度不一。一般在血管分支处内膜病变较重(呈人字形),此外,在血管转弯处,受到血流冲击的一侧病变较重;靠心肌的一侧往往较靠心外膜的一侧较重。硬化斑块分布不均匀,起初偏向于一侧,而另一侧病变甚轻,在动脉横断面上斑块呈半月状隆起;以后逐渐累及内膜的全周,血管腔狭窄随之加重。

3. **病灶好发部位** 冠状动脉阻塞性病变主要位于冠状动脉近端的 1/3~1/2,最常见于左前降支的上 1/3 段;其次为右冠状动脉;再次为左回旋支及左冠状动脉主干。病变大多是局限的或节段性的,绝大多数患者狭窄部位远端通畅,口径足以做血管吻合,且远端小分支也大多通畅,这是施行冠状动脉搭桥术的病理基础。

（二）心肌病理解剖

冠脉狭窄或阻塞引起的心肌损伤,在部位上是对应的,在程度上也是一致的,偶有冠脉病变不重却有心肌梗死形成者,此时应考虑冠脉痉挛因素。心肌病变有轻重、急慢之分,现分述如下。

1. **心肌肥厚** 左右心室均可发生肥厚,这是慢性长期缺氧引起的心肌代偿性增生的结果。

2. **心肌间质纤维化** 缓慢形成,间质纤维组织增生,心肌无损伤或肥大。

3. **心肌梗死** 是由于严重而持续的缺血、缺氧所引起的心肌局部坏死。

（1）发病机制:常在冠状动脉粥样硬化的基础上,血栓形成进一步堵塞血管;斑块内出血;冠状动脉硬化性病变的继续发展;冠状动脉持续痉挛;冠状动脉无足够的侧支循环代偿。

（2）梗死部位:常见的血管闭塞和相应的心肌梗死部位依次为左前降支闭塞引起心室前壁、心尖部、下侧壁、室间隔前 2/3 和二尖瓣前乳头肌梗死;右冠状动脉闭塞引起右心室膈面(右优势型)、室间隔后 1/3 和右心室梗死,并可累及窦房结和房室结;左回旋支闭塞引起左心室高侧壁、膈面(左优势型)和左心房梗死,可能累及房室结;左主干闭塞,引起左心室广泛梗死。右心室和左、右心房梗死少见。

（3）心肌梗死病理演变:冠脉闭塞后 20~30 分钟,被其供血的心肌即有少数坏死;完全阻断 60 分钟,有广泛的心肌坏死;闭塞 3 小时后,坏死可扩展至超过全层的 2/3;闭塞 6 小时即可引起穿壁或几乎穿壁性坏死。如果在 3~4 小时内使阻塞再通,可限制坏死量,缩小梗死区,挽救心外膜下的缺血心肌。若 6 小时后恢复灌注,则很少有希望挽救缺血的心肌细胞,这是急性心梗后急诊手术的病理依据,急性心梗后 6 小时内,手术越早,效果越好。

（4）梗死心肌的病理解剖:心肌呈凝固性坏死,心肌间质则充血水肿,伴有大量炎细胞浸润,之后坏死的心肌纤维逐渐溶解,形成肌溶灶,随后逐渐有肉芽组织形成。大块心梗累及心肌全层称为透壁性心梗,部分病灶较小者仅累及心室内层,称为心内膜下心肌梗死。坏死组织 1~2 周开始吸收,并逐渐纤维化,在 6~8 周形成瘢痕,称为陈旧性心肌梗死。所以室壁瘤手术在 8 周后才可考虑施行。

（三）心肌梗死机械性并发症

梗死的心肌在心腔内压力作用下可产生心肌破裂和室壁瘤。

1. **室壁瘤** 是心肌梗死后心室壁形成的向外膨出的纤维瘢痕组织,亦称真性室壁瘤,其中缺少心肌纤维,心室内的肌小梁被平滑的纤维组织代替,室壁变薄,约半数有附壁血栓形成,心外膜与壁底心包常形成粘连。室壁瘤绝大多数发生在左心室。

2. **室间隔穿孔** 室间隔穿孔大多数(60%)发生在室间隔前部及靠近心尖部,而且常并发于前降支阻塞及前壁心肌梗死。约 20% 的病例发生于室间隔后部近左心室流入道部位,且常并发于后降支阻塞及后壁心肌梗死。室间隔穿孔大小不一,可能多发,而发生的时间可能相差数日,缺损周围为变性坏死的心肌组织,早期甚脆弱,6 周后开始逐渐纤维化。

3. **心室游离壁破裂** 多见于左心室壁,破口多在梗死心肌与非梗死心肌交界处,破口周围心包粘连及血栓形成,可形成假性室壁瘤,假性室壁瘤有随时破裂的危险。

4. **二尖瓣反流** 心肌缺血可累及部分或整个乳头肌,导致乳头肌功能失调或断裂,产生二尖瓣反流;二尖瓣反流与心肌缺血、梗死造成左心衰,左心室扩大,二尖瓣环扩大,可造成二尖瓣反流。

三、病理生理

（一）心肌氧供及氧耗

当代谢增强时，大多数组织具有增加摄取动脉血氧的能力，但在冠状循环则不同，安静状态心肌已从冠脉中摄取 70%~90% 的氧，摄取率已达最大或接近最大，所以当心肌氧代谢增加时，心肌氧摄取率的增加很少，主要靠冠脉血流量的增加来维持心肌能量的供应。正常人体冠脉血流的最大储备为静息状态下的 4~5 倍。

冠脉血流量受灌注压与血管阻力两个因素的影响，在一定范围内，冠脉流量随灌注压的升高而增加。但在冠脉狭窄时，狭窄远端灌注压降低，灌注流量也随之降低，降低程度与狭窄程度一致。血管阻力主要与冠脉的血管口径变化有关，运动时交感神经兴奋，儿茶酚胺分泌增加，可使冠脉血管扩张。心肌代谢量增加时释放的血管扩张物质（氢离子、乳酸、腺苷等）的局部作用使血管平滑肌松弛，血管扩张，但动脉粥样硬化时，除管腔狭窄外，还存在管壁僵硬，弹性和顺应性降低，影响血管扩张。

心肌的耗氧量（需氧量）主要取决于室壁张力、心率和心肌收缩力。室壁张力是收缩压与心室容积乘积的函数，而当运动或情绪激动时，心肌收缩力与心室容积通常变化较小，故心率与收缩压就成为心肌氧耗量的主要决定因素，因此，心率与收缩压的乘积常作为估计心肌氧需量的指标。

（二）心肌缺血对心肌和心功能的影响

心肌缺血是冠脉血流不能满足心肌代谢需要的结果。冠脉粥样硬化狭窄或阻塞使血流减少，导致冠脉血流储备力下降。安静状态时尚可通过侧支循环的建立及远端阻力血管的扩张来满足心肌代谢的需要，而运动时则会发生血流供不应求。静息时冠脉口径面积减少 80% 尚可维持正常灌注；而运动时冠脉狭窄 50%~60% 就会引起心绞痛，所以冠脉狭窄 >50% 为手术指征之一。

心绞痛是心肌氧供与氧耗之间暂时的不平衡所引起的发作性胸痛，心绞痛发作时心肌因急性缺血而发生各种暂时的功能改变，主要包括以下三个方面。

1. **电生理改变**　表现为反映急性损伤性电流的心电图上 ST 段移位。

2. **代谢改变**　心肌缺血、缺氧时，对乳酸利用受限，乳酸的产生多于摄取，冠状静脉窦血中的乳酸浓度增高。另外，葡萄糖摄取增加，脂肪酸摄取减少。

3. **心肌功能改变**　在某些冠脉血流减少的情况下，心脏会自动使心功能下降到与血流供应相适应的水平，以达到新的氧供需平衡，称为心肌冬眠。心肌短暂缺血虽未发生心肌坏死，但具有心肌超微结构、代谢及功能改变，心功能障碍的完全恢复需要较长时间，这称为心肌昏厥。心肌功能障碍造成相应区域的室壁运动减弱，使心肌泵功能受到损害，表现为射血分数下降，心排血量减少，左心室舒张末期压力和容量增加，上述动力学改变将随着缺血的改善而好转，部分可发展为心力衰竭。左心室造影显示射血分数（EF）降低，要鉴别是心肌冬眠所致，还是心肌昏厥所致，或是心肌纤维化所致，因为前二者手术效果好，而后者手术效果差。

（三）心肌梗死的病理表现

在冠状动脉病变的基础上，管腔内血栓形成，粥样斑块内出血或血管痉挛，使冠脉完全闭塞，心肌供血急剧减少或中断；重体力活动，血压剧升，使心肌需氧量猛增，造成严重而持久的急性缺血，就可引起心肌梗死，梗死中心区的心肌迅速发生变性、坏死、功能永远丧失，并出现心室受累的一些血流动力学改变，其严重程度和持续时间取决于梗死的部位、程度和范围。表现为心肌收缩力减弱、顺应性降低、心肌收缩不协调，左心室压力最大上升速度（dp/dt）降低，左心室舒张期末压升高，舒张期末及收缩期末容量增加，射血分数（EF）降低，心排血量下降，心率加快或心律失常，血压下降，静脉血氧含量降低，心脏扩大或心力衰竭。心梗面积大者可发生心源性休克。

（四）心肌梗死机械性并发症的病理生理

1. **室壁瘤**　梗死的心肌被无收缩力的纤维组织取代,收缩期由于容量负荷和心室压力向外膨出,舒张期则膨出缓解,形成反常运动。心室容积增大,左心室张力增大,因而增加心肌氧耗量。因为有收缩功能的心肌减少,心功能受到不同程度的影响,当室壁瘤占左心室的 10% 时,EF 值降低;占 15% 时,左心室舒张期末压升高;占 25% 时,可出现心力衰竭;占 40% 时,可出现心源性休克。室壁瘤附壁血栓脱落可致脑、肾或四肢动脉栓塞。

2. **室间隔穿孔**　病情与穿孔的大小有关:穿孔大,血液经室间隔左向右分流就多,易出现严重的心力衰竭及心源性休克;穿孔小,病情可相对稳定。

3. **心室游离壁破裂**　血液经破裂孔进入心包腔,导致心脏压塞和猝死。

4. **二尖瓣反流**　二尖瓣反流可造成不同程度的左心房压升高和肺淤血。乳头肌断裂所致二尖瓣大量反流可立即发生肺水肿。

四、诊断要点

（一）心绞痛的临床诊断

1. **病史**　疼痛部位主要在胸骨后及心前区,界限不清,常放射到左臂内侧或颈部、咽部、下颌等部位。胸痛常常有压迫感、憋闷感及紧缩感,也可有烧烁感。发作时患者往往不自觉地停止原来活动,直至症状缓解。发作常由体力劳动、情绪激动、饱食或寒冷所引起。胸痛发生于劳动或激动的当时,少数患者可在平卧休息时发作;胸痛发生时常逐渐加重,在 3~5 分钟内消失。一般在停止原来诱发症状的活动后即可缓解。舌下含服硝酸甘油也能在几分钟内使胸痛缓解。发作次数一天几次或数周一次不等。

上述病史中心绞痛特点可作为主要诊断依据,年龄 40 岁以上、高血压、高胆固醇血症、吸烟、糖尿病等冠心病易患因素或心肌梗死史可作为支持诊断的辅助依据。

2. **体征**　心绞痛患者无异常体征,发作时可有心率加快及血压升高。

3. **心电图**　目前心电图是发现心肌缺血及诊断心绞痛最常用且有价值的无创性检查方法。

（1）静息心电图:静息时 1/2~1/3 的患者心电图正常,在发作时心电图有一过性缺血性 ST 段改变。少数有持续性 ST-T 改变者,发作时 ST-T 改变恶化或假改善。

（2）运动试验:适用于发作中不能及时测心电图而又无禁忌证的病例,通过运动增加心脏耗氧量,诱发心肌缺血。阳性率与冠脉受累支数及病变程度呈正相关。

（3）动态心电图:记录患者 24 小时心电图,可发现与心绞痛发作密切相关的缺血性心电图 ST-T 改变及各种心律失常。

4. **放射性核素检查**　对心肌缺血是有价值的无创性检查方法。

（1）心肌灌注显像:注射 ^{201}T1 后,心肌缺血部位由于血流量减少,局部摄取降低,故表现为放射性稀疏区。该检查可显示 1.5cm 以上缺血范围,但不能显示冠脉狭窄的部位及程度。

（2）平衡法核素心室造影:可了解局部(节段性)心肌收缩情况,缺血部位心肌运动可有不同程度的降低。

（3）左心功能运动试验:注射 ^{99m}Tc 后测定左心功能,正常人左心室 EF 值 >50%,运动后 EF 值增加至少 5%,若左心室 EF 值 <45%,运动后增加 <5% 或反而下降,则为心功能不正常。

5. **超声心动图**　是无创性检查方法,可协助诊断,可检出部分左主干病变。结合运动或激发试验,观察到心室壁节段性运动异常,有助于心肌缺血的诊断。

6. **冠脉造影**　冠脉造影是有一定危险性的有创性检查,适用于拟行冠脉介入性治疗或搭桥手术,室壁瘤、室间隔穿孔、二尖瓣反流需手术治疗的患者;也适合于高度怀疑有冠状动脉狭窄的患者。冠脉造影可直接观察冠脉解剖及其病变程度与范围,是确诊冠心病的金标准,是确定治疗方法的重要依据。

（二）心肌梗死的临床诊断

1. **症状** 胸痛较心绞痛重,持续时间长,休息和服硝酸甘油无效,患者常烦躁不安、出汗、恐惧或有濒死感。少数患者无疼痛,一开始就表现为休克或急性心力衰竭。部分患者疼痛位于上腹部,可被误诊为胃穿孔、急性胰腺炎等急腹症。部分患者疼痛放射至下颌、颈部、背部,可被误诊为骨关节病。坏死物质吸收可引起发热、心动过速、白细胞升高和红细胞沉降率加快。坏死心肌刺激迷走神经,心排血量降低,胃肠组织灌注不足,可引起恶心、呕吐和上腹胀痛。可发生各种心律失常,以室性期前收缩最多见。心肌广泛坏死(>40%),心排血量急剧下降,可出现低血压和休克,表现为血压下降(<80mmHg)、烦躁不安、皮肤湿冷、脉细而快、大汗、尿量少(<20ml/h)。心梗后心肌收缩力显著减弱或不协调,可出现心力衰竭,严重者可发生肺水肿。

2. **体征** 心浊音界可轻至中度增大,心率多加快,少数可减慢。心尖区第一心音减弱。可有各种心律失常。除早期血压可增高外,几乎所有患者都有血压降低,可有休克或心力衰竭的其他体征。

3. **心电图** 心电图常有进行性演变,对心肌梗死的诊断、定位、范围、估计病情演变和预后有帮助,但部分病例(如心内膜下心肌梗死、小灶性心肌梗死、伴有完全性右束支传导阻滞的心肌梗死及多次发生的心肌梗死)心电图检查可无心肌梗死图形,这些病例不能靠心电图来确诊,需辅以其他诊断。心电图可有下述特征性改变:在面向心肌坏死区的导联上出现病理性 Q 波;在坏死周围心肌损伤区的导联上出现弓背向上的 ST 段抬高;在心肌缺血区的导联上出现 T 波倒置。

4. **放射性核素检查** 心肌灌注扫描可显示心肌梗死的部位和范围,梗死区表现为放射性缺损。心血池扫描可观察到室壁运动和心室射血分数变化,表现为梗死区运动失调,射血分数降低。

5. **超声心动图** 可观察室壁运动和左心室功能,表现为室壁运动减弱或不协调,射血分数降低。可协助诊断。

6. **左心室和冠状动脉造影** 可准确了解室壁运动及冠状动脉阻塞部位、程度。

7. **血清酶检查** 急性心肌梗死时,心肌坏死,多种酶及其分解产物大量释放进入血中,因此,血清酶的变化可以反映心肌坏死过程的演变,通过其升高的程度可判断梗死范围,心肌肌钙蛋白(cTn)具有高度的心肌特异性,连续测定可用于急性心肌梗死的诊断、动态监测及疗效观察。肌钙蛋白 I(cTnI)在发病后的 3~6 个小时内升高,12~16 个小时达峰值,7~10 天恢复正常;肌钙蛋白 T(cTnT)在发病后的 3~6 小时内升高,24~48 小时达峰值,10~14 天恢复正常。肌酸激酶(CK)在发病后 4~12 小时升高,12~36 小时达峰值,2~4 天恢复正常。肌酸激酶同工酶(MB-CK),在发病后 6 小时升高,12~24 小时达峰值,48 小时消失。乳酸脱氢酶(LDH)在发病后 8~18 小时升高,48~72 小时达高峰,可持续 4~16 天。谷草转氨酶(GOT)在发病后 6~12 小时升高,24~48 小时达高峰,3~6 天后恢复正常。

（三）心肌梗死机械性并发症的临床诊断

1. **室壁瘤**

（1）症状和体征:患者有一次或数次心肌梗死病史,距心梗时间可数小时或数年,较小的室壁瘤可以无症状和体征;较大的室壁瘤可有下列症状和体征,急性心梗后有顽固性充血性心力衰竭,可有心绞痛、心律失常、周围动脉栓塞,心界扩大,心脏搏动范围广泛等症状。

（2）心电图:除有心肌梗死的异常 Q 波外,还有持续性的 ST 段弓背向上抬高,可考虑室壁瘤的存在,可用于室壁瘤的初步筛选。

（3）胸部 X 线表现:心尖部和左心室侧壁室壁瘤,心脏左缘有局限膨出或边界不自然感,透视下可见室壁瘤反向搏动,但膈面室壁瘤不易发现。

（4）超声心动图:是敏感性和特异性较高的无创性检查,二维超声对室壁瘤大小、位置、瘤腔内有无血栓及左心室壁运动功能测定较可靠。

（5）放射性核素检查：心肌显像通过显示放射性缺损面积估计室壁瘤大小。心血池扫描可显示左心室腔形态及左心室功能。

（6）左心室及冠脉造影：直接明确显示瘤体大小、部位，反向搏动情况，有无附壁血栓，残留心肌收缩功能，冠脉病变部位和程度，适用于拟行室壁瘤切除的病例。

2. 室间隔穿孔 少见。

（1）症状和体征：患者在急性心肌梗死后2~3天内胸骨左缘突然出现响亮的全收缩期杂音及收缩期震颤，患者突感心悸、气短或不能平卧，伴有颈静脉怒张、肝大、心力衰竭或心源性休克。

（2）床旁漂浮导管：右心室及肺动脉压升高，右心室血氧含量较右心房升高。

（3）床旁超声：能显示室间隔穿孔部位与大小。

（4）左心室及冠状动脉造影：是最可靠的诊断方法。若在急性早期，患者并发低血压、休克，病情危重，用一般药物治疗无效，应该在主动脉内球囊反搏（IABP）辅助下进行左心室及冠脉造影，为急诊手术提供依据。

3. 心室游离壁破裂 罕见。

（1）症状及体征：常在发病1周内出现。急性破裂，突然破入心包腔，导致心脏电机械分离，心脏压塞而猝死。亚急性破裂，少量血液渗入心包腔内，造成不完全性心脏压塞。急性心肌梗死患者出现较长时间心前区痛，镇痛药无效，病情突然恶化、恶心、呕吐、面色苍白、休克、呼吸骤停、血压低、奇脉、心音遥远、心界进行性扩大，心脏胸外挤压后不产生周围性搏动，应高度怀疑游离壁破裂。

（2）心电监测：可以为窦性心律或窦性心动过缓，很快变为结性心律，存在电机械分离。

（3）床旁超声：有心包积液。

4. 二尖瓣反流

（1）症状和体征：乳头肌功能不全导致二尖瓣反流，可造成左心衰，心尖部可闻及Ⅱ级以上收缩期杂音。乳头肌断裂，很少见，突然造成二尖瓣大量反流，可产生急性肺水肿。患者突然出现心悸、气短、端坐呼吸、咳粉红色泡沫痰、血痰，双肺布满干、湿啰音，胸骨左缘出现响亮的全收缩期杂音。

（2）超声心动图：二尖瓣不能对合，左心室容量负荷增加，彩色多普勒可明确二尖瓣反流部位及反流量。

（3）床旁漂浮导管：肺动脉楔压明显升高。

（4）左心室及冠脉造影：在IABP辅助下进行，明确冠脉病变，为急诊手术做准备。

（四）选择性冠状动脉造影诊断

选择性冠状动脉造影是有创性检查，需要专门的设备和操作技术，有一定的危险性。冠心病一般首先应用无创性检查，包括心电图、超声心动图及核医学检查，用上述检查能明确诊断而又不进行外科手术者，不需要做冠状动脉造影检查。对于手术治疗前的冠心病患者必须进行冠状动脉造影检查，它可以显示冠状动脉解剖、病变部位、狭窄程度及范围。主要用于冠心病及其并发症的手术前确诊，手术适应证的选择和鉴别诊断，一般本检查都包括左心室造影。

1. 适应证与禁忌证

（1）适应证

1）冠心病心绞痛患者搭桥手术前，检查目的是选择患者。

2）急性心肌梗死及机械并发症（如室间隔穿孔、乳头肌断裂）手术前急诊造影，以确定是否需搭桥及确定搭桥部位。一般都在IABP支持下进行。

3）50岁以上做瓣膜替换手术前，常规做冠状动脉造影，以确定是否需同期行搭桥手术。

4）用于冠状动脉 PTCA 治疗前及治疗中的效果评价。

5）用于变异型心绞痛及不典型心绞痛的诊断。

6）确定冠心病患者病变的严重程度和广泛性,以确定其预后。

7）用于冠状动脉血运重建术后复查,观察治疗效果。

（2）禁忌证

1）碘过敏及严重的肝肾功能不全者。

2）急性心肌梗死后如不进行急症血管重建术,应在恢复期后择期进行。

3）严重心律失常及顽固性心力衰竭者。

2. 冠状动脉造影影像分析

（1）冠状动脉粥样硬化基本病变的造影征象

1）管腔不规则:半圆形"充盈"缺损或轻度偏心性狭窄,不同程度狭窄及完全阻塞,为动脉粥样硬化斑块和管壁增厚所致。如果血管内膜与管壁发生均匀一致的增厚,产生管腔普遍狭窄,内壁相对光滑或轻度边缘不规则,这种血管在造影诊断中与正常或正常变异血管鉴别较为困难。

2）冠状动脉扩张或动脉瘤形成:是由于中膜变薄和薄弱,普遍扩张称"冠状动脉扩张",局限性瘤样扩张称"动脉瘤"。

3）冠状动脉痉挛:是由于导管刺激或自发性产生,导管刺激引起的痉挛好发于右冠状动脉,为短的、向心性边缘光滑的狭窄。自发性痉挛见于变异型心绞痛,它可以在正常或有固定性狭窄的基础上发生痉挛。

4）动脉粥样斑块溃疡:在充盈缺损的基础上形成龛影。

5）血栓或栓塞:表现为杯口状完全或次全阻塞或卵圆状"充盈"缺损。

6）冠状动脉夹层:夹层部位有造影剂滞留。

7）冠状动脉梗阻再通:再通部位血管壁有僵硬感。

8）冠状动脉钙化:动脉粥样斑块、血栓或斑块下出血钙盐沉积。

9）侧支循环形成:正常冠状动脉之间存在侧支循环,但不开放,当冠脉重度狭窄时,侧支开放。

（2）病变程度的估计:病变程度包括狭窄程度和分布范围。

狭窄程度估计主要采用两种方法——管径法和截面积法。截面积法对于判定狭窄的血流动力学更有意义。此外,狭窄的数目、累及长度等,对末梢的血流灌注有着重要意义。动脉狭窄分为四级:<50% 的狭窄为轻度狭窄,通常无血流动力学意义;>50% 的狭窄为中度狭窄(相当于 75% 的截面积狭窄),有血流动力学意义;>75% 的狭窄(相当于 95% 的截面积狭窄)为重度狭窄;100% 的狭窄为完全阻塞。对于长段或多发的轻度狭窄也会引起同单发、局限而严重狭窄的血流动力学效果。如 40%~60% 的狭窄,长度>15mm,可以引起类似短的 90% 狭窄同样的缺血效果。

显著狭窄的冠状动脉病变范围通常用单支(1 支)、2 支、3 支病变或左主干病变来表示。但病变范围也与狭窄部位有关,如左前降支第一对角支近端狭窄,影响心肌缺血的范围就大大超过其中段狭窄,所以不能单从支数来判定病变范围。

（3）影像学分析应注意的问题

1）造影技术不当而造成的误诊:最常见的是遗漏正常的冠脉,如导管进入左冠脉太深或左冠脉主干短,导管直接进入左前降支或旋支,造成另一支在开口部阻塞的假象。注药速度过慢与血液混合可以造成冠脉狭窄的假象。

2）冠脉解剖异常:最常见的是左回旋支起自右冠状动脉,或直接起自主动脉,当心脏出现大的无血管区时,应怀疑冠脉解剖异常。

3）冠脉起始部完全阻塞：冠脉起始部全部阻塞很难认出，偶尔可看到残根。心肌存在无血管区，应怀疑在起始部完全阻塞，须仔细观察侧支充盈情况，确定诊断，为外科血管重建提供依据。

4）肌桥：肌桥与固定的冠脉狭窄可以混淆，肌桥好发于左前降支，在收缩期该部位有暂时狭窄。

5）导管刺激痉挛：痉挛多发生在接触导管部位和离导管近的部位，脱离接触或注入硝酸甘油，可使之缓解。

3. **左心室造影及左心室异常分析** 左心室造影是冠状动脉造影的有机组成部分。通过左心室造影观察左心室形态、大小及运动功能，可以对总体的左心泵血功能和节段性功能异常作出评价。按右前斜位，将左心室壁分成前基底段、心尖部、膈面段和后基底段；按左前斜位，分为间隔段和后侧段。正常左心室壁各部协调一致地舒缩运动，称为协调状态。当心肌某段局部缺血产生舒缩期时序和舒缩形态发生异常时，称为节段运动功能失调，包括运动功能减弱、运动功能消失及矛盾运动。

左心室泵血功能测定：根据左心室收缩期末和舒张期末的容积，可以计算出射血分数（EF）。EF 值是反映左心室泵血功能的一项重要指标，正常 EF 值≥60%；50%≤EF 值 <60% 为正常或轻度降低（与年龄有关）；40%≤EF 值 <50% 为轻度降低；30%≤EF 值 <40% 为中度降低；EF 值 <30% 为重度降低。

五、手术病例选择及术前准备

（一）手术病例选择

1. **手术适应证** 心绞痛内科治疗不能缓解而影响工作和生活，经冠状动脉造影发现其主干或主要分支明显狭窄而远端通畅者，以及心肌梗死后出现的某些严重并发症，均应考虑手术治疗。

（1）严重心绞痛（三级或三级以上）：严重心绞痛药物治疗无效，影响生活质量，造影证实有 1 支或 1 支以上冠脉狭窄 >70%，其远端通畅者，应行搭桥手术。部分局部狭窄适于行 PTCA 者，则不需手术。

（2）稳定型心绞痛：虽经药物治疗，但患者仍有不能忍受的心绞痛，左主干病变≥50%，前降支及左回旋支近端狭窄≥50%，或 3 支病变者，外科治疗优于药物治疗效果者，应手术治疗。如心绞痛较轻，用药能控制症状，生活工作均无明显妨碍者，则不需手术。

（3）不稳定型心绞痛：特别是由稳定型转变为不稳定型和/或药物治疗无效者，应进行手术；心绞痛发作频繁，发作持续 15~20 分钟以上；静息时发作，心电图有一过性 ST-T 变化，但无 Q 波，这种患者有发生心肌梗死的危险，冠脉造影证实有 1 支或 1 支以上严重狭窄，应尽早手术。

（4）无或轻微心绞痛患者：造影发现左主干狭窄 >50%，左前降支近端重度狭窄（>90%），运动耐量减低，应进行手术治疗，以预防猝死或心肌梗死并发症。其他部位的单支病变则不需手术。

总之，适应证的选择要考虑病理解剖和造成的危害，冠脉狭窄影响的程度和范围，如同为前降支病变，前降支粗大者应手术，细小者则不需手术。

（5）心肌梗死并发症

1）室壁瘤：手术前行左心室及冠状动脉造影，如有冠脉狭窄，可同期行室壁瘤切除及搭桥。室壁瘤切除可明显改善患者预后，特别对于伴有心绞痛、心力衰竭、心律失常、附壁血栓者更应及时手术。

2）室间隔穿孔：穿孔大，病情迅速恶化，应植入 IABP 后立即手术；病情相对稳定者，应内科治疗，待 6 周后缺损周围有瘢痕组织形成再考虑手术，这样利于缺损的修补和缝合。

3）二尖瓣反流：轻度至中度反流，应内科治疗；中度以上反流，可考虑成形或换瓣手术；乳头肌断裂应急诊手术。

（6）左心室衰竭：左心室衰竭是搭桥手术的高危因素，手术治疗比药物治疗可明显改善预后，提高远期生存率。EF 值 <40%，手术死亡率明显增加，晚期生存率降低，但生存者生活质量改善。对于没有心绞痛而仅是缺血性心肌病变和充血性心力衰竭者，不适于手术治疗。

（7）经皮腔内冠状动脉成形术（PTCA）失败或 PTCA 并发症：进行 PTCA 时，外科医师应常规准备，一旦患者出现冠状动脉急性堵塞，需紧急诊做血管重建手术；PTCA 不成功则不必急诊手术，可择期手术。

（8）再次搭桥：冠状动脉旁路移植术（CABG）术后患者出现心绞痛，冠脉造影证实自身血管或搭桥血管通路发生 >70% 的狭窄时，可考虑再次搭桥。

（9）搭桥及同期瓣膜置换术：瓣膜病合并心肌缺血，同期瓣膜置换与 CABG 可减少手术死亡率，改善预后。50 岁以上或虽不足 50 岁但有心肌缺血表现者，瓣膜置换术前应常规做冠脉造影，如有冠脉狭窄，应同期手术。

2. 手术禁忌证

（1）绝对禁忌证：全身多系统存在较为严重的病变、体质衰弱、手术耐受力极差者不适合手术。

（2）相对禁忌证

1）高龄患者（>80 岁），如身体一般状态好，仍可考虑手术。

2）肾功能不全，但有条件行肾透析者，可考虑手术。

3）左心室 EF 值 <40%，手术死亡率高，如同位素检查发现有存活心肌、狭窄远端血管条件好、患者仍可从手术中受益，要有 IABP 及 ECMO 备用。

4）广泛弥漫性狭窄，但仍可进行多处内膜剥脱后搭桥。后壁部位可以考虑行静脉搭桥。

5）高危因素患者：如难以控制的高血压、消化性疾病、脑卒中、情绪不稳，权衡利弊做好各项准备后仍可考虑手术。

3. 选择手术患者的注意事项

（1）上述手术指征与禁忌证是对大组患者而言的，但每一患者的具体情况各有不同。冠心病是复杂的受多种因素影响的疾病，所以，应对具体情况认真分析，权衡利弊，选择最佳的治疗方案。

（2）对心肌缺血的程度和范围要有显示清楚的冠脉造影结果，包括冠脉血管的远端通畅情况及侧支血管情况。

（3）根据全面检查材料（冠脉造影，超声，核素，左、右心室收缩功能及 EF 值）评估心功能，并注意心肌缺血纤维化的程度。

（4）对不同病情患者的左心整体 EF 值应做具体分析：左心 EF 值低于正常者，会增加搭桥手术风险，要认真分析 EF 值下降的原因，区别是由于心肌冬眠或心肌晕厥还是长期慢性缺氧纤维化所致，二者预后不同。前者术后心功能明显改善，后者无效，EF 值 <20% 仍为手术禁忌证之一。病期长、有反复心肌梗死而又无室壁瘤形成的 3 支弥散性病变患者，不能单纯以左心整体 EF 值正常作为心脏收缩功能标准，应特别了解心肌灌注情况，并经心室壁各节段的运动判断心脏收缩功能。单纯室壁瘤切除术或室壁瘤切除术加搭桥术的患者，虽然 EF 值 <20%，只要残留的心肌功能好（即节段运动正常），则不应该视为手术禁忌，但手术切除室壁瘤的范围要适当，或做左心室成形术，以免过分损失左心室容积。这类患者围手术期 ICU 监护及心功能辅助极为重要（包括应用 IABP 及 ECMO）。

（5）国人冠脉相对较细，对 3 支病变且病变较为弥漫（特别是左回旋支的主要分支）者的手术应慎重。因此，术前应充分了解冠脉远端通畅度及侧支循环，以免术中找不到合适的血管或勉强吻合，影响搭桥血管的通畅率及手术效果。

（二）术前准备

1. 一般准备

（1）完成各项检查。

1）化验项目包括：全血常规，血型，血小板，出凝血时间，尿素氮，肌酐，血气，肝功能，凝血酶原时间及活动度，血糖，血钾、钠、氯，血脂，尿常规，有近期心肌梗死者，需加做血清酶学检查。

2）辅助检查包括：18 导心电图，胸部 X 线片，超声心动图，核素心肌显像和心血池扫描，左心室和冠状动脉选择性造影。

（2）向患者介绍病情及注意事项，讲清避免情绪激动的重要性，训练咳嗽及深呼吸。

（3）向家属讲清手术的必要性及手术中、手术后可能发生的危险情况，术前请家属签字。

（4）申请同型血红细胞及血浆备用。

（5）术野备皮，取下肢静脉，包括颈部以下所有部位均需准备。

（6）术前晚常规清洁灌肠。

（7）术前晚睡前服司可巴比妥 0.1g，保证患者良好睡眠。

2. 其他疾病的治疗 患者如合并其他疾病，应进行内科治疗，做好如下准备。

（1）高血压：血压控制满意后（动脉压 <150/100mmHg），方考虑实行手术。

（2）糖尿病：经饮食控制和药物治疗，空腹血糖 <8.3mmol/L（150mg/dl），尿糖阴性或弱阳性。

（3）高脂血症：给予低脂饮食和降血脂药治疗，使血脂明显下降后再手术。

（4）心功能不全：术前应用洋地黄类药及利尿药，待心功能改善后再手术。

（5）心律失常：严重心律失常对手术不利，术前用药物治疗，好转后手术为宜。术前要明确心律失常的原因，必要时做电生理检查，并判明有无外科适应证，如系梗死灶引起，手术时应做病灶切除。

（6）呼吸系统准备：术前 3 周戒烟，合并呼吸道感染或呼吸功能不全者，应做相应的治疗，以感染被控制、呼吸功能改善后再行手术为宜。

（7）消化系统准备：肝功能异常或有消化道疾病者，应做相应的治疗，待病情稳定后手术。

3. 术前用药的处理

（1）抗心绞痛药：手术当日可贴硝酸甘油膏或舌下含服硝酸甘油，高危因素患者可持续静脉注射至体外循环开始。

（2）β 受体阻滞剂：可减少心肌氧耗量，可用至术晨。

（3）洋地黄制剂：在术前 3 天停药，以防术后心律失常，如停用洋地黄影响心功能，可用至手术当日。

（4）利尿药：术前不必停药，但要注意避免脱水、血容量不足及电解质紊乱。

（5）抗高血压药：术前不必停药，但麻醉医师必须了解患者所用药物及其药理作用，以便正确处理麻醉过程中出现的情况。

（6）抗凝药：术前 1 周停用阿司匹林等抗凝药，改用低分子肝素皮下注射加替罗非班针剂微量泵输入，急诊手术者术中备血小板。

六、手术要点

冠状动脉搭桥术的手术入路和体外循环的建立方法与其他心脏手术相同，不在此赘述。冠脉搭桥手术的具体操作技术，有许多不同的习惯方法，下面介绍的仅是一般常用的方法。

1. 病变探查 切开心包后，术者仔细探查、触摸冠脉表面硬度，确定病变部位、范围，对照造影所见，确认是否与其一致，选择冠脉吻合口的部位，确定搭桥支数，以便准备长度合适的桥血管。

2. 冠状动脉内膜摘除术（简称内膜摘除术） 因内膜摘除术后易形成血栓，尽量不在未完全闭塞的动脉上做内膜摘除术，内膜摘除术仅适用于动脉病变弥散、广泛，如不做动脉内膜摘除术就无合适部位做吻合术者。手术在体外循环下进行。术者摸到有斑块或栓芯梗死的动脉后（如在后降支起点处），先在局部切开冠状动脉前壁。切口不宜过大，因为在摘除栓芯的过程中切口常会被进一步扯大，而过大的冠脉切口不利与静脉吻合。用特制的纤细而窄长的内膜剥离器，从切口远端插入动脉外膜与中层的间隙，沿着血管壁轻轻地向远端推开动脉外膜与栓芯之间的粘连。在分离粘连的同时，轻轻向外提拉栓芯，假如粘连被充分松解开,术者能感觉到栓芯轻快地被拖出切口,而且栓芯末端的外形呈完整的分支状(图 20-1)。有的栓芯过长,也可从动脉切口用直角钳将栓芯挑起并切断后,再按前述方法先取远端的栓芯,而后再摘除近端的栓芯。栓芯摘除术,特别是远心端的血管腔内如有残余的瘢痕,管腔内如粗糙不平应仔细清除并细心修平,以免增加腔内血栓形成的机会。假如栓芯的远端在摘除过程中不慎折断,可在附近的动脉壁上另做切口,接近残余的栓芯,并完全取出血管腔内的梗塞物。冠脉切口近端腔内栓芯不

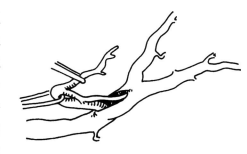

图 20-1　冠状动脉内膜摘除术

必勉强取出;近端的摘除方法与远端一样,先用剥离器推开栓芯的粘连,同时用镊子卡在冠脉切口处,施加一点对抗的力量,将栓芯向外提拉,直到其自行折断为止。冠状动脉内膜摘除术后的动脉切口及管腔均较宽大,其动脉壁较薄,因此,与静脉吻合时,动脉外周组织要适当多缝一些,以利于吻合口的严密对合。

3. 大隐静脉-冠脉搭桥术

(1)切取及准备大隐静脉:要十分珍惜,勿浪费大隐静脉材料。切开心包后,估计或测量搭桥所需的大隐静脉长度。截取下来的大隐静脉其全长应粗细均匀无局部缩窄,管壁弹力、厚薄一致者方可使用。截取静脉时不要用暴力牵拉或钳夹管壁。取下的静脉放入冷(4℃)肝素化血液(200U/100ml)内保存备用。大隐静脉在膝下如分成两支,应取其前分支作桥;膝上大隐静脉的浅表如有平行的粗大的分支血管,也可取用。大隐静脉穿过阔筋膜进入股静脉之前往往异常粗大,不适合作桥。下肢静脉曲张或局部有瘢痕的大隐静脉也不宜选用。如两侧大隐静脉都不能用,首先改取小隐静脉,其次可选择上肢头静脉。

取静脉时,将患者的下肢固定在稍下垂并外展屈膝 30°的位置,局部皮肤消毒后,在开胸的同时解剖大隐静脉。下肢皮肤切口一般先从内踝前开始,按所需要的长度向上切开皮肤并逐步解剖大隐静脉。皮肤做全长或间断切口均可。切口按桥所需静脉的不同长度而定。方法有两种:一种是沿静脉直接切开其表面的皮肤再游离静脉;另一种是只在内踝前方将静脉表面皮肤切开一小段,分离出静脉并结扎其分支后,再用剪刀向上潜行分开静脉表面的皮下组织,剪开皮肤扩大切口后再向上游离静脉并结扎其分支,如此逐段进行,直到取得所需全部长度的静脉为止。分离好的静脉从内踝平面切断,静脉远端结扎,静脉近端用蚊式血管钳夹住,轻轻牵拉做必要的修整。处理血管分支残端时不要用力牵拉,结扎线要刚好结扎在分支血管的根部距静脉壁约 1mm 处,分支血管残留得过长,静脉壁将形成一个局部的膨出,易形成血栓。结扎线也不要太靠近管壁,如血管外膜被结扎在内,局部管腔将被缩窄并产生血液涡流。取下的静脉远端与注射器相通,并徐徐加压(<150mmHg),向静脉内注入肝素生理盐水(100ml 含 100U 肝素),使血管中等度扩张。如有任何漏血或结扎不严的分支都要重新处理。血管壁上的漏血孔,要用 7-0 无创伤针线细心缝合,缝针要沿静脉的长轴进针,以免打结后管腔变窄。如血管外膜有缩窄处,也要将其松解开。取下来的静脉远端修成 30°斜面,呈长圆形如足掌,有时需要扩大管口,可在足跟侧垂直剪开一小段。

下肢皮肤切口,于取静脉后尽快缝合,长切口的皮下组织应分两层缝合,以消除死腔,皮肤可间断或连续皮内缝合,用弹力绷带加压包扎,以免体外循环中皮下渗血。

(2)大隐静脉-冠状动脉吻合术(远端吻合术)

1)胸部手术开始后,在取大隐静脉的同时,准备体外循环。右心房常规插 1 根房腔管,如果术中需要处理二尖瓣则插上、下腔腔静脉管。心脏停搏液灌注管连接 1 根灌注针头,插在升主动脉的根部,灌注管另一端连接"Y"形接头,分别与心脏停搏液贮存器及左心吸引管相连,这种装置在手术开始时可向主动脉内加压注入心脏停搏液,在术终心脏复跳时可在主动脉根部(左心)持续吸引排气,术中可用作左心引流,避免冠脉吻合口出血,使术野清晰。冷的(4℃)心脏停搏液每 20~30 分钟加压注入 1 次,使心肌温

度保持在 14℃,同时向心包腔内浇冰水局部降温。

2)显露冠状动脉:搭桥的顺序一般是,左回旋支及钝缘支、对角支、右冠状动脉及后降支、左前降支。为方便做左回旋支上的吻合术,可以在左肺静脉心包反折处缝一牵引线,并拉向胸部切口,同时助手将心脏左缘及心尖翻向右侧及头侧,或切开右侧纵隔胸膜,将心尖翻转后推放入右胸腔。为方便做左前降支(LAD)及对角支上的吻合术,于心脏左缘放置 1~2 块大纱垫,使心尖上翘并右旋。为方便做右冠状动脉吻合术,于下腔静脉入口附近的心包上缝一牵引线,向上提拉,并在左心房后壁放置大纱布垫,同时,由助手将心尖从膈面向头侧翻起。

3)切开冠状动脉:术者戴 2.5~3.5 倍放大镜仔细观察时将进一步发现,切开的心外膜下的动脉呈一条红色或白色(灌注心脏停搏液)细线。沿此线用 15 号刀片的尖端先切开阻塞远端的动脉前壁心外膜,再轻轻地划开切口下的组织,即可看清动脉的前壁。切口要在动脉中间,避免偏向一侧,同时要十分留意,勿切伤后壁。当切口中有灌注液或血液流出时,则可肯定已进入动脉腔,动脉切口长度为 4~6mm 或相当于动脉管径的 2 倍或相当于静脉的直径,血管前壁的切口务必做全层切开,同时应特别注意动脉外膜的长度与其他层相等,以免切口两端的管壁局部变薄。注意勿损伤动脉内膜,必要时只能用金属探子,而不要用剪刀尖探入管腔内。如需要用剪刀扩大动脉切口时,要很小心地将剪刀的叶先放入管腔内,用其尖端非常精确地将切口剪大(图 20-2)。

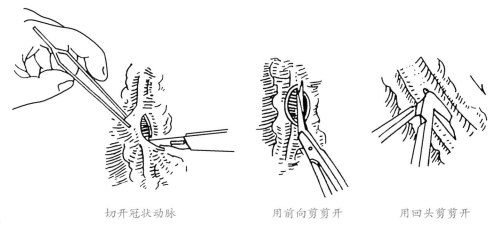

切开冠状动脉　　　　　用前向剪剪开　　　　　用回头剪剪开

图 20-2　切开冠状动脉

4)大隐静脉与冠状动脉吻合术:一般做连续缝合法,为避免冠脉腔内小斑块脱落,在冠脉上的缝针是由内向外(从动脉内膜到外膜)方向,相反,在静脉上的缝针方向为由外向内(图 20-3)。

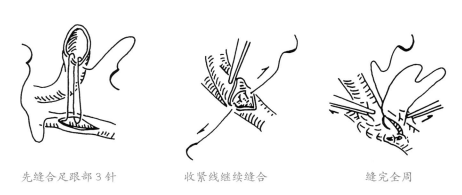

先缝合足跟部 3 针　　　　收紧线继续缝合　　　　缝完全周

图 20-3　大隐静脉与冠状动脉吻合术

5）蛇形搭桥法：适用于 1 根动脉上有 1 处以上的狭窄需要搭不止 1 个桥的病例。蛇形搭桥的近心端做侧侧吻合，远心端做端侧吻合。蛇形搭桥法在升主动脉上的切口少，静脉上吻合可按动脉及静脉的走向做横形、斜形或纵形切口。如吻合后动、静脉两根血管需要交叉（例如对角支上的蛇形搭桥侧侧吻合口），则常需要在静脉上做横形切口。吻合口用 7-0 聚丙烯缝线行连续缝合，先用 7-0 聚丙烯缝线的一头针，在静脉切口上的一个犄角旁 1~2mm，从外向内缝第 1 针，再从内向外缝动脉壁的第 1 针，以后的缝针，在静脉侧按顺时针方向，在动脉侧按逆时针方向，连续缝 3~4 针后，将两根缝线收紧，使吻合部对合，再用镊子轻轻地提起静脉切口附近的外膜，继续缝合吻合口的其余部分。两针的会合点在远离吻合口尖端 2~3mm 处，缝针打结后才不至于影响吻合口的通畅（图 20-4）。

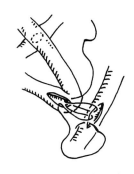

图 20-4　蛇形搭桥侧侧吻合术

在静脉上做横形切口的长度应不超过静脉周长的 1/3，如横形切口过大，与动脉相吻合后，动脉腔将被牵拉而变形，局部管腔也由于前壁下陷而变窄。

蛇形搭桥吻合术，如动脉与静脉相交叉，也可在静脉上平行血管长轴做纵形切口，切口长度一般要比动脉切口长 10%~20%。因此，静脉上的每一针针距也要宽于动脉上的针距，这样吻合后，静脉呈"马蹄袖"形状扣在动脉的切口上面。用 7-0 聚丙烯缝线双头针，第 1 针缝在距静脉切口犄角 1~2mm 处，动脉侧的第 1 针则从切口的中点由内向外穿出管壁，静脉侧缝针为顺时针方向，动脉侧缝针为逆时针方向，连续缝合吻合口的其余部分。术中应注意，使动脉切口的两端角与静脉切口两侧的中点相对合，最终形成一个近似椭圆形的吻合口。

如在静脉上做纵形或斜形切口与动脉相吻合，静脉的第 1 针先从静脉壁由外向内缝进管腔，而后再由内向外缝动脉的第 1 针，但是有时由于手术部位或术野显露等原因，为便于手术操作，也有采用从两个血管的腔内进行连续缝合的。术中先将静脉置于与动脉平行的位置，用 7-0 无创双头针缝线，将两根相挨近的血管切口边缘从中点向两端缝合，在接近吻合的两端角时，要先缝完静脉壁之后再缝动脉壁，然后从端角将缝针转到血管腔外，在外面进行吻合口其余部分的缝合。

蛇形搭桥法通常有一个或两个侧侧吻合口，每完成一个吻合口之后，应测量好与下一个动脉吻合口的距离，以免发生两个吻合口之间静脉段过长或太短的弊病。蛇形搭桥的末端吻合口为端侧吻合，将静脉的末端剪成"马蹄袖"样，使其开口略大于动脉切口，用 7-0 无创双头针线在静脉末端开口的足跟中点缝第 1 针，再按端侧吻合术的原则和方法缝动脉侧第 1 针之后，在静脉侧沿逆时针方向、在动脉侧沿顺时针方向连续缝合，完成末端吻合口的其余部分缝合（图 20-5）。

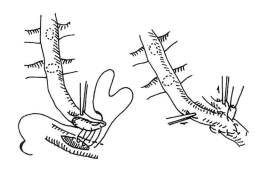

图 20-5　蛇形搭桥端侧吻合术

蛇形搭桥术可节省静脉，在升主动脉上吻合口少，桥流量大，不易形成血栓。蛇形搭桥术的主要缺点是一根静脉连接数个吻合口，一旦近端阻塞，则"全军覆没"。所以，不仅主动脉端吻合口的通畅十分重要，每个吻合口与静脉的通畅也与手术效果有着密切关系，因此要特别注意蛇形搭桥的末端吻合口，一般这个吻合口要做在较粗的动脉分支或动脉主干上，而且动脉上的切口要做得稍大些，以便静脉末端有最大的血流通路（图 20-6）。做右冠脉及左回旋支侧的蛇形搭桥术时，尤其要注意静脉桥的走行方向和位置，桥的走行方式往往与桥的通畅也有密切关系。需根据不同情况将桥搭在心脏的左前边或从右边绕过心脏的背面达到吻合口。

6）每个血管吻合口缝合最后一针时，都要用注射器连通静脉，注入心脏停搏液，将静脉内的气泡驱出后再打线结，同时连续注入生理盐水，观察吻合口是否漏血，如有漏血要及时补针。

（3）大隐静脉升-主动脉吻合口（近端吻合术）

1）当心脏表面的静脉-动脉吻合术将完成时，即开始复温。在心脏表面的吻合口全部完成缝合后，将灌注心脏停搏液的管路接通左心吸引，从主动脉根部排除左心内气体，松开主动脉阻断钳使心脏复跳，在并行循环及心脏跳动的情况下，进行桥近心端的吻合术。用侧壁钳夹闭主动脉的前壁及侧壁，并剪掉该部分主动脉的外膜。一般右侧桥近心端的吻合口选在升主动脉前壁的中线偏右方，因此，侧壁钳也夹在偏右一些的位置；左侧近心端吻合口则在中线偏左，侧壁钳也要夹在升主动脉前壁更偏左侧一些的位置。假如搭 3 支桥，近心端有 2 个吻合口，左上及右下各一个吻合口，乳内动脉常规吻合于前降支动脉。根据升主动脉局部面积的大小和要做的吻合口数目，选用口径大小合适的打孔器。桡动脉吻合口用 3.5mm 的打孔器，大隐静脉用 4.0mm 的打孔器打孔（图 20-7）。

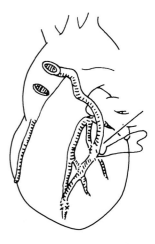

图 20-6 蛇形搭桥术

2）吻合方法：用 6-0 的聚丙烯缝线行大隐静脉与升主动脉吻合术，参照升主动脉壁上切口大小，将大隐静脉末端剪成形状如脚掌的斜面，并沿足跟侧将管口纵形切开 5~10mm，使静脉末端的口径比动脉口径大 10%~20%，以便吻合后静脉呈 "马蹄袖" 状罩在动脉壁上（图 20-8）。在做吻合术前，截取所需长度的静脉段，并将静脉全长理顺，以免血管发生扭曲。

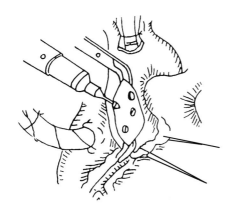

图 20-7 钳夹升主动脉并打孔

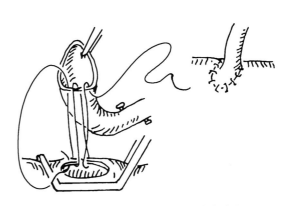

图 20-8 大隐静脉与升主动脉吻合术

3）排气：要注意排除侧壁钳内主动脉内和桥血管内的气体，近端最后一个吻合口缝毕，暂不拉紧缝线，用小哈巴狗钳夹住静脉，然后再缓慢松开侧壁钳，排出侧壁钳内主动脉内的气体后，再打紧最后一个吻合口的缝线，用细针抽出桥血管内的气体，然后再松开小哈巴狗钳。

4）检查桥血管是否通畅：要反复检查桥血管全长的走行弧度，如发现任何部位有严重的扭曲、过长或过短，都要及时纠正，可拆开近端吻合口，纠正扭曲，剪短或加长静脉后重新吻合，也可在静脉段的两端用哈巴狗钳暂时夹闭后，从中间剪断纠正之。

（4）搭桥手术要点

1）解剖冠状动脉时，要从最浅部位的动脉段入手，或沿硬化的管腔走行方向及伴随的静脉解剖出正常的动脉，以缩短手术时间。左前降支动脉表面的脂肪常呈一凹陷的浅沟，动脉即在此沟的下面；左回旋支的分支在动脉的起始段，较表浅且易于解剖和显露。如上述标志都不明显，可在灌注心脏停搏液时解剖动脉，晶体灌注液使动脉变白，切开管壁后有灌注液自切口溢出。拟吻合的动脉管壁直径应 >1mm，管壁柔软而无瘢痕或硬化。

2）静脉与动脉吻合时，一定要将它们的血管内膜整齐而严密地对合在一起，应尽量不损伤血管内膜,不要用力牵拉或钳夹血管壁,也不要随意用金属探条或任何锐器探查管腔。术中要运用正确的进出针方向和技术。

3)假如动脉的病变(狭窄)段较长或病变累及血管的一个或两个分叉而又必须做搭桥时,在动脉上的切口长度应超出血管的病变区域,直到正常的管腔。这类吻合口都较长,所以要将静脉桥的末端剪成斜口,并在管壁上剪开较长的一段,使静脉端的开口较大,这样吻合后才能完全覆盖在动脉切口的四周,血流才能通到病变远端管腔内。

4. 乳内动脉-冠状动脉搭桥术

(1)体位:患者取仰卧位,采用胸骨正中切口,用 Favaloro 牵开器将左侧胸壁提高,手术台左侧摇高30°~45°,使左侧切口与术者双眼一样高,便于操作。

(2)乳内动脉准备

1)用电刀在平行乳内动脉两侧 0.5~1.0cm 处切开壁层胸膜。

2)从第4肋间的肋软骨(无动脉分支)开始,剥离乳内动脉,沿切开的胸膜向下牵拉并游离乳内动脉,上端至第1肋,下端至第6肋间隙(图 20-9)。

3)乳内动脉的小分支用钛夹钳夹后切断。

4)乳内动脉血管床及蒂充分止血后,继续留在胸壁上,用罂粟碱液喷洒乳内动脉,并将血管蒂包在罂粟碱液的纱布中备用。

(3)乳内动脉的移植

1)钳住动脉血管两侧及末端的软组织,分开动脉外组织,露出乳内动脉(图 20-10)。

2)乳内动脉与冠脉端侧吻合,以 7-0 或 8-0 聚丙烯缝线连续缝合。

3)吻合时缝针首先缝乳内动脉管口的足跟,而后缝冠状动脉,连续缝合,先是乳内动脉侧,在患者右侧绕切口沿逆时针方向由里向外缝;而后是冠状动脉,在患者左侧由外向里缝(图 20-11)。

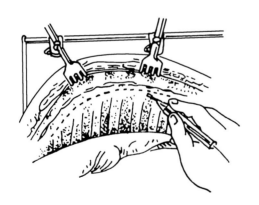

图 20-9　游离乳内动脉

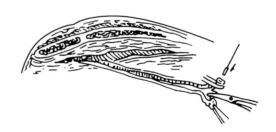

图 20-10　修剪乳内动脉

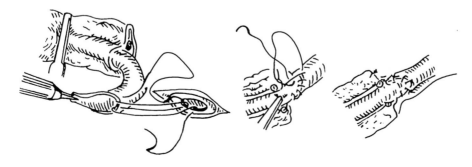

图 20-11　乳内动脉与冠状动脉吻合术

4）将血管蒂用 5-0 聚丙烯缝线固定在吻合口附近的心外膜上。

（4）注意事项

1）剥离乳内动脉时要找到肋间的分层。

2）从胸壁游离乳内动脉，应防止损伤乳内动脉。

3）完善保全乳内动脉蒂（伴行的静脉及一部分组织）。

4）为使乳内动脉的长度增加，可将与锁骨下静脉相连的乳内静脉从起点处结扎切断，并分离外侧与胸壁粘连的组织。如乳内动脉不够长时，可将血管旁的软组织间断切断，使弯曲的乳内动脉变直从而增加长度。也可裸取乳内动脉，使其伸展得较长，对胸骨血运损伤也少一些。

乳内动脉越过心包切口处要切开一个小口，使乳内动脉以最短的距离到达吻合口。

5. 非体外循环下搭桥术（off-pump coronary artery bypass grafting，off-pump CABG）　冠状动脉搭桥术不必打开心腔，肺可以保持通气，无须使用氧合器，不需体外循环，冠状动脉搭桥术只需要无血、显露较好、相对稳定的吻合术野。目前，由于心表固定器、CO_2 吹雾器、冠状动脉分流器的应用，off-pump CABG 已适用于 3 支血管病变的所有靶血管。

（1）手术前准备：off-pump CABG 与心肺转流下冠状动脉搭桥术（on-pump coronary artery bypass grafting，on-pump CABG）不同，on-pump CABG 是心脏停搏导致全心缺血，off-pump CABG 是局部血运中断及局部缺血，并存在心脏牵拉导致的血流动力学不稳定，因此应在术前制定一个有关移植血管的策略，以使心肌缺血及其他不良影响减到最小。术前应认真阅读冠状动脉造影资料，确定搭桥顺序。一般先行乳内动脉-左前降支搭桥，该处手术搬动心脏最少，可及早增加心脏前壁及室间隔的血供，然后是右冠状动脉后降支、对角支，因其搬动心脏也较少，最后才是钝缘支及左心室后支，因其显露对血流动力学影响大。另外，还需考虑到冠状动脉狭窄的程度、供血范围及侧支循环情况。先做狭窄重的、阻断冠脉后无影响或影响小的。先做供血范围大的，搭桥后可使心脏供血有较大改善。可在远端吻合口全部完成后再做近端吻合口，也可分别来做，也可先做近端吻合口然后再做远端吻合口。

（2）麻醉管理：手术中为显露吻合口部位需搬动心脏，对血流动力学可造成明显的影响，由于机械性刺激，或右冠状动脉阻断、再通可造成心动缓慢、心律失常或室颤、血压降低，麻醉医师与外科医师应密切沟通。

1）肝素与抗凝：切开冠脉前，应用小剂量肝素（1~2mg/kg）维持激活全血凝固时间（ACT）>250s，远端及近端吻合口吻合完毕，用鱼精蛋白中和肝素，比例为 1∶1。

2）保持患者体温：常有方法有①提高手术室温度；②暖风机吹拂管放置在左侧肩下由布单包裹。③铺巾下置电热毯；④静脉输液加温。

3）监测以下指标：动脉压和中心静脉压，指脉血氧饱和度；心电图持续监测心率、心律及 ST 段变化；经食管超声监测心脏活动和心脏容积状态。

4）维持血流动力学稳定，帮助转动手术床，有利于显露心脏侧壁，如吻合钝缘支时床左高右低；吻合左心室后支时，头低足高位，有利于心脏膈面的显露，可增加前负荷并可依靠重力使垂直移位的心室获得支持。应用硝酸盐类药，使冠状循环获得最大的灌注量。应用正性肌力药，维持平均动脉压。保持心率、心律稳定。

（3）外科技术

1）靶血管的显露：可采用心尖吸引牵引器或深部心包牵引缝线、手术床左或右倾斜，头低、脚高位，右侧胸腔打开的方法协助目标血管显露（图 20-12）。

2）靶血管的固定：在不停跳心脏上精确吻合，靶区的固定非常重要（图 20-13）。

压迫式固定器固定：压迫式固定器是利用压力压迫心肌以限制其活动（图 20-13）。

吸引式固定器固定:通过吸引力使固定器紧贴于心外膜,将固定头上抬并分开,使组织拉紧并固定靶区(图20-13)。

3)保持无血手术野:①应用硅胶带或5-0聚丙烯缝线阻断冠状动脉近端(图20-14),有时侧支动脉系回血多也需阻断远端。②应用分流器置入冠状动脉切口内,不但保持术野干净,也可保持远端心肌的血供(图20-15)。

应用注射器、生理盐水打水冲洗,或用CO_2吹雾器吹走吻合口部位的血液。

冠状动脉吻合的方法与体外循环下相似,只是吻合顺序不同,一般先吻合乳内动脉-前降支。用鱼精蛋白中和肝素、止血、关胸等步骤与体外循环下手术相同。

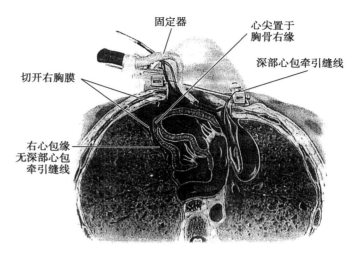

图20-12 靶血管的显露

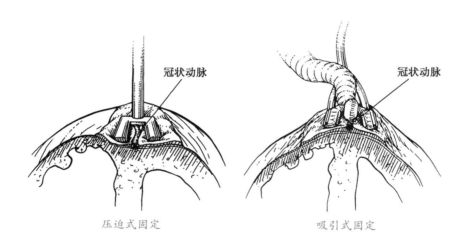

图20-13 靶血管的固定

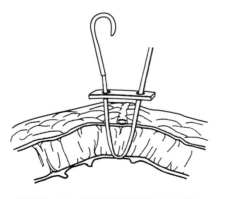

图20-14 用硅胶带阻断冠状动脉

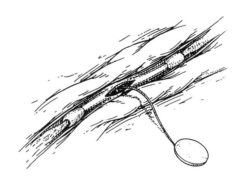

图20-15 应用分流器置入冠状动脉切口内

6. **再次搭桥手术** 搭桥术后再次出现缺血症状是由于冠脉病变进展或上次手术漏掉该搭桥的血管或桥本身阻塞。二次搭桥手术与第一次相似,其主要不同点有:要用摇摆锯锯开胸骨,由浅入深地顺序锯开胸骨的前后骨板,再逐步分离前纵隔的粘连。切开心包后,需要将粘连分离,应注意勿伤心肌、冠状动脉及有功能的血管桥(功能完好的血管桥外观及质地很柔软;丧失功能的血管桥,多僵硬呈索条状)。第一次做的血管桥如跨越肺动脉主干前面,一般都粘在心包上。建立体外循环前尽可能游离心包内的粘连,但是心尖、左心室膈面及外侧面的粘连则需在并行体外循环下游离。阻断主动脉后,经主动脉根部注入冷(4℃)心脏停搏液。再次搭桥时由于心外膜反应,要注意辨认出第一次桥的吻合位置,以及找到可供再次吻合的动脉,确定心脏表面吻合口的位置与第一次不同,所有再次搭桥术都必须先做心脏表面的吻合术,在松开升主动脉阻断钳后,确定升主动脉还有多少可利用的部位。再次搭桥的吻合技术、术后出血量及心肌梗死的发生率均与第一次相同。但再次手术死亡率比第一次高。所以,要尽量缩短阻断时间,术中集中时间解决病变的主要部分,在堵塞的冠脉附近找到可搭桥的血管。

7. 急性心肌梗死并发症的外科治疗

(1)室壁瘤手术

1)切除术:患者取仰卧位,胸部正中切口。为了避免术中瘤腔内血栓脱落产生体动脉栓塞的危险,务必在体外循环并阻断升主动脉后再搬动心脏或剥离瘤面上的粘连。在瘤囊最薄的部位平行室间沟切开瘤体,吸净心脏内积血后,如瘤腔内有附壁血栓也一并清除。根据心脏内呈灰白色的纤维化的光滑心内膜,可判明瘤组织与正常心肌的分界线。切除瘤囊时要循分界线留下5~10mm宽的瘤壁,以利于牢固缝合左心室切口,并可防止误伤离内侧缘很近的室间隔。闭合左心室切口前,要吸尽心腔内积血并彻底清除任何残留心腔内的碎屑,然后用两窄条毡片作为加固心室切口缘的垫片,用2-0无创针线先做一排连续褥式缝合,再连续缝合第二道。为防止缝合术后出血,每一针缝线都必须确实地拉紧。切口闭合后,开放主动脉钳,注意彻底排出心腔气体。

2)瘤囊折叠术:位于左心尖、无附壁血栓的局限性室壁瘤,可做瘤囊折叠术。此种手术方法简便、实用。体外循环下心脏静止、松弛后,用两条窄毡片平行左前降支垫在瘤囊的基底部(薄的瘤壁与心肌交界处)。用0号无创伤线沿瘤囊基底部连同毡片行间断褥式缝合,使瘤腔与左心腔隔绝,缩小左心室腔容积,从而使心腔内壁张力下降,消除室壁瘤对心脏血流动力学的不良影响。

(2)室间隔穿孔:在室间隔穿破后早期的病情极其严重,一般术前均需用IABP提高或改善循环功能,方能接受手术。而且急性期破口附近的组织脆弱,不易闭合牢,手术风险极大。假如手术时间能延迟到穿孔后6周,过了急性期再手术,其死亡率则较低。

修复心肌梗死后的室间隔穿孔与先天性室缺不同,心脏切口要做在左心室,经梗死区进入左心腔,左侧径路更容易找到破口,如做右心室切口,则必须从肌小梁之间去寻找破口。急性期过后再做手术的病例其间隔破口四周已纤维化,因此局部修复比较牢固,手术风险也较低。修复靠近心尖及间隔前部的破口时,先剪掉已坏死的心肌组织,用4个窄毡条,2条垫在间隔破口的右心室和左心室面,另外2条垫在心室切口的外侧缘,用4-0无创缝线贯穿4个毡条及其所垫夹的心肌边缘做间断褥式缝合,收紧各缝线并打结后,合拢的心室壁即将破口闭合。毡条垫片有加固切口并防止术后切口漏血的作用。如间隔的破口较大或破口附近的组织脆弱,则不宜直接缝合,而要用一块较大的涤纶片修补,用3-0或4-0带小垫片的无创两头针线,间断缝在破口外侧相对健康的间隔组织上,然后将补片外侧缘固定在间隔的左心室面上,补片的内侧缘与加固心室切口两侧的毡条垫片用4-0无创针线间断褥式缝合在一起,缝线打结后,间隔破口及心室切口则一次闭合。发生在室间隔中部的穿孔,可能累及二尖瓣乳头肌,因此,在修复破口的同时可能要做二尖瓣置换术。有时在手术闭合间隔破口的同时,也要做室壁瘤切除术或CABG。所有这类手术成功的关键是破口修补牢固而不再裂开,这是术后循环及心肺功能得到恢复的基本保证。一般前部的室间隔穿孔手术效果较好。

(3)二尖瓣反流:急性心肌梗死后的二尖瓣关闭不全是乳头肌不同程度的缺血或坏死、腱索断裂及瓣叶脱垂或左心室扩张的后果。在外科治疗上不同于其他病因所引起的二尖瓣关闭不全。心肌缺血的二尖瓣关闭不全,瓣叶基本正常,主要病变在瓣下,所以有的需做二尖瓣置换术,有的能做二尖瓣成形术。

如合并左心室壁瘤,则于切除室壁瘤囊时经左心尖切断腱索,切除二尖瓣叶进行二尖瓣置换术。这种患者的二尖瓣环较脆弱,固定人造瓣环常用换瓣专用的涤纶线,带小垫片做褥式缝法。缝线上的小垫片放在左心房或左心室均可,人造瓣叶的开启方向应朝向左心室,左心室功能好者(EF 值 >45%)术后效果佳。

(4)心室游离壁破裂:患者多有高血压病史,在急性心肌梗死患者中,心室壁破裂占 1%~2%。心包腔骤然大量积血,产生急性心脏压塞或导致迅速死亡。手术修复心室壁破口要争分夺秒,破口附近的心肌极脆,必须在体外循环下心脏停搏及心肌完全呈松弛状态时进行破口修复方有成功的可能。

七、术后处理

(一)处理原则

冠心病术后正确处理是患者术后顺利恢复、降低术后死亡率的重要环节,术后保持氧供需平衡、水与电解质平衡及酸碱平衡是冠心病患者术后处理应遵循的原则,也是患者能否顺利恢复的关键。

1. **保持氧供需平衡**　冠心病的病理基础是氧供需失衡,搭桥术后,心肌供氧改善,但术后保证氧供,减少氧耗仍然非常重要。术后早期循环、呼吸功能尚未平稳,此点尤应注意。混合静脉血氧的检测是反映氧供需平衡的重要指标,可通过漂浮导管采肺动脉血测定其值。正常混合静脉血氧饱和度为 68%~77%,如 <68%,表示氧供减少或氧耗增加;<60%,心脏失代偿;≤50%,机体发生无氧代谢,出现酸中毒。

混合静脉血氧降低的原因如下。

(1)氧供减少:①循环因素,如低心排血量综合征、心脏压塞、血容量不足或过多等;②呼吸因素,如肺水肿、胸腔积液、呼吸道阻塞等。

(2)氧耗增多:如血压过高、心率快、躁动、寒战、发热。

处理:针对上述原因,纠正低心排血量,保持容量平衡,保持呼吸道通畅,延长机械通气时间,充分镇静、镇痛,必要时用肌肉松弛药。

2. **保持机体水平衡**　由于体外循环机预充液、心肌冷心脏停搏液的回收造成血液稀释,再加上体外循环机转流的影响,大量水分进入组织间隙,患者可表现为腮肿胀、结膜水肿,如血压高或正常,术后早期表现为多尿;如血压低或肾功能不全,则表现为少尿;体内过多的水分如不及时排出,则可进入组织内,造成肺水肿、胸腔积液,进一步影响呼吸循环。所以,患者术后多尿是正常现象,要注意补钾,根据静脉压、心率、心排血量适当补液,不能只是出多少补多少。如心力衰竭、肾衰竭造成少尿,在强心的同时加强利尿。近年来,体外循环技术提高及非体外循环下搭桥技术的应用,上述情况有改进,但仍应注意。

3. **保持电解质平衡**　术后早期主要是血钾平衡,低钾易致心律失常,高钾除误输大量钾外,很少发生。

(二)术后常规监护与处理

术后严密监护病情变化,及时发现问题并正确处理是一个有机的整体,医师和护理人员密切协作,共同努力,才能减少并发症,促进患者顺利康复。

1. **患者术后入 ICU 前,应做好的准备工作**　包括治疗和监测设备,如呼吸机、血压、心电及氧饱和度监测、引流及负压吸引装置等,使患者及时处于监测条件下,一旦出现意外,能及时发现并得到处理;配备控制升压药或血管扩张药的输液泵、急救复苏的电除颤器等装置;急救或常规必用的药物;常用的输液及冲洗管路的肝素液;主动脉球囊反搏机;开胸急救包;各种观察记录表格。

2. **搬动患者**　患者由手术室送至 ICU 后,用平车搬运至病床之前,要注意血压是否平稳,要轻抬轻放,避免管路脱落;抬到病床上后,马上接通呼吸机、心电、血压及氧饱和度监测;理清并保持每条输液管路通畅;测得并记录各项监测指标;抽取化验标本;留心观察并记录患者神志、末梢循环、寒战、肌紧张等表现。

3. 交接班 向护送患者的医师及护士了解患者的麻醉过程是否平稳;术中所见冠状动脉的病变程度、分布;冠脉血运重建的满意程度;体外循环时间;主动脉阻断时间;停机后血压及心功能情况;尿量;电解质和酸碱情况;用药的反应及用量;手术过程中的特殊情况;目前正在应用的药物及其剂量。

4. 呼吸系统的监护及处理 患者都带气管插管返回 ICU,术后早期循环状况不稳定及体内积存水分等原因导致肺通气及换气障碍,所以术后早期需要呼吸机辅助,辅助时间一般为 5~16 小时。有下列原因者要考虑延长呼吸机辅助时间:体外循环后肺储备不足;围手术期呼吸系统感染;心功能不全。

呼吸系统的监测包括:每天 1 次胸部 X 线片,查血气,认真记录各项呼吸指标和数据,了解肺的顺应性及变化情况,同时经常听诊肺部,注意观察患者的呼吸状况,及时发现病情变化。严格掌握使用呼吸机的适应证及适当的辅助方式,根据血气结果及时调整各项指标。延长呼吸机使用时间的患者,要做充分的准备后再试停呼吸机。停机后要加强肺和呼吸道的护理,协助患者咳嗽,帮助患者顺利渡过脱离呼吸机后的较短的不适应期。

5. 监测项目

(1)心电图:连续监测心率、心律;注意有无心肌缺血征象,术后前 3 天每天做 2 次全导联心电图,如怀疑存在心肌梗死,随时做全导联心电图。

(2)动脉压:通过动脉穿刺,连续监测动脉压力,并抽动脉血做血气分析。

(3)尿量:通过导尿管引流尿液,每小时总结 1 次尿量,根据尿量补钾。

(4)中心静脉压:每 30~60 分钟测量 1 次,根据其变化,了解右心功能和循环血量情况。

(5)体温:患者未清醒前,测量肛温。患者早期体温低,末梢循环差,要注意保温。

(6)胸腔闭式引流管:保持其通畅,并且每小时记录引流量。如引流量大,要找出原因,及时处理,2~5 天后无血性引流液时可考虑拔除。引流量多于 50ml 者暂不拔管,因为术后抗凝治疗要密切观察引流量。

(7)漂浮导管:不常规应用,只限于重症患者,通过漂浮导管监测肺动脉楔压、心排血量,抽血做混合静脉血氧测定,了解心功能及机体氧供需平衡。

6. 检查项目

(1)胸部 X 线片:术后常规拍床旁 X 线片,了解气管插管位置、心影大小及肺部情况,应于术后第 1 天清早再拍,作为脱离呼吸机的依据。

(2)血气分析:每 2~3 小时做血气分析 1 次,依据血气结果调整呼吸机通气量及氧浓度。

(3)血八项:了解红细胞、白细胞、血小板计数,红细胞比容,血红蛋白含量等,作为输血的依据。

(4)及时查血清 K^+、Na^+、Cl^-:根据化验结果补充相应离子。

(5)血清酶化验:如疑有急性心肌梗死,应查 MB-CK、LDH、GOT 及肌钙蛋白。

7. 用药

(1)静脉补液:根据动脉压、心率、中心静脉压、肺动脉楔压、尿量、胸液引流量综合判断决定输液量;根据血红蛋白含量、红细胞比容及胸液引流量决定输血量;根据胶体渗透压检查结果决定补充胶体还是晶体。

(2)抗生素:术后常规应用抗生素 3 天,预防感染。

(3)扩张冠状动脉药:硝酸甘油 0.1~1.0μg/(kg·min),持续静脉输注。

(4)预防冠状动脉及桥血管痉挛的药物:地尔硫草30mg/50ml,微量泵静脉注射,每小时 3~5ml。

(5)镇痛镇静药:使患者保持安静,吗啡每次 10~20mg 或地西泮每次 10mg,静脉注射,必要时可重复应用。

(6)抗凝药:胸液引流量少于 30ml/h,应用肝素静脉注射 0.5mg/kg,每 4~6 小时 1 次;术后第 1 天拔气管插管后口服阿司匹林 100mg,1 次/天。对于非体外循环下冠状动脉搭桥术,术后当晚胸液明显减少后给予替格瑞洛或氯吡格雷胃管内注入,尽早抗血小板治疗,以防围手术期桥血管堵塞及围手术期心肌梗死。次日要加用低分子肝素针剂治疗。

（7）硝普钠:不常规应用,仅用于术后血压高用硝酸甘油疗效不佳者。

（8）正性肌力药物:不常规应用,只用于术后血压较低、低心排血量综合征的患者。

（9）抑制室上性心动过速的药物:可用微量泵静脉注射艾司洛尔。

（10）抑制快速房颤的药物:可用微量泵静脉注射胺碘酮。

（三）术后并发症及处理

1. 低心排血量综合征

（1）原因:①术前因素。如室壁瘤过大、残留心肌功能差、心力衰竭、EF 值 <30%。②术中因素。麻醉及体外循环不平稳,心率快,血压过高,心肌耗氧多;血压过低,心肌灌注不足,术中心肌保护不满意,冷心脏停搏液灌注量不足,间隔时间长,主动脉阻断时间长。③手术技术因素。如吻合口部位不合适、吻合口远端冠脉不通畅、吻合口狭窄阻塞、桥血管扭曲受压,供血不畅。

（2）表现:停机后表现为心脏胀满,左心房压及中心静脉压升高,或停机困难、血压低、心率快、末梢凉、尿量 <0.5ml/(kg·h)、混合静脉血氧饱和度 <60%。

（3）预防及处理

1）术前正确评估心功能,选择合适的病例,麻醉及体外循环平稳,注意心肌保护,血管桥通畅有效。

2）药物疗法:①正性肌力药物,肾上腺素 0.01~0.20μg/(kg·min),多巴胺 1~10μg/(kg·min),多巴酚丁胺 1~10μg/(kg·min)。②血管扩张药,硝酸甘油 0.1~2.0μg/(kg·min)。③钙剂,氯化钙 0.5g/次,静脉注射。④毛花苷 C 0.2~0.4mg/次,静脉注射。⑤补足血容量,纠正酸中毒。

3）机械辅助循环:上述药物疗法无效或术中停机困难,要及时应用 IABP,IABP 无效要应用左心转流或 ECMO 治疗。

4）由于手术技术因素造成大范围心肌缺血,用上述方法患者很难存活,应再次手术,在梗阻冠状动脉远端重新搭桥,纠正扭曲折角的大隐静脉。

2. 出血

（1）原因

1）术前用阿司匹林、双嘧达莫影响凝血机制。

2）肝素中和不够,体外循环机器破坏凝血成分,造成渗血。

3）止血不彻底,小动脉或乳内动脉出血,吻合口出血。

4）大隐静脉桥结扎线松脱,突然大量出血。

（2）处理

1）补充鱼精蛋白,使激活全血凝固时间(ACT)降到基础值范围内,给予止血药、钙剂、呼吸机加 PEEP。

2）小动脉出血,量较大,用上述方法无效者,应紧急回手术室再次开胸止血。

3）大量快速出血,血压突然下降者,应紧急开胸止血。

3. 血压不稳　包括血压低、血压高、血压波动。

（1）血压低:多为血容量不足或低心排血量表现,处理见"低心排血量综合征"。

（2）血压高:因增加氧耗量,血压要控制在术前水平。充分镇静,镇静后仍高者则加用血管扩张药。

（3）血压波动:血压在 60~200mmHg 之间呈周期性波动。见于患者半清醒应激状态,血容量不足、心功能不全时。应补足血容量,充分镇静,改善心功能。

4. 心律失常 表现为室性期前收缩,窦性心动过速或房颤。

(1)室性期前收缩:要注意补钾,并应用利多卡因等抗心律失常药。

(2)室上性心动过速:多为血容量不足、术后停用 β 受体阻滞剂、心功能不全或患者应激状态所致。处理应充分镇静,给予强心药物,应用洋地黄制剂;快速房颤时,补足血容量,应用 β 受体阻滞剂,应用毛花苷 C 静脉注射,如无效应用胺碘酮静脉注射。

5. 围手术期心肌缺血、梗死

(1)原因:冠状动脉搭桥前麻醉不平稳、心率快、血压低;术中心肌保护不好;排气不充分,造成气栓;桥吻合口部位不当,桥吻合口狭窄、血流缓慢,血管内血栓形成。桥血管过短、扭曲。

(2)诊断:由于搭桥术后肌钙蛋白均会有不同程度的升高,根据其诊断心肌缺血、梗死有时会有一定困难,肌钙蛋白明显升高的同时出现下列条件之一即可诊断围手术期心肌缺血、梗死,①心电图 S-T 段变化或新出现的病理性 Q 波;②心肌活力减弱的证据,如心脏超声检查新发的室壁运动异常。据此可推测阻塞桥血管或自身冠脉的部位。

(3)表现:与心肌缺血、梗死范围大小有关,心肌缺血、梗死范围小,患者肌钙蛋白升高,有或无心电图改变,患者无其他临床表现,不影响患者术后恢复过程;心肌缺血、梗死范围大,除上述改变外,还有低心排血量综合征表现,甚至危及生命。

(4)预防:围手术期预防心肌缺血发生,如发生心肌缺血应及时处理,避免发展为心肌梗死尤为重要,麻醉医师要避免心率快、血压低;术者吻合桥血管时每一针缝合都要精准;术后要密切观察心电图、血流动力学及心肌酶变化,发现问题及时评估(包括床旁超声检查),发现异常采取适当措施。

(5)处理:用硝酸甘油扩张冠状动脉,用肝素抗凝,用阿司匹林及氯吡格雷抗血小板聚集;维持较高的冠脉灌注压,必要时应用去甲肾上腺素等活性药物支持数天;对于心肌缺血、梗死范围大,循环不稳定的患者,一有适应证应尽早植入 IABP;如为桥血管闭塞所致心肌缺血需紧急施行重新搭桥手术。

6. 胸水、肺水肿

(1)原因:体内水过多,心力衰竭。

(2)处理:限制液体入量,强心、利尿,补充白蛋白。

7. 昏迷

(1)原因:

1)脑血管系统存在粥样硬化狭窄,术中灌注压低,脑缺氧或术中、术后脑血栓形成。

2)术中气体、斑块(如主动脉壁)、血栓(如室壁瘤内)造成脑栓塞。

3)颅内出血。

(2)处理:

1)术前怀疑脑血管病变者,做脑血管造影,如颈内动脉存在病变,应同期手术。

2)术中保持平均动脉压在 80mmHg 以上。

3)术后 3 小时未醒或出现抽搐、瞳孔不等大,应及时做脑 CT 检查帮助诊断。及时给予甘露醇脱水等相应治疗,直至患者清醒。

8. 急性肾功能衰竭 见本书第四十四章急性肾衰竭。

(吴 信 袁义强)

当动脉管径因为某种原因异常扩张超过正常管径的 1.5 倍以上，呈瘤样变形时称为动脉瘤，也称为真性动脉瘤。胸主动脉瘤包括主动脉根部瘤、升主动脉瘤、主动脉弓部瘤、胸降主动脉瘤及腹主动脉瘤。胸主动脉瘤早期没有特征性临床表现；晚期有疼痛及局部压迫症状；破裂时有剧烈疼痛、休克表现，胸腔、腹腔或腹膜后积血。其诊断主要靠主动脉 CTA、MRI、超声心动图及主动脉造影检查。胸主动脉瘤自然预后不良，确诊后应尽早手术治疗。主动脉根部瘤做本托尔手术（Bentall operation）或 David 手术；升主动脉瘤做升主动脉置换术；主动脉弓部瘤做四分支人工血管置换术；胸、腹主动脉瘤行人工血管置换术；有些腹主动脉瘤或胸主动脉瘤可以做覆膜支架血管腔内修复术。

第一节　胸主动脉瘤病因

主动脉由于先天性发育异常或后天性疾患，引起主动脉壁损害变得薄弱，在血流压力的作用下逐渐膨大扩张，形成动脉瘤。胸主动脉各部位均可发生动脉瘤。

1. 动脉粥样硬化　主动脉壁胆固醇和脂质浸润沉积，形成粥样硬化斑块，使主动脉壁受到破坏，逐渐膨出形成主动脉瘤，多见于降主动脉，常呈梭形。大多数患者年龄在 40 岁以上。

2. 主动脉囊性中层坏死　可能为先天性病变。表现为主动脉壁中层囊性坏死，弹力纤维消失，常伴有黏液样变性。形成的动脉瘤常位于升主动脉，呈梭形，有时形成夹层动脉瘤，多见于青壮年患者。

3. 创伤性动脉瘤　多由胸部挤压伤、汽车高速行驶突然减速碰撞胸部或从高处坠下，引起胸主动脉破裂。最常发生在比较固定的主动脉弓与活动度较大的降主动脉近段之间。如主动脉壁全层破裂者，伤员在短时间内即因大量失血致死。如主动脉壁内膜和中层破裂，但外层或周围组织仍保持完整，则可形成假性动脉瘤或夹层动脉瘤。

4. 细菌性感染　常继发于感染性心内膜炎的基础上，主动脉壁中层受损害，局部形成动脉瘤，大多呈囊形。

5. 梅毒　梅毒患者的主动脉壁弹性纤维被梅毒螺旋体逐渐破坏，形成主动脉瘤，多见于升主动脉和主动脉弓，呈梭形。梅毒感染侵入人体后，往往经历 10~20 年才产生主动脉瘤。

由于胸主动脉瘤的病因不同，由此引起的病变也不尽相同，但在诊治方面有许多共同点，下面仅对比较常见的马方综合征给予简要介绍。

第二节　马方综合征

一、病因与病理

马方综合征（Manfan syndrom）为一遗传性结缔组织病，发病率约为 4 例/10 万人。近年来，通过基因研究认为马方综合征患者的第 15 对染色体上的纤维因子基因变异，影响了原纤维的合成，原纤维与弹性蛋白是弹力纤维系统的主要组成部分。病理上患者的主动脉中层囊状变性，主要为弹力纤维断裂和中层纤维化。由于主动脉特别是升主动脉长期受到高压血流的冲击，管壁变薄，管腔扩张造成了升主动脉瘤或其他部位的主动脉瘤。主动脉窦部的扩张导致主动脉瓣关闭不全，脉压差增大，继而左心室扩大。主动脉夹层瘤形成、破裂，主动脉瓣关闭不全引起的心力衰竭是其死亡的主要原因。其病变除累及心血管系统外，还累及骨骼、关节和眼等组织器官。本病自然预后差，据统计有 1/3 的患者死于 32 岁以前，2/3 死于 50 岁左右。

二、临床表现

1. 症状　儿童期一般无明显症状，身高增长速度快而体重增长一般或迟缓。患者往往因心血管以外的表现而就医，如眼晶状体半脱位、视力下降、脊柱后、侧弯及蜘蛛指（趾）、漏斗胸、腭裂等畸形。成年患者的症状主要有心悸、胸闷、气短、胸痛等心功能不全的表现，当出现急性夹层动脉瘤时有剧烈的心前区疼痛及背部剧烈疼痛。

2. 体征

（1）心血管体征：主要为主动脉根部扩张，出现主动脉瓣关闭不全时有相应的体征，主动脉瓣听诊区可闻及舒张期泼水样杂音，有时也可闻及收缩期杂音。伴有二尖瓣关闭不全者，心尖区有收缩期杂音，脉压差增大，股动脉枪击音、毛细血管搏动征阳性。出现左心衰竭时，双肺可闻及细湿啰音。右心衰竭时有肝大、腹水及下肢水肿。

（2）骨骼体征：躯体骨改变，肱、股、胫、腓骨细长，患者呈高、瘦型，胸扁平，身材修长，双手伸平，双手中指间距大于身高。颅骨改变，头狭长，双眼距过宽或过窄，下颌长、腭弓高。四肢改变，手指细长如蜘蛛指（趾），足扁平，掌骨指数和指骨指数增大；腕征（当患者紧握其对侧手腕时拇指与第 5 指的远端指骨相重叠）、指征（当患者手紧握时拇指超过手的尺侧缘）阳性。

（3）眼部体征：主要为晶状体异位，约占 86.8%，还有近视、前房改变、瞳孔缩小等。

三、辅助检查

1. X 线检查　指骨细长，掌骨指数（即右第 2~5 掌骨长宽之比，正常为 5.5~8.0）≥8.4。胸部 X 线片可见纵隔影像增宽，主动脉根部与升主动脉影像增大，主动脉屈曲延长，心脏呈主动脉型，心胸比率增大。

2. 超声心动图　可见主动脉窦部及升主动脉呈瘤样扩张，瓣环及左心室扩大，可反映出左心室收缩、舒张功能状态及射血分数和缩短分数；多普勒超声检查可见主动脉瓣区有大量反流；若有夹层者可查明内膜剥离的范围及破口位置。可同时检查二尖瓣有无反流和伴发的其他心脏畸形（图 21-1、图 21-2）。

3. 螺旋 CT、磁共振检查　二者均能比较精确地显示心脏大血管的形态学变化，如升主动脉瘤的大小及范围、有无夹层瘤存在、远端主动脉的情况、左心室的大小如何，其检查结果给临床医师提供了可靠的诊断依据。

4. 裂隙灯检查眼部　可确定有无晶状体异位。

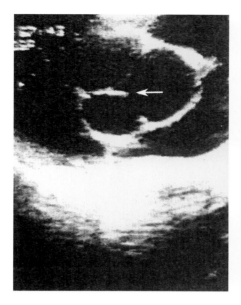

图 21-1 主动脉窦部超声影像

大动脉短轴示主动脉 3 个窦明显扩张,向外膨出;主动脉瓣开口幅度增大,舒张期关闭不能合拢,而呈三角形裂隙(箭头所示)。

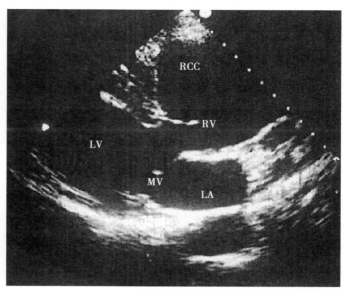

图 21-2 主动脉右窦呈瘤样扩张

四、诊断要点

因本病是遗传性疾病,患者往往有家族史,身材瘦长、扁平胸、手指细长、关节松弛是其外貌特征,若有心悸、胸闷、气短、胸痛等心功能不全的表现应想到本病。当患者突发急性夹层动脉瘤时有剧烈的心前区疼痛和胸背部疼痛的表现。结合超声心动图、CT、MRI 检查多能做出正确诊断。近年来基因诊断已应用于临床,阳性者对本病是一个佐证。

五、手术适应证与禁忌证

1. 适应证 ①马方综合征升主动脉瘤直径≥5cm,应做预防性手术,以防破裂。②经观察,升主动脉瘤每年直径扩大>1cm 者,应手术治疗。③马方综合征合并严重主动脉瓣关闭不全时,应尽早手术,以防左心衰竭。④马方综合征,当病变发展到升主动脉内膜破裂时,可出现急性或慢性夹层动脉瘤,均应按照夹层动脉瘤手术。

2. 禁忌证 ①不能控制的心力衰竭并心源性恶病质;②有严重肝肾功能损害者。

六、手术方法

1. 本托尔手术 常用的手术方式为本托尔手术,即在全身麻醉、低温、体外循环下,用带瓣人工血管做瓣膜置换术和人工血管移植术并将左、右冠状动脉移植到人工血管上(图 21-3~图 21-5)。本托尔手术分为 3 步:①切开升主动脉瘤施行带管路主动脉瓣置换术;②冠状动脉移植术;③带瓣管路与远端主动脉吻合。

2. David 手术 保留主动脉瓣的根部置换术,掌握这一手术技术的术者,可以选用这种手术方法,这里不做详述。

七、术后监护及常见并发症

术后监护及常见并发症见本书第二十二章"急性主动脉夹层"。

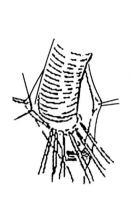 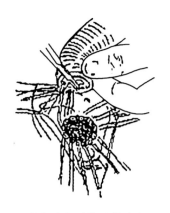 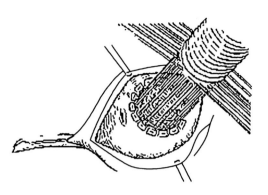

带垫片线间断缝合瓣环　　　　将线缝合到带瓣管路上　　　　　　　　　送瓣坐环

图 21-3　切开升主动脉瘤行带瓣人工血管置换术

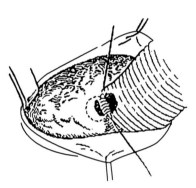 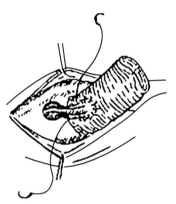

对应左冠状动脉口在人工血管上　　　将冠状动脉游离下来缝合于
开口，直接缝合　　　　　　　　　　人工血管上

图 21-4　冠状动脉移植术（两种方法）

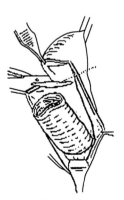 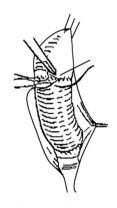 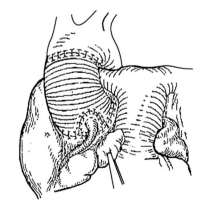

修剪升主动脉远端　　　　将人工血管与远端　　　　　手术完成
　　　　　　　　　　升主动脉缝合

图 21-5　带瓣人工血管与远侧主动脉吻合

（徐宏耀）

主动脉夹层是指主动脉内膜和中层撕裂形成破口,血液在动脉压力驱动下经破口进入中层并正向或逆向剥离中层,使主动脉形成真腔和假腔。

一、病因

先天性病因:马方综合征,主动脉瓣二瓣化畸形,结缔组织病等。

后天获得性病因:动脉粥样硬化,高血压,医源性损害(介入导管刺激、外科手术等)外伤,妊娠等。

二、发病机理和病理改变

在上述病因的作用下,内膜撕裂口多发生在主动脉腔内血液流动剪切力最大处,常见于主动脉窦管交界上方右外侧壁、主动脉弓降部等。主动脉夹层一旦形成会沿主动脉壁向远端和近端发展,环向和纵向均可剥离,近端可剥离至主动脉瓣环处,远端可至双侧股动脉。经常会在远端主动脉发生再次内膜撕裂,形成继发破口,使假腔内的血液得以流动,可以缓解假腔内部压力。继发破口多发生在主动脉发出分支血管处。如无继发破口形成,则假腔内会形成血栓。假腔扩张和真腔受压变窄是主动脉夹层基本的病理生理改变,会导致两个最重要的致死和致残并发症:主动脉破裂出血和重要脏器缺血。主动脉破裂出血常发生于升主动脉,可导致突然的心脏压塞而死亡,其次是胸降主动脉破裂入胸腔,可导致急性失血性休克而死亡。常见的脏器缺血有冠状动脉缺血、脑缺血、脊髓缺血、肠缺血、肾脏缺血和下肢缺血等,分别产生相应的临床症状(图 22-1)。

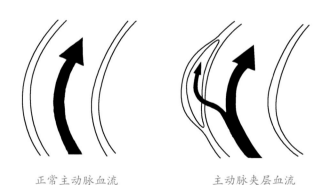

正常主动脉血流　　主动脉夹层血流

图 22-1　正常主动脉血流与主动脉夹层血流比较

三、分型

Debakey 分型和 Stanford 分型是目前国际上广泛应用的两种主要分型方法(图 22-2)。

(一) Debakey 分型

1. Debakey I 型　内膜破口位于升主动脉,夹层累及升主动脉和主动脉弓以远,甚至直到腹主动脉和股动脉。

2. Debakey Ⅱ型　内膜破口位于升主动脉,夹层累及范围仅局限于升主动脉。

3. Debakey Ⅲ型　内膜破口位于左锁骨下动脉以远,夹层向远端剥离,一般不累及弓部,部分逆向剥离至弓部甚至升主动脉者称为逆撕型Ⅲ型。

（二）Stanford 分型

1. Stanford A 型　无论破口位置,凡夹层累及升主动脉者均属 A 型,基本相当于 Debakey Ⅰ型、Ⅱ型和 Debakey Ⅲ型逆撕至升主动脉者。

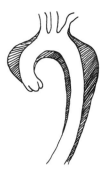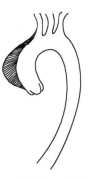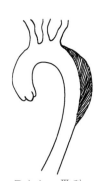

图 22-2　主动脉夹层分型

2. Stanford B 型　夹层仅累及降主动脉以远。基本相当于 Debakey Ⅲ型和Ⅲ型逆撕至弓部的类型。

无论是 Debakey 分型还是 Stanford 分型,都有一定的临床意义,对手术治疗缓急、手术方式及临床预后的判断都有直接的指导和预测作用。

近年来,中国学者孙立忠及其团队在 Stanford 分型的基础上提出了主动脉夹层改良细化分型,根据主动脉根部病变严重程度,把 Stanfod A 型主动脉夹层又细分为 A_1 型、A_2 型和 A_3 型,又根据主动脉弓部病变情况将其分为复杂型（C）和简单型（S）型两型,根据根部和弓部的病变情况可排列组合成 A_1C 型、A_1S 型、A_2C 型、A_2S 型、A_3C 型和 A_3S 几个亚型。又将 Stanford B 型主动脉夹层根据血管扩张范围及弓部是否受累分为 B_1 型、B_2 型、B_3 型和 C 型、S 型的排列组合。

四、临床表现及诊断要点

（一）症状

1. **疼痛**　一般首发症状为胸背部剧烈疼痛。疼痛多位于胸部的正前方或正后方,呈刺痛、撕裂痛或刀割样痛。一般不伴有心电图 ST 改变,有少数患者（10%~20%）发病无明显疼痛,可能与剥离缓慢或其他因素有关。

2. **血压改变**　可出现血压降低,多由心包积液、出血或心肌缺血等引起,也可出现血压升高,多由疼痛刺激导致。上、下和左、右侧肢体血压可产生明显差异,也是一种常见的表现,与夹层累及双侧锁骨下动脉或者髂动脉程度不同有关。

3. **脏器缺血表现**　根据受累脏器不同,产生相应不同的临床表现。夹层累及冠状动脉开口可导致急性心肌梗死或急性冠脉综合征的临床表现;累及颈动脉可导致中枢神经症状,可产生不同程度的意识障碍（昏睡或昏迷）和肢体运动、感觉障碍;累及重要的肋间动脉,可产生不同程度的脊髓瘫痪症状;累及肠系膜上动脉,可产生肠缺血或者坏死,表现为腹疼、腹胀、肠鸣音消失,可有血便,腹部触诊有压痛,X 线检查腹部有气液平面;累及一侧或双侧肾动脉可产生少尿,甚至急性肾功能衰竭;累及髂动脉或者股动脉可产生下肢缺血,甚至坏死,表现为下肢疼痛、困麻不适、股动脉和足背动脉搏动消失、皮肤温度凉、颜色苍白。

（二）影像学检查

影像学检查是主动脉夹层最终确诊的依据。对临床症状高度疑似主动脉夹层的患者,需尽快行影像学检查,迅速做出诊断。常用的影像学诊断措施主要包括多层 CT 血管成像（computed tomography angiograhy,CTA）,磁共振成像（magnetic resonance imaging,MRI）和经胸超声心动图（transthoracic echocardiography,TTE）。

1. CTA　该检查为目前最常用的确诊方法,不仅快捷迅速,还可以明确内膜破口的位置和大小、夹层累及范围及主动脉主要分支受累情况,对判断预后和指导手术均有重要作用(图 22-3)。

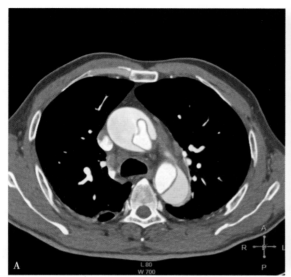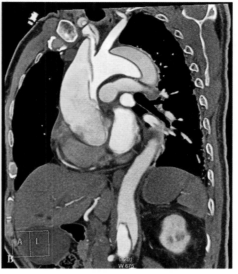

图 22-3　主动脉夹层 CT 表现

A. 横断面示升主动脉及降主动脉夹层;B. 矢状面示升主动脉至腹主动脉夹层。

2. MRI　对主动脉夹层诊断的特异性和敏感度接近 100%,但受制于目前 MRI 扫描成像速度较慢、噪声大等特点,急性主动脉夹层患者做该检查风险较高,故临床较少使用。

3. TTE　经胸超声心动图检查的优点是操作简单并可以移动至床旁,但对主动脉夹层诊断的确定性较低,主要原因是其声窗有限、操作者经验不同等。由于 TTE 对上段升主动脉、主动脉弓和降主动脉显示有限,所以主动脉夹层确诊一般不依赖 TTE,而对夹层患者是否合并主动脉瓣关闭不全、心包积液等情况,以及评价心脏功能方面有一定价值。经食管超声(TEE),可以清楚地显示主动脉解剖和病理生理变化,但因其操作刺激性强,容易造成患者心率加快、血压升高,故很少用于急性主动脉夹层的术前检查。

五、急性 A 型主动脉夹层的手术治疗及术后监护

(一)手术治疗

1. 术前准备工作　患者入院后,经影像学检查证实为 A 型主动脉夹层,若无手术禁忌,原则上应该尽早手术,主要的术前准备如下。

(1)术前监测:四肢血压、心率、意识状态、肢体活动、肢体颜色、各动脉搏动情况等。

(2)术前用药:①阿片类镇痛药可减轻疼痛,消除患者紧张焦虑的情绪,常用药为吗啡 10mg 皮下注射。②β受体阻滞剂,可降低心率和心肌收缩强度,常用药为美托洛尔片或艾司洛尔。③钙通道阻滞剂,常用药为地尔硫䓬等。④降压药,常用药为 α 受体阻滞剂等。

(3)术前其他准备:禁食水、备血、药物皮试及手术材料准备等。

(4)术前医患沟通:急性 A 型主动脉夹层自然死亡率极高,外科手术是挽救生命的唯一方法,但夹层急性期术前即有全身炎症反应,会导致凝血功能及心、肺、肝、肾等重要脏器在手术前处于不同程度的受损状态,从而使手术中大出血、术后多器官功能障碍综合征、呼吸衰竭、肺部感染、急性肾功能衰竭等严

重并发症的发生率远高于其他非急诊心脏手术的患者,这些都应该在术前与患者及家属详细沟通说明并签字。

2. **麻醉要点** 转运患者入手术室前,要充分药物镇静、镇痛;入手术室后,在麻醉诱导过程中应尽量保持血压平稳,避免忽高忽低;血管穿刺及气管插管要迅速准确,为手术争取时间也减少对患者的刺激,谨防手术前夹层破裂;手术开始后,要加强各脏器的监测和保护,尤其是心肌保护和脑保护等。

3. **体外循环要点** 体外循环医师在术前应根据患者夹层累及的范围和内膜剥离的特点,与外科医师进行讨论,并共同制定术中动、静脉插管方式及术中深低温停循环目标温度和脑保护方式;尽量使用离心泵及肝素涂层管路;使用超滤装置,重视水平衡的管理;密切监视血乳酸、血糖、血浆胶体渗透压和血色素等的变化;掌握降温、复温的速度,并做到与外科操作步骤的密切配合。

4. **手术方法** A 型主动脉夹层病变复杂,手术方案应根据内膜破口的位置和数量、夹层剥离的范围、重要分支血管的受累情况来决定,手术基本可以分为以下两部分。

(1)主动脉根部的处理:处理方式根据孙立忠根部细化分型的不同而不同。A_1 型,主动脉窦部正常,仅需行升主动脉及远端的人工血管置换;A_2 型,一般可行主动脉窦部成形术和远端血管的置换术,对撕裂的窦壁及脱垂的主动脉瓣交界进行修复,夹层累及冠状动脉开口的要格外认真处理,一旦处理不当,术后影响到冠脉血流灌注,将造成严重后果;A_3 型,由于窦部修复困难且修复的远期效果差,多行根部替换术(本托尔手术)或者保留主动脉瓣的根部替换手术(David 手术)。

(2)弓部和降主动脉的处理:对弓部分型为 C 型的(也就是原发破口在弓部、弓部有增粗瘤变或者病因为马方综合征的患者,或者头臂血管撕裂严重者)多行孙氏手术处理弓部和远端降主动脉。孙氏手术(图 22-4)处理方式主要为深低温停循环状态下将支架人工血管植入降主动脉真腔内,弓部和升主动脉用四分支人工血管进行替换。弓部为 S 型(简单型)的可不处理弓部和远端降主动脉。对于急性 A 型主动脉夹层病例,手术中弓部及远端是否积极处理,目前尚存争论,欧美国家急诊手术对原发破口在升主动脉的病例多仅行主动脉根部和升主动脉置换术,这样可减少手术创伤、降低围手术期死亡率,但远期弓部及降主动脉发生扩张再手术率高。

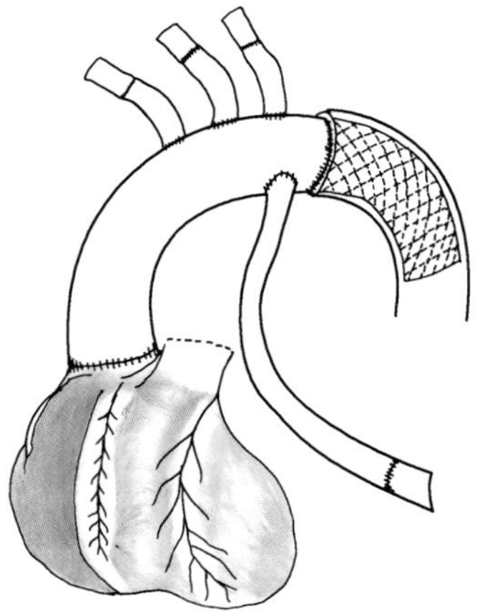

图 22-4 孙氏手术

(二)术后监护要点

1. **出血情况** 术前炎症反应、深低温停循环过程、术中凝血物质消耗、外科缝合的技术参差不齐均是造成手术后易出血的原因,所以术后要严密观察患者引流管的出血量、出血颜色和浓稠度,并积极监测 ACT 和凝血功能,必要时补充鱼精蛋白,还可以应用其他止血药,如维生素 K、纤维蛋白原等。如出血量>300ml/h,连续 4 小时以上,经过追加鱼精蛋白进一步中和肝素,应用血浆、冷沉淀及止血药后出血无减少趋势,则考虑为难以自止的活动性出血,应及时进行二次开胸止血。出血量较多时应及时补充血容量。

2. **神经系统** A 型主动脉夹层手术,术后常见脑部和脊髓并发症,一旦发生,致死或致残率高,术后监护应特别重视,做到早发现、早处理。常见的术后神经系统病变有脑梗死、脑出血、脑弥漫性缺血缺氧性损伤、脊髓缺血等,所以术后应密切观察患者的瞳孔变化,做到最少 1 小时观察 1 次并记录。更应该关注患者术后的清醒情况,麻醉清醒前应避免使用镇静、镇痛药。患者术后第一次清醒时,要认真判断清醒程度并如实记录,如呼叫姓名可否睁眼,四肢能否配合指令进行活动,是否合并不同程度的烦躁挣扎,并判断烦躁挣扎是由于患者完全清醒合并紧张恐惧情绪引发,还是清醒程度不够的意识障碍,并做到翔实记录。清醒程度判断完成后,如患者短期内不能拔除气管插管则应该给予适当的镇静、镇痛处理,但要用短效药,以便每4~6小时停止使用镇痛、镇静药物一次,以判断患者的意识状态和四肢活动,如发现异常,应及时报告,查找原因,并做出相应的处理。如患者双下肢无活动,或者其下肢肌力明显低于上肢,则应警惕截瘫发生的可能性,一旦确定为截瘫应及时行脑脊液引流,并适当提高动脉血压,出血风险降低后适当抗凝。

3. **循环系统**　如果术前不合并器质性心脏病,并且术中冠脉开口处理得当,心肌保护良好的话,A型主动脉夹层手术患者术后心功能一般不会出现严重问题。如果在手术后监护过程中患者出现低血压、四肢末梢凉等休克表现时,要考虑血容量、外周血管阻力是否异常,是否合并有心脏压塞,是否发生急性心肌梗死,并及时行心电图检查、心肌酶学化验、床旁心脏彩色多普勒超声等检查明确病因并及时处理,如出现循环难以维持,危及生命,可考虑ECMO辅助。

4. **呼吸系统**　术后常见低氧血症,多因术前全身炎症反应,加上术中创伤、体外循环等外科刺激加重炎症反应,引起肺泡的气-血交换呼吸膜水肿增厚,氧交换效率下降。也可能合并胸腔积液、肺不张、气胸等而造成通气量不足,产生二氧化碳潴留合并低氧血症。此时应及时纠正胸腔积液、气胸、肺不张。还有些患者可能会存在血容量负荷过大、左心功能不全而发生肺水肿导致低氧血症的情况,发生此种情况应加强脱水利尿、改善左心室功能等治疗。一般的低氧血症可使用呼气末正压通气(PEEP)治疗,并且提高呼吸机给氧浓度;严重的低氧血症,可考虑使用VV-ECMO支持治疗。

5. **泌尿系统**　A型主动脉夹层手术后患者肾功能衰竭发生率高于普通心脏手术,应密切观察尿量及肾功能指标变化,如患者尿量明显减少,则应查找原因,及时纠正。若判断已经发生肾功能衰竭,为避免发生组织水肿及代谢毒物堆积等会影响患者术后恢复的情况,应及时进行肾脏替代治疗(CRRT)治疗。

6. **凝血功能**　术后夹层假腔闭合,假腔内血液停止流动,其内会形成大量血栓,消耗凝血物质,甚至引发纤溶亢进,常表现为纤维蛋白原下降,同时伴有D-二聚体和纤维蛋白降解产物升高,有再发出血的危险,应加强监测。一旦出现应及时使用抗纤溶药物治疗并及时补充纤维蛋白原。

六、B型主动脉夹层的治疗及术后监护要点

(一)治疗方法

1. **介入治疗**　对于破口明确、假腔内血流持续存在的B型主动脉夹层,若无胸腔积液、脏器缺血等并发症发生,一般1~2周的亚急性期过后是介入治疗的最佳时机,手术方式为主动脉腔内覆膜支架植入术。对少数病变累及主动脉弓部的B_1C型患者,可行头臂血管转流加覆膜支架植入术即所谓的复合手术或杂交手术(图22-5)。若急性期发生胸腔积液、脏器缺血等并发症,应尽早行介入治疗。

2. **外科手术治疗**　适合于B_2型或者B_3型的患者,由于降主动脉发生瘤样扩张(多为慢性夹层),介入治疗效果差,首选外科手术进行人工血管置换。但对于外科手术高危患者,若介入治疗可行,仍应首选介入治疗或杂交手术。

3. **药物保守治疗**　对于一些拒绝手术或者手术风险高的B型主动脉夹层患者,可行长期药物保守治疗,主要以控制血压、降低心率等药物治疗为主。

(二)术后常见并发症及监护要点

1. **A型主动脉夹层**　支架植入术后发生弓部损伤,内膜撕裂逆剥发展成为急性A型主动脉夹层,这是B型夹层介入治疗手术最凶险的并发症,一旦发生,死亡率高,如来得及紧急行外科手术治疗,患者尚有生还希望。

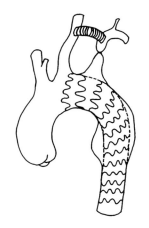

图22-5　左锁骨下动脉左颈总动脉转流术

2. **截瘫** 即下半身感觉运动障碍。多见于接受胸主动脉置换术的患者,由于术中或者术后发生脊髓缺血而导致。介入治疗亦可发生截瘫,但较少见。

3. **其他并发症** 如肾衰、外周血管损伤、脑梗死、脑出血等,较少见。

术后监护要点为稳定血压和心率,密切观察患者意识、瞳孔和下肢活动感觉功能等。

（王 龙）

第二十三章
心脏肿瘤

心脏肿瘤包括原发性良性心脏肿瘤、原发性恶性心脏肿瘤及心脏转移性恶性肿瘤。原发性良性心脏肿瘤中以心脏黏液瘤最多,在临床上有重要意义,下面将重点介绍。

第一节 心脏黏液瘤

心脏黏液瘤是原发于心腔的最多见的一种良性肿瘤,约占原发性良性心脏肿瘤的 50%,可单发或多发,可发生于各个心腔,但以左心房黏液瘤为最常见,约占 90%,右心房次之,约占 7%。

一、病理解剖

绝大多数黏液瘤单发于某一心腔,并多在典型部位生长(房间隔卵圆窝附近),无其他部位的黏液瘤病变。常有蒂与瘤体相连,蒂的直径一般为 0.5~1.0cm,肿瘤较大时蒂的结构不明显。瘤体直径从 1~10cm 不等,大的瘤体可占据整个心腔。其表面形态各异,或呈平滑圆形的肿物,或呈分叶状、乳头状,组织松脆易碎。肿瘤切面呈灰黄白色,胶冻状黏液水肿,质软,有光泽,有暗红色至鲜红色出血斑点。肿瘤可发生出血、囊性变、纤维化甚至钙化。镜下这些肿瘤由一种黏多糖丰富、嗜碱性基质组成的黏液样基质构成,在黏液样基质内是多角状细胞,通常为星状,有时亦有多核。超微结构方面,这些多角状细胞像多潜能间质细胞,其他细胞成分包括浆细胞、淋巴细胞和柱状细胞。10% 的黏液瘤可见钙化灶。

虽然心脏黏液瘤被认为是良性肿瘤,但有一定的复发倾向和转移的可能性。

二、病理生理及临床表现

1. 机械性血流梗阻 心脏黏液瘤占据心腔一定位置,有蒂与房间隔相连,可随心脏的收缩与舒张活动于跨瓣的心房和心室之间,因而造成机械性血流梗阻。如左心房黏液瘤,舒张期瘤体随血流经二尖瓣口进入左心室,收缩期退回左心房,影响正常的血流通过,因而产生类似二尖瓣狭窄的病理生理改变,但肺淤血的程度一般较轻。患者可出现心悸、气短、咳嗽及低热等症状。于心尖部可闻及较轻的舒张期隆隆样杂音,杂音常随体位变动而改变为其特点。若瘤体过大,可嵌顿于二尖瓣孔,造成晕厥或猝死。右心房黏液瘤一般活动度较小,可阻塞三尖瓣口并影响瓣叶活动,造成三尖瓣狭窄及关闭不全,引起腔静脉血液回流受阻,出现如肝大、腹水、下肢水肿等表现。右心室黏液瘤则造成右心室流出道梗阻,出现相应的临床表现。

2. **栓塞** 约 1/3 的心脏黏液瘤患者发生动脉栓塞。由于心脏黏液瘤组织松散，质脆易碎，容易脱落，而后随血流运行至某部血管形成栓塞。临床上最多见的是脑动脉栓塞，其次为下肢动脉栓塞，其他部位如肾动脉、腹主动脉、肠系膜动脉和冠状动脉等的栓塞较少见。临床表现因受累动脉的部位不同而不同。如脑栓塞者可有昏迷、偏瘫；肢体动脉栓塞者可出现肢体缺血坏死等表现。右心黏液瘤脱落后可引起肺梗塞及肺动脉高压，表现为呼吸困难、胸痛、咯血等相关症状。

3. **自身免疫反应** 由于心脏黏液瘤瘤体内出血、变性、坏死等改变而引起全身的自身免疫反应。最常见的是红细胞沉降率（简称血沉）增快、发热、贫血、体重减轻和蛋白异常（通常血浆免疫球蛋白增加），血液方面的表现还包括粒细胞减少、血小板计数降低、抗凝血酶 AT Ⅲ 低、肝素耐药等。

三、诊断要点

1. **症状** 心脏黏液瘤由于所发生的心腔不同，瘤体大小形状各异、活动度大小不同、单发或多发、有无脱落栓塞、自身免疫反应的轻重等不同情况，临床表现差异极大。对有心悸、气短、咳嗽、咯血、长期低热、乏力者应想到本病。对有类似心脏瓣膜病表现，但病史较短、病情进展较快者应警惕心脏黏液瘤可能性。对既往无心脏病史，而以突发动脉系统栓塞为主要表现者，应考虑到有心脏黏液瘤脱落造成栓塞的可能。

2. **体征** 多数患者不具有特异性体征。左心房黏液瘤可于心尖部闻及随体位改变的舒张早期隆隆样杂音，第一心音亢进，如闻及肿瘤扑落音则强烈提示左心房黏液瘤的可能。动脉系统栓塞可引起偏瘫、肢体缺血等相应的体征。

3. **心电图** 不具有特异性，可表现为右束支传导阻滞、房室传导阻滞、早搏、心房纤颤、心房扩大、S-T 或 T 波改变等。

4. **X 线检查** 胸部 X 线片可显示肺淤血、心脏扩大等征象，偶可发现心影区域内的钙化灶。

5. **超声心动图** 对怀疑有心脏黏液瘤者应首先做超声心动图检查。二维超声心动图能提供整个心脏的实时显影，能提供心脏肿瘤的定量信息，如肿瘤的大小、形态，在心脏内位置，活动性及对瓣膜、心室功能的影响。由于二维超声心动图的分辨能力强、空间定位准，因此对心脏黏液瘤的诊断十分重要。如最常见的左心房黏液瘤，二维超声心动图可显示左心房内轮廓清晰、边缘较规整、大致为椭圆形的团状回声，其内部回声强度较均匀，基底部多在房间隔上，通常可显示蒂的部位和大小，肿瘤的团状回声随心动周期活动于左心房和左心室之间，收缩期瘤体回到左心房内，舒张期达到或通过二尖瓣口进入左心室（图 23-1）。

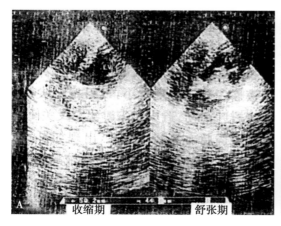
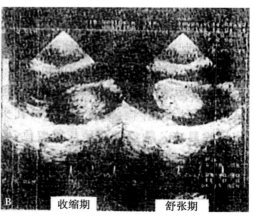

A　　收缩期　　　　　舒张期　　　　B　　收缩期　　　　　舒张期

图 23-1 左心房黏液瘤的超声心动图表现

A. 四腔心切面；B. 左心室长轴切面。

6. **CT 与 MRI 检查**　可清晰显示心腔内占位性病变,提供肿瘤与正常心内结构的关系,以及与邻近血管和纵隔结构的关系,对鉴别非黏液性心脏肿瘤如血管肉瘤、转移性肿瘤特别有帮助,必要时可以选用。

四、手术适应证及禁忌证

心脏黏液瘤一经确诊,即应考虑行急诊或亚急诊手术。有报道 8% 的心脏黏液瘤患者在等待手术时因肿瘤嵌顿于房室瓣口而猝死。轻度的心力衰竭、心律失常、低热、血沉加快及贫血等表现,不属于手术禁忌证。但病程长、心肺功能严重不全、肝肾功能不全、心源性恶病质者,手术风险增大,需加强术前准备,谨慎从事。

五、术前准备

一般心脏黏液瘤病例可按常规行心脏手术前准备。术前勿过多活动,避免急剧翻动身体,以免肿瘤脱落或嵌顿于心脏房室瓣处。若有动脉栓塞或肿瘤嵌顿于房室瓣者,应按急诊手术准备。

六、手术要点

由于心脏黏液瘤有质脆、易碎、可能多发等特点,且有术后复发、种植转移的倾向,故除一般心脏手术注意事项外,关键应注意彻底切除肿瘤,避免遗漏多发肿瘤,谨防肿瘤碎屑的脱落或残留。下面以最常见的蒂在房间隔的左心房黏液瘤切除手术为例,简述手术要点(图 23-2)。

1. **麻醉与体外循环准备**　心脏黏液瘤切除应在复合全身麻醉、低温体外循环心脏停搏的状态下手术。病史较长、一般情况差,合并营养不良、贫血等患者,体外循环的管路应适当预充白蛋白及血液制品。及时监测 ACT,以防个别患者对肝素耐药。体外循环中动、静脉端均须安装微栓过滤器。

2. 全身麻醉后患者取平卧位,胸骨正中切口开胸,“⊥”形剪开心包,悬吊固定。

3. 按常规插升主动脉供血管及上下腔静脉引流管,暂不插左心引流管以免导致瘤体脱落,可在右上肺静脉直接切一小口引出左心房血。

4. 转机降温至鼻咽温 32℃左右阻断升主动脉,经升主动脉根部灌注含血心脏停搏液,心包腔置冰屑保护心肌。

5. 平行房间沟切开右心房,可见卵圆窝附近的局部房间隔组织有不同程度的发白、变硬或纤维增生改变,该处即瘤蒂或瘤基底部附着在房间隔左面的部位,于该处缝一牵引线,提拉牵引线并在卵圆窝较空虚凹陷处切开进入左心房,低流量吸引,直视下扩大房间隔切口,再以直角钳绕瘤蒂外侧缘作为指引,距瘤蒂边缘 0.5cm 处切除房间隔组织,并将切口向上、下两端扩大,直至瘤体能完整地牵出左心房腔,注意不要碰破肿瘤组织,避免碎屑脱落。

6. 取出黏液瘤后再仔细探查各个心腔,特别是静脉入口、心耳、瓣膜腱索及乳头肌间隙,检查有无残留,然后用生理盐水彻底冲洗心腔,避免碎屑残留或遗漏多发性黏液瘤。

7. 房间隔上的缺损用涤纶片或自体心包片修补。

8. 按常规复温,心脏排气后开放主动脉阻断钳。

七、术中注意事项

1. **心脏插管**　可按常规插升主动脉供血管。左心系统肿瘤按常规经右心房插上、下腔引流管,暂不插左心引流管以免瘤体脱落。右心系统尤其是右心房肿瘤,应直接从腔静脉壁插管。如瘤体影响下腔静脉,可首先插上腔管转机,降温阻断后直接切开右心房,加大右心吸引,待部分或完全切除肿瘤后再直视插入下腔引流管。特殊情况下,巨大黏液瘤完全充填右心房腔及腔静脉近心部,不能从腔静脉壁插管,须

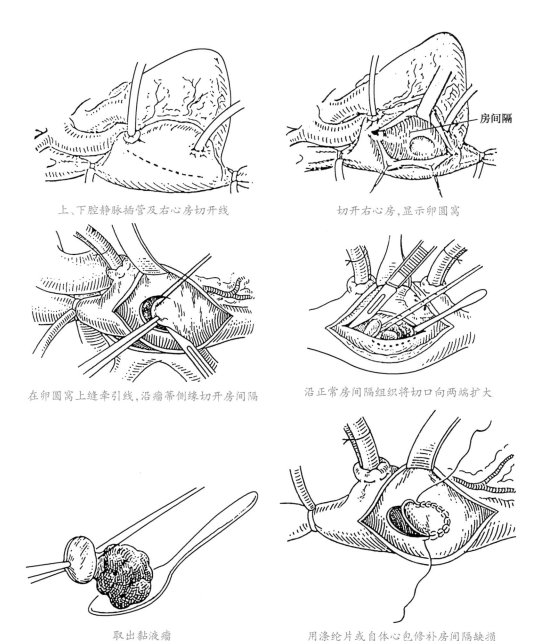

上、下腔静脉插管及右心房切开线

切开右心房,显示卵圆窝

在卵圆窝上缝牵引线,沿瘤蒂侧缘切开房间隔

沿正常房间隔组织将切口向两端扩大

取出黏液瘤

用涤纶片或自体心包修补房间隔缺损

图 23-2　左心房黏液瘤摘除术

从股静脉插管引流,深低温停循环下切开右心房,切除肿瘤后再插入腔静脉引流管转流复温。务必注意整个操作过程应尽量轻柔,阻断循环前切忌搬动心脏。

2. **心脏切口**　根据黏液瘤所在心腔的附着位置及瘤体大小等具体情况选择不同的心脏切口。右心系统肿瘤一般可选择切开右心房,少数右心室黏液瘤基底部附着在肺动脉瓣上,需切开肺动脉或右心室漏斗部。左心系统肿瘤亦通常切开右心房,经房间隔切口进入左心腔,如左心房黏液瘤较大,不能经房间隔切口取出,或肿瘤基底部附着在左心房后壁,则平行房间沟在左心房壁上再做一较大切口以利将肿瘤整体取出。

3. **避免肿瘤复发及种植转移**　心脏黏液瘤有一定的复发倾向及种植转移的可能,注意以下几个方面将有助于预防肿瘤复发及种植转移。①术前二维超声心动图注意多切面探查各个心腔,明确是否为多发黏液瘤。②注意术中探查。尽管是一侧心腔的黏液瘤,术中也要同时探查另一侧心腔。特别是静脉入口、心耳、瓣膜、腱索与乳头肌间隙。③瘤蒂或瘤基底部附着的组织要扩大切除范围，一般要求超过边缘0.5~1.0cm，房间隔上的缺损用自体心包或涤纶片修补，房壁缺损严密缝合，必要时用自体心包修补。④尽可能完整地取出瘤体，然后彻底冲洗心腔，避免瘤屑脱落残留造成种植转移。⑤如肿瘤侵犯心肌、瓣膜结构，也应尽可能切除，必要时行瓣膜成形术或置换术。

八、术后处理

心脏黏液瘤切除术后处理除与其他心脏手术相同点外，还要常规检查瞳孔及神经反射，观察肢体温度、色泽、末端动脉搏动等，及时发现与处理可能存在的动脉栓塞。预防肺部感染，体质较差者还要加强营养支持治疗。

九、并发症防治

1. **栓塞并发症** 心脏黏液瘤摘除术后有可能发生外周动脉栓塞，重要的是术中通过各种措施避免瘤体碎屑脱落与残留。如发生脑栓塞，患者会出现昏迷、抽搐等症状及偏瘫、失语等定位体征，诊断并不困难，可给予镇静药、头部降温、适当脱水治疗、防治呼吸道感染、全身支持等治疗措施。如发生下肢动脉栓塞，可采取手术取栓。

2. **低心排血量综合征** 处理措施同其他心脏手术后，即须补足血容量，应用强心、利尿及血管活性药物，纠正酸碱、电解质紊乱，纠正心律失常。必要时尽早行主动脉内球囊反搏。

第二节 其他心脏肿瘤

一、原发性恶性心脏肿瘤

几乎所有的原发性恶性心脏肿瘤都是肉瘤，最常见的是血管肉瘤（33%），其次是横纹肌肉瘤（20%），其余为间皮瘤或真性纤维细胞瘤。恶性肿瘤通常发生在 40 岁以后，无性别差异。最常发生于右心房，患者一般具有充血性心力衰竭、心律失常、心肌缺血、血性心包积液等表现。病史短、药物疗效差、迅速恶化的充血性心力衰竭是恶性心脏肿瘤的特征。根据病史结合超声心动图、CT 或 MRI 检查多可确诊。部分病例是术前误诊于术中才确诊的。由于就诊时肿瘤多有局部浸润或远处转移，手术切除率低，效果不好，多数患者于诊断后 1 年内死亡。但手术有可能解除机械梗阻或心脏压塞，以缓解临床症状。因手术效果差，要慎重考虑手术问题。

二、心脏转移性肿瘤

恶性肿瘤患者心脏转移的发生率约为 10%，几乎所有器官的每种恶性肿瘤都有转移到心脏和心包的报道。常转移到心脏的恶性肿瘤包括白血病、黑色素瘤、肺癌和乳腺癌。肺癌转移到心脏的发生率为25%。恶性肿瘤的心脏转移可通过淋巴、血源性途径或邻近纵隔结构的直接侵犯。受转移的心脏部位依次为心包、心肌和心内膜，心脏转移性肿瘤通常累及心室多于心房，更常见于右侧心脏。但仅 10% 的患者有属于心脏转移的症状，最常见的表现为心律失常、心包积液与心脏压塞。有其他脏器原发性恶性肿瘤的依据，心脏超声或 CT、MRI 检查发现心脏占位性病变，大量心包积液等，应考虑转移性心脏恶性肿瘤可能。如心包穿刺液里发现与原发病灶同源的肿瘤细胞可以确诊。因其预后不良，不宜盲目手术。大量心包积液可考虑在局部麻醉下行心包开窗以缓解症状。

（梁志强 徐原林）

第二十四章
慢性缩窄性心包炎

慢性缩窄性心包炎主要是因急性心包炎未经及时妥善治疗而引起的。多数病变起病缓慢隐匿,在急性期难以发现。其病因往往难以确定,病毒性、结核性较为常见,化脓性及风湿性少见。此外,也见于外伤和手术后引起的心包积血、类风湿病变、寄生虫病、纵隔放射治疗后等。

一、病理解剖

心包慢性炎症引起纤维素沉着,瘢痕组织形成,使心包的脏层和壁层融合而致心包腔闭塞,增厚的心包膜围绕心脏,使心室舒张期充盈受限,收缩的瘢痕组织进一步压迫心脏而使心排血量受到限制。病理过程依病因而不同,可经数月至数年不等。心包常增厚到0.3~0.5cm,有时可达1.0cm或更厚。厚薄不均,在心脏下垂部位和搏动弱的部位纤维蛋白沉积较多,心包较厚。病程长者钙盐沉着于心包,有时坚硬如骨质。长期心包缩窄使心脏活动受限,心肌可发生废用性萎缩;同时,炎症病变侵犯心肌可发生局灶性心肌炎与纤维化,将使术后心肌功能恢复受到影响。

二、诊断要点

缩窄性心包炎的临床表现主要为心悸、气短、腹胀、乏力、胸闷等。有时可出现端坐呼吸,劳累性晕厥,静脉压升高而动脉压偏低,脉压差缩小,脉搏细速,出现奇脉,颈静脉怒张,面部轻度水肿,肝肿大、腹水和胸水明显,四肢水肿相对较轻。听诊心音遥远,没有杂音。心脏X线片示心影正常或稍大,也可偏小,心脏轮廓不规则、边缘僵直。可见心包钙化影,上纵隔影增宽,右上纵隔明显。心脏记波摄影可见心影搏动微弱或消失。心电图QRS波低电压,T波低平或倒置,有些病例P波增宽有切迹。超声心动图检查可见心室舒张期受限,内径变小,心包呈单层或双层强光带,心尖搏动减弱或消失。吸气时室间隔及房间隔偏向左。缩窄的心包相应部位回声浓密、增厚,两层心包间出现杂乱回声,同时有肝脏淤血性改变,肝静脉及下腔静脉增宽。实验室检查显示有低蛋白血症。胸部CT检查可见心包显著增厚。对于个别难以确诊的可于肘正中静脉测压帮助诊断。

临床诊断一般并不困难,但对不典型病例需与肝硬化、心力衰竭和限制型心肌病相鉴别。随着超声检查和CT检查的发展,该病诊断不难,重要的是临床医师应想到本病。

三、手术适应证

缩窄性心包炎一经确诊,应积极进行缩窄心包的剥脱与切除,这是解除心脏机械性压迫唯一有效的治疗方法。对于全身情况差、心肺和肝肾等重要脏器功能受到损害者,经保守治疗后可考虑进行手术。对伴有活动性肺结核或全身性结核感染者,应经正规抗结核治疗,待病情稳定后再行手术。高龄、患有严重心血管或肺部疾患、病程长且已发生不可逆的肝脏与肾脏损害和心肌萎缩者,手术治疗危险性较大。

四、术前准备

缩窄性心包炎由于心肌损害严重,心脏收缩力弱,全身情况差,因此妥善的术前准备至关重要。

1. **全身支持疗法** 加强营养,对血浆白蛋白低、腹水明显者可给予高蛋白、低盐、富含各种维生素的饮食,必要时静脉输入水解蛋白或人血白蛋白。

2. **保护与改善心功能** 术前可适量应用洋地黄制剂。重症病变术中与术后易发生急性左心衰竭,引起肺水肿,术前可半量洋地黄化,便于术中或术后快速洋地黄化。

3. **抗生素** 对不能排除结核性者,术前可进行抗结核治疗数周。其他脏器伴有活动性结核时,宜加强抗结核治疗一段时间,使病情稳定。

4. **调整水与电解质平衡** 肝大、腹水和周围水肿明显者,给予利尿药,排出过多的水分。如有低钾、低钠,应由静脉适量补充。胸、腹水多时,应在术前穿刺吸液,腹部加压包扎,有利于呼吸,并可减少因心包剥脱后回心液体多造成急性心力衰竭的可能性。

五、手术要点

1. **麻醉** 一般采用气管插管静脉复合麻醉,选用对心肺功能影响小、排泄快和苏醒早的麻醉药。

2. **切口** 手术切口的选择应根据患者的全身状态、心肌受损等情况考虑。

(1)左胸前外侧第 4 肋间切口:其优点为单侧开胸,对呼吸功能影响小,对心前区和左心室的暴露良好,但对上、下腔静脉显露困难。

(2)胸骨正中切口:目前应用较多,对两侧心室及上、下腔静脉的暴露可以兼顾,对肺功能影响小,术后呼吸道管理方便;而对左心尖与膈面的显露较为困难。

3. **手术操作** 经切口显露心包后,探查心包增厚情况。首先将心包与两侧胸膜游离开,而后于心脏的右心室面做心包剥脱切口,探查心包厚度。用小圆刀逐步切开增厚的心包直至心外膜。在心外膜与增厚的心包之间有一层疏松结缔组织,此间隙是剥脱心包的分界面。从右心室面切除部分心包,而后向上剥脱右心室流出道的心包。继续向左游离越过室间沟达左心室表面,用中弯钳提起心包,术者用电刀的电凝功能开至 15W 左右,小心剥离。心包切除范围应根据患者的全身情况、术前心功能及术中循环功能变化而定,一般心尖部的心包应全部剥脱,包括膈面和心尖后的粘连。外侧面至膈神经前。左心室剥离完毕,向上将包裹升主动脉及主肺动脉的增厚心包剥除,而后开始剥离右心房表面的心包,因右心房壁菲薄很易损伤出血,操作应特别细致。下腔静脉入口处常形成一瘢痕狭窄环,增厚心包必须予以彻底切除,以解除增厚心包对下腔静脉的限制。但操作时须有良好显露,操作仔细,防止腔静脉破裂。附近游离的心包片不急于切除,以备发生破裂时随时可以覆盖止血。上腔静脉根部的缩窄心包,也应当进行彻底剥离,解除其压迫。

粘连较疏松时,可用花生米钳或手指进行钝性分离,着力点应在心包侧,剥离过程操作要极轻。对紧密的粘连,则以锐性分离为妥。一面牵引心包,一面以手指均匀轻压心脏表面,充分显露增厚心包与心脏交界处的粘连,用弯剪或小圆刀将其逐渐切开。少数病例心包粘连甚紧,心包与心脏融合在一起,如经仔细解剖仍无法找到分界线时,宜在别处解剖以寻得正确的解剖分界线。心包内炎性组织机化程度参差不齐,机化良好者易于剥除;钙化灶嵌入心肌内者,强行剥离易撕破局部心肌,造成大量出血。此外,可将剥离困难的心包孤立地遗留下来少许。在心外膜与增厚心包之间的局限性积液或脓腔,应彻底清除,并用温盐水冲洗。切除所有剥离的心包后,严密进行电凝止血,用生理盐水冲洗创口后放置纵隔或胸腔引流管。心包剥脱术后心脏跳动恢复正常。如果经验不足仅剥掉了壁层心包,而仍保留脏层心包,这时心脏跳动幅度虽然较前增大,但静脉压仍不能降至正常,必要时需求助于有经验的专家,必须彻底剥除脏层心包,让心脏彻底解除束缚,使其自如地跳动。手术目标是静脉压降至正常。如果肝大腹水严重、体内存水多,术中要用利尿药促使多余水分排出。

六、术中特殊情况的处理

1. **麻醉诱导期低血压** 由于心脏活动长期受到限制,循环障碍,心肌功能受损,患者可因麻醉药对心肌的抑制及麻醉诱导插管过程的不良影响,出现严重低血压及缺氧。一旦发生,应立即找出原因所在,及时予以纠正,并争取时间尽快剥除缩窄的心包。心包剥脱后,血压往往回升至正常。

2. **心室颤动和心搏骤停** 缩窄性心包炎患者发生低血压、缺氧和低血钾时,易致室性心律失常,甚至发生心室颤动或心搏骤停。因此,操作必须轻柔,避免过分牵拉与搬动心脏。当有频繁的室性期前收缩出现时,应暂停分离,并用2%的普鲁卡因或利多卡因滴洒于心脏表面以降低其应激性。如有心室颤动或心搏骤停发生,应立即进行心脏按压与电击复律,并静脉注射利多卡因、肾上腺素等药物抢救。

3. **心肌破裂** 当病程长、心肌薄和粘连紧密时,易造成心肌破裂;有时植入性钙化斑块深入心肌,剥离时也有进入心腔的危险。如发生心肌破裂,应立即用手指压迫并用合适的缝线缝合创口,或用附近已经游离的心包片缝盖破裂部,而后缝合之。当破口大预计止血困难时,必要时需要肝素化股动静脉插管建立体外循环,转机后再进一步修补破口。

4. **冠状血管损伤** 在游离过程中需密切注意冠状血管的走行,尤应查清其前降支的分布情况,如遇其分支或末端出血,应予以缝扎止血;如冠状动脉的主支损伤,则要进行修补或行旁路移植术,以防止心肌梗死。

5. **膈神经损伤** 可引起同侧膈肌麻痹,膈肌升高影响呼吸运动。因此,应将左膈神经连同心包膈动、静脉及部分壁层纤维板一并游离后加以保护。

6. **急性心力衰竭** 在心包被剥脱后,回心血量增加,而萎缩的心肌不能适应骤增的负荷,甚易造成急性心脏扩张和心力衰竭,术中应常规配制多巴胺,用微量泵以 1~5μg/(kg·min) 的速度持续静脉输入。手术中必须先剥脱左心室部的增厚心包,根据左心剥脱的程度决定右心剥脱的范围。心包剥脱后,如中心静脉压下降不明显,心脏扩大,收缩无力,此时心包剥脱的范围应适可而止,仅剥脱左、右心室面即可。同时,严格限制液体输入,应用快速利尿药,尽快将过多的水分排出体外,以减轻心脏的负担。必要时尽早应用主动脉内球囊反搏治疗。

7. **胸膜破裂** 采用胸骨正中切口时,术中应尽量避免胸膜破裂。一旦破裂,裂口小时可予缝扎闭合,裂口较大且不易缝合时,应行胸腔闭式引流,排出积气和积液,以维持有效的呼吸功能。

七、术后监护

因心脏长期受压,心肌活动受限致其萎缩无力,术后易致心脏扩大,发生低心排血量综合征和心力衰竭,故应严密监测血压、中心静脉压、末梢循环、心排血指数、心率与心律、呼吸、尿量、血气和电解质等项目,及时掌握变化情况并采取相应措施。

1. 及时测量中心静脉压,严格控制液体输入量及速度,防止短时间内过量输入液体,以免突然增加心脏负担。由于心肌压迫解除后,大量体液自周围组织中回流入血循环,输液量应严格控制,使患者处于水的负平衡状态。

2. 术后常规经静脉应用快速洋地黄制剂,常用毛花苷 C 静脉注射,根据病情调整用量以达到洋地黄化,以控制心力衰竭、防止急性肺水肿的发生。对心肌功能不佳的患者,用药剂量应慎重,避免洋地黄中毒。若心脏收缩力减弱,需用心脏正性收缩药物维持,常用微量泵输入多巴胺及多巴酚丁胺。

3. 应用呼吸机辅助呼吸与吸氧期间,应保持呼吸道通畅及良好的气体交换,以防止低氧血症,待病情平稳后再撤离呼吸机。

4. 继续使用利尿药,排出体内过剩水分。根据尿量多少及时补钾;由于长期低盐饮食和应用利尿药,需注意低钠血症。必要时经静脉补充 2%~5% 的高渗钠盐,防止低钠综合征的发生。

5. 保护肝脏功能　如术后 1~2 天出现黄疸,多由于心包缩窄解除后血液循环改善之故,常在 1 周后自行消失。临床上需与肝病加以鉴别。

6. 术后的支持疗法亦甚重要,有贫血或渗血较多时应适量输血,血浆蛋白低者,应予补充血浆或白蛋白。

7. 恢复活动应循序渐进,避免过早进行过量活动。对于结核性心包炎应继续抗结核治疗 3~6 个月。

(徐宏耀　高廷朝)

第二十五章

心脏移植术

1967 年,南非医师 Barnard 首次为人类施行原位心脏移植术并获得成功。1978 年 4 月,上海瑞金医院张世泽等在我国首次开展心脏移植术,患者术后存活 109 天,死于急性排斥反应。1980 年,环孢霉素 A 作为免疫抑制药应用于临床后,心脏移植术的远期存活率显著提高,推动了心脏移植术在全世界范围内的快速发展,但由于供体来源受限,近几年,全球每年心脏移植术的数量稳定在 6 000 例左右。

心脏移植术分原位心脏移植术和异位心脏移植术。原位心脏移植术是将受体病变心脏切除后在原位植入供体的心脏。异位心脏移植术也称并列心脏移植,是将供体心脏移植于受体的右侧胸腔内,而不切除病变的心脏,术后供、受体的心脏共同承担循环功能。

一、受体适应证

(一) 病种

1. **心肌病**　包括扩张型心肌病、限制型心肌病、肥厚型心肌病等,是心脏移植的常见适应证。

2. **冠心病**　由于严重的弥漫性多支冠状动脉病变无法行血运重建,且广泛性心肌梗死引起顽固性心力衰竭及心律失常者。

以上两项为目前心脏移植术的主要适应证,其他适应证尚有心脏肿瘤、某些心脏瓣膜疾病及一些难以通过手术矫治的复杂先天性心脏病。另外,还有因移植的心脏衰竭需再次行心脏移植术者。

(二) 病情

心脏移植术适用于经内科治疗无效的伴有顽固性心力衰竭、恶性心律失常的终末期心脏病患者,且其他重要脏器无不可逆性损害的患者。心功能Ⅲ~Ⅳ级,预期生存时间在 1 年之内。

二、受体禁忌证

1. 心脏病伴有细菌、病毒等各种感染性疾病尚未治愈者。

2. 肺动脉高压,平均肺动脉压力>45mmHg,肺小动脉阻力>6WU。

3. 恶性肿瘤患者。

4. 糖尿病需长期注射胰岛素者。

5. 肝、肾、肺、脑等重要脏器已发生严重的不可逆性病变者。

6. 活动性消化性溃疡病患者。

7. 精神病患者或情绪不稳定者。

8. 注射吸毒者。

三、供体选择

1. 年龄<50岁的脑死亡患者。

2. 供体与受体的体重差别不>20%,体重较大者比较小者好。

3. 供体无高血压、糖尿病、恶性肿瘤及活动性感染性疾病。

4. 供体与受体的 ABO 血型相配。二者之间的淋巴细胞毒性反应阳性率<10%。最好组织相溶性抗原相匹配。

5. 心脏结构及功能正常。

四、术前准备

1. **受体准备** 对于受体要做全面的病史询问、体格检查及辅助检查。提前做好血、痰、尿的细菌培养,血型鉴定,全身血管检查,淋巴细胞毒性交叉试验及 HLA 配型。条件许可时做心肺运动试验,肺动脉阻力检测,抗排斥药物代谢基因多态性检测。纠正受体全身营养不良状况,改善肝、肾、肺功能。心衰严重者若一般措施无效可应用主动脉内球囊反搏,或者使用心脏的机械辅助装置或体外膜氧合支持,改善心脏功能,维持较好的循环以等待合适的供心。在预计供心到达之前的 1~2 小时将受体送入手术室,气管插管麻醉后开胸。当供心将要到达时建立体外循环等待供心。

2. **供心的获取与准备** 首先用肝素 3mg/kg 静脉注入以防血栓形成。打开胸腔,切开心包,游离上腔静脉、升主动脉、主肺动脉及下腔静脉。钳夹升主动脉远端,于其根部插入灌注针头,灌注冷心脏停搏液 1 000ml(成人),使心脏停搏于舒张状态。结扎上、下腔静脉,于其远侧离断;于主动脉阻断钳下方横断升主动脉;于左、右肺动脉分叉处剪断肺动脉;于心包处剪断右侧及左侧的上、下肺静脉。取下心脏放入盛有冰生理盐水的双层塑料袋内,双重结扎,再放到无菌盐水容器内,用塑料桶密封后进行运输。要尽可能缩短供体的热缺血时间(从脑死亡到灌注冷心脏停搏液之间的时间)及冷缺血时间(从开始灌注冷心脏停搏液到移植后开放主动脉阻断钳之间的时间)。

五、手术要点

1. **标准移植(经典移植)法** 肝素化后于升主动脉高位插入动脉管,于上、下腔静脉分别插入直角静脉管。降温至 28℃时阻断上、下腔静脉及升主动脉。从右心耳基底部切开右心房并分别延伸至房间隔;于升主动脉、主肺动脉起始部分别横断之。切断房间隔后,靠近左侧房室瓣离断左心房。取出病变心脏。将供心做相应的修剪后,用 4-0 聚丙烯缝线先将供心的左心房与受体的左心房连续缝合,确保吻合严密无漏血。再将供心的主动脉与受体的主动脉用 4-0 聚丙烯缝线吻合。排出左心气体后开放主动脉阻断钳,恢复心脏血供,而后分别吻合肺动脉及右心房。手术时应注意缝合要严密、确切;供心与受心要匹配;大动脉的长度要合适。因该式式心律失常和继发房室瓣反流的发生率较高,故近年来应用减少(图 25-1)。

2. **双腔移植法** 切除病变心脏的右心房。仅在上、下腔静脉处保留 2~3cm 的吻合圈。围绕 4 根肺静脉切除左心房,仅保留少量左心房壁供移植吻合。首先吻合左心房,而后分别吻合上、下腔静脉,主动脉及肺动脉。双腔移植法术后心律失常发生率较低。

3. **全心脏移植法** 将病变心脏的左、右心房全部切除,围绕两个左肺静脉和右肺静脉分别修剪成两个吻合圈。首先将供心的左、右肺静脉圈分别吻合于受体的肺静脉吻合圈上。而后吻合上、下腔静脉,升主动脉及主肺动脉。

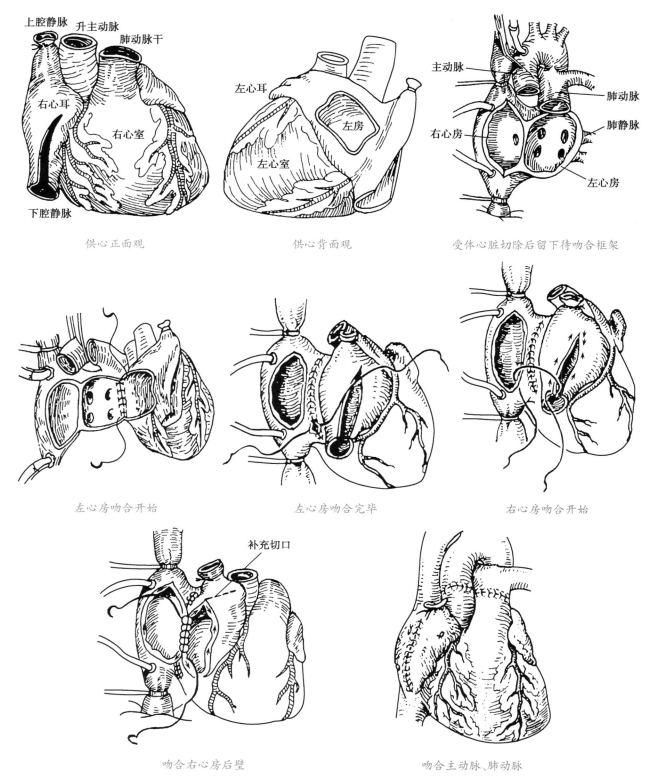

图 25-1 心脏标准移植法

六、术后监护要点

1. 用呼吸机辅助呼吸，及时检查动脉血气，保持 $PaO_2>80mmHg$，$PaCO_2$ 在 30mmHg 左右，pH 在 7.35~7.45。根据病情需要决定应用呼吸机的时间。多数患者可在 12 小时之内停用呼吸机，拔除气管插管。

2. 应用微量泵输入多巴胺、多巴酚丁胺各 5μg/（kg·min）。必要时可加用肾上腺素支持循环。心率过慢者可应用异丙肾上腺素提高心率。

3. 可适量应用硝酸甘油、前列地尔或硝普钠减轻心脏后负荷。

4. 根据具体情况维持好患者的血容量及血液质量。必要时输入相应的成分如血浆、洗涤红细胞、白蛋白或代血浆、生理盐水等，保持中心静脉压在 8~12mmHg,保持尿量>1ml/（kg·h）。

5. 维持血钾在 4.5~5.0mmol/L,当出现房性早搏时及时应用普罗帕酮或胺碘酮治疗。出现室性心律失常一般用利多卡因静脉推注或微量泵持续输入。

6. 将患者置于 ICU 单间内,用药时加强无菌观念;同时保护好手术切口、颈静脉管、动脉测压管的皮肤伤口,使其清洁、干燥,以免污染。因为患者应用了免疫抑制药,其抗感染能力下降,有可能导致感染的各方面原因都要引起注意,及早防范。对有感染迹象者积极做细菌培养和药敏试验,用敏感抗生素治疗。

七、术后的排斥反应和免疫抑制治疗

（一）排斥反应分类

1. **超急性排斥反应**　原因是受体内已经存在有相应的抗体,在心脏移植后立即发生或在移植后 24 小时内发生的体液免疫反应。表现为急性心力衰竭、心脏发绀、心肌出现广泛性坏死。一旦出现,难以挽回,唯有再次行心脏移植术。易患人群是妊娠妇女或接受过输血的患者。因此。术前检验受体内有无此类抗体至关重要。

2. **急性排斥反应**　是受体的 T 淋巴细胞在移植心脏的刺激下被激活,由活化后的 T 淋巴细胞引起的细胞免疫反应。病理检查为心肌间质水肿及血管周围有淋巴细胞浸润。心肌细胞可出现浊肿、空泡变性、细胞溶解及凝固性坏死。急性排斥反应多发生在术后 1 年内,以术后 2~10 周发生率最高。

3. **慢性排斥反应**　主要是由于冠状动脉内膜发生广泛性、进行性增生和纤维化,使动脉管腔狭窄,导致远端心肌缺血。多发生在移植 1 年之后,也有更早发生的病例。慢性排斥反应严重影响患者的生存质量及寿命。

（二）排斥反应的诊断

1. 超急性排斥反应一般是在术后立即发生的,根据心脏发绀、心脏收缩无力、循环不能维持多可做出临床诊断。最后可通过做病理检查证实。超急性排斥反应难以治疗,因此重在预防。

2. 慢性排斥反应的临床表现主要为渐进性心功能不全,因为移植心脏无神经支配,故心肌缺血时无心绞痛症状。应常规或当出现心功能不全时行冠状动脉 CTA 检查或冠状动脉造影检查确诊。

3. 急性排斥反应的临床表现隐蔽,特异性不强。可出现精神萎靡、乏力、食欲下降、嗜睡、心率加快,听诊可闻及舒张期奔马律。心电图可出现各导联电压降低、T 波倒置及心律失常。超声心动图检查若出现心功能下降、胸部 X 线片发现心影明显扩大者,均提示有发生排斥反应的可能。细胞免疫学测定,当淋巴细胞比值 T4/T8>1 时,支持排斥反应的诊断。心肌活检是诊断急性排斥反应的可靠方法,但其缺点是有创伤、花费较多。活检方法是在导管室内,使心导管经静脉进入右心室,用导管钳在右心室内数个不同部位钳取 1mm 左右的心内膜及心肌组织,进行病理检查。病理上根据 1990 年国际心脏移植协会的标准将病变分为 0 级、I_A 级、I_B 级、II 级、III_A 级、III_B 级和 IV 级。

（三）免疫抑制治疗

免疫抑制治疗的目的是通过药物降低机体的免疫力,从而控制排斥反应,使机体逐渐接受移植器官。但若免疫力抑制过度,机体的抗感染能力低下时则易出现感染。因此,治疗的原则是既能控制住排斥反应的发生,又不至于免疫力太低而失去抗感染能力,使机体的免疫力在抗排斥和抗感染之间保持一个新的平衡。我们要力求用最低的药量控制住排斥反应的发生。

免疫抑制治疗一般为联合用药,虽然各家采用的药物及用量各自不同,但多数以环孢霉素 A 及皮质类固醇为主药,辅以霉酚酸酯或硫唑嘌呤组成三联用药方案;或用他克莫司代替环孢霉素 A 形成新三联方案。术后用药一般从小剂量开始,以后再根据血药浓度测定值调整用药量。

当出现急性排斥反应时除继续应用三联药外,每天静脉注射甲泼尼龙 1g,连续 3 天,作为冲击疗法,多可获得控制。效果不好时可加用抗胸腺细胞免疫球蛋白或抗淋巴细胞免疫球蛋白等治疗。

(徐宏耀 袁义强)

第三篇
心脏外科的麻醉、体外循环及手术室工作

第二十六章

心脏外科的麻醉

第一节　心脏外科的麻醉及注意事项

心脏外科的患者,病情往往复杂、发展变化快,因此要求麻醉医师要有高度的责任感、精湛的麻醉技术、严谨的工作态度,才能做好麻醉工作。麻醉质量的优劣直接关系到手术的成败,甚至患者生命的安危。本章仅对心脏外科的麻醉及注意事项做一简要介绍。

一、麻醉前准备

(一)了解病情

手术前 1 天麻醉医师要仔细阅读病历,查看患者,询问病史,了解疾病的发生、发展和转归。了解有无过敏史及其他特殊情况。了解患者的活动耐力,如能上几层楼或快步行走、慢步行走感觉如何,有无心悸、气短,以判断患者的心功能状态。心功能在 I、II、III 级者手术安全性较大。对于 IV 级心功能患者应高度重视,其麻醉、手术过程风险较大。注意患者发绀出现的时间和程度,有无缺氧发作史、蹲踞史等。了解心脏病变情况,如畸形种类,缺损大小及肺动脉高压程度,瓣膜病变情况,心绞痛类型,夹层动脉瘤大小、范围,分支受累情况及重要脏器功能状态等。观察胸部 X 线片,心胸比率>0.7 者属高危患者,手术麻醉风险增大,应提高警惕。查看超声心动图、心电图、心导管造影检查或其他特殊检查,以深入了解病情。

(二)重要器官功能的评估

1. 心功能评估

(1)左心功能的评估:若有以下情况说明左心功能不良,麻醉时应特别谨慎。①活动耐力很差,稍一活动就气喘吁吁或登一层楼即感呼吸困难者;需半卧而不能平卧休息者。②经强心、利尿治疗,两肺底仍有湿啰音者。③左心室 EF 值≤40% 者(EF 值 50%~55% 为左心功能轻度受损,40%~50% 为中度受损,≤40% 为重度受损)。

(2)右心功能评估:患者有肝大、腹水、颈静脉怒张、下肢水肿提示右心功能不全,手术耐受力下降。对强心、利尿治疗无效者更应提高警惕,按高危患者对待。

(3)急诊主动脉夹层患者要检查四肢血压、四肢动脉波动及皮肤温度;心电图检查是否有心肌缺血表现;超声检查室壁运动有无异常,各房室大小及功能,心脏各瓣膜有无异常;是否有心脏压塞及严重程度。

(4)冠心病:根据冠状动脉造影及超声检查结果判断心肌缺血的范围及程度;根据 EF 值评估左心室功

能;判断心绞痛症状是劳力性还是不稳定型,评估当前药物治疗效果如何,预计搭桥手术能够达到多少再血管化率。急性心肌梗死患者搭桥手术至少应推迟到心肌梗死 1 个月后,根据心功能状况再决定何时手术。

2. 呼吸功能评估　首先询问患者有无吸烟史及戒烟情况、慢性支气管炎、肺气肿、哮喘病史,近期有无呼吸道感染表现,若有急性呼吸道感染者必须治愈后方能手术。呼吸功能常通过实测值占患者预计值的百分比来表示。如最大通气量(MVV)占预计值>80% 为基本正常;60%~79% 为通气功能稍减退;40%~59% 为显著减退;20%~39% 为严重损害。一般 MVV 占预计值>60% 者行心脏手术风险不大;≤60% 者应加强呼吸监测,预防低氧血症及二氧化碳潴留。同时还要注意是否有阻塞性睡眠呼吸暂停综合征(OSA),OSA 会增加术后并发症,如高碳酸血症,缺氧,严重者可引起肺动脉高压及右心衰竭,评估 OSA 严重程度最好的指标是呼吸暂停通气指数,也就是每小时呼吸暂停或低通气事件发生次数,超过 20 次提示该病严重,术前采用 CPAP 治疗可有一定程度缓解,有利于预后。

3. 肾功能评估　体外循环破坏血液有形成分,加上有时循环不稳,易致肾衰竭。术前患者血液尿素氮、肌酐应在正常范围内,高于正常者应重复检查,找出病因,给予治疗,最好待肾功能正常后手术。否则将增加手术危险性。了解急性主动脉夹层患者肾血管受累及肾功能情况,以防肾功能不全。

4. 肝功能评估　患者血清转氨酶、总胆红素升高超过正常值 1 倍以上者不宜手术,待治疗后复查,转为正常时再手术。血清白蛋白低于 35g/L 者应输入白蛋白治疗。凝血酶原时间>14 秒者给予维生素 K_1 治疗后手术。急性主动脉夹层患者要注意腹腔脏器有无灌注不良(腹腔干动脉、肠系膜上动脉有无缺血造成腹胀腹痛、肠鸣音消失、血液内乳酸值升高等);做血栓弹力图了解主动脉夹层患者凝血及纤溶系统的激活和凝血因子的消耗情况,提前备好多种血液制品及人工合成凝血因子。

5. 中枢神经系统

(1)高龄、既往有脑卒中或短暂性脑缺血发作(TIA)病史的患者应完善术前神经功能检查及头颅血管的检查;即使没有症状的大于 70 岁的冠心病患者都可认为合并不同程度的脑血管病变,术中需采取相应的血压管理措施。

(2)对于主动脉夹层的患者,要注意其四肢肌力和皮温,双下肢肌力严重减退的患者,需考虑术前行脑脊液测压引流预防截瘫。

6. 肥胖　肥胖与诸多全身疾病有关,特别是向心性肥胖,是心血管疾病的重要危险因素,除了对肺功能恢复有影响外,还会增加术后感染的风险。

7. 围手术期血糖管理　围手术期高血糖>11.2mmol/L 增加心脏手术后感染和伤口延长愈合的风险以及并发症的发生率,术前应很好地把血糖控制 8.3~10.0mmol/L 以内再安排手术,术中做好高血糖的有效控制,避免代谢紊乱的发生。

(三)双上肢 Allens 试验

为了判定尺动脉与桡动脉之间的交通是否完好,麻醉医师应给患者做 Allens 试验。方法:嘱患者上臂抬起,手握拳头,而后松开,反复几次后握紧拳头,医师两手分别压迫患者桡动脉和尺动脉,嘱患者将上臂放下,将手自然伸开,同时医师放开尺动脉并计时,观察患者手掌变红时间(8 秒以内为阴性,8~15 秒为可疑,>15 秒为阳性),若 Allens 试验阳性,则不宜取该血管为桥血管,同时也不宜穿刺该桡动脉,以免发生上肢缺血坏死。

(四)麻醉前用药

1. 小儿常在入手术室后肌内注射氯胺酮 4~8mg/kg,阿托品 0.02mg/kg,或入室吸入七氟烷下实施基础麻醉。最好在入手术室前穿刺好静脉备用,入室后静脉应用麻醉药。

2. 成人手术前 30 分钟皮下注射盐酸吗啡 0.2mg/kg,和/或东莨菪碱 0.3mg,也可加用咪达唑仑 0.05~0.10mg/kg。

3. 冠心病患者入手术室时理想的状态为表情淡漠,无焦虑、紧张;无胸闷、胸痛症状,心率<70 次/分,血压较平时低 5%~10%;根据平素心绞痛类型,参考术前用药及用量,术前加用 β 受体阻滞剂和/或钙通道阻滞剂。如为劳力型心绞痛,以 β 受体阻滞剂为主;不稳定型心绞痛以钙通道阻滞剂为主;术前心率偏快者加大 β 受体阻滞剂用量;血压偏高者应加大钙通道阻滞剂用量;心绞痛多在凌晨发作者,往往是不稳定型心绞痛,应以钙通道阻滞剂为主。

4. 胸、腹主动脉瘤患者,为预防血压升高所致瘤体破裂,应加大镇静药物用量,常给予咪唑安定 0.05~0.1mg/kg 肌内注射。

5. 危重患者术前用药应酌情减量,避免抑制呼吸。

(五) 麻醉计划的建立

根据访视患者的信息,术前 1 天建立合理的麻醉计划。例如患者男性,45 岁,体重 60kg,术前诊断为风湿性联合瓣膜病,拟施双瓣膜置换手术。麻醉计划如下:麻醉诱导静脉注射咪唑安定 2~3mg、依托咪酯 10~14mg、舒芬太尼 30~100μg(或芬太尼 0.3mg)、罗库溴铵 60mg(或维库溴铵 6~8mg)。切皮时静脉注射舒芬太尼 30~60μg(或芬太尼 0.5mg)。体外循环开始前静脉注射芬太尼 0.3mg。术中持续泵注顺阿曲库(或维库溴铵)、丙泊酚,间断吸入七氟烷。劈开胸骨后肝素化(肝素 3mg/kg 静脉注射)。术中备用药物:654~210mg/5ml、葡萄糖酸钙 1.0/10ml、利多卡因 10mg/5ml、去氧肾上腺素 40μg/ml、硝酸甘油 50μg/ml、麻黄碱 1.5mg/ml 或多巴胺 20mg/20ml(肾上腺素 4μg/ml)、艾司洛尔 0.5mg/ml、尼卡地平 0.2mg/ml。

二、动脉穿刺置管及麻醉诱导插管

(一)动脉穿刺置管

1. 发绀患者及心功能差者,入手术室后面罩吸氧。

2. 连接心电图及无创血压计和指脉血氧饱和度监测仪。

3. 成人在局部麻醉下行桡动脉穿刺,小儿在氯胺酮或吸入七氟烷基础麻醉下穿刺。

4. 穿刺点的选择　常用左手桡动脉(左手功能占优势者选右手),该处动脉表浅,容易固定,侧支循环丰富且容易观察。其次选用股动脉,该动脉较粗大,穿刺成功率高,当小儿桡动脉不容易穿刺时可以选用。必要时也可选用足背动脉、胫后动脉。肱动脉位置深,穿刺时易滑动,并且侧支循环少,一旦发生血栓、栓塞,可能发生前臂缺血性损伤,一般不用。急性主动脉夹层患者涉及弓降部主动脉手术者常需要上下肢同时测压。

5. 穿刺技巧　桡动脉变异者,常常形成桡动脉环,穿刺时易误诊为桡动脉痉挛。为预防桡动脉痉挛,穿刺前可给予镇静药。当置管困难时可以调整进针角度,旋转进针,也可以稍退针芯再向前置管。还可以在超声引导下穿刺,提高成功率。

6. 注意事项

(1)术前一定要做双上肢 Allens 试验并将结果记录在病历上。

(2)穿刺失败者局部须压迫止血,防止血肿发生。

(3)穿刺股动脉时,应在腹股沟韧带以下 2cm 入皮。进入动脉的部位不应超过腹股沟韧带,以免损伤髂动脉。

(4)抗凝液的配制:500ml 生理盐水 + 肝素 10mg,压力袋充气加压至 300mmHg,每分钟有 3~4 滴肝素生理盐水自动滴入桡动脉。

(5)动脉置管成功后,将动脉测压管排气后与其连接,血压通过换能器在监视器上显示。

(二)麻醉诱导插管

1. 根据病情选择用药　通常选用咪唑安定 0.05~0.1mg/kg,依托咪酯 0.1~0.2mg/kg,舒芬太尼

0.5~2.0μg/kg（或芬太尼 2~5μg/kg），罗库溴铵 0.6~1.0mg/kg（或维库溴铵 0.8~1.2mg/kg）静脉注射诱导麻醉。

2. 气管插管

（1）气管导管的选择及深度：成年女性多选择 7.5~8.0mm（内径），成年男性选择 8.0~8.5mm（内径）导管，插管深度一般在 22~24cm 之间。>2 岁的患儿可这样估算，导管内径（mm）＝ 年龄（岁）/4+4.0。10kg 以下预计带气管插管时间可能较长的患儿也可视情况采用经鼻腔气管内插管，该方法具有留置时间长、易于固定、可清洁口腔卫生、术后较易耐受等优点。婴儿主气管（从声门到隆嵴）的长度变异很大（5~9cm），因此插管深度应视患儿具体情况而定。一般 3 个月 ~1 岁婴儿，距门齿深度 10cm，早产儿和足月新生儿插管稍短些，2 岁小儿插至 12cm 较合适。>2 岁的患儿可用公式估算，插管距门齿深度（cm）＝ 年龄（岁）/2+12 或体重（kg）/5+12。

（2）插管方法及注意事项：患者肩下垫枕，头后仰，左手持喉镜插入口腔，将舌根上提，显露声门，右手将气管导管顺弧线方向准确而轻巧地插入气管内，放入牙垫后固定至合适的位置。听诊如果双肺呼吸音清晰，表明位置恰当；如果左肺呼吸音消失，右侧呼吸音增强，一般为导管插入过深所致。

（3）主动脉弓降部动脉瘤手术：术中应使用双腔气管插管以利于手术野暴露。根据术前 CTA 情况选择双腔管类型，通常选择左型双腔气管插管，因为右型双腔管易于阻塞右上支气管，当瘤体压迫左主支气管时才考虑用右型双腔管。在手术结束时应将双腔管换成单腔气管导管以利于术后进行呼吸道护理和减少呼吸阻力。

3. 安置电子体温计探头

（1）安放鼻咽温监测探头（深度为同侧鼻翼至耳垂长度）。因该部位接近颅底，可反应脑部温度。

（2）深低温停循环手术还要放置直肠温度监测探头，以监测深部体温。

三、放置中心静脉管

（一）穿刺途径及方法

中心静脉置管多选用锁骨下静脉、颈内静脉和股静脉。锁骨下静脉穿刺有锁骨上和锁骨下两条入路。颈内静脉穿刺可根据它与胸锁乳突肌的关系分别在胸锁乳突肌的前、中、后三个方向进针。成人导管留置进针深度加 7~8cm，儿童进针深度加 5~6cm。

1. 胸锁乳突肌前方进针　患者平卧，肩部垫高，头稍后仰，稍偏向对侧，使颈部充分伸展，术者左手示指和中指摸及颈总动脉将其推向对侧，在胸锁乳突肌前缘中点（相当于喉头水平）紧靠颈总动脉外缘进针，针杆与皮肤呈 30°~45°角，针尖指向同侧乳头。

2. 中路进针　胸锁乳突肌二头与锁骨形成三角的顶点进针，颈内静脉在此处沿胸锁乳突肌的锁骨头前内缘下行，进针方向与正中线平行前进，如未穿中，针尖稍向外偏斜 5°~10°角指向胸锁乳突肌锁骨头内侧缘进针，常能成功穿入颈内静脉。

3. 后路进针　取此路进针时患者头部尽可能转向对侧，从胸锁乳突肌外侧缘的中、下 1/3 交界处进针，针尖指向胸骨上窝方向，常能穿刺成功。此进路不可穿刺过深，以免误伤颈总动脉。

（二）注意事项

1. 穿刺前要仔细读胸部 X 线片，看胸膜顶的位置及颈部的长短。所有操作要规范按标准流程进行，肩部垫高及头低位，穿刺不熟练时应先用细针穿刺。

2. 穿刺过程中，进针和退针必须是直进直退，不可在深部改变方向，避免扩大血管损伤。

3. 婴幼儿头大颈短，体表标志常不清楚，颈内静脉与颈动脉常呈现部分或全部重叠，因此穿刺时患儿头部侧转不宜>45°，否则颈内静脉与颈动脉重叠的机会增大，穿刺时可能误入颈动脉。按压肝区可使颈内静脉明显增粗，以提高穿刺成功率。

4. 缝线固定导管时,针的方向应与导管的方向平行,以免缝针刺破静脉导管。

5. 穿刺成功后,应将静脉导管内气体抽出并注入肝素盐水,以防血液在导管内凝固,而后与输液管连接。

6. 应用超声引导下穿刺,可提高成功率,减少并发症的发生。

(三)并发症及其预防

中心静脉穿刺置管也可能出现并发症。麻醉医师应及时与外科医师沟通,将出现的问题及时解决。

1. 气胸 若患者血氧饱和度下降,气道压增高应怀疑气胸的可能,应与外科医师沟通,劈开胸骨后打开胸膜腔,寻找并缝合肺部伤口。

2. 血胸 若穿刺后血压下降、心率增快,怀疑穿刺时穿破动脉并同时穿破胸膜者,应提示外科医师检查胸膜顶,有出血者给予缝合止血。

3. 误入胸腔 导管穿破静脉及胸膜进入胸腔,以致液体及药物输入胸腔。有以下情况者应考虑为导管误入胸腔:经导管只能注入不能抽出血液;置管时有阻力,有突破感;给药后不出现相应药效;CVP 呈负压。

4. 心律失常 往往是导丝置入过深刺激心脏引起。置管时要注意观察心电图变化,防止导丝或导管过深而引起室性心律失常。

四、麻醉维持

1. 以静脉注射舒芬太尼(或芬太尼)为主,剂量为每次 0.5~1μg/kg;持续泵注丙泊酚 0.2~0.5mg/(kg·h),顺阿曲库铵 0.10~0.15mg/(kg·h),或间断静脉推注丙泊酚 0.5~1.0mg/kg,维库溴铵(肌肉松弛药)0.025~0.050mg/kg。需要时吸入七氟烷复合麻醉。

2. 由于舒芬太尼(或芬太尼)对血流动力学影响小,重症患者以大剂量舒芬太尼(或芬太尼)麻醉为主,舒芬太尼用量可达 3~5μg/kg。

3. 麻醉观察

(1)注意观察瞳孔的变化,如瞳孔的大小、对光反射的灵敏度。麻醉时瞳孔直径一般为 1.5~2.0mm,对光反射灵敏。瞳孔扩大,对光反应迟钝或消失为脑缺血缺氧的表现。深低温时(<20℃)瞳孔可扩大,复温后恢复正常。

(2)血压,通过连续监测动脉血压及压力波形,观察病情变化。血压变化要与具体病情联系起来分析。术后出现外周血压比较低时,要及时测量主动脉根部压力,根据根部压力调整血容量和血管活性药物。

(3)脉搏血氧饱和度的连续监测,正常值为 95%~100%。非发绀型患者血氧饱和度<90% 必须高度警惕,寻找原因进行处理。

(4)心电图的变化,包括心率快慢,有无心律失常、心肌缺血、房室传导阻滞等。

(5)皮肤色泽、温度的变化,皮肤温暖、色泽红润为正常。术后患者皮肤湿凉或有花纹者为循环不良表现。

(6)眼睑、结膜有无苍白、水肿。

(7)尿量多少,颜色如何,淡茶色为轻度血红蛋白尿,浓茶色为较重的血红蛋白尿,酱油色为最重的血红蛋白尿。

(8)中心静脉压(CVP)及左心房压(LAP)的变化。

(9)定时检查血气分析、电解质及血红蛋白,掌握其动态变化。

(10)体外循环开始前、中、后定时测定激活全血凝固时间(ACT)。

（11）鼻咽温及肛温的电子监测。

（12）根据体外循环预充液的质和量,转机后剩余机血量,术中失血量,结合患者的 CVP、BP、尿量及血红蛋白值估算出术后需补液的种类及数量。

4. 体外循环前注意事项

（1）记录尿量及其颜色,同时记录静脉补液量。

（2）劈开胸骨后给肝素 3mg/kg,3~5 分钟后抽血检验 ACT。ACT>380 秒才能进行心内插管,ACT>480 秒才能开始体外循环运转,否则有形成微血栓的危险。

（3）及时加深麻醉:体外循环开始后大量预充液进入体内使血液稀释,使血中麻醉药浓度下降,因此体外循环开始前应及时追加麻醉药;常用舒芬太尼 0.5~1.0μg/kg 或芬太尼 5~10μg/kg,咪唑安定 0.05~0.10mg/kg 静脉注射。

5. 体外循环开始后注意事项

（1）停止所有静脉输液。

（2）体外循环达正常流量时停止机械通气,采取静态膨肺。呼吸囊持续中度膨起,气道压力保持在 5~10cmH_2O,称为静态膨肺。用低氧混合静态膨肺可以维持肺泡在缺血时的代谢,防止细胞超微结构破坏,同时能减少肺不张的发生。

（3）密切关注心脏停搏期间心电图波形的改变,有心电活动时及时提醒灌注心脏停搏液。

（4）观察 CVP 变化及患者面容、颜色、瞳孔,随时与外科医师及体外循环医师沟通。上腔静脉引流受阻时,常最先表现为颜面部（眼睑）发绀、肿胀。

6. 升主动脉开放时注意事项

（1）从中心静脉用微量泵输入血管活性药物。

（2）及时与外科医师沟通,膨肺,协助外科医师排出左心内气体。

（3）心脏复苏后,当右心房缝合完毕,上、下腔静脉开放后一定要记住打开呼吸机。

（4）巨大左心室或左心室肥厚复苏困难者的处理:巨大左心室或左心室肥厚往往复苏困难,应直接观察心脏并结合心电图,选择用药后再除颤。如果因心肌兴奋性不足,心肌处于抑制状态,观察心脏为"软瘫心",心电图表现持续细颤或一条直线,可给予肾上腺素 10~50μg（0.2~1.0μg/kg）,使细颤转为粗颤后再除颤,能量一般选 20~30 瓦秒,必要时用 50 瓦秒除颤。如果因心肌兴奋性过高,心电图表现为粗颤或室性心动过速,可给予利多卡因 1~2mg/kg 静脉注射后再除颤。同时要做好充分的左心引流避免心内膜缺血,维持足够的灌注压力 60~80mmHg 及足够的灌注时间以充分冲洗心肌代谢产物,经 2~3 次除颤未成功者,可应用艾司洛尔 1~2mg/kg,效果不好时可重复应用或加用胺碘酮 150mg。可酌情选用维拉帕米（0.5~3.0mg）、普罗帕酮或胺碘酮静脉注射,以降低心肌兴奋性,再电除颤。如果经以上处理仍未成功,可以重新阻断升主动脉,灌注心脏停搏液使心脏停搏。重新开放升主动脉后,心脏一般可自动复跳。如仍未复跳,可继续按前述方法处理。

（5）在出现房室传导阻滞时,用异丙肾上腺素 2~5μg/次静脉注射,必要时用异丙肾上腺素微量泵持续泵入 0.01~0.05μg/（kg·min）;房室传导阻滞仍未恢复为正常心律者于右心室表面缝合起搏导线应用临时起搏器。

（6）停机后再抽好并稀释鱼精蛋白备用（肝素与鱼精蛋白的比例为 1:1.5）。

7. 体外循环停止后注意事项

（1）加深麻醉,同时也是预防鱼精蛋白反应的措施之一。

（2）中和肝素,鱼精蛋白稀释 1~2 倍后缓慢静脉注射。为减少鱼精蛋白过敏反应,可以先静脉注射 1ml,观察有无不良反应,待 1~2 分钟后再缓慢静脉注射,观察血压、气道压及心脏的变化。

（3）发生鱼精蛋白过敏反应的高危人群有：①过敏体质，如对鱼、碘过敏的患者。②糖尿病患者，应用长效胰岛素，38%~91% 的患者从血液中可以检测出抗鱼精蛋白抗体。③输精管结扎的患者，可以产生抗鱼精蛋白抗体。④曾经用过鱼精蛋白的患者，如二次手术患者或曾做过介入治疗的患者。⑤合并肺动脉高压的患者。

（4）鱼精蛋白过敏反应的常见表现：①体循环低血压，血压轻度或中度下降，低血压系鱼精蛋白导致血管扩张或心肌收缩力减弱所致。②以肺血管和支气管收缩为主要表现，轻者出现短暂的呼吸道阻力和体循环阻力增加，血压升高。重者肺血管阻力急剧升高而致右心负荷过重，心率减慢，中心静脉压升高，以后可因血液通过肺循环受阻而致每搏量下降，从而导致血压下降及低氧血症。③真正的过敏反应——Ⅰ型变态反应。

（5）鱼精蛋白过敏反应的预防及处理：控制给药速率是减少鱼精蛋白反应相关血流动力学波动的最重要因素；提前应用苯海拉明等抗过敏处理；稀释后缓慢注射，同时边注射边观察心率、动脉血压、血氧饱和度及气道峰压的变化。一旦血压下降或骤然升高、心率减慢，气道峰压升至 $30cmH_2O$ 以上者，应立即停止注射。待情况平稳后继续缓慢注射。重度肺动脉高压者，对鱼精蛋白敏感、反应剧烈。对这类患者可以匀速用微量泵静脉注射鱼精蛋白，也可先缓慢泵注总量的 50%~80%，余量持续泵入到术毕以减少肝素反跳。若由术者经心脏停搏液灌注针头注入，其反应会显著减轻或无反应。

1）低血压的处理：严密观察，必要时经体外循环的主动脉供血管输血提高血压；观察心脏情况如果血容量足够可以静脉注射 3~5mg 麻黄素或者钙剂，可提高心排血量，提高血压。

2）高血压的处理：鱼精蛋白注射引起的高血压是一过性升高，升高后会自动下降。应用静脉注射尼卡地平 0.1~0.2mg 或吸入七氟烷既可以缓解肺动脉高压又可以降低血压。

3）顽固性低血压：即Ⅰ型变态反应，按照严重过敏反应处理，应用肾上腺素、甲强龙、苯海拉明处理无效时，长时间低血压（>5 分钟），应用缩血管药物无效者应快速肝素化，重新插入静脉管，体外循环再次转机。

（6）复查 ACT，必要时补充鱼精蛋白。

（7）查动脉血气、酸碱度、乳酸、血红蛋白及血钾等电解质并调整至正常。采取措施保持体温在正常范围。

（8）与体外循环医师合作进行动脉管路输血。拔出动脉管后经静脉继续补充血容量，调整各种药物用量，使患者脱离体外循环机后循环逐步平稳，内环境稳定。全程关注尿量，评估脏器灌注情况。

第二节 非体外循环下冠状动脉搭桥术中麻醉管理要点

一、非体外循环下冠状动脉搭桥术中麻醉管理要点

1. 术中血流动力学的管理原则：维持心肌氧供需平衡，避免加重心肌缺血，及时处理心肌缺血。

2. 外科手术刺激必然要激活交感反应，麻醉也难以完全避免；强的交感兴奋可伴有严重的血流动力学变化从而使心肌缺血，在合适的麻醉深度时，可及时给予抗心绞痛药（β 受体阻滞剂——艾司洛尔、钙通道阻滞剂——地尔硫草）保护心肌。

3. 稳定的心率、血压，最低程度的心脏做功，最低的容量负荷，才能有效降低氧耗，维持机体氧供需平衡。

4. 应力求做到：①平均动脉压（MAP）—肺毛细血管楔嵌压（PCWP）>55mmHg。②平均动脉压（MAP）和心率的比值>1.0。心率较快时，血压要高些；心率慢时，血压可低些，尤其应避免在心率加快的

同时血压下降。③维持收缩压在90mmHg以上。④维持足够的动脉血氧含量及良好的组织摄氧条件。心肌的氧供与动脉血液的氧含量密切相关;动脉血中的氧能否向心肌组织充分释放与血中2,3-二磷酸甘油酸(2,3-DPG)的含量、pH及$PaCO_2$有关。

二、术中引起血流动力学改变的因素及应对措施

(一)术中引起血流动力学改变的因素

1. **药物影响** 麻醉药物的心肌抑制作用;肝素的药物反应及罂粟碱的扩血管作用;中和肝素时的鱼精蛋白反应;肺动脉高压反应;药物过敏反应。

2. **手术操作** 暴露冠状动脉前降支相对容易,对循环影响较小;暴露左侧回旋支或后降支血管则必须翻转、提起心脏,可能会引起严重的血流动力学紊乱,可引起静脉血回流障碍、瓣膜反流、左心房压增加、心输出量下降及混合静脉血氧饱和度(SvO_2)下降。

当心脏被置于心尖向上的倒立位时,心房位于心室下方,血流从下向上流入心室,左、右心房的充盈压将明显高于左、右心室的舒张末压,心房体积将增大50%并超过心室。

心脏固定器的使用将限制局部心脏运动,减少心室容积。由于心室前壁和侧壁要比后壁和室间隔的收缩、舒张幅度大,当前、侧壁受压(如吻合回旋支动脉)时将产生更严重的血流动力学紊乱。

心脏倒立位时,房室沟发生折叠,使二、三尖瓣瓣环扭曲、折叠,产生大量反流。房室环扭曲还可产生功能性狭窄,如瓣膜原本存在病变则更严重。当心脏从心包中被牵出时,主动脉瓣也可发生反流。

控制性降压应用于吻合近端血管时,控制收缩压持续<100mmHg,可以预防主动脉夹层形成。

(二)应对措施

外科医师通常会在心包后壁缝2针牵引线,套导尿管或垫纱布,利用杠杆原理将心脏从心包牵出又不明显压迫心脏,虽如此仍将使左心室每搏量降低12%~23%、左心房充盈压增加10%~50%。心尖固定器的应用可以缓解对心脏的压迫。

倒立位的心脏,尽管左心房充盈压较高,左心室室壁张力却处于低水平,因此不会增加心肌氧耗,但对肺会有影响。每当心脏的位置被搬动时往往发生低血压,首先应通过腿部抬高和加快输液的方式提高前负荷,升高血压。腿部抬高可有效增加前负荷、增加心输出量。

如血容量已合适但血压仍低可给予α受体激动剂如去氧肾上腺素、甲氧胺或去甲肾上腺素和/或麻黄碱、肾上腺素提高血压。

三、术中改体外循环下手术

循环不稳定处理后仍不见好转者,应首先把心脏放回原位并暂停手术。术中循环十分不稳定时需及时改行体外循环,但指征很难确定,此时和外科医师沟通很重要,尽量要在容量及药物处理不能改善循环状态及心肌缺血时尽早改行体外循环,避免在严重低血压下慌乱中进行,造成严重的并发症。一般而言,如心指数<1.5L/(min·m²),SvO_2<60%,MAP<50mmHg,伴ST段改变>2mm维持5分钟经处理仍无好转或出现恶性心律失常,应果断插动静脉管改行体外循环。对于重症患者打开心包后缝合主动脉荷包备用。

改行体外循环多发生于:心脏扩大、心功能不好、左主干严重狭窄的患者;吻合钝缘支和中间支血管使左心室侧壁受压;吻合右冠状动脉主干时右心室受压。

危重患者术前可先放置主动脉内球囊反搏(IABP)或计划体外循环下手术。

四、术中IABP的应用

左主干>95%和右冠状动脉近端的重度狭窄;EF<35%;心脏扩大(LVED>65mm);再次搭桥手术;急性

心梗早期;基础疾病严重(脏器功能损害),可在 IABP 辅助循环下不停跳搭桥。

五、术中心肌缺血

(一)术中导致心肌缺血的常见情况

1. 术中需要阻断冠状动脉血流来确保无血的吻合术野,导致短暂心肌缺血,表现为 ST 段抬高、新发局部室壁运动异常(应用食管超声可及时发现)。

2. 严重的左主干狭窄患者在前降支开通前易出现心肌缺血。阻断没有狭窄的右冠状动脉主干,由于房室结动脉供血受阻,可导致完全性房室传导阻滞。

缺血的严重程度取决于冠状动脉的狭窄程度和侧支循环的建立,阻断狭窄程度为 50%~80%,侧支循环不丰富的冠状动脉最易发生心肌缺血,对于远端心肌的保护,可以有以下方法:交感神经阻滞;缺血预处理;用钙通道阻滞剂等药物扩张血管;恰当的心脏暴露位置;维持平均动脉压;保证远端血管压力,吻合时放置分流栓。

(二)心肌缺血的治疗

对于术中心肌缺血的预防重于治疗;在搬动心脏前应用利多卡因 5mg+ 硝酸甘油 100μg/100ml,每次 20ml 进行心脏表面喷洒。

心肌缺血如果是由血流动力学因素引起,首先提升心脏灌注压,减慢心率;应用 α 受体激动剂提高灌注压,同时加大硝酸甘油的泵入 $[1.0~2.0μg/(kg \cdot min)]$,扩张冠状动脉,降低室壁张力,尽快纠正心肌缺血。

心肌缺血如果是由冠脉痉挛或动脉桥痉挛所致,首选药物是钙通道阻滞剂;硝酸甘油可有效地治疗心肌缺血,但对心肌缺血无预防作用,也无预防冠脉痉挛或动脉桥痉挛的作用。

六、术中心律失常

不能仅治疗心律失常而忽略患者及心律失常所引起的问题;处理时要考虑麻醉、通气及电解质的影响,必须排除这些因素;确定治疗方案之前,须认识心律失常对血流动力学的影响;左心室功能不全者,难以耐受心率变化,过缓心率会减少心排血量,过快心率虽可适当增加心排血量,但患者却难以耐受心肌氧需的增加。另外,心率过快会减少心室充盈时间,造成每搏量降低。对心功能差者应避免过分的交感神经兴奋,过分的交感神经兴奋会明显加重心肌缺血,易出现恶性心律失常。

术中新发生的房颤会严重影响血流动力学(严重低血压),须即刻治疗,首选措施为同步电复律,其次镁盐、胺碘酮、β 受体阻滞剂对房颤的治疗也可能有效。

维持水电解质酸碱平衡及内环境的稳定;保持 CO_2 分压在正常范围;血钾>4.5mmol/L,补钾的同时补充镁;控制血糖在 7~10mmol/L,还应避免低血糖;保持乳酸在正常范围。

七、术中保温

术中低温是很多心脏并发症的独立危险因素(术后寒战),应尽量避免,应防止患者因低体温而导致心律失常,而且应维持患者术后正常的中心与外周体温(术后鼻咽温度≥36℃)。

方法有:加热输入体内的液体;使用新鲜气流热交换器进行呼吸道加温;使用变温毯;室温保持在 24℃以上等。

总之,及时、有效的干预措施能使 OPCABG 平稳顺利地进行;良好的外科技术和麻醉管理技巧也是 OPCABG 成功的保障。

第三节　急性 A 型主动脉夹层手术麻醉管理要点

一、高危因素

1. 主动脉根部扩大 5.5cm 以上。
2. 窦部剥离无血栓。
3. 血压控制不佳或低血压。
4. 有中、大量心包积液且正在进展，心脏压塞逐渐加重。
5. 主动脉瓣严重关闭不全，心功能不全。
6. 患者烦躁，疼痛控制困难。

对于存在以上情况的高破裂风险患者应争分夺秒积极准备，尽快手术，缩短脏器缺血时间，挽救患者生命。

二、临床特点

1. 急性主动脉夹层起病急、危险性极大、死亡率很高，24 小时内达 25% 的死亡率，48 小时达 50% 的死亡率。在我国发病率逐年上升，并且年轻化。
2. 术前检查来不及完善，心率血压控制不满意。
3. 麻醉手术前多脏器受累（脑：头痛、意识障碍；心脏：心脏压塞、心肌缺血和功能障碍；肾：少尿；肺：低氧血症；肝、胃肠道、下肢：脏器灌注不良；出血、凝血功能紊乱）。
4. 麻醉手术期间：手术创伤大，深低温停循环，大量出血、输血导致血液性缺氧和循环性缺氧，出现或加重多个重要脏器功能损伤（脑、心、肾和脊髓）。

三、围手术期高血压的控制

1. 在保证心、脑、肾等重要脏器灌注的前提下，维持血压稳定，避免血压波动　维持动脉血压在基础血压值的 −30%~−20% 或控制收缩压在 100~120mmHg。硝普钠、尼卡地平，应在控制心率的同时应用，以免造成反射性加快心率，增加心脏射血对血管的剪切力。
2. 降低外周阻力、控制心率　控制心率在 60~80 次/分，通常用微量泵静脉注射血管扩张药 +β 受体阻滞剂（伴有主动脉瓣重度反流患者慎用）；可用倍他乐克减慢心率；也可应用非二氢吡啶类钙通道阻滞剂控制心率（如地尔硫䓬）。
3. 镇静与镇痛　如吗啡、羟考酮、右美托咪定。

四、麻醉诱导、维持和监测

1. **麻醉诱导**　根据患者状况诱导：①血压高者，以舒芬太尼为主，有效抑制应激反应，维持循环稳定。②有心脏压塞者，小剂量滴定诱导，同时泵入肾上腺素及快速补液以维持循环，避免心率降低过快，导致血压过低。
2. **麻醉维持**　平稳 + 适当的麻醉深度有效抑制应激 + 循环稳定（适度、适时的控制性降压）+ 脏器保护；心脏压塞患者病情可能会快速进展，麻醉诱导后出现夹层破裂加剧或心搏骤停，需要外科医师、麻醉医师和体外循环医师同时进行，争分夺秒，手术开始即肝素化，外科游离股动脉插管和开胸同时进行，尽可能缩短此过程。在打开心包前，一定要提前沟通，通过应用血管扩张药和调整体位（头高位）避免血压急剧上升出现夹层急剧破裂。

主动脉夹层累及冠状动脉者、长期高血压患者、老年患者和脑血管病变患者应避免血压过低,导致脏器灌注不良。

内环境调整:注意钾、镁、钙的监测及补充,避免酸中毒;保证氧供需平衡;警惕应激性高血糖的发生,并及时处理;减少代谢紊乱的发生;同时避免低血糖。

3. 麻醉监测

(1)一般监测:入室后做五导联心电图、指脉氧饱和度及无创血压监测,有创血压监测以左侧桡动脉为主,术前注意上、下肢血压的高低;术后观察主动脉真腔恢复程度;还要注意温度、尿量监测、中心静脉压监测、血气监测等。

(2)特殊监测:脑氧饱和度监测、食管超声监测、漂浮导管有创血流动力学监测、脑脊液压力监测、凝血功能监测——血栓弹力图。

五、大量输血管理

开放两条中心静脉 + 一条粗大的外周静脉或者一条中心静脉 + 两条粗大的外周静脉,以备血细胞分离及术后中和肝素后的快速输血用。

六、重要脏器的保护

(一)脑保护

1. 术前要关注颈部血管情况,主动脉夹层是否累及无名动脉、左颈总动脉及锁骨下动脉,有没有血栓等情况;术中及时提醒外科医师深低温停循环时间及脑氧饱和度的变化。注意患者入室时的意识情况,全程观察其瞳孔变化。

2. 脑功能维护的措施

(1)低温:诱导后至复温中期持续低温保护(冰帽或冰枕),停循环期间脑保护的主要措施是深低温选择性脑灌注。根据患者术前夹层累及情况,个体化选择深低温脑灌注方式,低温设置 18~20℃逆灌注或 22℃左右选择性单侧顺行脑灌注,停循环后若患者单侧(左侧)脑氧饱和度明显降低,首先调整脑灌注流量、压力、氧气浓度及二氧化碳浓度,如脑氧饱和度仍不能改善者,迅速行左颈总动脉插管,采用单泵双管技术行双侧顺行脑灌注,灌注流量控制在<10ml/(kg·min)(500ml/min 左右),左侧桡动脉压在15~30mmHg。在吻合左颈总动脉期间,左侧脑氧饱和度可能再度下降,应提醒外科医师尽量缩短阻断时间,开放左颈总动脉后一般脑氧饱和度迅速回升。重建左颈动脉后体外循环逐步恢复全流量,减轻缺血再灌注损伤,偿还氧债复温。体外循环应延续低温灌注,缓慢脑复温与低温同等重要,复温速度不超过1℃/3~5 分钟。鼻咽温达 37℃,直肠温度>36℃、Hb>100g/L 时,可考虑减流量停体外循环机。

(2)仔细地进行外科操作避免气栓、微栓、组织碎屑进入头臂血管,尽量缩短停循环时间。

(3)合理的血气管理:避免脑血管痉挛或奢灌。

(4)其他降低代谢的药物及抗损伤药物(麻醉药、甲强龙、镁离子及自由基清除剂)可根据情况选用。

(二)心肌保护

1. 体外循环前保障心肌氧供需平衡的循环管理,预防和处理心肌缺血。

2. 完善的心肌保护 关注心脏停搏液的灌注量、灌注压、间隔时间及方式,心电图显示有心电活动则及时灌注心脏停搏液;心包内放冰屑局部低温。

3. 术中重视心内排气及二氧化碳填充。

4. 减少对心脏冠状动脉走行处的机械刺激以免痉挛。

5. 积极心脏复苏　充分地左心引流;维持足够的灌注压及灌注时间;药物应用(艾司洛尔、胺碘酮);心脏复跳困难者要排除是否有瓣膜关闭不全或冠状动脉狭窄等因素存在。

6. 体外循环后并行期间让复苏后的心脏充分休息,减少儿茶酚胺类药物的应用。

7. 体外循环后应优化心脏做功,保证心肌灌注,补充血容量,改善微循环,避免外周低阻力,维持循环稳定。

（三）肾脏保护

1. 围手术期加重肾功能损伤的主要因素　①低血容量;②低血压、休克;③缺氧、二氧化碳蓄积;④增加肾功能负荷的药物(如抗生素)及创伤(如过多的切口创伤);⑤低血压期间使用甘露醇、右旋糖酐等药物加重肾小管肿胀;⑥心排血量不足时使用血管收缩药。

2. 肾功能维护的基础　维持适度灌注压和适度灌流量是减轻肾损伤的基础;体外循环转流中维持较高的灌注压,中和肝素有效止血后应维持较高的血压。注意钾离子的控制,避免低钾,特别是应用胰岛素时,钾离子转移入细胞内,易出现低钾血症造成恶性心律失常。当肾功能不全时,应尽早及全程、全方位控制钾的输入,必要时尽早应用肾脏替代治疗(CRRT)。

（四）肺保护

1. 急性主动脉夹层手术围手术期急性肺损伤的可能机制　患者自身的易感因素,如吸烟、慢阻肺等;急性主动脉夹层导致的炎性反应;凝血纤溶系统激活;术中肺缺血再灌注损伤;手术本身、体外循环及深低温停循环的影响,喉返神经、膈神经损伤;异体血制品的输入等。

2. 肺保护策略

（1）保护性肺通气:术中调节呼吸机,潮气量6~8ml/kg,PEEP 3~8cmH$_2$O,吸呼比(I∶E)1∶(1.5~2.0)。

（2）及时清理呼吸道分泌物,保持肺复张完全。

（3）抗炎管理:防止肺渗透性肺水肿,应用肾上腺糖皮质激素,弹性蛋白酶抑制剂等。

（4）体外循环中充分有效地左心引流以免肺淤血。

（5）缩短肺动脉血流停止的时间:前并行循环,保证肺的降温;后并行循环,尽早恢复肺动脉血流,把肺内代谢产物及炎性因子带入循环排除。

（6）增加肺的氧供:手术中静态膨肺(5~10cmH$_2$O),减轻肺再灌注损伤,也可小潮气量低频通气(3~5ml/kg,5~8 次/分)。

（7）减少异体血制品的输入。

（五）脊髓

1. 低温是最可靠的缺血性损伤的保护方法;术中尽量减少停循环时间。

2. 脑脊液引流　目前急性 A 型主动脉夹层手术未常规预防性使用,术前已出现双下肢肌张力下降或截瘫者推荐采用。通常引流速度为 10~15ml/h,以保持脑脊液压力低于 10mmHg;术后将平均动脉压提高到 80~90mmHg;于术后 48~72 小时给予轻度利尿,以降低中心静脉压;应用类固醇激素(甲强龙)48~72小时,进行脊髓保护。

（六）血液管理

1. 影响急性主动脉夹层手术后止血的因素

（1）术前因素:急性主动脉夹层形成后,血液流经假腔(非血管内皮),与组织因子接触,导致凝血酶生成、血小板和纤溶系统被激活,凝血因子消耗;中重度心脏压塞所致全身组织缺血、缺氧,特别是肝脏缺血;术前服用抗血小板药。

（2）术中因素:长时间体外循环(CPB)及深低温停循环导致凝血功能低下;炎性反应导致凝血功能紊乱,重要脏器缺血,特别是肝脏缺血继发凝血功能紊乱;术中出血导致凝血因子消耗;肝素抗凝、鱼精蛋白中和不全或过量;低体温;酸中毒等。

2. 术中血液管理

（1）有效地外科止血和压迫止血;抗纤溶,切皮前、后给予氨甲环酸 30mg/kg,随后按照 10mg/(kg·h)应用,尽早开始,全程应用。

（2）术后止血时控制性降压。

（3）自体血小板分离及应用血液回收技术。

（4）血液制品如血浆、红细胞、血小板、冷沉淀、纤维蛋白原、凝血酶原复合物等的合理应用。

（5）及时处理 CPB 后低温及酸中毒。

（6）及时补充钙离子。

（7）CPB 后,必须在确定没有明显活动出血后再用鱼精蛋白中和肝素及输入分离血和血制品,以减少凝血物质的消耗。中和肝素后持续泵注鱼精蛋白以避免肝素反弹。必要时及时应用凝血酶原复合物、纤维蛋白原、重组Ⅶ因子。根据凝血功能监测指导血制品的输入。

总之,用最简单的麻醉药物和最完善的监测设备,为患者安全提供保障;精准的麻醉管理及有效的脏器保护,有利于改善患者预后;麻醉科医师要与心外科医师及体外循环科医师及时交流、沟通,使我们的工作环环相扣,配合默契。力争组建高效团队,不放过任何细节,在理论和实践中不断提高技术水平,确保患者围手术期安全。

第四节　婴幼儿先天性心脏病麻醉管理要点

婴幼儿先心病麻醉管理是建立在全面了解婴幼儿的生理特点、药理特点及先心病病理生理变化和手术矫治目标的基础上,利用有效的监测手段,合理的药物应用,综合调整,优化左、右心或体、肺循环的平衡,使心脏尽快适应畸形矫治后解剖学的变化,以维持稳定的血流动力学、保障组织灌注。

一、术前评估

麻醉医师必须理解每个病变的病理生理特点,并认识到临床症状的严重程度,对其进行评估时,获得详细的病史和物理学检查结果可能是术前评估最重要的方面。

1. 发病年龄　发病年龄通常可以为病变的严重程度提供线索。比如患儿年龄较大,出现发绀可能和蹲踞有关,这种肺血流动力学的变化可能会部分减轻发绀症状。

2. 发作频率　发绀频率提示病变的严重程度,当发绀间断发作时,说明分流病变还处于动态变化的过程中。

3. 发绀程度、呼吸状况、充血性心力衰竭等状况也会有助于我们判定病变的严重程度及评估麻醉的风险。

4. 术前禁食　婴幼儿和儿童其他手术的禁食指南也可用于先心病患儿。术前 6 小时配方饮食,4 小时喂奶,2 小时喂清水。对于发绀型先心病患儿,要密切注意患儿的水合状态,防止脱水而加重病情。

5. 术前用药　咪达唑仑 0.50~0.75mg/kg 口服,10~20 分钟起效;右美托咪定 1~2μg/kg 滴鼻 20~30 分钟起效。在给予镇静药后必须给予监护。

二、麻醉诱导

1. 吸入麻醉诱导　七氟烷提前呼吸管路预充,吸入快速起效后建立外周静脉通路,诱导插管,避免在高反应期插管。

2. **氯胺酮肌肉注射**　起效后建立外周静脉通路。肌肉注射时哭闹致缺氧发作、分泌物增加会致咽喉部刺激引起喉痉挛，需注意。

3. **静脉诱导**　术前带有留置针，根据婴幼儿的药理学特点及心内分流影响起效时间，应用咪达唑仑 0.03~0.05mg/kg、舒芬太尼 0.5~1.0µg/kg 及肌肉松弛药进行静脉诱导，避免快速大量给予，以免抑制心血管功能，造成循环不稳定。

三、麻醉维持

麻醉镇痛药过量会抑制心肌的兴奋性，因此在应用期间须增加正性肌力药用量。

在体外循环期间，持续泵入镇静药，阿片类药物的用量根据心肌状态调整。

吸入麻醉药对发绀型先心病的扩血管作用较强。

四、术中循环系统的管理

1. **心率**　体外循环后心率要比体外循环前快 10~20 次/分。

药物处理：根据心律的情况应用山莨菪碱、阿托品或异丙肾上腺素维持较快心率；房室传导阻滞导致心率减慢时可于右心室表面缝临时起搏导线用临时起搏器起搏。

2. **血压**　根据术前血压值、内环境及尿量决定血压的具体数值。左心房监测对法洛四联症（TOF）、完全型大动脉转位（TGA）、完全性肺静脉异位连接（TAPVC）等左心室发育不佳的患儿意义很大，根据左心房压力调整血容量和心肌收缩力。

3. **肺动脉高压**　对于肺动脉高压的患者降低肺动脉压力的方法有：①维持一定的麻醉深度，降低应激反应；②提高吸入氧浓度，避免低氧；③维持动脉血 PCO_2 在 30~35mmHg；④避免肺不张，并在体外循环后期及时进行肺复张；⑤泵入鱼精蛋白应从小剂量开始，缓慢静脉注射，以避免出现鱼精蛋白反应。

4. **停机困难**　处理办法：①用食管彩色多普勒超声（TEE）检查排除畸形矫正不满意的可能性；②通过 TEE 监测进行心功能及血容量的判断，调整心功能、血容量及体循环阻力、肺循环阻力的平衡，维持循环稳定、内环境正常；③延长体外循环辅助，等待顿抑心脏复苏；④维持体循环压力，通过改良超滤，提高胶体渗透压、红细胞压积，必要时可用缩血管药如去甲肾上腺素等；⑤特殊情况下，如畸形矫正满意但心肌收缩无力，可用 ECMO 辅助循环。

五、术中通气与呼吸管理

（一）体外循环开始前的呼吸管理

婴幼儿、肺顺应性差、肺水肿、肺不张及术前存在肺部并发症的患儿建议使用压力控制模式。控制压力时设定吸气压力，使潮气量达 8ml/kg；设定吸气时间（0.5~0.8 秒），设定触发流量，根据呼吸末二氧化碳分压（$ETCO_2$）、SPO_2 和血气调整吸气流量至理想状态；特别要注意肺的顺应性、气道阻力变化及胸腔压力、手术操作对呼吸的影响。

在体外循环前应避免 100% 氧气吸入，否则会引起吸入性肺不张，造成肺损害，还会改变肺循环阻力，影响分流。大量左向右分流、肺血多的患儿，在手术前应保持一定的肺阻力，以避免加重左向右分流；应避免过度通气，保持正常的 $ETCO_2$，缩短吸呼比；给予小量 PEEP 2~3cmH$_2$O，以避免因通气不足、肺不张、肺塌陷引起的肺循环阻力进一步增加，甚至出现肺高压危象。

右向左分流的发绀型先心病患者在体外循环前可以维持术前的血氧饱和度（SpO_2）状态，不必追求所谓的"理想"状态，大多数慢性缺氧患儿通过自身调节，能够维持较好的内环境状态，过度干预会打破自身的平衡。麻醉后组织的氧耗量下降，对存在大量侧支循环的患儿，追求"理想"的 SpO_2，会导致侧支循环的大量开放,引起体循环压力下降,血压难以维持。过度通气增加了肺血流量和氧饱和度,但可导致严重的低血压并减少冠状动脉的灌注,这是手术前发绀患儿心搏骤停的一个重要原因;过度通气时还会引起脑血管收缩,导致脑组织血供减少,加重脑缺氧。因此,应该保证此类患者有足够的通气量,避免肺膨胀不全,维持正常较低水平的 $ETCO_2$,小潮气量、快频率呼吸,适当延长呼气时间,减少右向左分流,避免碱血症和 $ETCO_2$ 过低,避免胸腔压力过高和肺过度膨胀。

(二)体外循环下心脏手术中的呼吸管理

体外循环期间静态膨肺,流量 0.2L,吸入氧浓度(FiO_2)为 21%。在脱离 CPB 之前应检查胸腔是否有积血或积气,充分膨肺和吸痰,使肺泡复张。

(三)体外循环下心脏手术后的呼吸管理

体外循环下心脏手术后肺动脉高压时应充分进行肺复张,避免肺泡塌陷;使用压力控制呼吸模式,降低气道压,避免气压伤和肺气肿,改善氧合;小潮气量、高频率呼吸;适当的过度通气,$ETCO_2$ 保持在 28~35mmHg,吸入较高浓度 O_2,使 PaO_2 维持在 100~150mmHg 之间。

六、凝血功能管理

血液保护:氨甲环酸术中持续输入。对于手术时间长、需要深低温或再次手术的患儿根据需要及时补充凝血成分:血小板、冷沉淀、血浆、纤维蛋白原、凝血酶原复合物及Ⅶ因子等。

第五节　再次心脏手术的麻醉管理要点

一、常见再次手术种类

心脏瓣膜病再次手术;复杂先心病和主动脉疾病的再次手术;冠状动脉再次旁路移植术等。

二、最常见的麻醉风险

最常见的麻醉风险为:开胸时发生意外心脏停搏及心脏或大血管损伤破裂导致大出血。

三、麻醉要点

1. 术前访视及用药　详细了解患者病史、体格检查的阳性体征;评估患者的左右心功能状况;了解实验室检查结果,评估肝、肾等脏器功能及凝血功能情况;认真判读影像学检查,了解心脏及主动脉与胸骨的距离及心脏的大小,判断二次开胸的难易度;确定静脉有无血栓及二次手术的手术方式;确定中心静脉穿刺的部位及深度;详细了解术前治疗用药的情况,如有无影响循环及凝血的药,以备术中做相应处理;术前用药根据患者的状态及心功能,避免过量引起循环抑制。

2. 麻醉准备　抢救药物:肾上腺素 1mg/100ml(10μg/ml)、1mg/10ml(100μg/ml),提前配置好;利多卡因 100mg/5ml 等;贴好体外除颤贴膜,连接除颤器,保证连接良好。

3. 术中麻醉管理　以阿片类舒芬太尼等为主的复合麻醉,适当深麻醉,有效抑制应激反应,维持循环稳定,控制性降压,及时补充钾、镁,维持钾在 4.5~5.0mmol/L,避免低钾、低镁引起的心肌兴奋性高,以免发生室颤。

4. CPB 前大出血的防备　①备好 2~3 个大号静脉输液通道以备快速输血、输液用;②辨别出血部位及外科压迫或缝合是否有效;③紧急血液回收,输液、输血;④有些高危患者需预先游离好股动、静脉,必要时紧急插管转流体外循环;⑤及时肝素化,注意监测 ACT。

5. CPB 前室颤

（1）原因：术中心脏表面操作刺激所致；术中突发事件（如过敏等）处理不及时血压骤降；术前有心脏恶病质，心功能衰竭，肺水肿；严重的心律失常；低钠血症；低钾血症；高钾血症；严重脱水等。

（2）处理：体外除颤治疗，应用相应药物后再次除颤，在除颤的同时肝素化并迅速行股动、静脉插管建立体外循环后紧急转机。

（3）室颤的预防：①术前调整心功能；②稳定内环境及水、电解质平衡；③术中及时提醒外科医师电刀刺激引起的心律失常，首先游离出主动脉，缝好主动脉荷包，在主动脉插管后再游离心脏表面；④积极处理术中突发心血管事件，抗过敏，维持血压，合理应用肾上腺素提高心脏灌注压并及时除颤，尽快进入体外循环，保证重要脏器灌注；⑤适当深麻醉，有效抑制应激；⑥预先游离出股动、静脉备用，一旦发生大出血，随时插管转流体外循环。

6. 血液保护

（1）术前积极治疗异常的凝血功能，按时停用抗凝药并应用短效抗凝药桥接。

（2）自体血回输。

（3）控制性降压。

（4）应用血液保护药物：氨甲环酸 100~150mg/kg 抗纤溶，切皮前 10 分钟给予 10mg/kg 静脉点滴，随后持续经静脉微量泵入。

（5）应用鱼精蛋白中和肝素：鱼精蛋白总量应为肝素总量的 1.0~1.5 倍。首次泵入鱼精蛋白量与肝素总量之比为 0.5~1.0，应避免首次用量过大；余量持续泵入，中和机器中余血肝素，防止肝素作用反弹，及时复查 ACT。

（6）合理输血：根据监测结果合理应用血小板、冷沉淀、血浆及纤维蛋白原、凝血因子Ⅶ等。尽量减少异体血输入。

7. 循环管理　①CPB 中，应关注心肌保护确切有效，对心功能受损者适当延长辅助时间，合理应用血管活性药物维持循环满意，必要时积极机械辅助。②CPB 后，优化心脏做功，保证心肌灌注，及时补充血容量，改善微循环，控制性降压，维持循环稳定。

总之，再次心脏手术的术中出现室颤及大出血的可能性大，要充分做好术前准备，改善患者一般状态，调整好心功能。急诊手术尽可能做充分准备，权衡利弊；做好心肌保护和血液保护；积极预防及正确处理突发心血管事件。

第六节　介入瓣膜置换术的麻醉管理要点

一、围手术期风险评估

对于一些伴有较重的心、肺、肝、肾功能不全的高龄患者，在体外循环下手术风险较大者可以采用介入主动脉瓣膜置换术（TAVI），有两种路径可以选择：经外周动脉和经心尖。对于因股动脉钙化或太细不适合经股动脉入路的患者来说，可经颈内动脉、腋动脉或心尖行 TAVI。对于单纯主动脉瓣关闭不全的患者大多需经心尖 TAVI，目前也可经外周动脉入路行 TAVI。

二、术前准备

五导联心电图、指端氧饱和度（SpO₂）、有创动脉血压、中心静脉压（CVP）、尿量、体温均属常规监测项目。常规放置体外除颤电极。应用输液加温系统、加温毯等防止患者术中低体温。

入室后开放外周静脉通道（14G），用2%的利多卡因局部麻醉后经桡动脉穿刺监测动脉血压。准备中心静脉通路，用于快速补液及泵注血管活性药，监测CVP（8.5F三腔静脉导管）。经颈内静脉置入右心室起搏导线，置入起搏导线后妥善固定，避免起搏器刺穿右心室。肺动脉导管适用于左心室功能不全或肺动脉高压患者。

药物准备：备好泵注及推注的去甲肾上腺素、硝酸甘油、肾上腺素等血管活性药物。

同时，体外循环机器装好预充液备用、工作人员到位并全程监管，必要时紧急插管用体外循环辅助，或改为体外循环下手术。

三、麻醉方法

麻醉方法主要依靠麻醉医师的术前评估和团队的操作需求而选择。

经心尖TAVI在左侧胸部开小切口暴露心尖进行，需气管插管全身麻醉，可行快通道麻醉；经股动脉入路TAVI是否需要在全身麻醉下进行尚存争议。全身麻醉可确保患者保持安静体位，同时可控制呼吸，有利于在人工心脏瓣膜释放时不受呼吸动作的影响；同时有利于术中经食管超声心动图（TEE）持续监测，可随时发现并处理术中发生的并发症。TEE虽然是TAVI术中最受推崇的监测技术，但并非必须，尤其是经股动脉入路时可应用经胸超声替代。

随着TAVI技术日趋成熟，麻醉方法可选择监测麻醉（monitored anesthesia care，MAC），在麻醉医师的参与下，对局部麻醉下接受诊断性或治疗性操作的患者实施有效的生命体征监测，并合理使用镇静、镇痛药，以提供一个安静、无痛的手术环境。与全身麻醉比较，MAC能够减少气管插管导致的相应并发症、缩短操作时间、减少血管活性药和麻醉药的使用量。

TAVI术中不确定因素很多，随时可出现危及生命的并发症，麻醉医师应有充分准备，以便随时改变麻醉方法，当采用非全身麻醉方法时应保证可随时改为全身麻醉，以确保患者安全。

1. **全身麻醉**　采用依托咪酯0.02mg/kg、顺式阿曲库铵0.15mg/kg、舒芬太尼0.3~0.5μg/kg诱导。气管插管后，静脉泵注瑞芬太尼0.05~0.30μg/（kg·min）、丙泊酚0.2~0.5mg/（kg·h）维持麻醉，并辅以右美托咪定0.4μg/（kg·min）。必要时静脉注射顺式阿曲库铵及吸入七氟烷。麻醉诱导后行TEE检查。

2. **监测麻醉**　经外周动脉TAVI，可以选择MAC。在局部麻醉后，用瑞芬太尼0.01~0.03μg/（kg·min）、丙泊酚0.2~0.5mg/（kg·h）维持麻醉，并辅以右美托咪定0.4~1.0μg/（kg·min）。如应用喉罩，必要时可以辅以吸入七氟烷。经胸超声监测。

四、术中管理要点

（一）血流动力学管理

血流动力学管理是TAVI围手术期最基本、最重要的管理内容。

1. **主动脉瓣狭窄（AS）患者的管理目标**　①保证适当的左心室前负荷：在心功能允许的情况下，可在超声心动图指导下补充足够的血容量。遵循个体化及缓慢用药的原则，尽早使用维持剂量血管收缩药以抵消麻醉诱导引起的血管扩张。心功能失代偿者必要时可给予小剂量强心药。②避免心动过速：这样既可降低心肌氧耗，亦可保证舒张期有效的冠状动脉灌注，提高心肌氧供。③维持正常连续的房室传导，以保证心室足够的舒张充盈时间。④维持足够的MAP和冠状动脉灌注压，保证重要脏器的灌注。维持血流动力学平稳的关键是避免低血压。长时间的低血压可导致冠状动脉供血不足和继发性低心排血量。

2. **主动脉瓣反流（AR）患者**，由于左心室增大、心肌收缩力下降，因此对于该类患者的心功能评估，每搏输出量及基础活动能力的意义远远大于射血分数。心功能不全患者，可使用小剂量肾上腺素、米力农等强心药。

3. 心尖穿刺过程中,由于心脏表面的操作可能会诱发患者出现心律失常及低血压,应尽量避免使用肾上腺素等增加心脏应激性的药物,以免心尖穿刺过程中引起快速心律失常。在操作过程中尽量避免心率过快,可静脉泵注瑞芬太尼 $0.3\mu g/(kg\cdot min)$、利多卡因 $2mg/(kg\cdot h)$、硫酸镁等药物有效抑制应激反应,同时联合利多卡因在心外膜表面喷洒,降低心脏应激性。

(二)快速心室起搏

快速心室起搏(rapidventricular pacing,RVP)是 TAVI 术中常用的特殊技术,指在人工起搏器的作用下使患者心率提高到 160~200 次/分,以达到心室无有效射血、减少血流冲击力的目的,以利于主动脉瓣球囊扩张、精确定位和释放人工心脏瓣膜及后扩。

RVP 过程是 TAVI 中导致血流动力学剧烈波动的关键操作,麻醉医师需预先做好充分准备,并加强与操作医师的沟通与交流。尽量限制 RVP 的应用次数和持续时间。建议在开始 RVP 前将心脏功能调控在最佳状态:维持 SBP 大于 100mmHg(MAP>65mmHg);维持内环境的稳定,包括酸碱平衡和电解质正常,特别是应将血钾水平维持在 4.0~5.0mmol/L;保持尿量>1ml/(kg·h)。

停止起搏后血压应在 10 秒内恢复,若出现室性或室上性心律失常,可给予胺碘酮或利多卡因等抗心律失常药物处理。若无法恢复自主心律,则需继续人工起搏。若出现室性心动过速或心室纤颤,则需行电击除颤。

RVP 后应注意防止快速恢复导致的高血压,起搏时调节心率或重复起搏顺序直至获得 1:1 夺获,起搏时维持收缩压<50mmHg,脉搏压<10mmHg。过高的 BP 不仅可能导致出血增加,甚至可引发心室破裂,经心尖 TAVI 者尤为危险。

在球囊扩张后或瓣膜植入位置不佳时发生急性大量主动脉瓣反流造成严重低血压时,应迅速用较大剂量的血管活性药(去甲肾上腺素 + 肾上腺素)扭转低灌注状态并及时行心外按压,而后根据情况再次植入瓣中瓣或者紧急建立体外循环辅助或改为开胸主动脉瓣置换术。

(三)瓣膜释放

在球囊扩张及瓣膜支架植入的过程中,由于患者自身瓣膜钙化或其他原因可能导致冠脉阻塞,会出现难以纠正的低血压,甚至出现心搏骤停。所以,在操作前测量冠脉开口与主动脉瓣之间的距离、评估瓣膜钙化程度及确定瓣膜的植入位置非常重要。在操作前、后必须分别对冠脉进行造影,以明确冠脉是否有病变。若出现顽固性低血压,伴随 CVP 的增高,需首先排除右冠脉开口阻塞。因冠脉阻塞多系撕裂的自体瓣膜或者脱落的钙化斑块引起,如果低血压或室颤不能及时纠正应立即经股动、静脉行体外循环转流,在体外循环下处理问题,或者改行开胸手术,切莫反复疏通冠脉而耽误抢救时机。此外,由于定位不准确等原因,此过程可能出现瓣膜位置过低,引起二尖瓣前瓣开放受限,导致医源性二尖瓣狭窄;或者植入瓣膜位置过高,瓣膜不起作用;也有因瓣膜型号过大引起左束支传导阻滞甚至心脏破裂的情况;若瓣膜型号偏小或钙化斑块导致瓣膜释放不全,还会引起瓣周漏的发生。所以,围手术期 TEE 的评估非常重要,要重点评估新植入瓣膜的开闭情况;二尖瓣有无受累;排除新植入瓣膜开放受限、瓣周漏及心包积血等并发症。瓣膜释放后血管入路的损伤也有可能发生,会突然出现血压的快速下降,通过 TEE 可以看到心脏低血容量,需要在快速补液的同时通过造影判断并紧急处理(球囊阻断、血管修补或置换)。

五、术后管理

全身麻醉 TAVI 患者通常需要在杂交手术中完成气管拔管或带管入 ICU 继续观察。对于经心尖 TAVI 患者应避免术后高血压以防止心室破裂或术后出血。完善的术后镇痛,有助于维持血流动力学稳定,可选择静脉给予镇痛药;局部浸润麻醉;肋间神经阻滞。TAVI 术后脑血管意外的发生率明显高于常规手术,尤其是在术后 24 小时内,这可能与术中球囊扩张、支架移位及微栓栓塞有关。合理的抗凝治疗和抗心律失常处理是有效的预防策略。急性肾功能不全（AKI）是 TAVI 术后严重的并发症，直接影响着手术的成败，肾毒性药物、血压低、肾灌注不足、动脉粥样硬化栓塞等因素是主要诱因，应充分评估 AKI 的风险因素并采取必要的预防措施。

六、心脏团队及应急预案的建立

TAVI 手术步骤较为复杂，因此对接受 TAVI 的患者进行团队管理显得尤为重要。TAVI 的心脏团队是一个多学科交叉合作的团队，术前心脏团队的每个成员通力合作参与手术计划更是手术成功的关键。同时所有的 TAVI 手术心脏团队均需要建立相应的应急预案，各自做好相应的准备。

总之，TAVI 患者年龄较大、合并症较多、手术风险高、术中术后致死性并发症多。麻醉医师作为团队中的核心成员，不仅对此类手术患者在一些细节方面需要给予更多的关注，更重要的是对 TAVI 的步骤要有全面掌握。只有通力合作，做好术前风险评估、充分准备及完整的应急预案，才能在发生相应情况时快速正确处理，尤其是需要紧急开胸在体外循环下手术时能够当机立断，避免延误抢救时机。

（孟宪慧　郭迎春）

第二十七章
心脏外科手术室工作

第一节　心脏外科手术室要求及护士工作要点

一、手术室的房间设置、仪器设备及常用器械物品

手术室是外科诊治和抢救患者的重要场所。随着临床医学的迅猛发展,外科手术越来越精细、难度越来越大,对手术室的要求也越来越高,这也促使手术室学科向更专业、更现代化发展。手术室包括手术区(又称为手术部或限制区)和非手术区,手术部又分为手术间和辅助用房两部分。根据不同的内部装修、设备及空调系统,可将手术室分为普通手术室和净化手术室两类,即普通手术部和洁净手术部。洁净手术部通过采用净化空调系统,有效控制室内的温、湿度和尘埃含量,实现理想的手术环境,降低手术感染率,提高手术质量。根据洁净手术室动态或静态条件下空气洁净度级别划分等级,可分为Ⅰ级(百级);Ⅱ级(标准洁净手术室);Ⅲ级(一般洁净手术室);Ⅳ级(准洁净手术室)。心血管手术室的标准应为Ⅰ级。

洁净手术部的设计应避开污染源并不宜设在首层或高层建筑的顶层。建筑布置应满足洁净手术室的用房要求和回风夹墙布置要求。洁净手术部应独立成区并宜与其有密切关系的外科重症护理单元邻近,宜与放射科、病理科、消毒供应中心、输血科等相关科室联系便捷。宜远离锅炉房、修理室、污水污物处理站等,以避免污染,减少噪声。手术间应尽量避免阳光直接照射,以朝北为宜,也可采用有色玻璃遮挡,以利于人工照明。手术部分为限制区、半限制区和非限制区。内部平面布置和通道应符合流程短捷和洁净分明的原则。手术部应严格做到医患分流、人物分流、洁污分流。

(一)手术室基本房间配置

1. 手术间　手术间大致分为四类,即普通手术间、洁净手术间、隔离手术间和负压手术间。

2. 洗手间　宜采取分散布置的方式,以便做过外科手卫生人员能够通过最近的距离进入手术间。通常设在两个手术间之间。洗手间具有自动出水龙头、感应自动出洗手液、感应自动出消毒凝胶、擦手纸、无菌毛巾或纸巾、消毒毛刷和计时钟。

3. 无菌物品间　存放无菌手术器械、敷料、一次性手术用品等。室内物品采用可移动式货架存放,货架应距离墙壁 5~10cm、距离天花板 50cm、距离地面 20~25cm。若无空气净化系统,需备消毒装置,使用有门的物品柜,定期消毒。

4. 药品间　放置各种液体、消毒液、药品。

5. **麻醉准备间**　存放各种麻醉用物及麻醉药。

6. **仪器室**　存放腔镜、超声刀等设备。

7. **污物间**　设在污染走廊,做中转污物用。

8. **初洗室**　设在污染走廊,用于器械的初步清洗。

9. **更衣室**　设男、女更衣室,各配有卫生间、淋浴间。

（二）手术室的房间设置及要求

1. **心脏手术间**　为Ⅰ级（百级）手术间。手术间面积一般为35~45m²。

2. **室内设置要求**

（1）地面:采用可隔音、防滑、防水、抗静电、防酸碱腐蚀、耐磨、宜清洁的地板。墙面与地面、天花板交界处成弧形,以防积尘。

（2）墙壁:墙壁采用淡绿色、淡蓝色为佳,能消除术者视觉疲劳,且墙面安装阅片灯。

（3）门:应宽大、无门槛,净宽不宜<1.4m,当采用电动悬挂式自动门时,应具有自动延时关闭和防撞击功能,并应有手动功能。除洁净区通往非洁净区的平开门和安全门为向外开之外,其他洁净区内的门均为向静压高的方向开。

（4）医用供气系统:手术间有氧气、二氧化碳、负压吸引、压缩空气、麻醉气体排放等管路,一式两套,分别安装在吊塔和墙面上。吊塔位置和墙面气体终端应设在手术床正对面,即吊塔在手术床左侧,墙面气体终端设在手术床右侧。

（5）电源:每个手术间设有4组电插座,分别在三面墙上,一组设在吊塔上。每个手术间有独立的配电箱以防一个手术间故障影响整个手术室运作。

（6）壁柜:手术间设立壁柜,分别放置无菌物品、手术所需药品、液体、脚踏等。物品放置定位置、定数量,使手术间整洁,减少积尘。

（7）控制系统:每个手术间设有控制面板,控制面板上有温、湿度表,温、湿度调节开关、电源开关、空调机组开关、麻醉废气开关、时钟、计时器及内部电话等。手术室最好备有播放背景音乐的系统,可创造一个轻松的手术环境,减轻患者的恐惧感。

（8）电子教学系统:在无影灯上安装正中式、旁置式或单悬臂可移动摄像接口,建立图像传出系统,减少进入手术间的观摩人员。

（三）手术间的设备

有手术床、无影灯、计时器、医用气源装置、麻醉气体排放装置、医用吊塔吊架、器械台、麻醉机、监护仪、麻醉桌、输液天轨、观片灯、药品柜（嵌入式）、微压计（最小分辨率达1Pa）、高频电刀、胸骨锯、除颤仪、体外循环机、变温水箱及污物桶、脚踏、升降圆凳、温湿度计、呼叫系统等。

（四）手术器械及敷料

1. **手术常用器械物品**　敷料包;盆;胸骨牵开器;无菌持物钳;手术衣;各种型号无损伤缝合线;骨蜡;胸骨钢丝;电刀头;吸引器;护皮膜;敷贴;胸管等。

2. **心脏手术普通器械包**　布巾钳（2把）;蚊式血管钳（18把）;小弯钳（4把）中弯钳（10把）;组织钳（普通8把、无损伤2把）;胸腔钳（2把）;大弯钳（2把）、直角钳（1把）;管路钳（4把）;卵圆钳（2把）;甲状腺拉钩（2把）;剪刀（组织剪2把、线剪1把）;无损伤组织剪1把;刀柄3个（4号1个、7号2个）。

3. **心脏手术特殊器械**　主动脉阻断钳（4把）;无损伤镊子（4把）;镶片持针器（7把）;心脏拉钩（心房拉钩3个、心室拉钩3个、静脉拉钩1个）;下腔游离钳（大、小号各1把）;测压针1个;线引子3个;心耳钳（1把）;钢丝钳（4把）;钢丝剪（1把）;钢尺（1把）;超锋利剪（1把）。

4. **敷料**　单层桌单;双层单;治疗巾;洞巾;马搭形口袋;切口巾。

（五）缝线

1. 心脏手术常用无损伤缝线　无损伤缝线规格及用途见表 27-1。

表 27-1　心脏手术常用无损伤缝线

缝线规格	用途
7×17	体重 40kg 以上成人主动脉插管荷包线
6×14	体重 20~40kg 的患者主动脉插管荷包线；主动脉瓣置换术、二尖瓣置换术（加单针）及三尖瓣环缩术；房间隔牵引线
5×12	体重 20kg 以下的患者主动脉插管荷包线；成人左心插管荷包线；成人上腔静脉插管荷包线
4×12	体重>20kg 的患者心内缺损修补及牵引线；婴儿荷包线
4×10	体重<20kg 的患者心内缺损修补及牵引线
3×10	体重 10kg 以下小儿心内缺损修补及牵引线；搭桥手术中用于固定前降支血管及止血

2. 常用的聚丙烯缝线　聚丙烯缝线规格及用途见表 27-2。

表 27-2　常用的聚丙烯缝线

缝线规格	用途
1-0	室壁瘤切除后的缝合
2-0	二尖瓣置换连续缝合；大血管吻合
3-0	三尖瓣成形；大血管吻合（主动脉瓣置换的连续缝合）
4-0	用于缝合心房、心室、主动脉切口；成人心内缺损的修补；肺动脉切口的缝合；大血管手术中组织对人工血管的吻合
5-0	体重 20kg 以下患者心内缺损，心房切口、肺动脉切口的缝合；人工血管吻合
6-0、7-0、8-0	微血管吻合（如冠状动脉搭桥术，体、肺动脉分流术）

二、围手术期护理

（一）手术前期护理

1. 术前访视评估与健康宣教

（1）目的：缓解患者术前的恐惧紧张心理，介绍手术、麻醉及护理相关信息，提高患者对手术的应激能力，增强患者对手术的信心；制定围手术期护理计划，以便在围手术期实施正确的护理。

（2）实施时间：术前日下午，时间 10~20 分钟。

（3）访视对象：手术访视制度中规定的手术患者。

（4）实施内容

1）了解患者的生命体征、身高、体重、营养状况、皮肤完整性、血管情况、肝肾功能，有无运动障碍、既往史、过敏史，体内有无金属植物等。

2）对新开展的手术要了解手术方式、体位、手术特殊用物等，必要时参与术前讨论。

3）患者术前禁饮、禁食，将 X 线片、MRI 和药物带入手术室，将贵重物品（如首饰、现金等）妥善管理，手术日更换好病员服，排净大、小便，不化妆进入手术室。

4）对急危患者，术前可通过电话了解急诊手术患者的基本情况，对于直接从急诊室运到手术室的急危重症患者(如急性主动脉夹层的患者),与护送的医师或家属进行沟通。

2. **安全转移,专人守护**　安全转移患者到手术推车上,保护患者的隐私,注意保暖,拉上床挡。在接送途中,由专人守护,观察患者,注意安全。对于特殊患者,请管床医师陪同护送。

3. **麻醉前手术安全核查**

(1)核查内容:患者的基本信息(姓名、性别、年龄、床号、住院号);术前诊断;手术名称;手术部位与手术标示;手术方式;知情同意(手术麻醉和高值耗材);手术仪器状态;皮肤是否完整;术野皮肤准备情况;术前备血情况;抗菌药物皮试结果;其他(如假体、体内植入物、影像学资料等)。

(2)参与核查人员:手术医师、麻醉医师及巡回护士(三方)。

(3)核查流程:麻醉实施前、手术切皮前、患者离开手术室前分别进行安全核查。

(二)手术中期护理

手术中期器械护士和巡回护士分别担任着不同的角色,运用所学的知识与技能,为手术患者提供专业性的护理,具体护理内容如下。

1. **手术物品准备**　根据手术需要,备齐术中所需要的一切物品;检查手术仪器设备,保持功能良好备用状态;调节好手术间温、湿度。

2. **静脉输液通道护理**　检查和选择液体;选择穿刺部位;控制输液速度,特别是婴幼儿和老年患者,应尽量选择输液泵控制;保持输液通畅;观察有无输液反应。

3. **麻醉诱导期护理**　由专人守候患者,协助麻醉、抢救处理。

4. **手术体位安置与护理**

(1)遵循手术体位安置原则。

(2)预防手术体位发生神经、肌肉、皮肤损伤等并发症。

(3)心脏手术体位护理要点:根据手术需要选择体位,摆好手术体位及充分暴露手术野是手术成功的关键。

1)仰卧位:手术患者仰卧位时,枕部、骶尾部、双足跟等受压部位采取预防措施。头部置头枕并处于中立位置,头枕高度适宜。头部和颈椎处于水平中立位置。平肩峰胸背部垫一软垫。上肢掌心朝向身体两侧,肘部微屈用布单固定。远端关节略高于近端关节,这样有利于上肢肌肉韧带放松和静脉回流。肩关节外展不超过90°,以免损伤臂丛神经。膝下宜垫软枕,足下宜垫足跟垫。距离膝关节上5cm处用约束带固定,应松紧适宜,以能容纳一指为宜,以防腓总神经损伤。适用于法洛四联症手术治疗、瓣膜置换术、冠脉搭桥术及复杂先心病矫治术,以及伴有特殊情况的房缺、室缺和Ⅰ、Ⅱ型夹层动脉瘤。

2)左侧卧位:患者头下置头枕,高度平下侧肩高,使颈椎处于水平位置。腋下垫胸垫,胸背部各垫一体位垫,于大单下固定。右上肢用布单包裹后固定于麻醉架上,远端关节稍低于近端关节,下侧上肢外展于托手板上,远端关节高于近端关节。肩关节外展或上举不超过90°。腹部、臀部两侧各置软垫用约束带固定。下侧下肢伸直,上侧下肢屈曲90°,有利于固定和放松腿部。适用于一般的房、室间隔缺损手术及单纯的二尖瓣置换术或成形术。

3)右侧卧位:要点同上。适用于动脉导管结扎术、降主动脉瘤手术、主动脉弓降部缩窄术。

4)"麻花体位"或"S形体位":左侧开胸,将胸部下垫高使其与手术床成60°~70°,使腹部与手术床成30°。注意左侧大腿保持水平位,且固定牢靠,充分暴露第4~7肋间、腹部及左股动、静脉,便于术中插管及行自体血回输。注意保护患者皮肤,手术床铺凝胶软垫、凝胶软枕,右侧腋下、右侧髂骨、右侧膝关节外侧、右侧外踝及左侧膝关节内侧等提前贴上泡沫敷料或水胶体敷料,腋下垫高保护臂丛神经,将双腿用敷料隔开,防止术中体位变动时双腿并在一起形成电流回路发生烫伤的危险。术中注意观察面部受压情况,防止右侧耳郭受压过久。每小时抬高一次头部,变换受压部位。适用于全胸腹主动脉置换术。

5. 严格执行手术中查对制度,防止异物遗留体内。

6. 术中严格执行无菌操作。

7. 术中注意为患者实施保温措施,预防患者发生低体温。

8. 术中输血严格执行核查制度。

9. 术中执行口头医嘱时护士需复述正确再执行,用药后,保留空安瓿至手术结束,以备核对。

10. 术中标本规范管理

(1)术中需做快速冷冻病理检查的组织要及时送检。

(2)普通病理标本要及时固定、登记、交接、并签字。

11. 仪器、设备

(1)高频电刀:根据患者选择大小合适的负极片,负极片粘贴部位选择易于观察、肌肉血管丰富、皮肤清洁、干燥的区域,靠近手术切口部位,距离手术切口>15cm;距离心电图电极>15cm,避免电流环路近距离通过心电图电极,造成电极处灼伤。输出功率大小应根据切割或凝固组织类型进行选择,以满足手术效果为宜,应从小到大逐渐调试。

(2)电动胸骨锯:安装电池后先检查其性能是否良好,然后才能使用。

(3)除颤仪:每天手术开始前进行自检。

12. 护理记录要及时、客观、准确和规范。

（三）手术后期护理

术后 1~3 天回访手术患者,目的是了解患者恢复情况,特别是切口情况及皮肤情况,针对问题持续改进手术护理质量。

三、器械护士的工作要点及注意事项

（一）手术前器械护士工作要点

1. 查看手术通知单,了解拟实施手术的名称、麻醉方式及患者相关信息(过敏史、生化检查等)、手术特殊用物,必要时参加病例讨论,访视患者。

2. 备齐手术所需物品　包括无菌物品、外科洗手用品、脚踏等。必要时请术者确认关键的器械和物品,如有疑问及时补充、更换。

3. 检查手术所需无菌物品及器械的灭菌标识和有效期。

4. 协助巡回护士安置患者、准备手术仪器设备等。

（二）手术中器械护士工作要点

1. 铺置无菌台前,确认周边环境符合无菌技术操作要求;再次检查手术所需无菌物品及器械的灭菌标识和有效期。

2. 器械护士应提前 30 分钟洗手,整理手术器械,检查手术器械性能及完整性。认真执行物品清点制度,与巡回护士共同清点台上物品。

3. 遵循无菌技术操作原则,协助手术医师进行手术区域皮肤消毒、铺置无菌单、戴无菌手套。

4. 与巡回护士连接好各种手术仪器,如电刀、吸引器等。

5. 关注手术进程,掌握手术步骤及主刀医师习惯,提前准备并正确传递手术器械,及时擦拭器械上的血渍,传递前及使用后均确认器械的完整性。

6. 对正在使用的器械、纱布、纱垫、缝针等做到心中有数,用后及时收回。

7. 监督手术医师对特殊器械及电外科器械(电刀、超声刀、能量平台)的安全使用。

8. 负责手术台上标本的管理,严格执行手术标本管理制度。

9. 监督手术台上人员的无菌技术操作,严格执行手术隔离技术。保持无菌区域干燥整洁、不被污染,如有或疑有污染立即更换。

10. 做好标准预防,正确传递锐器,防止发生锐器伤。

11. 术中原则上不调换洗手护士,如有特殊情况必须调换时,应严格执行交接班制度,现场交接。

12. 完成第四次手术物品清点后,告知手术医师手术物品数目正确、完整。

(三)手术后器械护士工作要点

1. 协助手术医师包扎伤口,清洁手术区域皮肤。正确连接各种引流袋。

2. 正确处理手术标本。

3. 遵循垃圾分类原则,锐器应放置于锐器盒内。

4. 做好器械整理,及时与消毒供应中心人员交接。

四、巡回护士的工作要点及注意事项

1. **建立静脉通路**　一般选择较粗的套管留置针(静脉)。工作中须考虑到手术患者的给药及输血需求。对于穿刺困难者,首先要做好肢体的保暖,如遇静脉痉挛者可热敷、按摩后再穿刺。在遵循先远端后近端的原则的基础上选择直而粗的血管穿刺。穿刺见到回血后一手固定针芯,另一手往前送套管,可有效防止穿破血管壁。对于婴幼儿、老年人及一些特别肥胖的患者,血管看不到、摸不着,这时可根据正常静脉解剖位置试行穿刺,必要时可选择较长的穿刺针做股静脉穿刺,多能成功。

2. **保证尿管通畅**　心血管病手术往往在全身麻醉低温体外循环下进行,术前、术中、术后的尿量是反映病情的一个重要指标,因此确保术中尿管插入深浅合适、无扭曲、无打折、球囊充盈度适当、固定牢靠十分重要,这样即使有少量尿液也能流出,从而能向医师准确地提供数据。插尿管的注意事项有:①注意无菌操作;②选择粗细合适的尿管;③带球囊的尿管不易脱出,应作首选;④插入前用润滑剂润滑尿管;⑤尿管插入不宜过深,以免管头上翘导致少量尿液不能流出。

3. **电刀使用过程中出现故障的排除方法**　①在电刀使用过程中如有异常声音发出应立即停止并检查原因。首先看负极片接触是否完好,而后检查电刀头有无问题,最后检查机器有无故障。当贴好负极片,更换电刀头后仍不能使用者应更换电刀仪器。②电刀在使用过程中,患者皮肤不能接触手术床的金属部分,防止灼伤。③保持负极片粘贴平整并与皮肤完全接触。④严格控制输出功率,严禁超出仪器安全值范围使用。⑤乙醇擦拭皮肤后不可使用电刀,以防发生燃烧。⑥定期对仪器检查维修,保证性能稳定。

4. **电动胸骨锯的使用常规**　①在使用前1天检查并试用,检查电锯各个部分是否完好。②操作程序:将电源插头插在电源插座上,打开机器电源开关,指示灯亮,手持锯把启动脚踏开关并调试速率后备用。③用毕关闭电源开关,拔除电源插头,将脚踏、电源线放好,将锯头、锯条取下,清洗干净,安装、消毒后备用。

5. 如果是胸骨正中切口二次开胸手术,需要准备摇摆据和体外除颤贴膜。

6. 对于全胸腔镜手术,或者胸腔镜辅助手术者要提前准备好合适的胸腔镜及相应的手术器械。

7. 提前与术者沟通,准备好术中需要的人工瓣膜、人工血管等特殊材料。

五、具体手术的配合要点(举例说明)

(一)体外循环的建立

1. **器械物品准备**　除准备心脏手术一般器械、特殊器械各一套外,还需准备阻断带、丝线、主动脉插管、静脉插管、左心引流插管、心脏停搏液灌注管等物品。

2. 手术步骤与手术配合见表 27-3。

表 27-3　建立体外循环的手术步骤与手术配合

手术步骤	手术配合
开胸	常规开胸,开胸后用组织剪或电刀打开心包,吸去心包积液,用 7 号丝线悬吊心包固定于胸壁,用开胸器撑开胸骨,充分暴露心脏及大血管
游离血管	用组织剪和直角钳分离升主动脉与肺动脉间隙,用组织剪和直角钳游离上腔静脉并套阻断带和阻断管,用弯钳钳夹。用组织剪和肾蒂钳游离下腔静脉并套阻断带和阻断管,用弯钳钳夹。心脏过大、下腔静脉套阻断带困难者可于插完主动脉和上腔静脉管转机后游离下腔静脉
缝荷包	递无损伤镊子和无损伤涤纶线在主动脉外膜上缝双层荷包,用线引子套(细)阻断管,再用蚊式血管钳固定。同法在主动脉根部缝灌注针荷包。有时根据术者习惯或病情需要用无损伤涤纶线缝右心耳荷包
备好体外循环管路	递组织钳和线绳 1 根,协助外科医师把体外循环管路固定于手术大单上。用组织钳单独固定主动脉管路及心脏停搏液灌注管路
主动脉插管	递镊子和组织剪剪开主动脉外膜(有时用中弯钳钳夹主动脉外膜向外牵拉,充分暴露荷包),主动脉插管用管路钳夹紧,与 11 号手术刀一同递给术者。11 号手术刀切开主动脉壁,插入主动脉管,助手收紧荷包线,递 7 号丝线,将插管和阻断管固定在一起,再使用圆针固定,插管与体外循环主动脉供血管排气后连接,递组织钳或皮针将其固定于大单上
心脏停搏液灌注插管	在已缝好的灌注荷包内插入灌注针头,收紧荷包,排气后与灌注管路连接(有时在插好静脉插管后再插灌注针)
上腔静脉插管	用 2 把蚊式血管钳或无损伤组织钳夹住右心耳,尖刀切开右心耳插入上腔静脉插管。或递心耳钳夹住右心耳,组织剪剪开右心耳,插入上腔静脉插管。插管后递 7 号丝线固定
下腔静脉插管	用无损伤镊子或无损伤组织钳提起右心房下部的房壁组织,用 11 号手术刀切开,插入下腔静脉插管,递线绳或 7 号丝线固定
左心插管	递 5×12 或 4×12 的双头针带垫片反针在右上肺静脉缝荷包,穿过对头垫片,剪去针后用过线勾套细阻断管,用蚊式血管钳固定。尖刀切开荷包内组织,插入左心插管。插管与左心吸引管连接
开始体外循环	与体外循环师核对插管连接情况,无误后开始体外循环转机
阻断主动脉,灌注心脏停搏液	转机后通过降低血温使患者全身降温,鼻咽温 32℃时或室颤后递动脉阻断钳阻断主动脉,灌注心脏停搏液,递冰屑进行心脏局部降温

有时左心手术不需切开右侧心脏,可在右心耳插一根较粗腔房管进行静脉引流。方法如下:两根静脉管用 Y 形管连接,5×12 或 6×14 无损伤线或 4-0 聚丙烯缝线在右心耳缝一荷包,尖刀切开荷包内组织,插入腔房管。7 号丝线固定后与静脉引流管连接。

(二) 体外循环下冠状动脉搭桥术

1. **手术体位**　仰卧位。

2. **手术切口**　胸骨正中切口,取大隐静脉或桡动脉切口。

3. **特殊用物**　搭桥手术器械、冠状动脉刀、乳内动脉牵开器、钛夹、打孔器、22 号留置针、秃头针、罂粟碱肝素溶液,6-0、7-0、8-0 聚丙烯缝线。

4. **手术步骤与手术配合**见表 27-4。

表 27-4 体外循环下冠状动脉搭桥术的手术步骤与手术配合

手术步骤	手术配合
开胸	经胸骨正中切口取左侧乳内动脉。开胸后递乳内动脉牵开器,递电刀及弯头镊子,用钛夹钳钳夹乳内动脉分支血管,用 7 号线结扎后断开乳内血管远端,用哈巴狗钳钳夹其近端,术者取完乳内动脉后,将现用现配的罂粟碱肝素溶液(20ml 盐水溶入罂粟碱 30mg)浸润纱布后包裹乳内动脉备用
取大隐静脉	可与开胸同时进行,准备蚊式血管钳、手术刀、组织剪、1 号丝线,配罂粟碱肝素溶液(200ml 生理盐水 + 罂粟碱 30mg+ 肝素 2 500U)。游离大隐静脉并结扎其分支,取所需长度,用 20ml 注射器带秃头针抽取罂粟碱肝素溶液扩张大隐静脉并检查有无漏口。将取好的静脉放入罂粟碱肝素溶液内备用
建立体外循环	插主动脉插管、停搏液灌注管、房腔管(配合同体外循环建立)
阻断升主动脉	阻断升主动脉后灌注心脏停搏液,心脏停搏后心表放冰屑降温
寻找搭桥靶血管	递 15 号手术刀在所需搭桥部位分离脂肪组织,准备 4×12 牵引线备用,暴露靶血管
冠状动脉远端吻合	递冠状动脉刀切开冠状动脉,递角度剪延长切口,用合适型号的冠脉探子探查冠脉远端是否畅通,用笔式持针器钳夹 7-0 或 8-0 聚丙烯缝线作桥血管远端吻合。吻合完毕用注射器打血水冲洗静脉和吻合口,排气打结后用哈巴狗钳夹闭静脉血管远端
主动脉端吻合	心脏复跳后递主动脉侧壁钳钳夹部分主动脉,用电刀切去主动脉外膜,递 11 号手术刀在吻合部位切口,用打孔器打孔,用笔式持针器钳夹 6-0 聚丙烯缝线吻合桥血管近端
桥血管排气	吻合完成后、松开主动脉侧壁钳前,递 4.5 号针头在疑有空气的桥血管上穿刺(1ml 注射器针头)排出空气,取走哈巴狗钳
关胸	常规拔除体外循环插管后止血,清点手术用物,无误后关胸

(三)非体外循环下冠状动脉搭桥术

1. **手术体位** 仰卧位。
2. **手术切口** 胸骨正中切口,大隐静脉或桡动脉切口。
3. **特殊用物** 冠脉搭桥器械、冠状动脉刀、乳内动脉牵开器、主动脉侧壁钳、钛夹、打孔器、24 号套管针、4.5 号针头,6-0、7-0、8-0 聚丙烯缝线、心脏稳定器、分流栓、二氧化碳吹拂器、罂粟碱肝素溶液等。
4. **手术步骤与手术配合** 见表 27-5。

表 27-5 非体外循环下冠状动脉搭桥术的手术步骤与手术配合

手术步骤	手术配合
开胸	胸骨正中切口,游离乳内动脉(同体外搭桥)
取大隐静脉	同体外搭桥
切开心包心表探查	切开心包探查心表,并标记靶血管部位:递圆针 7 号丝线吊心包,中弯钳牵引固定于大单上。递长持针器夹 7×17 单头针缝底部心包牵引线 2 根,缝线中间放置湿纱布,套粗阻断管弯钳固定,利于暴露靶血管。递心脏稳定器备用,此时调好二氧化碳吹拂器
乳内动脉桥吻合	松开哈巴狗钳,检查乳内动脉血流情况,递锐利剪刀及角度剪修剪乳内动脉。利用心包牵引线和纱布垫抬高心脏,显露左前降支。递心表固定器固定吻合部位。心表固定器接负压吸引器,压力保持在 300~400mmHg。递 15 号手术刀与冠脉镊切开心表脂肪层,暴露冠状动脉,递冠状动脉刀做一纵切口,用角度剪延长切口,用冠脉探子探查吻合口近、远端冠脉血管,选择合适的分流栓置入冠状动脉切口内,用笔式持针器钳夹 8-0 聚丙烯缝线缝合远端吻合口。操作时使用二氧化碳吹拂器和温盐水成喷雾状吹拂吻合口,暴露吻合口,使术野更清晰。吻合完毕松开哈巴狗钳,排气后打结

续表

手术步骤	手术配合
桥血管远端吻合	将取下的大隐静脉修剪备用,寻找靶血管,用心表固定器固定吻合部位,切开冠脉置入分流栓,用笔式持针器钳夹 7-0 聚丙烯缝线缝合。吻合完毕取出分流栓,静脉充血后,排气、打结,用哈巴狗钳夹闭静脉远端
主动脉端吻合	远端吻合完毕,递电刀游离并切去主动脉吻合部位的外膜。递主动脉侧壁钳钳夹吻合部位动脉壁。递 11 号手术刀在主动脉壁上做一切口,用打孔器打孔。用笔式持针器持夹 6-0 聚丙烯缝线做吻合
桥血管排气	在每条静脉桥开通之前,均用 4.5 号针穿刺排出桥血管内空气。开放主动脉侧壁钳
关胸	止血,放置引流管,清点用物无误后关胸

(四)法洛四联症矫治术

1. **手术体位**　仰卧位。
2. **手术切口**　胸骨正中切口。
3. **特殊用物**　心脏流出道探子、涤纶片或牛心包片。
4. **手术步骤与手术配合**见表 27-6。

表 27-6　法洛四联症矫治术的手术步骤与手术配合

手术步骤	手术配合
开胸	常规胸骨正中切口开胸,建立体外循环
手术切口	心脏停搏后递 11 号手术刀切开右心房,于右心室流出道前壁用 4×12 针缝 2 根牵引线,用蚊式血管钳固定,递 11 号手术刀切开流出道,用剪刀延长手术切口
疏通右心室流出道	递剪刀或 15 号手术刀剪去心内肥厚肌束及狭窄环,如有肺动脉瓣狭窄,递 15 号手术刀切开瓣膜交界处,解除流出道狭窄。递心脏流出道探子探查肺动脉及右心室流出道,看是否达到了所需宽度
修补室间隔缺损	递合适补片,递 4×12 双头针带垫片无损伤涤纶线褥式缝合或者用 4-0 聚丙烯缝线连续缝合,有时先褥式缝合再连续缝合
右心室流出道和肺动脉加宽成形	备心脏补片和细无损伤针线,将补片裁成合适大小,再将心包片和涤纶片缝合固定,递 4-0 聚丙烯缝线连续缝合加宽右心室流出道
手术结束	心脏复跳后逐步撤去体外循环机,拔除管路。止血,放置引流管,清点物品无误后关胸

(五)主动脉瓣置换术、二尖瓣置换术(双瓣置换术)

1. **手术体位**　仰卧位。
2. **手术切口**　胸骨正中切口。
3. **特殊用物**　测瓣器、合适的人工瓣膜、持瓣器、长无损伤镊、长持针器、55 号(合适型号)换瓣线、冠脉灌注器、试瓣器。
4. **手术步骤与手术配合**见表 27-7。

表 27-7　主动脉瓣置换术、二尖瓣置换术的手术步骤与手术配合

手术步骤	手术配合
开胸	常规胸骨正中切口开胸,用开胸器撑开胸骨,剪开心包并悬吊于胸壁上,暴露心脏及主动脉
建立体外循环	常规建立体外循环

续表

手术步骤	手术配合
切开主动脉及右心房、房间隔	递 4×12 涤纶缝线针于主动脉根部切口两侧缝牵引线。降温后阻断主动脉，用 11 号手术刀切开主动脉根部，用剪刀延长切口，用冠脉灌注器灌注心脏停搏液，心表放冰屑。递 11 号手术刀切开右心房壁及房间隔，用剪刀延长切口。递 6×14 牵引线牵引房间隔，显露二尖瓣
切除病瓣	用镊子和剪刀剪下主动脉瓣膜，并将钙化物除去。备 15 号手术刀、刮匙和组织钳，用冰盐水冲洗后用普通吸引器吸除，以免碎屑遗留。用测瓣器测量瓣环直径，选择合适的人工瓣膜，递持瓣钳钳夹二尖瓣，递 11 号手术刀和长剪刀将病损的二尖瓣切除，用测瓣器测量瓣环，选择合适的人工瓣膜
缝合瓣膜	先缝合二尖瓣，后缝合主动脉瓣。递长持针器夹持 2-0 聚酯缝线换瓣线，递已打开的人工瓣膜，将人工瓣膜连续缝合于二尖瓣环上（有时用换瓣线或 7×17 无损伤线带垫片间断褥式缝合）。缝合完毕打结固定，用试瓣器检查人工瓣膜开启情况。用 2-0 或 3-0（或 4-0 长针）聚丙烯缝线缝合房间隔切口。用双色换瓣线交替缝合主动脉瓣环及人工瓣膜，缝完后打结固定瓣膜（有时用 3-0 聚丙烯缝线 3 根连续缝合）。递试瓣器检查瓣膜开启情况
关闭主动脉切口及房壁切口	递带垫片 4-0 聚丙烯缝线缝合主动脉切口，备对头垫片，有时用 2 根 4-0 聚丙烯缝线从切口两端缝合至交汇处打结。用 4-0 聚丙烯缝线缝合右心房切口
手术结束	体外循环复温，排气后开放主动脉阻断钳，心脏复跳后并行循环，而后逐渐停体外循环机，鱼精蛋白中和肝素后拔除体外循环插管，止血，放置引流管，清点器械、物品无误后关闭胸腔

第二节　几种特殊心血管手术的配合要点

一、冠状动脉搭桥手术的配合要点

（一）术前准备

1. **患者准备**　①术前患者必须做冠状动脉造影，明确梗阻部位、程度和范围。②巡回护士术前 1 天访视患者，向患者介绍手术室的基本情况，术前注意事项及手术概况，消除患者恐惧、紧张的情绪，可避免因患者紧张诱发心绞痛等严重情况。③了解患者一般情况及实验室检查结果，包括身高、体重、血型、肝、肾功能等。检查备选桥血管肢体及手术野皮肤的准备状况。

2. **物品准备**　①冠脉搭桥手术基本物品：除准备心脏手术常规器械外，还需要搭桥专用手术器械及搭桥开胸器；乳内动脉牵开器（取乳内动脉时用的开胸器）；冠状动脉刀片；侧壁钳（大、小）；主动脉打孔器；中、小号钛夹；保温杯；成人除颤电极（成人除颤板）；6-0~8-0 聚丙烯缝线；2-0~4-0 可吸收缝线；注射器（1ml、10ml、20ml、30ml）；肝素钠；罂粟碱；无菌弹力绷带等。②敷料包及各型号缝针、缝线。③不停搏搭桥特殊用物：心脏固定器、不同规格的冠状动脉分流栓、二氧化碳吹拂器、近端吻合器和双极电凝。④患者保暖垫及 40℃左右的 0.9% 氯化钠注射液 2~3L。⑤检查胸内除颤器、临时起搏器及导线等。⑥备除颤仪、变温毯、暖风机、血液回收机器、人工心肺机（但不预充）等。

（二）术中护理

1. **巡回护士配合要点**　①合适的温度可使患者的生理状况达到最佳状态，预防诱发心绞痛；长时间的胸腔开放状态容易使患者体温下降，因此手术室室温应比普通手术高一些；术前将室温调至 25℃，湿度保持在 40%~60%，变温毯调至 38~40℃。使用输液加温仪、暖风机等。放置鼻咽、尿管测温探头，动态监测术中患者体温的变化。②预防感染，控制手术间参观人员，减少人员进出。③定期检查电刀、吸引器等设备运行情况,负极板垫置于患者臀部,并认真检查贴合情况,避免术中皮肤灼伤,及时根据术者要求调整电刀输出功率(如开胸时为40W;取乳内动脉时为15W;搭桥时为5~10W;游离主动脉壁时为25W等)。④留置带测温功能的导尿管,实时观测患者尿量情况及中心体温变化。准确放置鼻咽温探头并妥善固定,术中定时检查变温毯、暖风机、输液加温仪等的工作状况,观察记录尿量及鼻咽温变化情况,根据患者及手术需要管理患者温度。

2. **合理摆放体位**　患者取仰卧位,将其背部垫高;患者双上肢应妥善固定于身体两侧。取大隐静脉时下肢微曲,膝关节外展,呈青蛙腿状。如需取桡动脉作为桥血管,则需上肢外展于托板。需注意检查身体各部位均不受压,并保证各肢体处于功能位置。

3. **器械护士**　器械护士应提前30分钟洗手,整理手术器械。在外科医师消毒皮肤时给予协助。皮肤消毒范围:上至下颌,下至脚尖,躯干平腋中线,以及双下肢。若需取桡动脉作为桥血管,则同时消毒左上肢,铺无菌巾及一次性中单,最后铺大手术单。手术分两组,取乳内动脉及取大隐静脉同时进行,如取桡动脉者则三组手术同时进行。

(1)获取大隐静脉血管桥

1)用镊子提起皮肤,用22号刀片在内踝前方切开皮肤,显露静脉,用组织剪沿静脉走向钝性分离大隐静脉,用蚊式血管钳钳夹细小分支并剪断,用3-0丝线结扎,或用钛夹钳夹(镊子×1、组织剪×1、蚊式血管钳×4、线绳/橡皮筋×1)。

2)在静脉远端插入橄榄状针头,用1-0丝线固定(防止方向弄错造成血流受阻),注射器向该段静脉内注入肝素水(300ml生理盐水加入30mg罂粟碱和10mg肝素),松弛血管平滑肌,防止血栓形成和静脉痉挛。检查有无漏孔,如分支结扎线滑脱则用7-0聚丙烯缝线缝合。取出静脉桥血管后,置于含肝素水中备用。

3)用镊子提起组织,用2-0/3-0可吸收缝线缝合皮下组织。用4-0角针可吸收缝线缝合皮肤,用有效碘含量为0.5%的消毒剂酒精纱布覆盖切口,用显影纱布、无菌弹力绷带均匀加压包扎。

(2)获取乳内动脉血管桥

1)经胸骨正中切口,用电锯锯开胸骨,用乳内动脉牵开器撑开胸骨,显露左侧乳内动脉。

2)调小电凝功率(电凝15W,调整电刀头使其与电刀杆成145°),小心游离乳内动脉。

3)在距乳内动脉侧1cm处切开胸内筋膜,切口为该血管的全长。在第3~4肋软骨平面开始分离该段血管,乳内动脉上端分离至左锁骨下动脉,下端至第6肋间隙,其细小分支用电凝或小钛夹止血后离断。

4)离断乳内动脉远端:在离断乳内动脉前,通知麻醉医师静脉推注肝素,全身肝素化后,横断乳内动脉,用血管夹夹住乳内动脉近端,其远端先用1-0丝线结扎或用6×14无损伤针缝扎,用罂粟碱盐水纱布覆盖乳内动脉血管蒂以保持湿润以免痉挛。

(3)建立体外循环。如为非体外循环下冠状动脉搭桥此步骤略。

(4)如为非体外循环下冠状动脉搭桥,应协助医师连接心脏表面固定器、二氧化碳吹拂器。将心脏表面固定器固定于胸骨撑开器上,吸盘端置于靶血管的两侧,另一端连接吸引器,靠负压吸引及机械压力固定部分心脏。吹气装置连接二氧化碳和温生理盐水。

(5)吻合左乳内动脉与冠状动脉前降支:选择冠状动脉狭窄远端合适部位作为冠脉切口,用冠脉显微镊提起心外膜,小圆刀(15号)在冠脉吻合部位切开心外膜及脂肪,显露冠状动脉。必要时用4×12无损伤缝线缝合乳内动脉两侧帮助显露血管。用冠脉刀切开冠状动脉前壁,用前向剪、回头剪扩大切口,必要时用冠脉探条探查冠脉远端通畅情况,放置相应型号的中空分流栓。用显微镊提起血管外膜,用笔式针持夹持8-0或7-0聚丙烯缝线行连续端-侧吻合。打结时及时向术者手上打水,减少摩擦,防止聚丙烯缝线毛糙、断裂。吻合完毕,用缝线将乳内动脉固定于心脏表面。

（6）吻合大隐静脉与冠状动脉：用剪刀将桥血管剪成45°斜面，切面呈"足"形。用显微镊提起血管外膜，用笔式针持夹持7-0聚丙烯缝线做连续端-侧吻合，由"足跟"开始缝至"足尖"。缝毕将生理盐水注入血管内排气。检查吻合口是否渗漏，同法吻合其余的血管桥。

（7）吻合大隐静脉与升主动脉：用镊子提起主动脉外膜，用电刀游离主动脉壁外膜（电凝25W），主动脉侧壁钳钳夹住部分升主动脉前壁，用小尖刀在升主动脉上戳开一小口，用3.5mm或4.0mm主动脉打孔器在预定部位打一圆孔。用血管剪和角度剪修剪好桥血管，用6-0聚丙烯缝线做端-侧连续吻合，排气、打结、剪线。吻合完毕后开放侧壁钳。用1ml注射器针头刺静脉桥血管排气。

（8）停止体外循环、拔出管路、彻底止血，放置心包纵隔引流管，与巡回护士联合清点纱布、器械，逐层关闭手术切口。

（三）术中注意事项及护理要点

1. 冠状动脉搭桥手术所需物品较多，要提前备好各种物品。所用器械及针线精密细小，要注意保护器械，细致管理针线。

2. 冠状动脉搭桥手术配合中做好动、静脉桥的保护，防止静脉桥丢失及损伤，协助医师扩张静脉时要注意压力不可过大，以免损伤内膜。

3. 低温是心室颤动的诱因。非体外循环下的冠状动脉搭桥术时，使用库存血及术中用的0.9%氯化钠注射液均需加温使用。术中注意温度管理，密切关注患者体温变化。

4. 冠脉搭桥手术精细，器械护士熟悉每种手术方法和每个操作步骤，传递器械和配合手术的每个动作要做到主动、稳、准、轻、快、巧，保证主刀医师全身心投入手术。

5. 器械护士是协助外科医师工作的，因此需要熟知外科主刀医师的手术习惯，以便做到默契配合，使整个手术顺畅流利地圆满完成。

二、主动脉夹层手术的配合要点

（一）术前准备

1. **患者准备** ①主动脉夹层患者一般起病急，首发症状为难以忍受的胸背部撕裂样剧痛，给患者造成烦躁焦虑心理。②巡回护士术前访视患者，向患者介绍手术室基本情况，术前注意事项及手术概况，减轻患者的恐惧、紧张情绪，可避免血压波动引起主动脉瘤破裂等严重情况。③了解患者一般情况及实验室检查结果，包括身高、体重、血型、肝肾功能等。检查手术野皮肤准备状况。

2. **手术间及物品准备** 除准备常规心脏手术器械外，另备血管手术专用器械；各种型号聚丙烯缝线（以3-0、4-0、5-0、6-0为多）；中号钛夹及钛夹钳；除颤仪；变温毯；血液回收机器；肝素；鱼精蛋白；凝血酶原复合物等止血药或物品；并根据不同手术方法准备相应规格的人工血管、四分支人工血管、带瓣人工血管及覆膜支架等。

（二）术中护理

1. **巡回护士配合要点** ①患者入室时注意保持手术间内合理的温度和湿度，控制手术间参观人数，减少人员进出。②定期检查电刀、吸引器等设备运行情况，负极板置于右侧臀部，并认真检查贴合情况，避免术中皮肤灼伤，及时根据术者要求调整电刀输出功率。③留置带测温功能的导尿管，实时观测患者尿量情况及尿色变化。准确放置鼻咽温及肛温探头并妥善固定，术中定时检查变温毯的工作状况，观察记录尿量及鼻咽温和肛温的变化情况，并及时与外科医师、麻醉医师及体外循环医师沟通。④在深低温停循环时，密切观察患者瞳孔变化情况，及时给患者应用冰帽以降低脑组织代谢，减少脑水肿。⑤协助麻醉医师做好桡动脉、足背动脉、颈静脉或锁骨下静脉穿刺置管，并定期检查静脉输液管路通畅情况，及时根据要求准备和输注悬浮红细胞、血浆、血小板、冷沉淀等不同类型的血液制品，做好"三查八对"。配合做好术中自体血回输工作。

2. **合理摆放体位**　A 型主动脉夹层手术患者一般取仰卧位,经胸骨正中切口进行。患者双上肢应妥善固定于身体两侧。如经腋动脉插管,则上肢外展 90° 固定于托板。降主动脉夹层手术均取右侧 90° 卧位,腋下置软垫,经左后外侧第 4 肋间切口进行,此切口可提供主动脉的良好暴露,不同体位均需注意检查身体各部位均不受压。协助麻醉医师密切观察患者病情。

3. **器械护士**　器械护士应提前 30 分钟洗手,整理手术器械。协助医师消毒手术野皮肤。消毒范围:上至下颌,下至脚尖,躯干平腋中线,以及双下肢。如经腋动脉插管则需消毒右上肢。

(1)游离右腋动脉、股动脉:用乳突牵开器牵开,用小直角钳和棉线绳套小束管阻断,用蚊式血管钳固定。右侧腋动脉或左侧股动脉插管时用 5-0 聚丙烯缝线做荷包,分支用钛夹夹闭。

(2)常规开胸,延长胸骨正中切口,显露升主动脉、主动脉弓、近端胸部降主动脉。

(3)悬吊心包:用 8×20 圆针 1-0 丝线缝牵引线,用中弯钳固定。

(4)充分游离无名动脉、左颈总动脉、左锁骨下动脉:用小直角钳游离,用棉线绳提拉,用蚊式血管钳固定。

(5)建立体外循环:右侧腋动脉插管或左侧股动脉插管→连接体外循环机动脉管;缝右心房荷包(4-0 聚丙烯缝线)→插右心房管;开始体外循环转机;缝左心引流管荷包(6×14 无损伤缝线双针带垫片)→插左心引流管。

(6)充分显露瘤体,阻断升主动脉,用 11 号刀片切开主动脉壁,用解剖剪扩大切口,用 4×12 涤纶线缝牵引线 3~4 针,用蚊式血管钳固定。

(7)灌注心脏停搏液:切开主动脉壁后一般可见夹层,经左、右冠状动脉开口直接灌注心脏停搏液,冰屑保护心肌。

(8)剪开动脉瘤基底部,清除瘤囊内血块,准备刮匙、取栓钳,用 0.9% 氯化钠注射液冲洗,切除瘤壁。探查主动脉瓣及冠状动脉开口是否受侵犯及内破口位置,根据情况选择术式。

(9)病变累及升主动脉而无瓣膜病变时,行升主动脉人工血管置换术。用相同口径的人工血管与主动脉近端吻合,用 4-0 聚丙烯缝线连续外翻吻合,同法吻合远端。

(10)病变累及升主动脉及有严重主动脉瓣膜病变而无冠状动脉开口移位时,行升主动脉人工血管置换术 + 主动脉瓣置换术(Wheat 术),同主动脉瓣置换术 + 升主动脉人工血管置换术的手术配合。

(11)病变累及升主动脉及有严重主动脉瓣膜病变同时伴有冠状动脉开口移位时,行带瓣人工血管置换术 + 冠状动脉原位移植术(Bentall 术)。游离左、右冠状动脉开口部位,在距冠状动脉开口边缘 4~5mm 处,环行切下左、右冠状动脉开口。切除瓣叶,用换瓣线间断缝合带瓣人工血管。用电热笔在人工血管上烧灼 2 个与冠状动脉相同直径(5~8mm)的洞,将冠状动脉用 5-0 聚丙烯缝线吻合在人工血管上。用 3-0 或 4-0 聚丙烯缝线将人工血管远心端与升主动脉做端-端吻合。当冠状动脉长度游离不够时,可以取一段直径 8mm 的人工血管连接人工血管和冠状动脉开口。

(12)全弓置换 + 象鼻支架术:继续降温至 18~20℃,准备各种型号的小阻断钳,将 3 支头臂动脉分别阻断,准备小纱布、中弯钳固定之。深低温停循环,在左锁骨下远端横断主动脉,将型号匹配的覆膜支架血管插入降主动脉远端的真腔内。用 3-0 聚丙烯缝线将四分支人工血管的主干与降主动脉及其内的支架血管吻合之,拉紧线打结。将主动脉供血管插入人工血管的第四个分支内,恢复降主动脉灌注。用 5-0 聚丙烯缝线将无名动脉、左颈总动脉和左锁骨下动脉分别与人工血管分支吻合,排气后开放。阻断近端人工血管,恢复头臂血管循环,复温。用 4-0 聚丙烯缝线吻合升主动脉大血管。

(13)开放每一段人工血管时均用针头刺血管排气,弓部粗血管用 20ml 注射器针头(有侧孔的针头)排气,分叉部位细的血管用 5ml 针头/20ml 注射器针头排气。

（14）止血：检查每一吻合口，做到彻底止血。

（15）停止体外循环，拔管。

（16）清点纱布器械，放引流管、关胸。如经腋动脉、股动脉插管，拔管后用 5-0 聚丙烯缝线缝合。

（三）术中注意事项及护理要点

主动脉夹层的手术过程较为复杂，手术操作多，往往需要外科医师、护士、麻醉医师、灌注师等的相互密切配合，可有效缩短手术时间。器械护士在术前应当熟悉胸主动脉及其主要分支的特点，特别是 Stanford A 型主动脉夹层手术，了解手术的基本过程并及时和术者沟通，准备所需特殊器械、人工血管、人工瓣膜、覆膜支架血管等。器械护士熟悉手术的方法和操作步骤，跟踪手术全过程，传递器械和配合手术的每个动作要做到主动、准确、快捷、轻柔，减少或避免不必要的重复或误传。台上医护有效配合是在最短时间内成功完成手术的关键之一。此类手术中需要使用的器械较多，按照常规器械和特殊器械分类放置于无菌台不同位置，非常用器械可先用无菌巾遮盖。器械护士应熟悉常用器械各自的性能和不同的用途，了解常用缝合线的规格和适用范围，在间断缝合带瓣血管时，按不同颜色换瓣线交替传递，有利于术者瓣环缝线的准确定位。通过熟悉手术过程、熟练操作及了解术者手术习惯，可帮助术者较快地完成手术。

三、婴幼儿、新生儿手术的配合要点

（一）术前准备

1. **患者准备** ①术前 1 日巡回护士去病房阅读病历、探视及向其家属了解患儿情况，同时参加术前讨论并摘录有关检查数据，以便对病情及手术情况做到心中有数。②护士可通过形体语言，如触摸安抚、面带微笑地与患儿接触，减少其对护士的惧怕；耐心解答家长关心的问题，减少家长对手术的焦虑。

2. **器械物品准备** ①心内直视手术器械：护士除准备心脏手术常规器械和仪器外，还要准备符合患儿脏器大小和组织学特点的精密器械及各种型号的小针、细线，避免损伤组织。②婴幼儿体温调节中枢尚未发育成熟，巡回护士需准备变温箱、变温毯、保温箱、温热的被子、暖风机，温热冲洗盐水等各种保温措施，防止术前准备期间发生低体温。③除准备心脏手术的常规物品，还要根据体型特点准备婴幼儿负极板、小软垫，婴幼儿留置针、婴幼儿体内除颤电极及心脏起搏器等。

（二）术中护理及手术配合

1. **手术间准备** 合适的温度可使患者的生理状况达到最佳状态，有利于进行手术。术前将室温调至 25℃，湿度保持在 45%~50%，手术床变温毯温度调至 38~40℃。放置鼻咽、尿管测温探头，动态监测术中患儿体温的变化。

2. **协同麻醉医师完成麻醉** 为避免先心病患儿进手术室时哭闹而引起发绀和缺氧，护士协同麻醉医师在家属的陪同下，在将患儿接入手术间前先对患儿行基础麻醉，待患儿熟睡后再进入手术间，娴熟迅速地建立静脉通道，麻醉后再行动脉穿刺及留置导尿管。

3. **手术体位摆放** ①备好各种小软垫，摆放体位时必须将患儿身下床单扯平拉直，保持平整、干燥。这样做一方面有利于手术野的暴露，便于操作；另一方面由于小儿皮肤娇嫩，手术时间长皮肤受压易引起压力性损伤。②小儿头颅相对较大，颈部短，术野小，摆放体位时应注意既要有利于术者操作，又要有利于麻醉医师监护患儿，保证患儿舒适，不发生副损伤。

4. **器械护士配合要点**

（1）器械护士应提前 30 分钟洗手，整理手术器械，检查手术器械性能及完整性。认真执行手术物品清点制度，与巡回护士共同清点台上物品。

（2）遵循无菌技术操作原则，协助手术医师进行手术区域皮肤消毒、铺置无菌单、戴无菌手套。

（3）与巡回护士连接好各种手术仪器,如电刀、吸引器等。

（4）关注手术进程,掌握手术步骤及主刀医师习惯,提前准备并正确传递手术器械,及时擦拭器械上的血渍,传递前及使用后均须确认器械的完整性。

（5）对正在使用的器械、纱布、纱垫、缝针等做到心中有数,用后及时收回。

（6）监督手术医师安全使用特殊器械及电外科设备。

（7）负责手术台上标本的管理,严格执行手术标本管理制度。

（8）监督手术台上人员的无菌技术操作,严格执行手术隔离技术。保持无菌区域干燥整洁、不被污染,如有或疑有污染立即更换。

（9）做好标准预防,正确传递锐器,防止发生锐器伤。

（10）术中原则上不调换洗手护士,特殊情况下必须调换时,严格执行交接班制度,现场交接。

（11）完成第四次手术物品清点后,告知手术医师手术物品数目正确、完整。

（12）关闭切口后,协助手术医师包扎伤口,清洁手术区域皮肤。正确连接各种引流袋。

5. 监测生命体征　术中监测心电、呼吸、有创动脉压、经皮血氧饱和度、体温、尿量等。巡回护士注意观察监护仪数据,及时检查和调整探头、线路(或管路),确保监测准确和稳定,并定时报告,以便与手术、麻醉、体外循环医师保持联系。准备除颤仪、临时心脏起搏器等,以备急用。

6. 温度调节　心内直视手术时间长,温度要求严格,患儿手术时经过保温、降温、复温三个过程。第一阶段为保温,患儿入室后给予变温毯保暖,使之血管充盈,便于动静脉穿刺。第二阶段为降温,体外循环医师根据病情需要调节患儿温度。第三阶段为复温,即在心内手术操作完毕后,体外循环医师在心脏复跳之前,使患者体温升至 32℃,待心脏复跳后根据手术过程缓慢进行复温。

（三）手术室护士应具备的能力

心内直视手术技术要求高、手术难度大,手术的成功与手术室护士的配合有着密切联系。手术室护士要具备:①良好的心理素质、行为习惯、文化涵养和知识技能及对患者高度负责的精神。②应熟悉心脏外科的手术解剖部位,了解手术方式、方案及配合要点,具有处理心脏手术意外的应急能力。③要善于从手术的进程阶段和主刀医师的动作、言谈、表情中观察手术中可能需要哪种器械及针线。对于瞬间的病情变化要尽快理顺配合思路,及时将所需物品准备齐全,使配合工作做到主动积极。④护士扎实的理论基础、良好的沟通技能、丰富的临床经验、准确的判断能力、娴熟的配合技巧都是保证手术成功的关键。⑤新入职的手术室护士除了向老师请教外,手术后要写手术记录,以便积累经验,提高自己的业务技术水平。

（马红霞　王晓静　梁巧茹　曹秀丽）

第二十八章

体外循环的管理及注意事项

1953 年 5 月，Gibbon 等在大量试验的基础上，首创在体外循环下行心内直视手术并获得成功。此后的 60 多年来，随着工业的发展、医用材料的改善及众多体外循环专家锲而不舍地研究和探索，体外循环已经取得了巨大的进步，为心脏外科的发展做出了重大贡献。本章将对体外循环的有关问题及工作中的注意事项做简要介绍。

第一节　对体外循环医师的要求

1. 体外循环师对工作应有高度的责任心，工作认真、一丝不苟，且善于学习，勤奋钻研，具有丰富的理论知识和实践经验。

2. 对机器设备及管路等了如指掌，对机器设备的操作得心应手，具有很强的应变能力。

3. 术前一定要认真细致地了解病情，制定合理的体外循环计划，确保高质量地完成每一例体外循环手术。

4. 在体外循环准备过程中，要认真细致，确保每一个环节安全可靠地实施，杜绝意外事故的发生。

5. 对体外循环中的用药，必须两人核对，防止发生差错。

6. 同外科医师、麻醉医师及其他医护人员及时沟通，密切配合，团结协作。

7. 体外循环过程中助手应及时准确地填写有关记录单，术毕收集、整理临床资料，并写出总结报告单。

8. 体外循环结束后，对所用物品进行认真清点，对人工心肺机等设备进行保养，爱护医疗设备及用品。

第二节　体外循环的准备

一、体外循环设备

1. **体外循环机**　目前常用的类型有 STOCKETS5、STOCKETC5、JOSTRAHL-20、TERUMO 等，含空氧混合器、静脉氧饱和度监测仪等（图 28-1）。

2. **变温水箱**　品牌类型如上匹配（图 28-2）。

3. ACT 监测仪见图 28-3。

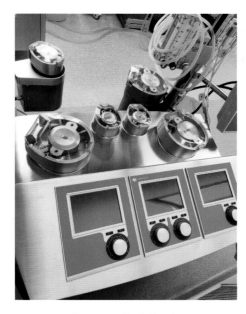

图 28-1　体外循环机

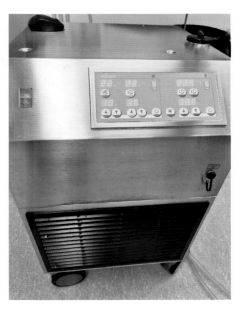

图 28-2　变温水箱

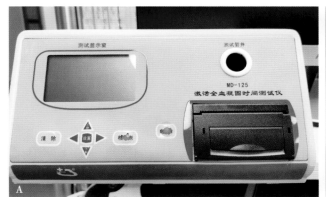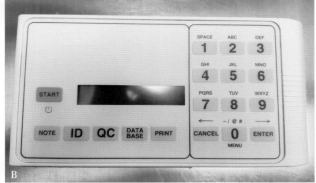

图 28-3　ACT 监测仪

A. ACT 监测仪；B. ACT 监测仪操作面板。

　　4. **胶体渗透压监测仪**见图 28-4。

　　5. **离心泵系统**　用于较长时间（>6 小时）体外循环手术中,或患者体重 80kg 以上,预计体外循环时间长的复杂手术中（图 28-5）。

　　6. **负压辅助静脉引流装置**　图 28-6 为河南省胸科医院现用负压辅助静脉引流装置（vacuum-assist venous drainage,VAVD）,该装置用于静脉引流需要增加负压的患者。常用于稀有血型血源紧张、腔镜手术中或配合节约用血管路使用。负压绝对值通常不低于 50mmHg,只要能达到预定流量,应该使用尽可能小的负压,同时还须参考患者中心静脉压,防止负压过大。

　　7. **自体血回收机**　用于自体血回收或库血的洗涤净化（图 28-7）。

　　二、氧合器

　　1. **鼓泡式氧合器**　主要由氧合室、变温装置、祛泡器、过滤网及贮血室组成。氧气通过氧分散器的微孔弥散入静脉血内形成大量微血气泡沫,通过气-血直接接触完成气体交换,达到使静脉血氧合成动脉

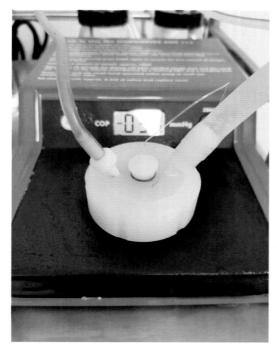

图 28-4 胶体渗透压监测仪

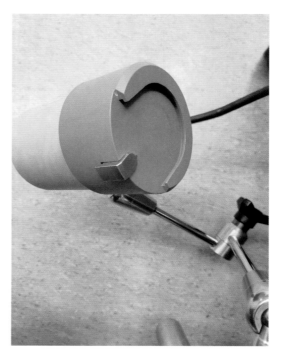

图 28-5 离心泵

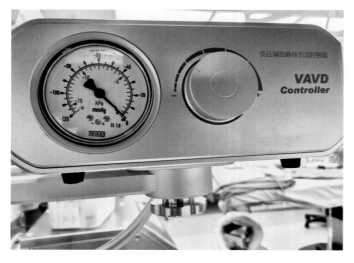

图 28-6 负压辅助静脉引流装置

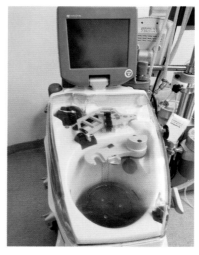

图 28-7 自体血回收机

血的目的,其缺点是气体交换不符合生理模式,血液细胞及其他有形成分破坏多。目前,随着国民经济水平的提高,此类氧合器在中国国内临床已经不再使用,仅用于某些动物实验或在经济不发达国家内还有使用。

2. **膜式氧合器** 它是通过一层高分子半透膜进行氧合和二氧化碳交换的。其气体交换原理符合人体生理,是性能稳定、优良的氧合器。

(1)种类:氧合器连接于人工泵之前者称泵前型,对于复杂手术病例需要分泵灌注时,此类氧合器很有优势;氧合器连接于人工泵之后者称泵后型,大多数膜式氧合器都是此类型。

(2)具体使用方法:①使用前阅读说明书,然后根据患者体重、体表面积、预计体外循环流量选择大小合适的膜式氧合器。②检查外包装及外观有无破损,安装后连接变温水管进行水循环测试,确保变温器无漏水。③安装膜式氧合器时,应尽可能增加氧合器与患者之间的落差,使静脉血能够依靠重力顺利引流至氧合器。但随着负压辅助静脉引流装置（VAVD）的临床应用，在节约用血的理念下，这个落差可以小到零也不会影响静脉引流，但没有VAVD的单位仍需注意这个问题。膜式氧合器的氧合室必须低于静脉贮血罐，否则，可致气栓形成。④在体外循环开始时，先启动动脉泵，再开气源；结束时，先关闭气源，再停止动脉泵。抽取动脉血标本时，抽吸的力度不能过大，否则造成负压易致管路中出现气体。⑤转流中保持膜式氧合器出气口通畅，出气口若出现液体或血浆样泡沫，提示中空纤维膜有渗漏，如果渗漏液不多仍能维持氧合，可继续使用；如果渗漏液过多或漏血导致氧合不良者，应及时更换氧合器。⑥应用闭合式静脉贮血袋时，应提醒外科医师严密固定腔静脉插管、防止静脉管内进气，以免形成气栓。

（3）膜式氧合器的优点：具有血液氧合和二氧化碳排出效果理想、变温效能高、预充量小、血液破坏轻、炎症反应小、组织相容性好、能适应较长时间转流等优点。它的主要特点是血液与气体不直接接触，已替代鼓泡式氧合器而被普及应用。

三、转流管路的选择

1. 根据管路的材料分为普通PVC管路和涂层管路两种，普通PVC管路经济，大多手术均采用此种类型的管路，缺点是血液与管路大面积接触，不可避免体内炎症反应的发生，对凝血系统也有影响。涂层管路多为肝素涂层管路，生物相容性好，炎症反应明显减少，对于肺功能差的患者，或是在预计手术时间大于6小时的手术中可以选择使用。

2. 体重>45kg者选成人管路；10~45kg者选儿童管路，儿童管路又可细分为儿童A（15~25kg），儿童B（25~35kg），儿童C（35~45kg）；<10kg者选婴儿管路，有些儿科专科医院此类型管路仍有细分。管路连接方式可分为阜外型和安贞型两种，也可根据临床需要请厂家定做。目前为节约用血，减少预充液量，安装婴儿管路时应尽量做到管路紧凑，在能满足流量的情况下管径尺寸尽可能小、尽可能短。

四、插管的选择

1. 根据患者的体重选择不同管径的动、静脉插管。特殊手术要准备特殊插管（表28-1）。

表28-1 升主动脉及上、下腔静脉插管选择参考表

体重/kg	升主动脉插管	直头（角）上、下腔静脉插管	短直角静脉插管
<10	F8~10	F14~18	F10~12
10~15	F12~14	F18~22	F14~16
16~20	F14~16	F20~24	F16~18
21~30	F16~18	F22~26	F18~20
31~50	F18~20	F24~28	F20~24
>50	F20~22	F28~34	F24~28

2. 特殊插管

（1）短直角静脉插管：多用于需上、下腔静脉直接插管者，如双向格林手术、全腔静脉肺动脉连接术、心房内调转术、三尖瓣下移畸形矫正术及手术医师习惯上腔静脉用短直角插管以便易于术野暴露的情况等。

（2）房腔二级静脉插管：适用于冠状动脉搭桥术、主动脉瓣置换术、升主动脉瘤手术等。

（3）股静脉插管：适用于重症二次心脏手术、心脏外伤的紧急手术、微创心脏手术及某些非心脏手术的体外循环，如一氧化碳中毒的抢救、巴德-基亚里综合征手术等情况。

3. 心脏停搏液灌注管

（1）主动脉根部灌注针：停搏液从主动脉根部经冠状动脉顺行灌注，有直头管和 Y 形管两种。

（2）冠状动脉灌注管：适用于切开主动脉的手术，如升主动脉瘤及主动脉瓣的手术。左冠状动脉灌注管头部成 135°，右冠状动脉灌注管头部成 90°（图 28-8），有成人、儿童之分，若部分成人左冠状动脉或右冠状动脉开口细小可选用儿童型。婴幼儿冠状动脉灌注管有 2mm、3mm、4mm、5mm 和 6mm 几种（图 28-9）。

（3）冠状静脉窦逆行灌注管：用于术中经冠状静脉窦逆行灌注心脏停搏液，主要适用于冠状动脉严重狭窄的冠状动脉旁路移植术及其他重症心脏手术的心肌保护（图 28-10）。

（4）多头灌注管：用于冠状动脉旁路移植术中顺行灌注，或经移植血管桥进行停搏液的灌注。

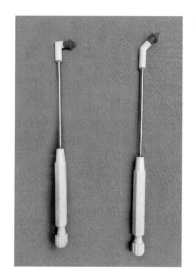

图 28-8 冠状动脉灌注管

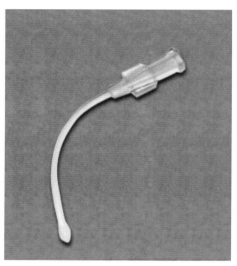

图 28-9 婴幼儿冠状动脉灌注管

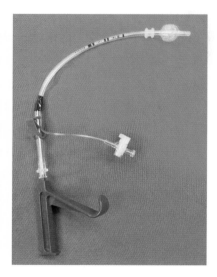

图 28-10 冠状静脉窦逆行灌注管

第三节 体外循环的管理

一、体外循环的预充

用液体、血液或血液成分预先充满氧合器及体外循环管路称为预充。

（一）常用预充液

1. **晶体液** 乳酸林格液（少用或已弃用）或醋酸林格液（目前大多采用）。

2. **胶体液** 代血浆、白蛋白、血浆。

3. **血液成分** 如悬浮红细胞等。

4. **常用药物** 5% 的碳酸氢钠、20% 的甘露醇、10% 的氯化钾、5% 的氯化钙、25% 的硫酸镁、肝素、抗生素等。

（二）预充总量

1. **成人氧合器** 包括成人管路加微栓过滤器，共 1 500~2 000ml。

2. **儿童氧合器** 含儿童管路及微栓过滤器，共 1 000~1 200ml。

3. **婴儿氧合器** 含婴儿管路及微栓过滤器，共 400~700ml。

随着近年节约用血理念的普及,管路小型化,膜肺自带内置微栓过滤器,预充总量可普遍减少200ml左右。

（三）预充液中晶体与胶体的比例

1. 成人及30kg以上儿童 胶体液一般以代血浆为主,晶体与胶体的比例（简称晶胶比）为1∶（0.3~0.5）。

2. 20~30kg体重儿童 其胶体液为代血浆、白蛋白、血浆,晶胶比为1∶（0.5~0.6）。

3. 10~20kg体重儿童 其胶体液为血浆、代血浆、全血或悬浮红细胞,其预充血量依据红细胞压积预先计算确定,晶胶比为1∶（0.8~2.0）。

4. 10kg以下婴幼儿、新生儿 因婴幼儿、新生儿组织娇嫩,体外循环中晶体液易从血管渗出至组织间隙,而造成组织水肿,故预充液中常加入白蛋白或血浆,一般不用代血浆,必要时可选用小分子量的代血浆如琥珀酰明胶,但要警惕其有一定比例的过敏发生率。对于晶体液的应用,目前婴幼儿一般选用醋酸林格液。随着现在集成膜肺的普及、管路小型化及改良超滤技术的应用,系统预充量只有200ml左右,其预充液完全可以全晶体化,改良超滤技术可以实现停机后超滤以滤除多余水分。

（四）预充和血液稀释常用的计算公式

1. 预充HCT（红细胞压积）=（术前HCT×血容量+库血HCT×预充库血量）/（血容量+预充总量）。

2. 库血用量=[预计HCT×（血容量+预充量）－术前HCT×血容量]/库血HCT。

3. 预充总量=晶体预充量+胶体预充量+库血量。

4. 放血量=[血容量×术前HCT－（血容量+预充量）×预计HCT]/术前HCT。

对于体重较大或严重发绀患者,HCT>45%的患者及某些体内血容量较多的患者,如体重较大,心胸比率>0.7的某些患者及右心功能不全者,均可采取术前放血措施,低温保存,待体外循环结束后再输入,以减少血液破坏及异体血的使用量。术前放血须在严密监护下进行,有循环不稳定则立即停止放血和/或开启体外循环转流。

（五）预充和血液稀释注意事项

1. 体重>30kg的一般患者,血液可中度稀释,将HCT维持在18%~24%,婴幼儿及老年患者,转流中HCT维持在25%左右,复温后通过利尿、超滤将HCT提高到27%。

2. 深低温低流量或深低温停循环手术,HCT可维持在15%~20%,以减少红细胞的破坏,复温时HCT应逐渐升高,心脏复跳前HCT达22%~24%,停机前HCT达27%~30%。

3. 手术时间短、常温不停搏体外循环手术,HCT应>27%,以便血液质量快速恢复。

二、预充排气操作程序

1. 接电源、气源,安装氧合器支架。

2. 检查所用一次性物品是否合格（包括消毒日期及有无破损等）。

3. 打开一次性物品的外包装,将手术台上要用的管路交给器械护士。

4. 将氧合器固定、氧合器与变温水箱连接;进行循环试水,检查氧合器、变温室有无渗漏或堵塞现象,如有异常立即更换;将台下包打开连接氧合器、动脉微栓过滤器之间的所有管路,并注意检查泵管有无破损,同时注意无菌操作,以免污染管路或氧合器接口。

5. 将所有泵后接头连接处用扎带固定。

6. 动脉微栓过滤器用二氧化碳预充,膜肺回流室中加入预充液,然后开始循环排气,排气步骤可按膜肺说明书操作。

7. 排气完成后应测试动脉灌注泵管及心脏停搏液灌注泵管的挤压松紧度,并调整至合适位置,连接二者的测压管。

8. 根据预充计划加入相应液体及药物,对于老年重症患者、婴幼儿、新生儿等需将预充液保温至35~36℃,以减少前并行循环阶段对机体的刺激,预防室颤,达到平稳过渡。

三、体外循环方法的选择

(一)常温体外循环

仅适用于短时间内能完成的手术,如 5 岁以上儿童的 ASD、VSD 或 PS 等手术。

【具体方法】 ①鼻咽温度 35~36℃。②转流中红细胞压积(HCT)维持在 30% 左右,高流量灌注,成人流量>2.4L/(m^2·min),儿童流量维持在 2.8~3.0L/(m^2·min)。③转流中 MAP(平均动脉压)维持在 8.0~10.6kPa(60~80mmHg),对高龄、高血压、颈动脉狭窄患者,可适当增加灌注流量,提高灌注压,保证重要脏器的血液灌注。④ACT≥480 秒,体外循环中每 30 分钟监测 1 次 ACT。⑤转流中维持正常血气、电解质及酸碱平衡。

(二)浅低温体外循环

适用于手术过程较简单,预计转流时间较短的手术,如 3 岁以上患者的单纯 ASD、VSD、PS 手术及单瓣膜置换术、CABG(冠状动脉搭桥术)等手术。

【具体方法】 ①鼻咽温度 30~35℃。②较高流量灌注,成人 2.0~2.4L/(m^2·min);小儿 2.6~3.2L/(m^2·min)。③成人转流过程中,MAP>60mmHg;婴幼儿转流过程中,MAP>50mmHg;根据血气分析结果调整通气量、酸碱平衡及电解质。④心肌保护方法为经升主动脉根部灌注冷血含钾心脏停搏液,每 30 分钟灌注 1 次,要求心肌阻断期间心电图呈直线。

(三)中低温体外循环

适用于病情重、心功能较差者或心内畸形复杂、预计体外循环时间较长者,如双瓣膜置换手术、二次换瓣膜手术及冠状动脉搭桥术、复杂先心病的矫治术等。

【具体方法】 ①鼻咽温度 28~30℃。②中流量灌注,成人 1.6~2.0L/(m^2·min),小儿 2.2~2.6L/(m^2·min)。③成人转流过程中,MAP>60mmHg;婴幼儿转流过程中,MAP>30mmHg;内环境维持同上。④心肌保护方法基本同上,但心肌保护液的选用可根据手术时间和术前心功能情况来选择,手术时间长、心功能较差患者可选用 HTK 液进行心肌保护。

(四)深低温体外循环

适用于病情复杂、严重,侧支循环多,低体重婴幼儿及大血管手术或操作复杂的高难度手术等。

【具体方法】 ①鼻咽温度 18~22℃。②低流量灌注,30~50ml/(kg·min);微量灌注 5~10ml/(kg·min)。③选择性脑灌注流量为 5~15ml/(kg·min)。④转流中的 MAP 在深低温时可低一些,复温时应逐步提高。⑤注意重要脏器的保护,如肾脏等,腹腔脏器、脑(低温时头戴冰帽)、心肌等。

四、心肌保护

心肌保护贯穿于整个围手术期,除体外循环前的麻醉过程中我们要做到增加心肌能量储备(如提高三磷酸腺苷、磷酸肌酸、糖原的储备)、改善内环境(如纠正低钾血症)、保持心脏氧供需平衡以外,在体外循环的各个阶段中,在以下方面也需要特别注意心肌保护。

(一)体外循环前并行阶段的心肌保护

1. 保证心肌的血流灌注 这个阶段是降温阶段,降温速度要根据术者的要求进行,转流的同时需要维持心脏跳动及适当的血压,保证心肌的血流灌注。老年患者或新生儿患者,在转流前预充液需要加温至 36℃。

2. 防止左心室过涨 对于主动脉瓣有反流的患者,左心引流尤其重要。其主要途径可经房间沟进左心房,再经二尖瓣至左心室;也可经右肺上静脉,经二尖瓣至左心室;也可经心尖直接入心室。须特别注意在心脏跳动时不宜将心室腔吸得过瘪,防止气体进入左心室注入体内,还要注意避免过度负压造成心内膜下组织水肿。

（二）心脏停搏阶段的心肌保护

1. 心肌保护的途径

（1）顺行灌注:最常用,在没有主动脉瓣反流、冠脉通畅的情况下,通过灌注针在升主动脉阻断后,将停搏液经冠脉口顺行灌注。灌注针还可以用于心内排气和心内减压。

（2）冠状静脉窦逆行灌注:简称逆灌,即停搏液从右心房经冠状静脉窦逆行灌注。该方法在冠状动脉严重狭窄或完全阻塞时有绝对优越性,即不影响外科操作,但它最大的缺点是心肌停搏液分布不均匀,对右心室及部分室间隔不能提供良好保护。逆灌可用来为冠脉血管和主动脉根部排气。逆灌的压力不超过40mmHg,否则易引起冠状静脉壁损伤,灌注间隔时间为15~20分钟。

（3）冠状动脉窦直视灌注:对于存在主动脉瓣反流或主动脉窦瘤破裂的患者如不能经主动脉根部有效灌注心肌停搏液,需要切开主动脉壁,在直视下经左、右冠状动脉窦灌注停搏液。一般左冠状动脉灌注总量的2/3,右冠状动脉灌注总量的1/3,右冠状动脉优势型、右心室肥厚者,注意右冠状动脉停搏液的充分灌注。

（4）血管桥灌注:即桥灌,冠状动脉搭桥术时可用,通过移植桥灌注,可以灌注狭窄冠脉的远端区域,还可检查桥吻合口有无漏血。桥灌时压力小于20mmHg,否则易造成血管壁的损伤。

（5）复合灌注:根据患者的病情及各种灌注方法的特点,结合外科操作的实际情况,可以用两种及以上灌注方法结合,给患者提供安全可靠的心肌保护。

2. 停搏液种类

（1）晶体停搏液:晶体停搏液是以高浓度钾离子使心肌细胞跨膜电位降低、动作电位不能形成和传播,使心脏处于舒张期停搏、心肌电机械活动静止,晶体停搏液的低温降低了心脏的基础代谢,减少了能耗。

1）代表配方:临床常用的是ST.Thomas停搏液（表28-2）,其特点是操作简单,心肌保护确切。但不足之处是不能为心肌提供氧和其他能量底物,缺乏酸碱平衡的缓冲,大量或多次灌注会造成血液过度稀释,弃之会造成一定血液成分的丢失,不能满足严重心肌损伤的心肌保护的需要。小儿患者多采用此类停搏液,灌注量首次为20ml/kg,灌注压力小于150mmHg,之后每30分钟复灌1次,用量为10ml/kg,若期间心肌组织有电活动出现,立即复灌至心肌电活动静止。

表28-2　ST. Thomas 心脏停搏液

成分	配方1	配方2	
氯化钠	144mmol/L	110mmol/L	
氯化钾	20mmol/L	16mmol/L	
氯化镁	16mmol/L	16mmol/L	
氯化钙	2.4mmol/L	1.2mmol/L	
碳酸氢钠	10mmol/L		
盐酸普鲁卡因	1mmol/L		
pH	5.5~7.0		
渗透压	300~320mOsm/L	285~300mOsm/L	

2）仿细胞内液停搏液:HTK停搏液,为低钠微钙溶液。灌注剂量,小儿40~60ml/kg,灌注压力小于100mmHg;成人一般为2 000ml,灌注持续时间为6~9分钟。心肌保护时间持续3小时,期间要保持心肌局

部低温,即小儿定时心脏表面淋冰水、成人定时心包腔放置冰屑。

（2）4∶1 含血停搏液:组成为 4 份血液和 1 份晶体液。

1）晶体液配方如下:全钾停搏液用 10% 的氯化钾 30ml,而半钾停搏液则用 10% 的氯化钾 20ml、25% 的硫酸镁 10ml、5% 的碳酸氢钠 6ml 加入醋酸林格液中配成 500ml 的溶液。

2）管路装置:连接见图 28-11。

3）灌注量:①主动脉根部首次灌注量为 15~20ml/kg,选用全钾停搏液,以后每 30~40 分钟灌注 1 次,用量为 5~10ml/kg。若心肌灌注次数多,血钾水平高于 5.0mmol/L,则建议选用半钾停搏液。②切开主动脉经左、右冠状动脉直视灌注总量同上,左侧冠状动脉灌注总量的 2/3,右侧冠状动脉灌注总量的 1/3。③逆灌量为 5~10ml/kg。

4）灌注压力:①主动脉根部顺行灌注时,灌注压力<180mmHg;②冠状动脉直视灌注时,灌注压力<120mmHg;③冠状静脉窦逆行灌注时,灌注压力<40mmHg。

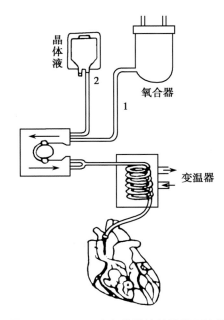

图 28-11　4∶1 含血停搏液管路装置连接

（3）Del Nido 心脏停搏液:1∶4 含血停搏液（1 份血液,4 份晶体液）。

1）晶体液配方如下:10% 的氯化钾 10ml、碳酸氢钠 15ml、20% 的甘露醇 6.5ml、2% 的利多卡因 3.25ml、25% 的硫酸镁 4ml,加入醋酸林格液配成 500ml 溶液。

2）灌注剂量:20ml/kg,心肌保护时间为 90 分钟。常用于小儿心肌保护,但近年来逐渐在成人心脏手术中被广泛应用,尤其在涉及主动脉瓣及主动脉的手术中非常方便外科医师操作,其单次心肌灌注心肌保护时间长,因此越来越受到外科医师的青睐,但对于重症心功能差的患者还需要慎用。另外,需要注意阻断期间定时在心包腔内放置冰屑,注意心脏的低温保护。

五、体外循环中的监测及处理

（一）心电图监测

1. **转流前**　基础心电图。

2. **转流后**　维持基础心电图,降温后心率开始减慢。

3. **阻断主动脉、灌注心脏停搏液后**　心电图呈直线无波形。

4. **主动脉开放后**　恢复心电图波形,常有一过性的 S-T 段抬高和 T 波倒置现象,即急性心肌缺血,往往于短时间内恢复正常。注意心率及节律的变化,必要时给予处理。

（二）转流中平均动脉压监测

转流中维持成人平均动脉压（MAP）在 60~80mmHg,婴幼儿>30mmHg。若高于 80mmHg 或低于 30mmHg,应做相应处理,如加深麻醉可降低 MAP 或应用血管活性药物调整 MAP 的高低。

（三）中心静脉压

中心静脉压（CVP）的正常值为 5~10mmHg,其高低可反映血容量的多少、静脉引流是否通畅、右心功能状态等,阻断循环期间 CVP 一般为负值。

（四）泵压监测（动脉泵及心脏停搏液灌注泵的压力监测）

体外循环刚开始动脉泵压就异常升高、MAP 降低,其常见原因有:①动脉管扭曲、打折、管径过细、插入过深,插入动脉夹层等。②动脉插管方向错误。其临床表现为并行循环开始或阻断主动脉时泵压急剧升高,心脏胀满,MAP 降低,氧合器内液平面升高。所以对于泵压异常增高、平均动脉压降低者灌注医师必须迅速做出反应,立刻停机并提醒术者找出原因迅速处理:插入动脉夹层者应拔出动脉管,另选部位,缝荷包线后重新插入;动脉插管过细者,更换合适的动脉插管;动脉管扭曲、打折、插入过深者,可予以调整;动脉插管上有一纵形蓝线为上方标志,若动脉插管上的蓝线在下方即为插管方向错误,应给予重新调整。正常泵压多在 20~200mmHg,一般不大于 300mmHg。

（五）温度监测

电子探头监测鼻咽温、肛温(婴幼儿深低温时使用),膀胱温及水温(复温过程中,水温与血温温差应<10℃,否则易产生气栓),有条件的单位还可以有血温监测。

（六）血气、电解质及酸碱度监测

1. 血气及酸碱度　常用 a 稳态,深低温时采用 pH 稳态,血气正常范围是:pH 7.35~7.45;$PaCO_2$ 35~45mmHg;PaO_2>80mmHg;BE 在 −3~+3。动静脉血 pH、$PaCO_2$ 监测可以判断患者有无呼吸性酸、碱中毒。PaO_2(动脉血氧分压)值可反映氧合器氧合性能。膜式氧合器可通过调节氧浓度和气体流量单独调控 PaO_2、$PaCO_2$。

（1）代谢性酸中毒:最为常见的表现为 pH<7.35,体内 HCO_3^-<23mmol/L,治疗上除提高灌注流量为 150~200ml/(kg·min)外,要给予 5% 的碳酸氢钠纠正。纠正公式为所需 5% 的碳酸氢钠量(ml)=[24−HCO_3^-测得值(mmol/L)]× 体重(kg)× 0.6。先给计算量的一半,而后根据血气酸碱检测结果再做调整。

（2）代谢性碱中毒:在体外循环中较少见,一般为用碱性药物过量所致或长期大量利尿所致。可用精氨酸纠正。

2. 电解质　K^+ 正常值为 3.5~5.5mmol/L,瓣膜患者应维持在 4.5~5.5mmol/L;Na^+ 应维持在 135~145mmol/L;游离钙应>1.15mmol/L。

（1）低血钙:是指血清中游离钙低于 1.15mmol/L。在预充和输入库血时注意补钙,每输 100ml 库血应补钙 0.1g。心脏复跳初期血钙离子为 0.6mmol/L 时可减少心肌再灌注损伤,心肌恢复血运 5~10 分钟后再补入适量钙剂(10mg/kg)使血钙恢复正常,以增加血管张力和心肌收缩力。

（2）高血钾:血 K^+ 浓度>5.5mmol/L 者称为高血钾。在体外循环中一旦怀疑或确诊为高血钾,不能停止体外循环,以防高血钾导致心脏停搏。

处理方法有:①给予氯化钙或葡萄糖酸钙,一般在给予 1~2g 钙剂后几分钟心电图可得到纠正,但其作用短暂,此时血钾不降低。②给予 5% 的碳酸氢钠使钾迅速向细胞内转移,若同时存在代谢性酸中毒、血红蛋白尿等情况,更应使用碳酸氢钠治疗。③用利尿药促使钾从尿中排泄。④胰岛素与葡萄糖同时应用可使细胞外钾转移入细胞内,成人用 5% 的葡萄糖 100ml 加入 4~8U 胰岛素从体外循环注入,可使血钾降低 1.5~2.5mmol/L,持续至少 6 小时。用此种方法时应密切监测血糖及血钾的变化。⑤人工肾超滤方法可快速滤除血液中过多的钾离子,可同时补入不含钾的液体,此种方法降低血钾速度快、效果好。

（3）低血钾:血 K^+ 浓度<3.5mmol/L 者称为低血钾。体外循环中血钾变化有一定规律,体外循环开始时,因血液稀释血钾明显降低;体外循环后期,由于复温血钾逐渐回升,因此对于在复温时的低血钾应予以足够重视;术前患者细胞内缺钾及体外循环中尿多也是造成血钾降低的重要原因,均应及时纠正。为了给心脏复苏创造良好条件,在补钾的同时也要注意补镁。

补钾公式:钾(mmol)=[4.0−K^+ 测得值(mmol/L)]× 体重(kg)× 0.3

如患者体重为 50kg,测得血钾为 3mmol/L,则患者体内缺钾 15mmol/L。先补半量即为 7.5mmol/L。10% 的氯化钾 1ml 含钾 1.33mmol,约需 10% 的氯化钾 6ml。以后再根据检验结果逐步补钾。

（七）胶体渗透压

小儿 12~14mmHg,成人 20~25mmHg,过低者易导致组织水肿;过高者可使循环血量增加、血压升高、组织间隙及细胞内脱水。

（八）血糖监测

对于糖尿病、老年及婴幼儿深低温停循环手术者,应进行血糖监测,如血糖>12mmol/L,应给予适量胰岛素降低血糖,同时注意补充钾,以防用胰岛素后因钾离子转移至细胞内而致低血钾。

（九）混合静脉血氧饱和度监测

混合静脉血氧饱和度(SVO_2)的正常值为65%~70%。若<65% 提示组织供氧不足,应充分氧合动脉血并提高灌注流量或提高 HCT 值;SVO_2 过高者应降低灌注流量及氧浓度或查找是否存在动静脉短路开放。

（十）转流期间尿量及性状的观察

正常尿量>2ml/(kg·h)。当尿量<2ml(kg·h)时,首先应排除尿管阻塞或位置不当,而后提高灌注流量及灌注压力并适当应用利尿药促使排尿。

正常尿色清、微黄。当转流时间长、血液破坏多时,可出现血红蛋白尿,其颜色由轻到重为淡茶色、浓茶色、酱油色。尿色越浓说明红细胞破坏越多,这时应注意碱化尿液。导尿管损伤尿道或膀胱内膜者,尿中可出现鲜血,应注意鉴别。

（十一）停机时指标

1. 外科手术已满意完成。

2. 心脏复跳后,体外循环辅助时间为阻断时间的 1/4~1/3,重症患者辅助时间相对长一些,有利于心肌的恢复。

3. 心电图 基本正常,若为Ⅲ度房室传导阻滞者应安置临时起搏器后再停机。

4. 心肌收缩有力,MAP 60~80mmHg。

5. CVP 5~10mmHg。

6. 鼻咽温度 36.5~37.0℃,肛温不低于 34℃。

7. HCT>25%。

8. 尿量≥2ml/(kg·h)。

9. 血气、酸碱度及电解质正常。

（十二）停机后注意事项

1. 根据 CVP、MAP、心率及心脏的情况进行稳妥地动脉输血,余血少时应特别注意,小心不要把气体输入动脉内造成大量气栓。此时应与麻醉医师、外科医师及时沟通信息,准确把握输血速度。

2. 注意动脉泵头的松紧度,以防泵头过松挤压不紧,使动脉管路内的血液从体内倒流入氧合器内。

3. 若血压过低,CVP 或 LAP(左心房压)过高,经药物处理效果不佳者应准备二次转机。

4. 用鱼精蛋白中和肝素后 2 分钟,若病情平稳,可拔出动脉插管。将管路及氧合器内血液回收后交给麻醉医师从静脉输入或经血液回收机洗涤后输入。

第四节 体外循环意外与故障的预防和处理

一、人工心肺机在术中可能出现的意外及故障

1. 电源中断

（1）常见原因:停电、保险丝烧断及电源插头脱落。

（2）预防及处理:体外循环机安装蓄电池;医院内电源安装双回路;电源插头设专用插座牢固插入,谨防被人为断开;体外循环机旁常备摇把,若出现断电,应根据泵压监测、血压、氧合器液平面等指标临时

用摇把转泵维持转流,同时及时抢修电路。

2. 泵头失控飞转　遇到这种情况,要立即切断电源,控制静脉总干,将流量旋钮调至零位,用摇把维持转流,迅速查找原因,排除故障。

3. 泵头转速与显示流量不符　可能为机器内泵管直径设置有误,需重新设置。

4. 动脉泵故障致停泵　常见原因:泵管挤压过紧,压力过高(机器自动保护机制导致自动停泵);机器设置错误;机器本身故障。须迅速查明原因并解除故障,否则快速更换机器,以免影响转流。

二、体外循环的产品质量问题

1. 氧合器　氧合性能不良,氧合器或变温器接口漏血、漏水或脱落,氧合器祛泡不良。预防措施:在氧合器管路安装时要做到认真细致,确保牢固,一般即可杜绝漏血、漏水或脱落情况;一旦在转流中出现严重的氧合不良,如 $PaO_2<70mmHg$,应马上降温至深低温,快速更换氧合器。

2. 动脉微栓过滤器漏血或堵塞　如果安装排气时做到认真细致,可检查到动脉微栓过滤器是否渗漏液,若有渗漏液体立刻更换;若在转流中发现动脉微栓过滤器内有血栓堵塞者,应立即复查 ACT 值,必要时迅速追加肝素。

3. 泵管破裂　在安装管路时,认真检查泵管质量,若有问题要提前更换。转流中一旦泵管破裂,应立即停机,快速更换泵管。

三、体外循环技术操作失误

1. 氧合器血平面排空将空气灌入主动脉内　预防方法为转流中要密切注意氧合器内的血液平面。氧合器血平面下降的原因可能有:血液滞留于胸腔、心包腔内;血液流出体外;液体进入组织间隙等;若出现气体灌入主动脉内应立刻停机,将血液经上腔静脉插管灌入,从主动脉插管引流出气体,头低位,头部低温保护,灌注流量为 20ml/kg,灌注 10 分钟左右或观察主动脉插管处无气泡溢出者再恢复循环。

2. 体外循环转流前未加肝素或肝素未注入血管内　造成原因是颈内静脉管放置错误而将肝素注入胸腔内导致血栓形成。转流前一定要确认 ACT 值是否达到了要求——ACT≥480 秒。

3. 左心吸引泵管装反造成气体进入左心腔内　预防方法为在转流前要核对左心吸引管方向。

4. 未接通氧气管路或接错管路、气体调节失误、管路连接不紧或管内压力过高、钳夹错管路等　以上失误一旦出现要迅速查明原因,及时处理。

第五节　体外循环中的超滤技术

一、超滤的应用原理

超滤遵从 Staring 定律,当血液流经半透膜时,膜的一侧为正压,另一侧为负压或大气压,液体因两侧存在跨膜压差而滤出,超滤器滤出液体的分子量为 2 000~20 000Da,一般滤液不含蛋白质成分,其基本成分相当于原尿。

二、种类

1. 常规超滤　即在体外循环过程中,当血钾过高或体内水分过多时,在动脉端与血液回流室之间连接超滤器,可滤出体内过多的水分及过多的钾离子,在各种类型的体外循环手术中,均可采用常规超滤(图 28-12)。

2. **零平衡超滤** 其安装方法与常规超滤或改良超滤相同,超滤的时机可选在阻断升主动脉后或复温后,往往结合改良超滤使用,可滤出体外循环过程中多余的水分及炎性因子。

3. **改良超滤** 多用于婴幼儿体外循环手术中,在停止体外循环后,滤出患儿体内过多的水分及炎性因子。管路的连接方式有 A-V 通路和 V-A 通路两种,后者利用了膜肺的氧合变温功效,使得在改良超滤过程中能保持患儿体温恒定,但由于连接管路过长,超滤效率低于前者,因此目前我们多采用前者。在动脉微栓连接的三通处连接超滤入血端,出血端经过带侧孔接头与上腔静脉连通,连接方便(图 28-13)。

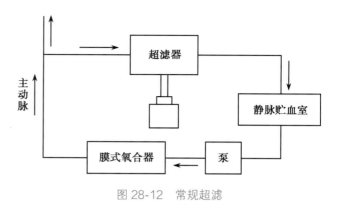

图 28-12 常规超滤

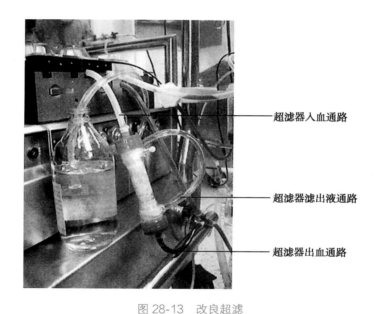

图 28-13 改良超滤

A-V 通路连接方式:主动脉(分支)→ 泵 → 超滤器 → 静脉管 → 右心房;
V-A 通路连接方式:腔静脉 → 泵 → 超滤器 → 膜式氧合器 → 主动脉。

改良超滤与零平衡超滤目前多应用于婴幼儿体外循环手术中,尤其是新生儿、低体重儿、复杂畸形转流时间长的体外循环手术中。目前这项技术也应用于成人重症患者的手术中,收到良好的效果。其优越性在于可迅速浓缩血液,恢复血液质量,提高 HCT,减轻组织器官水肿,不需术后大量利尿,有利于术后循环稳定。因排出过多水分及炎性因子,故可减少心、肺、肾、脑等重要脏器的并发症。可明显提高血小板及凝血因子浓度,减少患者术后出血或渗血。

三、应用超滤时注意事项

1. 在超滤过程中,应保持较高且稳定的灌注压,在动脉灌注压<50mmHg 时,不宜进行超滤。

2. 在超滤过程中应适当提高灌注流量,一般提高 10% 左右,以补充超滤的分流量,保证组织器官的血流灌注。

3. 由于肝素的分子量<20 000Da，从理论上讲可以被超滤出，因此在超滤过程中应注意监测 ACT 值，必要时追加肝素。同时要注意监测其他可被滤除的药物如麻醉药、正性肌力药的有效浓度和临床效果，以便及时补充。在进行大容量平衡超滤时，也会使电解质、葡萄糖丢失较多，应及时监测及补充。

第六节　特殊手术的体外循环管理

一、急性主动脉夹层手术的体外循环管理

（一）急诊指征

有心包积液者尤其是大量心包积液造成心脏压塞者；有肢体缺血或脏器灌注不足但未达到坏死者；主动脉夹层撕裂影响到冠状动脉开口从而使心功能恶化等情况，需经绿色通道急诊入手术室。体外循环人员需要在患者入室前或入室后以最快速度准备好体外循环预充工作，做好随时转流的准备。

（二）插管选择

根据患者 CTA 结果，若有经升主动脉插管的可能，则选择导丝引导下带芯动脉插管；一般情况下常选用股动脉插管或右侧腋动脉插管；若术前存在心脏压塞，则首选股动脉插管与开胸同时进行，待股动脉插管完成后方可打开心包，缓慢引出心包积液，否则会造成夹层进展，带来严重后果。在股动脉插管时，一般选择加用无名动脉插管 F12 或 F14 带芯动脉插管进行单侧脑灌注进行脑保护；或加用左颈总动脉 F12 带芯动脉插管进行双侧脑灌注进行脑保护。在右侧腋动脉插管时，若需要双侧脑灌注时须加用左颈总动脉 F12 带芯动脉插管。静脉引流采用 F32 或 F34 房腔管。对于采取股动脉插管的患者，应注意在术者完成主动脉远端吻合后，由原来的股动脉灌注改为吻合后的人工血管分支灌注，此时可以拔除股动脉插管，从而防止股动脉插管时间过长造成下肢远端缺血坏死。

（三）体外循环管理

急诊动脉夹层手术相对手术时间长，患者体重大者居多，为减少血液破坏，一般选用离心泵。

温度选择多选用深低温（鼻咽温 22℃，肛温或膀胱温 28℃ 以下），温度监测最好三路。

经左、右冠状动脉口直接灌注心脏停搏液，术中也可以加用冠状静脉窦逆灌停搏液，常用的有 HTK 心脏停搏液、Del Nido 心脏停搏液及 4∶1 含血心脏停搏液。

1. 血液保护　血液稀释 7g/dl 左右，可放血低温储存。从切皮开始持续滴注氨甲环酸 1g/h。全程血液回收。

2. 脑保护　单侧脑灌注期间注意左颈总动脉回血情况，若回血少或不回血者在左颈总动脉 F12 插管进行双侧脑灌注。灌注流量一般为 5~8ml/kg，泵压力为 50~60mmHg，脑氧饱和度维持在基础值的 20% 以内，大多在 50%~70%。

3. 肾保护　维持术中灌注压力为 50~80mmHg，维持合适尿量。必要时可以给利尿药。若术中出现血红蛋白尿，应及时碱化尿液。停机后的机血经血液回收机洗涤处理后方可输入。若术前即出现肾功能不全，则术中血钾水平维持正常低限即可。及时应用超滤技术，滤除体内多余水分。

4. 复温阶段变温水箱水温提升阶差按照 2℃、4℃、6℃进行，注意鼻咽温和肛温、膀胱温温差控制在 3℃左右，充分偿还氧债。

5. 关注内环境血糖和乳酸情况，若血糖或乳酸测值高于正常情况或升高幅度大，考虑有机体灌注不良的情况，要和外科医师一起查找原因并积极处理。术中维持稳定的电解质水平。深低温采用 pH 稳态。根据尿量情况及时补充钾，若尿量少，血钾水平维持在正常低限水平。

6. 心脏复跳后要保证一定的前负荷，保证冠脉灌注良好，根据心功能情况和左、右心房压的高低决定

对心脏的辅助时间。

7. 停机后做好血液回收工作并及时回输自体血液保证有效的组织灌注压力,关注尿量及末梢循环情况。

二、微创胸腔镜外科手术的体外循环管理

1. 插管选择　选用股动脉插管、单极股静脉插管或双极股静脉插管(不切开右心房手术多选用),必要时成人颈内静脉置入 F15 股动脉插管做静脉引流管用。心脏停搏液灌注针需要用加长型的以利于操作。

2. VAVD 的使用　应用 VAVD 解决术中静脉引流问题。术前确认机器运行正常,负压气源连接无误,检查回流室密闭,拔除减压阀保护装置,包含输液器。若有排气管者应使其处于关闭状态。用无菌硬质硅胶管连接 VAVD 连接头至氧合器排气口并保证管路无打折,并备有 Y 形减压管。注意必须在膜肺静脉总干端监测负压数值,防止出现负压过大。左、右心吸引不要过大,以避免造成储血罐正压而致引流不畅。VAVD 的压力绝对值一般在 50mmHg 以内。

3. 心肌保护　一般选择 HTK 液单次灌注进行心肌保护

4. 体外循环的后并行阶段,需要心脏有一定的前负荷时,需要减少 VAVD 负压值或关闭 VAVD 装置。

三、肺动脉血栓清除术的体外循环管理

1. 采用深低温鼻咽温 18℃、肛温或膀胱温 20℃,降温时间应大于 1 小时,且降温均匀。停循环时间不超过 20 分钟,每段停循环之间恢复灌注 10 分钟。

2. 脑氧饱和度监测　在停循环期间,关注脑氧饱和度变化,降低基础值的 25% 的时间不超过 10 分钟,其绝对值水平在 SPO_2 40% 以上。术中鼻咽温 28℃ 以上可使用甘露醇防止缺血、缺氧造成的脑水肿,并清除自由基。

3. 上下肢血压监测　以下肢股动脉血压为准。前后并行阶段维持一定的前负荷,保证右心室充分灌注。一般维持主动脉根部压力在 60mmHg 以上。

4. 深低温后复温宜缓慢,充分偿还氧债。鼻咽温和肛温或膀胱温的温度差在 3℃ 以内。深低温期间血气管理采用 pH 稳态。

5. 在内环境维持方面需要注意此类患者一般存在代谢性酸中毒,在纠酸的同时避免出现高钠血症,若血钠高于 140mmol/L,可考虑用注射用水进行零平衡超滤。

6. 注意肺保护　应用生物相容性好的膜肺和涂层管路,有条件者还可应用白细胞滤器,加入白蛋白 40 克提高转流中血液的胶体渗透压,采用超滤技术滤除多余水分,在开放升主动脉的同时静态膨肺,以及使用甲强龙 30mg/kg,减少溶酶体酶的释放,降低升主动脉开放后弹性蛋白酶的水平。

7. 肾脏保护　恢复流量后或在复温过程中灌注流量要充分,并根据灌注压给予一定剂量的利尿药以保证一定尿量,维持肾功能正常。

8. 在鱼精蛋白中和时要特别注意过敏反应,以免引起肺动脉高压加重,继而加重右心负荷。在鱼精蛋白中和时应少量、缓慢进行,必要时用微泵泵入。鱼精蛋白过敏时按过敏做相应处理。

四、快速康复模式患者的体外循环管理

这类患者为手术结束后手术室拔出气管插管或术后回 ICU 2 小时内脱机者。其体外循环管理如下。

1. 术前认真阅读患者病例资料,确认患者肺功能良好,无肺部感染,无肺动脉高压情况,无心脏复合畸形情况,并与外科医师和麻醉医师一起确认该患者快速康复模式的可能性。

2. 术前计划出术中最佳降温温度,并以最佳复温速率完成后并行阶段心脏的辅助工作,尽量缩短转流时间。

3. 确保术中心肌保护安全有效,我们一般选择单次含血停搏液灌注时间即可完成主要手术步骤的患者。

4. 采用转流前逆预充技术,抬高膜肺位置至床平面,缩短连接管路,减少预充量。结合术中 VAVD 技术,术中维持血红蛋白在 7~8g/dl,停机时血红蛋白水平在 8.5g/dl 以上。若尿量及尿速未达理想水平,可加用超滤技术及停机后改良超滤技术,使血红蛋白水平达标。手术结束时血红蛋白水平应达到 9.5g/dl 以上,小儿(2 岁以上)胶体渗透压达 14~16mmHg 水平,成人胶渗压达 20~24mmHg 水平。

5. 停机后至拔除插管前体外循环人员仍要关注患者的呼吸循环及引流情况,有异常情况,建议立即中断快速康复模式。

6. 术后第 1 天晨 ICU 访视患者恢复情况,及时优化体外循环管理工作。

（刘建华　蒋　伟）

第二十九章
ECMO 在心血管外科的应用

ECMO 是体外膜氧合（extracorporeal membrane oxygenation）的英文缩写。ECMO 是以体外循环系统为基本设备，采用体外循环技术进行操作和管理的一种辅助治疗手段。它是将静脉血从体内引流，经血泵泵入膜式氧合器氧合后再将血液注入体内。临床上主要用于对呼吸功能不全和心脏功能不全患者的支持，使其肺和心脏得到充分休息，有效地改善低氧血症，避免长期高氧吸入所致的氧中毒及机械通气所致的气道损伤；降低心脏前负荷，改善全身血液有效灌注。

第一节　ECMO 的常用设备

ECMO 的设备大多由体外循环设备组成，其组成包括替代循环系统动力部分的驱动装置（血液泵）；替代呼吸系统功能的气体交换装置（氧合器）；替代循环系统回路的动、静脉插管及管路；空氧混合器；加热变温器；各种血液参数监测器；各种安全监测器；其他附加装置。

一、驱动泵

目前应用于 ECMO 的血液泵可分为滚压泵和离心泵两大类，但滚压泵由于存在压力过高时泵管破裂、易产生微小颗粒和血液破坏大等不利因素，因此临床应用较少，目前国内外 ECMO 的驱动泵大多采用离心泵。

（一）离心泵的原理

在离心泵高速转动时，圆心中央部为负压，可将血液吸入，而圆周部为正压，可将血液甩出（图 29-1）。

（二）离心泵的特点

1. 血液破坏小　离心泵内表面光滑，可减少血液进入其内产生的界面摩擦。离心泵还可以避免压力过高，减轻血液破坏。

2. 压力缓冲大　离心泵可视为无瓣膜开放泵，它会受输出端阻力的影响，即外周阻力高，则流量就会相应减少，如果泵输出端管路扭折闭合，管内压力虽

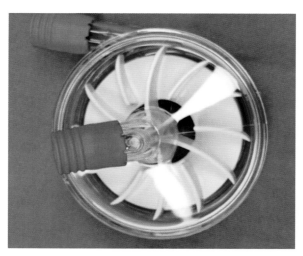

图 29-1　离心泵

然上升但不会崩脱。

3. 安全性高　离心泵周边是高压区,中心是负压区,如果有少量微气栓,由于比重轻、集中于中心部位难以泵出;当意外进入大量气体时,因气体质量轻难以形成强大的离心力从而也可避免大量气体泵入体内。

二、氧合器

目前 ECMO 所使用的气体交换装置(通常称为氧合器),有排除二氧化碳、进行氧气交换及调节血液温度的功能。根据其制造材质可以分为两大类:硅胶膜与中空纤维。目前临床常用的氧合器为中空纤维氧合器,这类氧合器有以下特点。

1. 易于预充　一个有经验的操作者可以在 5 分钟内完成预充排气。
2. 带涂层可减少血液接触异物产生的炎症反应。
3. 表面积更小、气体交换能力更好　减少表面积可以减少血小板活化,结合了涂层后更是如此。
4. 阻力极低　因此血细胞破坏少。

三、插管和管路

(一)ECMO 管路

ECMO 管路由肝素涂层管路组成。管路的尺寸从新生儿用的内径 1/4 英寸到儿童和成人用的 3/8 英寸。每个 ECMO 中心会设计一种最符合本单位需求的 ECMO 管路。ECMO 管路设计应符合以下基本原则。

1. 管路越短越好　管路越短管路中的阻力就越小,ECMO 管路越长,也会增加血液与异物表面接触的表面积、增加预充液体总量和热量损失。管路长度应该刚好够从泵到患者,并能保证患者安全运送。

2. 表面涂层　血液流经 ECMO 系统的过程是异物接触的过程,它将启动血小板、补体及其他炎性介质。补体系统的启动和炎症介质的释放会造成呼吸系统和其他脏器的损伤。涂层技术可以有效地抑制血液成分激活、减少炎性因子释放,能显著缓解体外循环后的炎性反应。目前 ECMO 管路的涂层技术包括肝素涂层和非肝素涂层两大类。

(二)ECMO 插管

ECMO 的建立,必须先根据患者的临床情况来确定是需要呼吸支持还是循环支持,并决定是应用VV-ECMO 还是 VA-ECMO,再根据年龄、体重决定插管的位置、尺寸、置入的深度等。为了确保足够的流量,要放置尽可能粗的插管。通常,泵的最大流量应保持在60~120ml/(kg·min)。插管太小则不能提供足够的流量支持。

四、变温水箱

因为血液在管路中流动,很多热量在体外循环过程中丢失,因此ECMO 系统都有一个热交换变温器,热交换器与变温水箱(图 29-2)相连接,变温水箱内的水流进热交换变温器内从而达到调控血液温度的目的。

五、监测系统

ECMO 的附加设备包括监测器和安全装置。ECMO 的任一组件失灵都会导致患者生命出现危险。而在 ECMO 监测系统中,最重要的是 ECMO 专业人员。

1. 持续性血氧饱和度监测　ECMO 系统能在静脉端和动脉端持

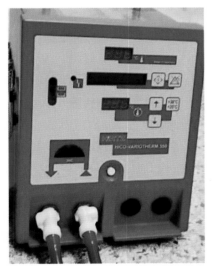

图 29-2　变温水箱

续监测血氧饱和度和红细胞压积等指标,根据这些指标临床医师可以及时判断血红蛋白水平,为是否输血提供依据,根据血氧饱和度水平粗略判断氧供和氧耗情况并及时做出相应的处理(图 29-3)。

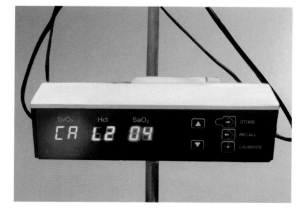

图 29-3　持续性红细胞压积和血氧饱和度监测仪

2. 流量测定装置　流量仪可以精确测量 ECMO 的流量。对于有双路灌注的情况下,准确测量每路灌注流量非常重要。

3. 气泡探测器　用来探测是否有空气进入 ECMO 系统并报警。在 VA-ECMO 模式中,如果有气泡进入动脉系统,气泡探测器就能发出报警。

4. 凝血监测　血液与异物表面接触就会发生凝血,所以要输注肝素或其他抗凝药进行抗凝。为确保凝血时间保持在可接受的范围内,应定时测定 ACT 及 APTT。根据 ACT 和 APTT 结果调整肝素或其他抗凝药的用量,以及是否需要补充血浆等凝血物质。有条件的单位可以检测血栓弹力图(TEG),以便更精准地指导对于凝血系统的管理。

5. 压力监测器　负压检测可以确定静脉引流是否足够,负压的绝对值>30mmHg 时容易造成患者血液溶血,负压值还可以反映患者血容量是否足够,帮助判断插管位置是否合适。根据对氧合器进、出口的压力与压力差的监测,可判断患者血容量及血管阻力高低、动脉插管是否受阻、氧合器是否有血凝块阻塞等。

第二节　建立 ECMO 的方法

一、ECMO 建立前的准备

(一) ECMO 建立前的计划

需考虑在何处为患者置管(如 ICU、手术室、急诊室),该地点必须具备严密的监护设备和精心的护理措施;必须考虑能否安全地转移患者,并保证在转运过程中有足够的辅助通气和血流动力学维持;必须要有必要的设备,包括插管、外科器械、ECMO 管路和组件,以及手术室和 ECMO 团队人员。需要向患者及其家属解释操作流程并征得同意。

(二) 支持类型的选择

1. 静脉-静脉转流(VV 模式)　由腔静脉引流血液(经股静脉或右颈内静脉插管),血液经膜肺进行氧合后回到静脉系统(经股静脉或颈内静脉插管),该模式可以提供部分或者全部呼吸支持。

2. 静脉-动脉转流(VA 模式)　由腔静脉引流血液(经股静脉或右颈内静脉插管),血液经膜肺进行氧合后回输到大动脉(股动脉或者腋动脉),该模式可以提供呼吸和循环的支持。

3. 静脉-动脉-静脉转流(VAV 模式)　此外,还有的患者在循环衰竭的同时存在呼吸衰竭,需要在右侧颈内静脉增加插管,让氧合血进入右心房,即 VAV 模式。

(三) 插管途径的选择

动脉插管的途径根据需要可以选择升主动脉、腋动脉、股动脉、颈动脉。静脉插管途径有右心房、股静脉、颈静脉。心脏术后成人患者多采用外周插管,幼儿多采用中心插管。不同的插管部位对外科医师的要求不同,并且各有利弊,通常应该选择熟悉的插管部位以便快速熟练地完成 ECMO 系统的建立,缩短建立时间,为患者赢得宝贵的黄金抢救时间。

二、成人建立 ECMO 的方法

（一）成人呼吸衰竭 ECMO 的建立

1. 适应证

（1）可逆性的极重度呼吸衰竭，FiO_2 为 1.0、$PEEP \geqslant 5cmH_2O$、$PaO_2 \leqslant 50mmHg$ 超过 2 小时，或 FiO_2 为 0.6、$PEEP \geqslant 5cmH_2O$、$PaO_2 \leqslant 50mmHg$ 超过 2 小时，最大限度的内科治疗超过 48 小时。

（2）可逆性的严重低氧血症，伴或不伴有二氧化碳蓄积，同时有机械通气禁忌证，或伴有创通气不良反应［如呼吸机相关肺炎、气压伤（气胸、纵隔气肿、皮下气肿）等］的患者。

（3）二氧化碳蓄积，造成血流动力学不稳，已排除可逆转原因。

2. 禁忌证　当患者出现以下任何一种情况时被认为不适合进行 VV-ECMO 辅助。

（1）不可恢复性中枢神经系统损伤。

（2）严重慢性肺疾患。

（3）伴有重度预后不良性疾患（如终末期癌症）。

（4）免疫抑制性疾患。

（5）多器官功能衰竭。

（6）颅内出血>Ⅱ级。

3. 建立方式　优先选择已经有穿刺置管的大血管，经置管送入导丝后，就可以很容易地完成插管。现在多采用双静脉插管模式，即心房到股静脉或股静脉到心房，多数采用股静脉到心房的模式，即通过右侧股静脉插管引流，通过右侧颈内静脉回流到右心房。如果患者有腹压增高，会影响股静脉插管引流的现象（如妊娠等），应该采用心房到股静脉的模式，即经右颈内静脉引流，通过右侧股静脉回流。

（二）成人循环衰竭 ECMO 的建立

1. 适应证　在主动脉球囊反搏技术的支持下，经充分的液体复苏及大剂量血管活性药治疗后仍难以纠正的低心排血量综合征，即心脏指数（cardiac index, CI）$<2L/(m^2 \cdot min)$、收缩压<90mmHg、尿量<0.5ml/$(kg \cdot h)$。ECMO 适应证还包括以下危重状态的循环支持治疗。

（1）急性冠脉综合征、心室电风暴、脓毒血症所致心力衰竭；药物过量所致心肌抑制；各种原因所致急性重症心肌炎、急性肺栓塞、心脏破裂、严重过敏性休克所致严重心力衰竭和心源性休克。

（2）开放性心脏手术术后体外循环撤机困难。

（3）心脏移植后心力衰竭。

（4）慢性心肌病，等待下一步治疗决策。

（5）高风险经皮冠状动脉介入手术的循环支持。

（6）慢性心肌病等严重器质性心脏病等待心脏移植及人工心脏的治疗过渡期。

2. 禁忌证

（1）绝对禁忌证

1）心脏功能不可逆损伤且无法行移植或心室辅助治疗。

2）恶性肿瘤终末期。

3）不可逆的重度颅脑损伤；未知时间的心肺复苏术后，或心肺复苏时间长且器官灌注不良者。

4）未行腔内治疗的主动脉夹层或严重的主动脉瓣反流。

5）合并严重肝肾等重要器官功能衰竭者。

6）由于家庭经济条件、自身认知功能障碍或存在精神疾病等因素导致患者治疗依从性较差。

7）有严重的外周血管疾病者。

（2）相对禁忌证

1）患者存在凝血功能紊乱且无法接受抗凝治疗。

2）高龄患者。

3）严重肥胖者。

3. 建立方式　静脉插管可以选用右侧颈内静脉或者右侧股静脉。动脉插管可以选择右侧颈总动脉，但优选股动脉，同时在远端增加灌注管。开始转机时先松开静脉管路钳，最后松开动脉管路钳。如果 VA-ECMO 患者同时存在呼吸衰竭，就会出现上、下半身灌注不匹配的现象，也称为南北综合征，表现为上肢氧饱和度低而下肢氧饱和度正常，解决办法是在右侧颈内静脉增加插管，让氧合血进入右心房，将 VA-ECMO 模式转换为 VAV-ECMO。

三、儿童建立 ECMO 的方法

体重大于 25kg 的儿童的 ECMO 建立方法与成人相似，体重小于 25kg 的儿童多采用颈动脉-静脉插管的方式。另外，儿童患者血容量相对少，预充液对患儿的影响较大，因此预充的成分应该以更接近生理值为佳。用平衡盐溶液预充后，再加入浓缩红细胞、血浆、白蛋白、碳酸氢钠，同时将等量的晶体液置换出 ECMO 管路。在连接患儿前应该进行以下实验室检查并使指标达到适当水平：①血气分析，纠正预充液的酸碱度；②血细胞比容，或使用超滤器将 HCT 提升到超过 30%；③钾离子，通过加入钾离子或者超滤将钾离子水平纠正到正常。

四、术中 ECMO 的建立方法

急危重症心脏手术患者或者复杂先天性心脏病心室发育不全的患者在经历了体外循环手术后，可能发生围手术期的心肌顿抑。在试停机过程中，如果出现左、右心房压明显升高，血压下降且血管活性药用量较大，延长体外循环辅助时间不能明显改善，判断 IABP 辅助不能满足有效辅助的情况下，可以考虑应用 ECMO 辅助循环。患者如果没有脱离体外循环辅助，可以使用原插管，不需要再次插管，只需要转接到 ECMO 动静脉管路上即可，严密止血后关闭胸腔，当撤除 ECMO 时再开胸拔出插管。如果考虑辅助时间较长，为避免二次开胸拔管，成人仍采用股动、静脉插管或腋动脉、股静脉插管，小儿采用中心插管，同常规插管一样。需要注意的是，如果体外循环未停机转换到 ECMO 时，先停体外循环，夹闭并拔出静脉插管，再开始 ECMO 运转，这样可以防止 ECMO 静脉端进气，如果血容量不足可以通过体外循环动脉插管快速输血，及时补充血容量，当循环稳定后再拔出动脉插管。

五、ECMO 支持下的心肺复苏

若患者出现心搏骤停，传统心肺复苏（CPR）抢救难复性心脏停搏失败，需要紧急启动 ECMO 支持下的心肺复苏（extracorporeal cardiopulmonary resuscitation，ECPR），这里着重讲院内 ECPR。

完整的 ECPR 流程包括启动、运行管理，并发症处理及原发病后续治疗等。

（一）呼叫 ECPR

呼叫 ECPR 启动应用通常是重症监护室医师或心脏外科医师，要迅速通知 ECMO 团队成员，越早越好，因为 ECMO 的准备和实施需要一定的时间。

（二）ECPR 团队

ECPR 的成功运转需要专业素质高、分工明确、执行力高效的团队，包括心外科医师、麻醉医师、体外循环医师和护理组等，从置管、启动 ECMO 到下医嘱、取血、负责补给、质量控制、与家属沟通及多方面响应联络，每个环节各司其职，缺一不可。

（三）ECPR 启动

CPR 的质量直接影响 ECPR 的效果,因而首先需要专业人员进行有效的 CPR,具体 ECPR 的启动过程如下。

1. 持续有效地胸部按压或心脏按摩直到 ECMO 运转。

2. 在胸部按压或心脏按摩的同时进行 ECMO 插管,常用股动、静脉插管。

3. 开始 ECMO 并停止胸部按压或心脏按摩。

4. 增加心、脑、肾及其他器官氧合血灌注,同时根据患者情况进行脑部低温治疗。目前的研究表明,心肺复苏后的全身亚低温治疗能改善患者预后,使患者受益。

5. 查找心脏停搏的病因并对症处理,监测并发症,改善复苏生存率。

第三节　ECMO 的管理

一、ECMO 系统维护

检查电源、气源是否正常,管路是否存在扭曲打折,固定位置是否有松动,插管及系统内是否有血栓形成,泵速和流量是否匹配,膜肺高度需要高于离心泵泵头位置、低于患者。ECMO 系统不应接触酒精。

泵流量降低可能的原因:转速降低;膜肺血栓;静脉引流不畅(静脉管路折扭,静脉贴壁,患者血容量不足,内出血,插管位置移位,腹压增加);管路进气;患者血压突然升高,血管阻力升高等。

ECMO 更换系统指征:膜肺氧合能力下降,膜后氧分压 <100mmHg;血浆游离血红蛋白浓度 >500mg/L;跨膜压差大于 70mmHg;明显溶血。

二、ECMO 辅助期间的容量评估和处理

在 ECMO 辅助期间,患者每天入量包括静脉输液、血液制品、肠内营养、各种药物及肾脏替代治疗的置换液等,而每天出量主要包括尿液、透析液、肠道丢失及胸腹腔的渗漏液等。对于合并出血或者为维持最基本流量的 ECMO 辅助患者,早期容量复苏是必要的,ECMO 稳定循环后由于缩血管药减量也需要补充容量,但急性心肺功能衰竭的患者在治疗的过程中,过多的前负荷会明显增加病死率。

（一）ECMO 辅助期间的容量评估

容量评估分有创方法和无创方法,临床常用的无创方法是被动抬腿试验,依靠调节床头和床尾的位置抬高下肢,增加静脉回流而增加前负荷,最适用于未使用血管活性药、胸腔内压正常、没有明显腹部病变的患者。有创方法主要是中心静脉压和肺动脉楔压监测。

（二）ECMO 辅助期间的容量处理

ECMO 辅助早期由于液体复苏、缺血损伤及炎症反应,进行了大量的补液。ECMO 辅助期间在流量稳定的前提下,应及时控制入量、增加出量。尽量脱水不仅可以使肺水减少、改善呼吸,而且还可以减轻心脏负荷,有益于促进心功能恢复。

1. 控制入量　无论是 VV 模式还是 VA 模式,控制入量是容量处理的前提,应根据患者出入量制定每天入量计划。

2. 应用缩血管药　为保证重要脏器灌注,同时避免增加前负荷,可适当应用缩血管药维持血压,减轻心脏负荷,避免加重组织水肿。但要避免大剂量、长时间应用。

3. 利尿　襻利尿药是临床最常用的利尿药,但大量使用可能加重肾损伤,导致电解质紊乱。

4. 超滤、肾脏替代治疗　超滤及床旁替代治疗可以精确控制液体的出入量,适合危重患者的容量治

疗,ECMO 辅助的患者可以直接并联在 ECMO 环路上,避免穿刺置管的并发症。

三、抗凝管理

1. ECMO 抗凝管理　对于手术患者,可由心肺转流直接转为 ECMO 辅助,运行后酌情进行鱼精蛋白中和,使 ACT 维持在 180 秒;非手术患者,于动静脉插管前静脉注射肝素,首次注射肝素剂量为 50~100IU/kg,确认肝素注射入静脉后,方可进行动静脉插管,ACT>180 秒方可开始 ECMO。

2. 肝素剂量的调整　肝素开始的输注速度为:成人 4~8IU/(kg·h),若为体外循环术后的患者可以不用立即给肝素。待抗凝平稳后,肝素的输注速度 10~30IU/(kg·h),需维持 ACT 在 180~200 秒。由于婴幼儿和新生儿的 AT-Ⅲ 水平低下,因此肝素剂量要大一些,ECLS 推荐的最小剂量为 10~20IU/(kg·h),最大剂量为 40~50IU/(kg·h)。

控制出血与防止 ECMO 管路内凝血二者之间的平衡是非常困难的,应待 ACT<300 秒后再持续泵入肝素。术后出血更主要的原因是凝血因子缺乏而不是因为肝素,因此,即使存在凝血异常,ECMO 患者不使用肝素的情况也非常罕见。如果确实存在显著的持续性出血,需要临时停止泵入肝素,同时必须将第二套管路准备好,一旦发生凝血造成 ECMO 系统失效,可以及时替换。在肝素用量极低的情况下,若 ACT 仍然超出 200 秒以上,不主张完全撤离肝素,此时应结合 APTT 结果,若 APTT 数值达正常值的 1.5 倍以上要及时补充新鲜血浆,还要考虑感染及 HIT(肝素诱导血小板减少症)的可能。有条件的单位可以参考血栓弹力图来指导抗凝。

在不同 ECMO 流量下所要求的 ACT 是不同的。合并术后出血且 ECMO 流量高的患者,可以将 ACT 维持在 150~170 秒;如果患者出血量很少且流量比较低,担心管路中出现凝血时,需要将 ACT 维持在 200~220 秒。血小板和凝血因子等血液制品的输注会快速降低 ACT,因此输注血液制品时,应该密切监测 ACT(每 15 分钟一次)。ECMO 辅助时的出血经过输注凝血因子、调整肝素剂量,维持 ACT 在较低水平后,多数能控制。

停 ECMO 前的抗凝:确定撤除 ECMO 后,在拔管前给予肝素 50~100IU/kg,使 ACT>400 秒,拔除插管后,用 1:1 鱼精蛋白中和肝素。

四、呼吸机管理

ECMO 提供的是部分心肺支持,当单独使用 ECMO 效果不佳时,可以联合使用呼吸机进行辅助呼吸。呼吸机设置的变化应该根据查体结果、肺容积/顺应性、血气结果及每天的胸部 X 线片情况来确定。呼吸机参数设定一般为:呼吸频率 5~10 次/分;通气量 7~10ml/kg;氧浓度<50%;峰值压力 20~25cmH_2O。定期膨肺,以防止发生肺不张或肺炎。

五、镇静及疼痛管理

对 ECMO 患者实施麻醉、镇静的目的是消除或减轻患者的疼痛及躯体不适感,减少不良刺激及交感神经系统的过度兴奋;帮助和改善患者睡眠,诱导遗忘,减少或消除患者对其在 ICU 治疗期间病痛的记忆;减轻或消除患者的焦虑、躁动甚至谵妄,防止患者的无意识行为(例如挣扎)干扰治疗,防止不当身体活动和管路脱出,保护患者的生命安全;降低患者的代谢速率,减少其氧耗、氧需,使得机体组织氧耗的需求变化尽可能适应受到损害的氧输送状态,并减轻各器官的代谢负担。使患者在安静、舒适的状态下顺利渡过 ECMO 支持治疗阶段。

ECMO 镇静、镇痛的原则是达到临床需要的麻醉、镇静深度,对循环系统、呼吸系统产生最小的影响,同时避免发生恶心、呕吐等麻醉、镇静的副作用;给药方式简单,易于控制镇静、镇痛深度;尽量选择对肝、肾功能影响小的,消除不依赖肝肾功能,不影响其他药物生物降解的药物。值得强调的是:进行镇痛、镇静时,对于同时存在疼痛因素的患者,应首先实施有效镇痛,镇静则是在去除疼痛的基础之上帮助患者克服焦虑、诱导睡眠和遗忘的进一步治疗。

六、血流动力学监测

由于 VV-ECMO 是将血液从静脉系统引出,并以相同的速率回输至静脉系统,因而对血流动力学无直接影响,因此我们主要探讨 VA-ECMO 辅助期间的血流动力学监测。

（一）静脉压监测

静脉压的监测包括中心静脉压、右心房压及左心房压。泵流量足够的情况下静脉压全部升高则提示心室功能不全或者心脏压塞,应该与 ECMO 医师讨论最佳处理方案。如果排除心脏压塞的情况,且左心房压明显升高,则表明心脏功能受损严重,即使很少一部分肺血流进入左心室也不能被充分搏出,这会引起明显的左心房和左心室膨胀,造成心功能进一步恶化。超声心动图可以明确左心膨胀情况,在这种情况下需要进行左心减压。心脏减压的方法包括:直接增加一根左心房插管(需要开胸);经导管制造左右心房交通,这样回流入左心房的血液就经过房间隔到右心房,然后进入 ECMO 管路,不会进入左心室。左心房减压引流管接入 ECMO 的静脉管路,其中的血液一般都是 100% 氧合的,与体外循环静脉血混合后,SvO_2 就不能再作为体循环灌注是否充分的指标了。另外,当存在二尖瓣反流的情况下也可以通过介入的方式进行房间隔造孔,孔的直径在成人达到 10~20mm 即可有效实现左心减压。

（二）动脉压力监测

有创动脉压是血流动力学监测的最基本指标,它可以显示压力值和压力波形,为临床提供准确可靠的灌注信息。新生儿的平均动脉压在 35~45mmHg、儿童和成人的平均动脉压在 60~79mmHg 范围内都是可以接受的。在 ECMO 早期,患者心脏功能通常比较差,有创动脉血压监测的有效脉压差较小,甚至在 ECMO 全流量的状态下仅够维持全身平流灌注,但是在这种状态下心脏没有有效射血,主动脉瓣无法开放,血液瘀滞在心脏内,会导致左心室血栓的形成,因此需要适当应用正性肌力药辅助心脏收缩。心脏收缩功能恢复越早,ECMO 辅助的成功率就越高。

（三）心电图监测

心电图作为最基本的监测手段在 ECMO 辅助期间能够提供大量的心脏变化的信息。观察心电图波形、心率的变化,发现有意义的心律失常及心电图 ST-T 改变对于冠心病、瓣膜病等心脏术后的患者具有重要的指导意义。心率、心律的改变对血流动力学的影响是最直接的。围 ECMO 支持期间的心电图改变可以反映心脏的电活动、机械活动、氧供、氧耗、做功状态的变化过程,同时可以作为判定 ECMO 支持效果的有效依据。

1. 心率　自主心率的变化直接反应心脏负荷的状态,当全身血流动力学状态不能很好地维持时,自身反馈性调节机制将反射性加快心率来维持必要的心脏射血。作为决定心脏氧耗的主要因素之一,心率越快氧耗越多。因此,对于冠脉血供可能存在异常的患者,ECMO 辅助期间在保证心脏前负荷较少的情况下,要有充足的 ECMO 流量,维持良好的血压,同时可以应用降低心率的药物来减慢心率,满足有效的冠脉血供,降低心脏的氧耗,从而达到使心脏充分休息的目的。

2. ECMO 辅助期间的心律失常　单纯而且规律性的室性期前收缩是心脏负荷过重或心肌氧供不足的表现,是 ECMO 辅助期间最常见、最容易发生的心律失常,持续时间过长的室性期前收缩对血流动力学有影响,需要通过药物治疗来处理。室上性心动过速、短阵室速不仅是心肌病变的表现,而且对血流动力学的影响严重,需要立即终止。爆发性心肌炎患者在 ECMO 辅助期间的严重心律失常主要由于严重心肌病毒性病变造成,发生率较高,对药物不敏感,而且即使采用电复律后也容易复发,此时唯一有效的方法就是在 ECMO 的有效辅助下等待心肌炎病变的恢复。

3. ST-T 改变　ST-T 改变是反映冠脉血供及心肌病变情况的表现,目前大多数心电监护仪可以清晰直观地观察到 ST-T 的改变及不同导联间的差别,而且可以间断性地计算心电图 ST 段抬高或者压低的数值,为临床判断提供可靠依据。心脏疾患的 ECMO 患者心肌或冠脉均存在一定程度的病变或损伤,因此,此类患者在 ECMO 辅助期间 ST-T 的改变是很常见的,大多表现为 ST 段压低和 T 波倒置。随着 ECMO 有效辅助进程的不断推进,伴随心脏功能的恢复,ST-T 的改变会不断减少,直至恢复。

七、温度管理

ECMO 辅助期间如果温度过高,机体氧耗增加,不利于内环境紊乱的矫正;如果温度过低,又容易发生凝血机制和血流动力学的紊乱,应根据患者具体病情维持合适的温度。一般应保持体温在 35~37℃。ECMO 支持早期可温度稍低,以利于偿还氧债,缩短纠正内环境紊乱的时间。为防止 ECMO 辅助期间体温下降,可在病床上放置变温毯,也可以利用膜式氧合器中的血液变温装置保持体温。此外,也不能忽视室温变化对体温的影响。

八、血气和电解质管理

维持酸碱平衡的正常,保持水、电解质的平衡,维持内环境的稳定是 ECMO 管理的关键工作。维持正常的酸碱平衡和血气有利于保持机体内环境的相对稳定,提供良好的组织氧供,因此 ECMO 辅助期间要注意监测水、电解质,尽量保持其在正常范围。

(一) 血气管理

应通过调节气体流量和氧气浓度,保持氧合后氧分压≥100mmHg,动脉血氧饱和度≥95%,二氧化碳分压维持在 35~50mmHg,混合静脉血氧饱和度维持在 70% 左右。对于 VV-ECMO,由于再循环的原因,动脉血氧饱和度维持在 85%~95%,动脉血氧分压维持在 60~80mmHg 即可。在 ECMO 开始的 8 小时内,每小时进行一次动脉血气监测,一旦病情稳定,可以适当延长。

(二) 水与电解质管理

ECMO 辅助期间应定期采血样监测水与电解质的变化,并及时调整使之维持在正常范围。一般新生儿及儿童血液稀释度应维持在红细胞压积 35%~40%,成人维持在 30%~35%,不足时应及时输血补充。条件具备时还应注意监测胶体渗透压,维持胶体渗透压在正常范围内。ECMO 辅助期间过多的水分应尽量由肾排除,也可以用超滤器滤水。尿量可作为全身灌注是否足够的参考指标,辅助时尿量一般应在 $1ml/(kg·h)$ 以上。另一方面,ECMO 治疗中的水丢失也不可忽视,37℃时通过膜氧合器损失的水量为 $5~10ml/(m^2·h)$,可根据中心静脉压、皮肤弹性等综合判断后适当地补充水分。

九、肾脏替代治疗

肾脏替代治疗是将患者血液引出体外,通过滤膜弥散、对流和吸附作用,清除体内某些代谢废物或有毒物质,再将血液引回体内的过程,具有强大的血液净化功能。ECMO 辅助的患者常因急性肾损伤、容量超负荷或水、电解质紊乱等情况应用肾脏替代治疗。连续性肾脏替代治疗(CRRT)是 ECMO 患者中较为常用的肾脏替代技术模式。

(一) CRRT 技术的优势

1. 可以提供较稳定的血流动力学。
2. 调控电解质及水分的排除,降低液体负荷并有效管理血容量。
3. 清除循环中的炎症因子。

4. 可以强化营养支持。

5. 减少利尿药的用量。

（二）ECMO 与 CRRT 的连接方法

ECMO 辅助患者进行 CRRT 干预通常采用并联的方式进行。CRRT 机器入血端位于膜后,回血端位于泵后膜前。这种连接方式可以监测膜肺前后的压力,膜肺可以有效防止 CRRT 产生的潜在气栓和血栓,但 CRRT 输出端易出现高压报警。CRRT 的压力与 ECMO 的血流速度相关。ECMO 与 CRRT 连接的原则是在保证患者所需的 ECMO 流量下,维持 CRRT 管路压力在可运转的报警范围以内。调整报警界限范围和适当降低 ECMO 血流量是解决 CRRT 停止运转的方法。

十、营养支持

在 ECMO 辅助期间,由于患者处于高分解代谢状态,热量消耗极度增加,因此营养支持必不可少。营养包括蛋白质、脂肪、糖类、维生素、电解质、微量元素和水,它们对补充患者物质消耗,增强机体对疾病的抵抗力有着重要的作用。ECMO 辅助期间患者营养管理方式同大多数危重患者,除肠外营养外,还应根据患者具体情况同时给予肠内营养。

第四节　ECMO 并发症的预防和处理

ECMO 转流过程中的并发症影响 ECMO 的成功率和患者的治疗效果。主要的并发症包括两部分:患者机体的并发症和 ECMO 系统的各种异常。患者机体的并发症有出血、栓塞、溶血、肝肾功能不全、感染、神经系统功能异常和下肢缺血等。ECMO 系统的异常包括氧合器故障、循环管路破裂进气和泵失灵等技术问题。ECMO 并发症的发生是治疗失败的重要原因,因此积极预防和处理 ECMO 的并发症尤为重要。

一、机械性并发症

尽管 ECMO 设备和耗材不断完善,但是先进的设备和耗材仍然会存在不足,而人员对于设备和耗材的规范化操作程度不足,都可能引发各种与设备、耗材相关的机械性并发症。早期发现、及时处理,就有可能避免灾难性后果。

（一）血栓形成

ECMO 设备和耗材与血液接触的界面均为非生理性界面,是 ECMO 转流过程中最容易形成血栓的部位。血栓形成将影响 ECMO 装置的功能、增加红细胞和凝血因子的破坏,甚至进入体内导致体循环或肺循环栓塞。

1. 原因

（1）抗凝不充分:随着转流时间的延长,涂层功效下降,抗凝水平需要调整。在转流过程中血小板及凝血因子的消耗和丢失使凝血功能紊乱,但短时间大剂量补充血小板、凝血因子、纤维蛋白原等会增加血液高凝状态,因此需要及时调整抗凝水平。常用的监测指标是 ACT 和 APTT。

（2）血流缓慢:ECMO 系统内局部血流缓慢或停滞,局部抗凝物质均可使得局部形成血栓,在各种接头、三通或膜肺内血流表面容易发生。

2. 预防及处理

（1）定期使用高亮度光源检查 ECMO 管路,尽早发现可能的血栓形成。

（2）在监测 ACT 的基础上完善抗凝治疗。在 ECMO 辅助过程中抗凝治疗常使用肝素,一般根据支持目的和患者的出、凝血状况,及时调整肝素用量使 ACT 值达到目标值范围内。

（3）更换局部或整套 ECMO 装置。ECMO 系统内有血栓形成对 ECMO 装置的正常运行造成严重影响。如果短时间内仍不允许结束 ECMO 辅助,则应积极对有血栓形成的 ECMO 局部装置或整套 ECMO 系统进行更换。

（二）插管问题

插管是连接 ECMO 系统与患者血管的桥梁,如果操作者经验不足,则容易产生插管并发症,主要表现为出血、血栓、缺血及神经并发症等。

1. 原因

（1）血管损伤:插管口径与血管口径不匹配,操作中静脉血管容易撕裂,动脉血管容易产生夹层。插管路径中如有一定阻力,暴力插管极易穿透血管。老年人动脉血管粥样硬化或迂曲,插管容易产生动脉夹层、斑块脱落、动脉穿孔等。

（2）插管与血管夹角过大:在夹角的根部会发生持续性渗血。

（3）插管远端缺血:股动脉血管痉挛,插管占据大部分管腔,远端容易产生缺血、坏死。

（4）插管前未抗凝:插管操作时间长,又未给予肝素抗凝,容易在插管内形成血栓。

（5）插管脱出:插管与 ECMO 管路固定不牢,当患者躁动或搬运等过程中容易发生脱管现象,引起患者插管局部出血、血肿。

2. 预防及处理

（1）常规操作:插管前给予适量肝素,选择大小合适的插管,插管前通过超声或造影了解血管状况,插管过程中避免插管角度过大,保证插管远端供血良好。插管后再运用 X 线或超声检查,对插管位置进行确认。

（2）插管固定:插管位置确认后对插管进行可靠地固定,术中观察静脉引流状态和灌注阻力的变化及插管局部状况,及时发现和处理插管松脱。与此同时,给予患者充分镇静。

（3）动脉损伤的处理:一旦确认出现动脉损伤,需要进行重新插管;如果原位置重新插管有困难,则需要改变插管位置,并对原插管位置的血管进行修复。

（三）氧合功能异常

主要表现为血浆渗漏、气体交换功能下降、血栓形成等。在长时间的 ECMO 辅助过程中,氧合功能异常是比较常见的并发症。

1. 原因

（1）氧合器的工作时限:因 ECMO 系统中氧合器的设计不同,各种氧合器安全工作时间不同。ECMO 辅助过程中的一些因素,如使用脂肪乳剂、抗凝不足等,均可缩短氧合器的工作时限。

（2）气体交换膜的损毁:膜式氧合器的中空纤维上均有大量小孔,长时间转流,血液成分从血相渗入到气相,导致血浆或血液渗漏,气体交换功能下降;当漏入氧合室气相的血液成分引起气体排出受阻,气相压力上升,可使气体进入血相,导致空气进入 ECMO 动脉系统和患者发生空气栓塞的严重后果。

（3）血栓形成:在抗凝不充分的条件下,可导致包括氧合器在内的人工装置内血栓形成。

2. 预防及处理

（1）评估氧合器的工作状态:提示氧合器失功能的表现主要有①气体交换功能下降;②氧合器内见血栓形成;③氧合器跨肺压力阶差显著增大;④严重血浆渗漏;⑤血小板数量显著下降、血浆游离血红蛋白及纤维蛋白单体水平明显上升。在 ECMO 辅助过程中应尽量避免静脉使用丙泊酚等脂肪乳剂。

（2）更换氧合器:在氧合器功能失效的时候,应及时更换。为方便更换氧合器,在 ECMO 系统安装时,可在氧合器上、下游管路通过"Y"形接头设置双重管路,以便在不中断 ECMO 连续性的条件下进行氧合器更换,新更换的氧合器需要提前进行预充,并充分排气。

（3）选用工作时间长的氧合器：减少转流中更换膜肺的风险。

（四）空气栓塞

ECMO 作为一个密闭系统，既有动脉端的正压，也有静脉端的负压，空气栓塞仅占 ECMO 并发症的 4%。

1. 原因

（1）静脉端空气栓塞：由于 ECMO 静脉端为负压，静脉端管路的密封性受损导致空气进入 ECMO 管路。在 ECMO 转流过程中静脉引流不畅或引流管打折，使得静脉端的负压状态升高，导致气体从血液中析出，形成微小气栓。当大量气体产生时，有可能通过驱动泵进入动脉端，危及生命。

（2）动脉端空气栓塞：ECMO 作为一密闭系统，当大量空气进入静脉系统而未能进行及时处理时，可导致空气进入氧合器及动脉管路。在 ECMO 辅助过程中，血液过度氧合，动脉血氧分压过高，氧气从血液中析出形成微小气栓。而危害最大的空气栓塞是由于氧合器中空纤维破裂，血液进入气源一侧，形成的血块堵塞了排气口，使氧合室气相压力超过血相压力，大量气体可经破损的中空纤维膜进入血相，并可迅速出现在动脉端管路中，极易造成患者循环系统的严重空气栓塞。

2. 预防及处理

（1）定期检查 ECMO 管路，尽早发现可能出现问题的迹象，对出现空气栓塞做出正确反应。

（2）控制动脉血氧分压水平，避免过度供氧，保持动脉血氧分压水平在 300mmHg 以下。

（3）监测静脉端压力，避免过度负压，密切观察静脉引流状态。

（4）对进入 ECMO 静脉系统及氧合器的空气，少量进入的空气可随静脉回流被静脉血囊或氧合器捕捉，对 ECMO 转流无明显影响；大量空气进入则需要暂停 ECMO 转流，排尽静脉管内的空气或恢复静脉端管路的密封性后，再重新开启 ECMO 转流。同时对各种引起气体进入 ECMO 系统的原因进行排除。

（5）对进入 ECMO 动脉系统甚至进入体内的气体，应立即停泵，同时钳夹动脉管路和静脉回流管，开放 ECMO 动静脉旁路，用预冲液排空 ECMO 系统内的气体。与此同时，调整呼吸机参数和血管活性药物，尽可能维持患者循环及呼吸的相对稳定。如怀疑气体进入患者体内，将患者转为头低位，局部冰帽，对症处理。在消除 ECMO 系统进气原因和充分排气后，恢复 ECMO 转流。

二、出血

出血是 ECMO 运行时最常见的并发症，ECMO 中的出血可以发生在插管部位、外科创面、器官、胃肠道、颅内等部位，是 ECMO 患者最具威胁和最难处理的并发症之一。

（一）原因

常见的原因为凝血机制紊乱：在转流前，严重呼吸衰竭、心功能衰竭导致患者内环境紊乱，组织缺氧、酸中毒，产生全身炎症反应，干扰出凝血机制的平衡。在转流过程中，血小板、凝血因子在 ECMO 装置非生物表面激活、聚集，消耗凝血物质，增加出血倾向；ECMO 辅助过程中需要一定程度的全身肝素化，以避免人工装置内血栓形成，当监测凝血指标不精确时，容易肝素过量；极少数患者会出现肝素诱导性血小板减少症，导致严重的凝血功能障碍。

（二）预防及处理措施

1. **避免不必要的有创操作**　开始 ECMO 后，除非必要，应维持原有的静脉通路，尽量避免新的静脉通路、皮下注射和肌内注射。在护理操作时（如吸痰、放置胃管和口腔护理）要非常注意保护黏膜，避免其损伤出血。

2. **平衡凝血机制**　监测 ACT 或凝血和血小板功能、血小板计数和血浆纤维蛋白原含量等，评估机体的凝血状况。转流中血小板计数低于 $50 \times 10^9/L$ 或血浆纤维蛋白原低于 1g/L 时，应进行相应的补充。调整肝素的合理维持用量。对于肝素诱导性血小板减少症患者，可选用其替代药物进行抗凝治疗，如阿加曲班和重组水蛭素等。

三、中枢神经系统并发症

中枢神经系统损伤是导致 ECMO 失败的重要原因之一。主要临床表现包括脑水肿、脑缺氧、脑梗死和颅内出血等。与 VV-ECMO 相比,VA-ECMO 由于其直接的动脉灌注及颈部血管插管,更容易出现脑组织出血、供血不足或脑梗死。

（一）原因

1. 颈部血管插管　在小儿颈动、静脉插管建立 VA-ECMO 时,通常进行右侧颈总动脉及颈内静脉阻断,ECMO 结束时常结扎颈部血管。一般认为颈部插管及血管结扎可通过对侧颈部血管进行代偿,对脑部供血不会产生明显影响及导致术中及术后中枢神经系统并发症,但仍然有可能出现同侧的缺血性脑损伤,并影响患儿的中枢神经系统正常发育。

2. 栓子栓塞　在 ECMO 辅助过程中,来自 ECMO 系统人工装置的各种栓子(包括空气、凝血块或异物等)可经动脉插管进入患者体循环动脉系统,造成包括脑组织在内的血管栓塞。

3. 凝血功能异常　凝血功能异常是脑出血及脑梗死的重要原因之一。在 ECMO 辅助过程中,患者凝血系统功能将发生不稳定的变化。ACT 值、血小板计数和血浆纤维蛋白原浓度等实验室检查出现异常改变是发生脑部并发症的早期预兆。应维持血小板计数不低于 50×10^9/L,对其他凝血因子缺乏应使用冷沉淀、纤维蛋白原等相应的凝血因子进行及时补充。此外,由于过度的血液稀释不仅会对凝血功能产生负面影响,而且可促进脑组织水肿的发生,因此在 ECMO 辅助过程中尽量避免,严密监测,出现问题早发现、早处理。

（二）预防及处理措施

1. 安全的血管插管　选择合适直径的血管插管及安全的插管技术。ECMO 开始后使用超声或 X 线检查确认插管位置并评价局部血流状态。对可能出现脑组织灌注不良的患者,及时调整插管位置或建立额外的灌注或引流通道。在拔出颈部血管插管时尽可能修复血管。

2. 维持凝血功能稳定　密切监测凝血系统功能。

3. 中枢神经系统损伤的治疗　在 ECMO 辅助过程中,需对患者的中枢神经系统功能进行密切观察,可通过头部 CT、脑电图、经颅超声多普勒、脑氧饱和度监测和临床表现等方法对中枢神经系统功能进行及时评估。对出现中枢神经系统损伤的患者,需要针对损伤的类型及程度进行相应治疗,包括出凝血功能的调整、脑组织脱水、超滤及使用利尿药和置管引流等,并在条件许可的情况下尽快进行高压氧治疗。对于 ECMO 辅助过程中出现的中枢神经系统严重受损,如不可逆的脑损伤甚至脑死亡的患者,应放弃 ECMO 支持。

四、感染

尽管在 ECMO 辅助过程中常规使用抗生素,但感染仍是其常见并发症之一,特别是在心脏手术后及长时间接受 ECMO 支持的患者。主要表现为血液细菌培养阳性和全身性感染征象,如患者一般情况恶化、肺功能进一步下降、血清 C 反应蛋白上升及肝、肾衰竭等。在 ECMO 辅助过程中严重感染多伴发多器官功能衰竭,并与患者的预后密切相关。

（一）原因

1. 血管插管　长期血管插管及护理不当和局部血肿形成,是局部感染及诱发全身性感染的重要途径。

2. 大量非生物材料表面可通过补体激活、白细胞及血管内皮细胞激活及炎性介质释放等众多因素,导致全身性炎症反应和机体免疫功能的紊乱。

3. 与血液循环的频繁接触　在 ECMO 辅助过程中,因大量的血液标本的采集、静脉输液和用药等多种操作,血液循环将频繁地与外界接触,增加了血液被污染的机会。

4. 肺不张　对长时间使用呼吸机的患者,痰液或血液在气管或支气管内的淤积可能导致肺不张,是肺部及全身性感染的重要诱因之一。

5. 肠源性感染　由于术前全身组织的缺血、缺氧及大量血管收缩药的使用,使得 ECMO 患者肠黏膜屏障功能受损,肠黏膜通透性增加,肠道内的细菌及毒素可被吸收入血,导致肠源性感染。

6. 机体抗感染能力降低　在长时间的 ECMO 辅助过程中,血液与大量人工材料接触、补体和白细胞的激活、单核-巨噬细胞系统功能降低及白蛋白和免疫球蛋白生成减少等众多因素可导致免疫功能紊乱及抗感染能力降低。此外,如患者合并营养不良、糖尿病,长期使用糖皮质激素或免疫抑制药等,也可进一步降低患者的抗感染能力。

（二）预防及处理措施

1. 局部无菌操作　在 ECMO 辅助过程中的各种操作均应高度重视无菌操作原则。加强插管处局部皮肤的护理,尽可能减少与血液接触的机会。对局部形成的血肿和感染灶,及时进行外科处理。视患者全身状态恢复情况,尽早恢复经口进食,减少静脉输液及药物注射。

2. 加强肺部护理　定时吸痰,对常规呼吸道清洁困难或出现肺不张的患者,可行纤维支气管镜检查,及时清除气道内黏稠的痰液及血块。对呼吸功能尚好的单纯循环辅助患者,如能脱离呼吸机,患者神志清醒且合作,则可考虑拔除气管插管,在清醒和自主呼吸的状态下进行循环辅助。这样做一方面可减少肺部感染机会,另一方面可帮助患者尽快恢复经口进食,促进胃肠功能恢复,降低肠源性感染的风险。

3. 全身性抗感染措施　对 ECMO 患者需要常规使用抗生素治疗,预防感染发生。如患者表现出全身性感染征象,应尽早进行血液细菌/真菌培养,并根据培养及药敏结果,针对致病细菌使用相应敏感抗生素。

4. 改善患者全身状态　营养支持是 ECMO 长时间辅助治疗过程中重要的组成部分,除常规的支持疗法外,应根据患者状态及时补充全血、新鲜血浆、人血白蛋白和免疫球蛋白等,避免 ECMO 辅助期间严重的负氮平衡及机体免疫功能严重下降。控制糖尿病患者的血糖水平并及时纠正酮症和酸中毒。

5. 缩短 ECMO 时间　合理调整 ECMO 辅助的各项参数,为机体提供充分的心脏和/或呼吸支持。通过有效地心肺支持,尽可能缩短患者需要辅助的时间。此外,在 ECMO 辅助过程中定期评价患者循环和/或呼吸功能恢复情况及各种并发症的发生迹象,适时终止 ECMO 辅助。

五、下肢缺血

成人 VA-ECMO 的置管位置,处在问题高发的股动脉与股浅动脉区域,临床一般选用 15Fr 或 17Fr 的动脉插管以满足机体足够的灌注流量。置管完成后,相应的插管部分挡住了来自髂动脉的血流灌注,容易造成下肢缺血。

（一）临床表现及相关检查

由于在 ECMO 安置的过程中,患者的心功能一般较差,会用到较多的缩血管药。外周血管(如股动脉)已经被强烈的药物刺激收缩,其直径基本与插管的直径相同,所以插管远端血管的血供会被插管阻挡,下肢缺血的发生率较高。

1. 临床表现　一般表现为皮温与对侧相比低,皮肤颜色发白,严重者出现发绀,足背动脉搏动较对侧弱,甚至无法触及。随着缺血时间的延长,逐渐出现下肢肿胀、踝关节僵硬、骨筋膜隔室综合征。

2. 辅助检查　皮温测定,包括双侧下肢皮温对比和同侧肢体 ECMO 安装前后的对比。彩色多普勒超声检查能测定动脉血流情况,可与安置前后及对侧肢体相比较,明确下肢血供情况。

（二）预防及处理措施

1. 建立股浅动脉顺行插管 在 ECMO 安置成功后，从动脉插管引出侧支与在股浅动脉放置的 6~8Fr 动脉鞘管相连接，以供给股动脉远端血流，提供 300ml/min 左右（可通过流量仪检测得出）的氧合血液，减少下肢缺血的发生率（图 29-4）。

2. 密切观察与精细护理 ECMO 运行后要严密观察患者的生命体征和下肢情况，并做详细记录，如下肢周长、皮温、颜色变化。戴足套保温治疗。不可局部冷敷，否则会引起血管收缩，减少血供。不可热敷，以免组织代谢升高，加重患侧肢体缺血、缺氧。

3. 合理应用血管活性药 在维持机体合理灌注压的基础上尽量减少缩血管药（如垂体后叶素和去甲肾上腺素等）的应用，减轻血管收缩，避免肢体缺血、缺氧。

4. 手术治疗 由于条件限制，没有安置远端灌注管，如果肢体出现明显缺血症状，则需要在切开直视下放置远端灌注管，并用超声检查股动脉血流情况，如果有血栓形成，需要先取栓治疗后再放置远端灌注管。如果患者出现肢体肿胀、发硬等骨筋膜隔室综合征表现，则需要采取骨筋膜隔室切开减压术。当患者下肢坏死时需要截肢治疗。

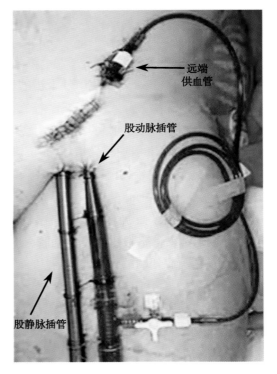

图 29-4 下肢放置远端供血管

第五节 ECMO 的撤除

一、指征

经过一段时间的 ECMO 辅助后，患者各项指标符合下列情况时可考虑试行停止 ECMO：①心电图恢复正常；②动脉和混合静脉血氧饱和度恢复正常；③血流动力学参数恢复正常；④气道峰压下降，肺顺应性改善；⑤胸部 X 线片改善；⑥血气和水、电解质正常；⑦如 ECMO 支持 1 周后出现不可逆的脑或肺的损伤、其他重要器官功能的衰竭或顽固性出血，应终止 ECMO。

1. VA-ECMO 停机指征 ①患者血流动力学平稳；②机械通气达到 $FiO_2 < 50\%$，$PIP < 30cmH_2O$，$PEEP < 8cmH_2O$，血气指标满意；③逐渐降低膜肺氧浓度，并逐渐降低辅助流量，观察患者生命体征，当流量降至正常血流量的 10%~25% 后，仍能维持血流动力学稳定，血气指标满意，可考虑停机。

2. VV-ECMO 停机指征 ECMO 撤出前可以通过降低流量和降低膜肺氧浓度的方法评价患者自身肺功能。VV-ECMO 只需要将膜肺通气关掉，并将出气口封闭，如果患者气体交换和血流动力学在此参数设置下稳定，则缓慢降低呼吸机 FiO_2。当患者在低氧浓度通气的条件下，FiO_2 为 0.5 甚至更低，能够维持足够的气体交换时，可停止 ECMO。

二、撤除步骤

在符合停机指征的情况下，与外科医师、ICU 医师协商决定撤除 ECMO。在 ECMO 终止后，应该继续观察患者情况 1~3 小时，病情稳定则拔除插管、修复血管、缝合切口、撤离机器。

1. VA-ECMO 撤机步骤 在动静脉管路上安置管路桥（图 29-5），在患者股动静脉插管夹闭时，开放管路桥,可以维护 ECMO 管路在停机观察期间不形成血栓,以备再次辅助。夹闭股动脉插管、开放血管桥 9 分钟,然后开放股动脉静脉插管、夹闭血管桥 1 分钟,如此循环 6 次,观察 1 小时,待血气指标满意、循环稳定,可考虑停机。

如果患者较为紧张,可给予镇静剂。给予肌肉松弛剂,防止拔管时空气吸入静脉插管。拔管前需要静脉注入肝素 1mg/kg,严格消毒铺单。一般先拔出静脉插管,再拔出动脉插管和下肢灌注插管,认真清创,仔细修复血管,缝合皮肤切口,覆盖无菌敷料。

2. VV-ECMO 撤机步骤　相对于 VA 方式较为简单,停机后在无菌条件下拔出血管内插管,认真清理创口,拔除插管后压迫止血。

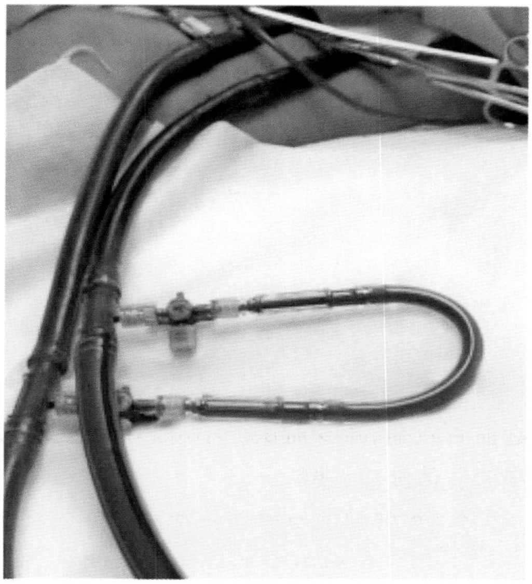

图 29-5　管路桥

三、撤除后处理

ECMO 撤除后保持动静脉插管无菌状态,松掉夹管钳,经管路三通将 ECMO 管路内的血液引出至无菌血袋中回输至患者体内,若 ECMO 辅助时间较长者也可经血液回收洗涤处理后再回输至患者体内。

（刘建华　蒋　伟）

心脏外科监护

第四篇

特殊设备的应用及各系统监护

第三十章

主动脉内球囊反搏的应用

主动脉内球囊反搏（intra-aortic balloon pump，IABP）是机械辅助循环的方法之一，是通过动脉系统植入一根带气囊的导管到降主动脉内左锁骨下动脉开口远端，在心脏舒张期进行气囊充气、在心脏收缩前进行气囊排气，起到辅助衰竭心脏的作用。

1952年，Kantrowitz实验证明将血液从股动脉吸出，舒张期回注入冠状动脉，可增加冠脉血流量。后来虽然不曾见到这种方法有什么实际应用，但它为各种反搏技术提供了理论基础。20世纪60年代初，Clauss等开始探索主动脉内反搏的方法，他们将一根导管插入主动脉内，在心脏舒张时将一部分血液打回主动脉内，以降低动脉收缩压，提高舒张压。这一技术在动物实验和临床试验中被证实是有效的，但存在血液的机械性破坏，由于股动脉和主动脉根部的延迟时相，妨碍有效降低心脏后负荷和提高舒张压。此后，Moulopoulos等研制了主动脉内气囊泵，利用气囊的充气与排气，取得了与Clauss相同的"反搏"效果。1967年，Kantrowitz经不断研究改进，首先将主动脉内球囊反搏用于临床治疗心源性休克，随后Buckley、Mueller、Breg-man等报道了令人鼓舞的应用效果。经过多位学者的努力，不断改进装置，并积累了丰富的临床经验，主动脉内球囊反搏成为重症心脏患者治疗必不可少的方法。

一、辅助作用原理

心脏舒张期，气囊迅速充气，主动脉舒张压升高，冠状动脉血流量增加，心肌氧供增加；心脏收缩前，气囊迅速排气，主动脉压力降低，心脏后负荷下降，心脏射血阻力减少，心肌氧耗量下降（图30-1）。

二、装置

1. **气囊导管**　气囊导管为一次性使用，导管末端连一聚氨酯材料制成的气囊。气囊形状有单囊、双囊两种，目前临床应用的多为单囊。导管为双腔，一腔通气，另一腔可监测动脉压，插入引导钢丝，注入造影剂，确定血管是否狭窄及气囊位置，还可采集动脉血液标本。根据气囊充气量多少，有35ml、40ml、50ml等不同容积，可供不同身高、体重的患者选用。

2. **反搏机器**　为气囊导管的驱动部分，由监测部分、动力部分、调控部分组成。监测部分可以通过屏幕显示患者的心电图、动脉压、波形及反搏压力波形；动力部分由气体压缩机和真空泵组成，使气体（氦气）充进气囊和排出；调控部分根据监测的心电、动脉压触发反搏，驱动反搏与心跳同步。

IABP自应用于临床，其驱动装置和气囊导管不断改进提高，其操作更加简单方便，驱动装置自动化程度不断提高，更加安全。现在的IABP设备普遍采用电脑处理技术，在人设定的参数下，自动识别心电

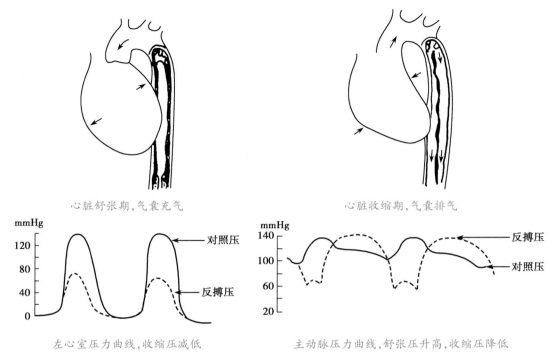

心脏舒张期,气囊充气　　　　　　心脏收缩期,气囊排气

左心室压力曲线,收缩压减低　　　　主动脉压力曲线,舒张压升高,收缩压降低

图 30-1　主动脉内气囊反搏作用原理

或压力信号,并自动调控充、排气时相,达到最佳反搏效果。操作键钮由原来的 40 多个减少至现在的 10 多个,机器体积减小、重量减轻。20 世纪 70 年代,气囊导管由经吻合于股动脉的人工血管植入;20 世纪 80 年代,研制出经皮穿刺导管,最初的气囊为卷绕式,要人工旋转才能打开,至 20 世纪 80 年代末改为折叠状,可自动打开,但要经穿刺鞘管植入;近年来,研制出了经皮穿刺无鞘管气囊导管,适用于股动脉细的患者,可避免或减少穿刺部位远端缺血。这些改进使气囊导管的植入更加简单方便,植入的操作时间由原来的 30 分钟减至现在的 5 分钟。

三、适应证及禁忌证

（一）适应证

1. 高危患者术前或术后应用　心脏病患者手术中预防性应用,如瓣膜手术患者术前心功能Ⅳ级,冠状动脉血流重建术患者术前左心室 EF 值≤0.4。

2. 心脏手术后脱离体外循环机困难者。

3. 心脏手术后低心排血量综合征。

4. 缺血性心脏病,如急性心肌梗死并发心源性休克;机械性并发症,如室间隔穿孔、二尖瓣反流;顽固性心绞痛;顽固性严重心律失常;经皮腔内冠状动脉成形术（PTCA）等的辅助。

5. 心脏移植前后的辅助。

（二）应用指征

1. 多巴胺用量>10μg/（kg·min）,或并用两种升压药,且血压仍有下降趋势;在临床工作中,我们体会不同病种会有所区别:风湿性心脏病、先天性心脏病术后多巴胺用量虽然>10μg/（kg·min）,但病情稳定、尿量好,这种情况可密切观察,暂不用 IABP;冠心病术后多巴胺用量虽不足 10μg/（kg·min）,但心率>120 次/分,这种情况应及早应用 IABP。

2. 心脏指数<2.0L/（m²·min）。

3. 平均动脉压<6.67kPa（50mmHg）。

4. 左心房压>2.67kPa（20mmHg）。

5. CVP>1.47kPa（15cmH₂O）。

6. 尿量<0.5ml/（kg·h）。

7. 末梢循环差,手足凉。

8. 精神萎靡,组织氧供不足,动脉或静脉血氧饱和度低。

9. 乳酸升高,且有继续升高的趋势。

一有指征,应尽早应用,如果犹豫不决,待病情进一步恶化,多器官衰竭后再用,就会影响抢救效果,即使心功能可以恢复,患者也会因低心排血量综合征导致的多器官损伤,造成治疗困难,很难存活。

（三）禁忌证

1. 绝对禁忌证 较重的主动脉瓣关闭不全;主动脉窦瘤破裂;主动脉瘤;脑出血。以上疾病应用 IABP 会使病情加重,甚至危及生命。

2. 相对禁忌证 不可逆的脑损伤;心内畸形纠正不满意;有转移的肿瘤。

四、气囊导管的选择

选择合适大小的气囊导管非常重要,气囊太小会降低辅助效果,气囊过大则不能正常扩张,易疲劳破裂,并且会破坏血液成分,有造成动脉壁损伤的危险。气囊导管的选择标准是气囊充气后阻塞主动脉管腔的 90%~95%,气囊容积大于心脏每搏量的 50%。按照标准,根据患者身材大小选择合适的气囊导管,身高>180cm 者,选择 50ml 气囊导管;身高为 165~180cm 者,选择 40ml 气囊导管;身高<165cm 者,选择 35ml 气囊导管;儿童则根据体重酌情选择。

五、植入与撤除方法

（一）经皮股动脉穿刺法

为目前常用的方法,操作简便,适用于手术室、ICU、病房、导管室（图 30-2）。

1. 置入方法 消毒腹股沟区皮肤,铺巾,局部麻醉。动脉穿刺针刺入股动脉,通过穿刺针针芯将引导钢丝送入股动脉,保留引导钢丝,退出穿刺针。在引导钢丝旁做皮肤小切口,沿引导钢丝将扩张器送入股动脉,扩张血管,退出扩张器。用手压迫皮肤控制出血,沿引导钢丝将带管芯的鞘管送入股动脉,将其保留在动脉内准备气囊导管。气囊导管接上单通,用注射器抽净气囊内气体,使气囊膜紧密地贴附到一起,从托盘内将其抽出,保留单通。将气囊在生理盐水内浸湿起润滑作用,退出管芯,沿引导钢丝将气囊导管通过鞘管腔送入股动脉直至预定位置（主动脉内左锁骨下动脉开口远端2cm）。外撤鞘管,在体内保留 12cm 鞘管,如体内保留鞘管过多,气囊不能完全退出鞘管,则不能完全充气、排气。固定鞘管和气囊导管,撤去单通,导管通过延长管连接至反搏机器,开始反搏。

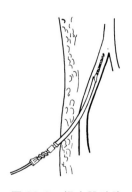

图 30-2 经皮股动脉穿刺法置入气囊导管

无鞘管经皮穿刺植入气囊导管法与上述方法相似,只是在退出血管扩张器后用血管钳扩张皮下组织,不送入鞘管,而是直接将气囊导管沿引导钢丝送入股动脉。

2. 撤除方法 用注射器吸净气囊内的气体,将气囊拔至鞘管,但不拔出,一手压迫股动脉穿刺点下方,一手拔除鞘管及气囊,喷出少量血液,冲出可能存在的栓子,用手指局部压迫 30 分钟,加压包扎 24 小时。

（二）股动脉切开法

现已被经皮穿刺法所取代,该法只用于穿刺法失败的成人或儿童（图 30-3）

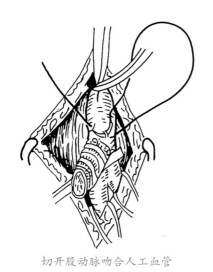
切开股动脉吻合人工血管

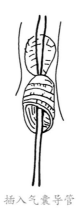
插入气囊导管

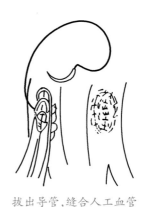
拔出导管,缝合人工血管

图 30-3　股动脉切开法置入气囊导管

1. **置入方法**　选择股动脉搏动较强的一侧,局部消毒铺巾,0.5% 的普鲁卡因或 0.5%~1.0% 的利多卡因局部麻醉,自腹股沟韧带下缘开始在股动脉表面做长 5cm 的皮肤切口,游离股动脉及其分支并阻断,纵形切开股动脉 1.0~1.5cm,取一段内径 8mm 或 10mm,长 5cm 的人工血管,近端剪成 45° 的斜面,用 4-0 或 5-0 聚丙烯缝线连续缝合吻合于股动脉,开放股动脉远端阻断钳,检查吻合口有无漏血,如有漏血应补针缝合。测量切口至胸骨角的距离为气囊导管插入长度,用丝线在导管上结扎做标记,用止血钳提起人工血管边缘,插入气囊,用手捏紧人工血管控制出血,双重结扎人工血管,防止漏血。也可将气囊导管套入人工血管后植入,开始反搏后再吻合人工血管。

在紧急情况下,股动脉做荷包缝合,将气囊导管套入人工血管后,从荷包缝线中插入股动脉,立即开始反搏。如影响下肢血液供应,则吻合人工血管。

2. **撤除方法**　拆开皮肤缝线,剪开人工血管结扎线,气囊充入少量气体后拔出,拉出可能存在的栓子,喷出少量血液,冲出凝血块,钳夹人工血管根部,剪短人工血管,对端连续缝合,用抗生素或有机碘液反复冲洗后缝合皮肤。

（三）经胸升主动脉置入法

这种方法很少应用,适用于股动脉不能植入气囊导管或心脏手术过程中（图 30-4）。

1. **置入方法**　用主动脉侧壁钳夹住部分升主动脉侧壁,将直径 10mm、长约 20cm 的人工血管与主动脉切口做端侧吻合,插入气囊导管,结扎人工血管远端,并使之固定于胸壁皮下。

2. **撤除方法**　拆开皮肤缝线,取出气囊导管,结扎或缝合人工血管远端,将其包埋于皮下。

以上 3 种方法,可根据医院条件和患者情况酌情选择。无论选用哪种方法,最好在 X 线监测下送入导管,如无 X 线监测,送入导管后应尽快拍 X 线片,以确定导管位置是否合适,及时调整气囊位置。

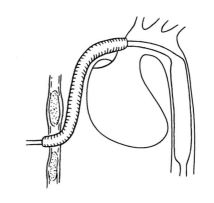
图 30-4　经胸升主动脉置入气囊导管

六、反搏机器的操作

反搏机器种类不同,操作规程也不同,应用前要仔细阅读说明书,熟练掌握其性能及操作规程。反搏机器的一般操作程序如下。

1. **监测动脉压及波形** 可通过桡动脉穿刺,应用双腔气囊导管者可通过导管腔测压,观察动脉压力波形的变化,根据动脉波形调整反搏时相。

2. **连接心电图** 选择 R 波高尖、T 波低平的导联,触发反搏,并观察心率及心律变化。

3. **调整反搏时相** 使气囊在舒张期相当于重搏波切迹处充气,使舒张压高于收缩压;在心脏收缩前排气,使舒张末压比对照值低 0.65~1.30kPa(5~10mmHg)。调整好反搏时相非常重要,它是获得最佳辅助效果的关键,否则会降低辅助效果,甚至反而对患者有害。充气过早,主动脉瓣尚未关闭,将阻碍心室排空,加重心脏负担;充气过迟,减少舒张压升高时间,将减少冠状动脉血流的增加,使辅助效果降低;排气过早,同充气过迟,会使辅助效果降低;排气过迟,左心室收缩时气囊尚未排气,将会增加心脏射血阻力、增强心肌氧耗量(图 30-5)。

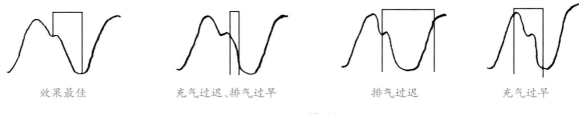

效果最佳　　　　　充气过迟、排气过早　　　　　排气过迟　　　　　充气过早

图 30-5　反搏时相

操作者应熟悉机器性能及操作,密切注意血流动力学变化及辅助效果,分析动脉压曲线是否达到最佳辅助效果,根据病情变化及心率快慢随时调整。

七、抗凝

制成气囊的材料是与血液相容性好的聚氨酯,所以抗凝要求不严格,血栓形成多由于停搏所致。抗凝一般用肝素针 50mg 加入 50ml 盐水中,微量泵静脉注射,每小时 2~3ml,根据 ACT 数值调节用量,使 ACT 维持在 150~200 秒。

八、辅助有效的表现

应用 IABP 后要密切观察反搏效果及病情变化,辅助有效的表现如下。

1. **动脉压力波形改变** 舒张压升高,大部分舒张压高于收缩压;有时血管张力低、心率过快(>120 次/分)或血容量不足,舒张压虽升高,但略低于收缩压,也有辅助效果;收缩压及舒张末压下降。

2. **临床情况改善**

(1)升压药用量逐渐减少。

(2)心排血量增加。

(3)血压逐渐回升。静脉压或左心房压逐渐减低。

(4)心率、心律恢复正常。

(5)尿量增加。

(6)末梢循环改善,手脚变暖。

(7)乳酸逐渐降低。

如果用 IABP 后病情无改善,甚至恶化,应进一步查找原因,采取其他措施。

九、应用效果不佳或失败的原因

部分应用 IABP 者效果不佳或失败,常见原因如下。

1. 应用太晚 医师试图用药物纠正低心排血量综合征,对应用 IABP 犹豫不决,低血压时间长,组织缺氧,造成多脏器不可逆性衰竭。

2. 病情过重 IABP 在心脏具有一定的收缩功能和维持一定血压的情况下才有效,动脉收缩压不能低于 6.6kPa(50mmHg)。心室收缩力甚差者需用心室辅助装置。

3. 存在机械性因素 如先天性心脏畸形纠正不满意,冠状动脉搭桥后主要桥阻塞,如应用 IABP 无效,应分析其原因,如怀疑畸形纠正不满意,应尽快做床旁超声检查,明确原因后应尽早再次手术,否则患者不能存活。

4. 撤除过早 患者病情有所恢复,但尚未稳定,撤除 IABP 后又重新恶化。这种情况应及时再次植入气囊导管,进行辅助。

十、提高辅助效果的其他措施

尽管 IABP 的疗效优于目前应用的任何药物,但 IABP 不能替代常规疗法,下列措施对于提高辅助效果是必要的。

1. 保持血容量平衡 既要补足血容量,预防低血压及心率过快,又要针对术后组织间隙水潴留,防止过多的体液进入血液循环后造成循环血量过多,加重心脏负荷。

2. 纠正酸中毒 低心排血量综合征,组织灌注不足,易导致代谢性酸中毒,影响心肌收缩力,应给予碳酸氢钠纠正。

3. 纠正心律失常 心率过快(>120 次/分)和心律不齐都会影响辅助效果,要针对不同原因,给予纠正,心率快为低血容量所致者要补足血容量,应用毛花苷 C;心房纤颤且心率较慢者,应用心脏起搏器。

4. 应用正性肌力药 维持动脉压和血管张力,有助于提高反搏压,升压药只能根据心功能恢复、血压回升情况逐渐减量,不能减得过快或骤然停药。

十一、停用指征

患者经 IABP 辅助,心功能恢复,可逐渐减少反搏频率至 1∶1、1∶2、1∶3。并密切观察病情变化,如病情稳定,可停反搏机并立即撤除气囊导管,切不可停搏后留在体内观察,这样易致血栓形成。下列情况可以考虑停用 IABP。

1. 多巴胺用量<5μg/(kg·min)且依赖性小,减药后对血流动力学影响小。

2. 心脏指数>2.5L(min·m²)。

3. 平均动脉压>10.67kPa(80mmHg)。

4. 尿量>1ml/(kg·h)。

5. 手足暖,末梢循环好,意识清醒,问答正确。

6. 已撤除呼吸机且血气正常。

7. 减少反搏频率和反搏幅度时,上述指标稳定。

十二、并发症

据文献报道,应用 IABP 的并发症发生率高达 13.5%~36.0%。近年来随着器材的改进及经验的增加,并发症有所减少。某些并发症可延长患者住院时间,严重者如动脉穿孔、下肢缺血可致死、致残。中国医学科学院阜外医院 1982—1994 年末应用 IABP 的 132 例中,14 例发生并发症,占 10%(表 30-1)。因此,了解并发症发生的原因,采取预防措施,减少并发症的发生,发现并发症给予及时、正确的处理,对于提高抢救成功率非常重要。

表 30-1　中国医学科学院阜外医院应用主动脉内球囊反搏的并发症

并发症	例数/例	结果
单纯下肢缺血	4	治愈 3 例,因肾衰竭死亡 1 例
下肢缺血、感染	1	下肢截肢
腹主动脉穿孔	1	死亡
腹主动脉夹层动脉瘤	1	因肾衰竭死亡
股动脉瘤	1	动脉瘤破裂死亡
穿入下腔静脉	1	因心力衰竭死亡
导管植入困难	1	经腹主动脉植入
感染	1	感染未愈出院
气囊血栓形成	1	未造成栓塞,后出院
气囊破裂	2	1 例拔出气囊,1 例因血液凝固,外科切开动脉取出,2 例均死于心力衰竭

1. 下肢缺血　为较多见的并发症。

(1)病因:血管痉挛;气囊导管或鞘管粗、股动脉细;股动脉粥样硬化造成的狭窄阻塞股动脉、气囊导管;鞘管周围血栓形成;经皮穿刺者,血管片形成活瓣;血栓脱落栓塞。

(2)表现:缺血肢体疼痛、肌肉痉挛、颜色苍白、变凉、足背动脉搏动消失。

(3)预防:选择搏动较好的一侧股动脉植入气囊导管;选择合适的气囊导管,应用无鞘管经皮穿刺气囊导管,以防阻塞股动脉血流。适当抗凝。持续反搏,不能停、搏交替,以防停搏时在气囊表面形成血栓,在搏动时脱落。注意下肢脉搏、温度、颜色变化,发现情况及时处理,否则有造成下肢缺血坏死的危险。

(4)处理:手术取出脱落的栓子,如心功能稳定,则拔出气囊;如病情不稳定,可采用人工血管搭桥术,即用人工血管将髂动脉或对侧股动脉的血液引流到阻塞部位的远端,或取出气囊导管后在对侧重新植入股动脉。如下肢因缺血肿胀严重,应行筋膜切开术减压,如下肢已经坏死,应行截肢手术,以防毒素吸收导致肾衰竭。

2. 感染　见于股动脉切开植入法

(1)原因:紧急情况下操作,消毒不彻底。

(2)预防:注意无菌操作,全身及切口局部用抗生素。

(3)处理:局部换药,如感染经久不愈,需要取出残留的人工血管,用聚丙烯缝线缝合血管壁。

3. 出血和血肿形成

(1)原因:人工血管吻合口缝合不严;股动脉或血管分支损伤;止血不彻底。经皮穿刺法导管植入时血管壁撕裂,或拔除气囊导管后未压住血管壁穿刺点或加压压迫不够,形成血肿。

(2)预防及处理:人工血管吻合要严密;体外循环后,暂不用抗凝药;拔除气囊导管时准确压迫血管穿刺点;腹股沟局部加压包扎或沙袋压迫止血;血管损伤较重者应外科修复;出血多者应输血。

4. 导管插入夹层

（1）原因：动脉纡曲，动脉内膜有斑块狭窄，内膜不平；患者不能平卧，动脉形成角度；植入气囊导管时过度用力。

（2）表现：如仅仅导管进入夹层，血液未进入夹层，夹层不限制气囊扩张，反搏效果与气囊在主动脉腔内时相似，只在尸检和动脉造影时发现。如气囊扩张受限，则有气囊充气不全的表现。如血液进入夹层形成夹层动脉瘤，动脉瘤压迫重要脏器动脉开口，造成相应脏器缺血衰竭（如肾衰竭）。

（3）预防：切开法植入导管时需认清解剖层次，先吻合人工血管，后插入气囊导管，经皮穿刺法植入时，穿刺针回抽血液通畅，以保证穿刺针在血管腔内，插入导管时动作要轻柔，不可过度用力，如遇阻力，应旋转导管插入、停止插入或经升主动脉插入。

（4）处理：如怀疑导管进入夹层，应该做血管造影，经证实后要立即撤出导管。但往往患者病情严重，转运到导管室作造影比较困难。夹层动脉瘤会造成脏器缺血，要行急诊手术修复。

5. 动脉穿孔

（1）原因：同导管插入夹层。

（2）表现：患者腰背疼痛，不可解释的低血容量、低血压，腹主动脉、髂动脉穿孔表现为局部隆起。

（3）预防：参考导管插入夹层的预防。

（4）处理：快速输血，维持血压，急诊手术。

6. 导管插入困难

（1）原因：小体重或儿童股动脉细，动脉痉挛，动脉扭曲，动脉腔内狭窄。

（2）处理：选较细的气囊导管，用引导钢丝插入，或选对侧股动脉、腹主动脉、胸主动脉置入导管。

7. 气囊破裂

（1）原因：在插入气囊导管时，尖锐物擦划气囊；动脉内壁有突出的硬化、钙化斑块，动脉粥样硬化斑块刺破气囊；气囊未全部退出鞘管或进入锁骨下动脉内形成折曲，折曲部位膜易折破裂。

（2）表现：反搏波形消失，导管内有血液吸入。

（3）预防：应用前常规检查气囊有无损伤，气囊不要接触尖锐、粗糙物品，送入气囊导管后，鞘管要部分撤出，体内保留 12cm，将气囊送至合适位置。

（4）处理：一旦发生，要立即拔出气囊导管，否则进入气囊内的血液凝固，气囊将无法拔出，只能通过动脉切开取出。

十三、效果

在临床实践中我们体会到，IABP 的效果优于目前应用的任何药物，是抢救重症心力衰竭的有效手段。早年阜外医院应用 IABP 抢救 132 例重症心力衰竭患者，83 例（62%）有效并脱离反搏机，13 例死于再次心力衰竭、脑死亡、动脉瘤破裂等并发症。其中 70 例（53%）治愈出院，如不应用 IABP，这些患者很难存活。近年来，阜外医院 2007 年 12 月—2016 年 12 月共完成心脏手术 107 870 例，其中应用 IABP 129 例，103 例（79.8%）治愈出院，死亡 26 例（20.2%），同期使用体外膜氧合（ECMO）20 例，发生下肢骨筋膜隔室综合征 4 例。

中国医学科学院阜外医院的经验表明，IABP 对于各种心脏病术后出现的低心排血量都有效，但以冠心病效果最好，风湿性心脏病（简称风心病）次之，先天性心脏病（简称先心病）效果较差（表 30-2）。这与各类心脏病发生心力衰竭的病理生理和病理解剖不同有关。

总之，IABP 对于衰竭的心脏是一种强有力的辅助措施，疗效优于目前应用的任何药物。用常规疗法治疗无效时应及早应用 IABP。部分患者可能会发生并发症，最严重的是血管并发症，但如果正确应用 IABP，采取预防措施，便可减少并发症的发生率。

表 30-2 中国医学科学院阜外医院应用主动脉内球囊反搏的效果

	应用/例	脱离/例/%	出院/例/%
急性心肌梗死	5	1（20）	1（20）
冠心病术后	75	61（81）	54（72）
风心病术后	36	18（50）	12（33）
先心病术后	12	2（16）	2（16）
其他术后	4	1（25）	1（25）
合计	132	83（63）	70（53）

（张永辉 吴 信）

将前端带有气囊的四腔漂浮导管送入肺动脉,可以测得右心房压、肺动脉压、肺动脉楔压,并可采用热稀释法测定心排血量,还可以通过此导管抽取混合静脉血标本,监测血氧饱和度,得到多项血流动力学监测指标。因此,它是心血管术后危重患者重要而有意义的监测方法。

一、适应证

用血流导向气囊导管(又称斯旺-甘兹导管)监测血流动力学是一种有创性监测方法,对患者有一定的创伤性及危险性,因此仅限于高危患者使用,如复杂严重的心脏手术后血流动力学不稳定,或必须获得更多的资料才能正确调整治疗者,其他患者如心肌梗死、休克、呼吸衰竭等危重患者也可应用。

二、安置方法

(一)血流导向气囊导管的结构及原理

血流导向气囊导管为四腔气囊漂浮导管。导管的一个腔与顶部气囊相通,用以为气囊充气或排气,气囊的充气量为 1.25~1.50ml;当气囊充气后携带导管随血流漂浮前进;在气囊导管顶端近侧 4cm 处连一热敏电阻,用来测定导管顶端周围肺动脉血流温度,计算心排血量所用。导管的另一个腔终止于导管顶端,其体外端与压力换能器相连,以测定肺动脉压力,气囊充气后测肺动脉楔压,并可抽取混合静脉血标本。还有一个腔终止于距导管顶部 30cm 处的侧孔,当导管顶端位于肺动脉时,此侧孔恰位于右心房,该腔用以注入冷指示剂(4℃生理盐水),在测定心排血量时用,此腔还可测量右心房压并用于输液(图 31-1)。

(二)放置导管的准备工作

1. 与患者家属谈话,取得同意和配合。

2. 准备必要物品,包括适当型号的导管、无菌换能器、10ml 注射器、4℃ 5% 葡萄糖注射液或生理盐水、静脉穿刺包、利多卡因、消毒剂、微量输液泵、多功能监测仪、心排血量测定仪、2‰ 肝素溶液、无菌手套等。

3. 将 2‰ 肝素液瓶连接微量输液泵,分别与右心房管及肺动脉测压管相连接,并分别通过五联三通与换能器连接,检查气囊导管是否漏气。分别将肺动脉管与右心房管及气囊管做出明显标志,使术中、术后容易分辨。

4. 根据情况应用镇静药。

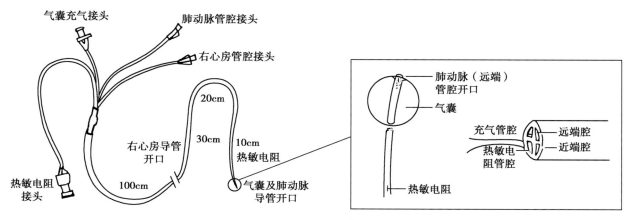

图 31-1 漂浮导管

（三）导管的放置

　　血流导向气囊导管可通过穿刺外围静脉送入,依照经验及病情,可选择锁骨下静脉、颈内静脉、股静脉或贵要静脉及头静脉。在成人,如导管从颈内或锁骨下静脉送入,当导管的标记进至 35cm 左右时,其顶端已达右心房;如导管从左侧贵要静脉送至 45cm 左右或自股静脉送至 30cm 时,其顶端已达右心房,此时令患者做深呼吸或咳嗽动作,若压力波形有明显的波动,表明导管顶端已达右心房。向气囊内充入规定量的气体,7 号导管充气 1.5ml,5 号导管充气 0.8ml。之后,在心电图及压力监测下,缓缓地向前推进导管,气囊随血流漂浮进入右心室、肺动脉、肺动脉分支,并最终嵌入与气囊直径相等的肺动脉血管。在此处测到的压力即为肺动脉楔压（pulmonary arterial wedge pressure,PAWP）或称肺毛细血管楔压（pulmonary capillary wedge pressure,PCWP）。导管顶端测到的压力相当于肺静脉、毛细血管逆向传来的左心房压力,气囊排气后测到的是肺动脉压力,若需再次测定 PCWP,将气囊再次充气即可测量。在监测过程中,一般气囊处于排气状态,此时导管顶端理想的位置在肺动脉主分支内（图 31-2）。

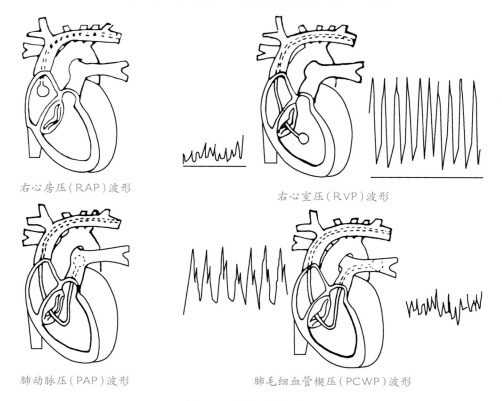

　　右心房压（RAP）波形　　　　　　　右心室压（RVP）波形

　　肺动脉压（PAP）波形　　　　肺毛细血管楔压（PCWP）波形

图 31-2 漂浮导管测压

三、血流导向气囊导管的监护要点

1. 按病情需要，及时测定各项参数。换能器头应置于心脏水平，与之连接的三通也应在一条直线上，每次测压前应调整零点。通过压力波形确定导管所在部位后记录数据。

2. 肺动脉管和右心房管持续用 2‰ 肝素液慢速（3~5ml/h）微量泵注入，防止凝血，保证通畅。

3. 固定导管，防止移位或脱出。当波形改变时，应调整位置，使其位置准确。必要时拍摄 X 线片了解导管位置。

4. 严格执行无菌操作。测压和测心排血量时应特别注意预防污染。

5. 测量肺动脉楔压时充气量不要超过 1.5ml，应间断、缓慢地充气，以免气囊破裂。当气囊破裂时，应将注入的气体抽出，同时拔出导管。气囊充气过度时还可引起肺出血和肺动脉破裂，应予以注意。

6. 拔除导管应在心电监护下进行。拔管后压迫局部止血。

四、压力测定及其意义

1. **右心房压（RAP）** 右心房压也代表中心静脉压。正常为 6~12cmH$_2$O。右心房压的改变与血容量、静脉血管张力及右心室功能状态密切相关，这些因素中任何一个改变都可影响中心静脉压的测值。RAP 常在血容量增加、使用缩血管药、右心功能不全、三尖瓣病变、限制性心包心肌病变及心脏压塞时升高。

2. **右心室压（RVP）** 在向肺动脉插管的过程中，当导管通过三尖瓣口进入右心室时，压力突然升高。正常右心室收缩压为 20~30mmHg，舒张压为 0~5mmHg，舒张末压为 2~6mmHg。对于法洛四联症患者，当右心室流出道疏通不够时右心室压升高。

3. **肺动脉压（PAP）** 正常值：收缩压为 20~30mmHg，舒张末压为 8~12mmHg。平均压为 10~20mmHg。当肺动脉瓣正常时，右心室与肺动脉的收缩压相等；当肺动脉瓣狭窄时，右心室与肺动脉之间有一压力阶差。术前有肺动脉高压的患者，术后肺动脉压力常显著下降，若术后肺动脉压仍高，多为病情严重或畸形纠正不满意。

4. **肺动脉楔压（PAWP）** PAWP 是通过气囊充气后由气囊远端的导管孔测得的压力。气囊充气后阻塞了肺动脉分支，阻断了前向血流，故导管尖端仅测量阻塞部位远端的压力，即左心房逆向形成的压力，在肺阻力正常时此压力与左心房压力相等，正常值为 4~12mmHg，在左心室功能衰竭、二尖瓣狭窄等情况下 PAWP 升高。

5. **取血标本** 可从肺动脉采取血液标本，用于测量混合静脉血氧饱和度和其他常规实验室项目。当怀疑存在左向右分流时，应从肺动脉和右心房同时抽取血样、检查血氧差。抽血程序如下。

（1）从肺动脉导管回抽并弃去 5ml 血液后取血标本，最好自导管尾部接头抽血，以免误差。

（2）为避免溶血，将血标本缓慢抽入第二个注射器后立即取下注射器，排尽空气，并用小帽套住针头。若是取血做血气分析，取血前应先将注射器肝素化，采样后密封并立即放入冰浴以减少氧代谢。

（3）开启快速冲洗装置，清除三通中余血。

（4）在三通侧臂套上无菌密封帽。

（5）转动三通使静脉输液流入导管，再开启快速冲洗装置冲洗导管。

五、心排血量测定

（一）相关正常值

1. **每搏量** 心室每次搏出的血量，称每搏量（SV），成人平均为 70ml。

2. **心排血量（CO）** 是指每分钟由心室输出的血量,正常值为 4~8L/min。

3. **心排血指数** 心排血指数(CI)是指每分钟每平方米体表面积的心排血量,正常为 2.5~4.0L/(min·m^2)。

4. **每搏指数** 是指每平方米体表面积的每搏量,正常值 40~60ml/(beat·m^2)。

5. **射血分数** 是指每搏量与舒张末容积(EDV)之比,正常值为 60%~80%。

6. **体循环总阻力** 体循环总阻力(TPR)为平均动脉压减去中心静脉压后,除以心排血量,再乘以 80 的所得值,正常为 900~1 500dyn·s·cm^{-5}。

7. **肺循环总阻力** 为肺动脉平均压减去肺动脉楔压除以心排血量,再乘以 80 的所得值,正常为 50~150dyn·s·cm^{-5}。

（二）测量原理及方法

1. **测量原理** 采用血流导向气囊导管用热稀释法测定心排血量的方法比较简便,是用冷生理盐水(0~5℃)或 5% 葡萄糖注射液(负性热)为指示剂。其原理是将一个已知的负性热量输入血循环,再注入冷指示剂的下游(肺动脉)部位,借助导管热敏电极记录到反映血温差的温度-时间变化曲线,以此计算出心排血量。如患者的心排血量正常或偏高,血温差消失较快,则曲线恢复也快;反之,当心排血量降低时,血温差消失缓慢,曲线恢复也慢,心排血量测定仪内的微计算器可以根据数据计算出心排血量。

2. **测量方法** 通常用冷却到 0~5℃的生理盐水或室温(19~25℃)的 5% 葡萄糖注射液 10ml 注入高位右心房,最好在 4 秒内将液体全部注入。当注射的液体经过右心房及右心室到达肺动脉时与血液均匀混合降温。注入液体后 15 秒,测定仪显示心排血量(CO)数值,并记录出温差曲线。间隔 45 秒可重复测定 CO。常规要求连续测定 3 次,取其中 2 次相近值的均数为 CO 值。使用 0~5℃液体时误差为 4.0%,使用室温指示剂的误差为 5.5%。如每次都能在患者呼吸周期的同一点注射指示剂,则结果比较一致。

六、混合静脉血氧饱和度的监测

（一）测定混合静脉血氧饱和度的目的

1. 通过测定混合静脉血氧饱和度(SvO$_2$),能间接地了解氧供给和需求平衡的总体情况。在平衡失调的早期,即可及时获得信息,并采取有效措施。

2. 通过测定 SvO$_2$,可以观察到在为改善氧供给而进行的治疗和为降低氧消耗而采取的处理过程中机体的反应及效果,以便适时调整措施。

（二）混合静脉血氧饱和度（SvO$_2$）的临床意义

SvO$_2$ 受心排血量、血红蛋白、动脉血氧含量和组织氧耗量等因素的影响。在以上某一因素发生变化时,其他因素可以随之改变而代偿,但当 SvO$_2$ 降到一定程度时,说明代偿已不能维持。

1. SvO$_2$ 的正常值为 68%~77%。在血流动力学正常、氧供需平稳时,SvO$_2$ 在 75% 左右。SvO$_2$<68% 时,提示氧输送的因素如血红蛋白、心排血量、动脉血氧含量其中之一有所下降,或组织氧耗量增加;SvO$_2$<60% 时,提示氧的供需平衡开始发生失代偿;SvO$_2$<50% 时,出现无氧代谢和酸中毒;SvO$_2$<40% 时,意味着机体代偿能力已达到极限;SvO$_2$<30% 时,提示患者濒临死亡。

2. 当组织耗氧量稳定而 SvO$_2$ 下降,则提示动脉血氧含量减少或心排血量减少,若同时动脉血氧含量正常,可以推断为心排血量减少所致。

（徐宏耀 张子涵）

第三十二章
微量泵及心脏起搏器的使用

一、微量泵的应用

(一) 简介

微量泵是一种定容型输液泵,适用于长时间微量给药。其优点是定时精度高,流速稳定且用液量少,均匀可靠,体积小,便于移动。可选用多规格注射器(10ml、20ml 或 50ml,常用 50ml 注射器),此外泵上还设有多种报警功能,有些微量泵内置可自动充电电池。临床上微量泵多用于输入血管活性药,抗心律失常药,婴幼儿输血、输液,高浓度补钾,以及持续输入镇痛、镇静药。

(二) 使用方法

使用时接通电源,打开电源开关,电源指示灯亮,按要求配好所需药液剂量,抽入 50ml 或 20ml 一次性注射器内,连接输液延长管,排净空气后放入注射器槽内,推液装置顶住针栓,调节泵入量控制数字,按启动键(START),泵开始工作,绿灯闪亮。当注射器内药液还剩约 1.5ml 时,泵上的残留报警灯闪亮(NEARLY EMPTY)并发出间断的报警声(可按消音键消除),此时泵的速率下降至设定量的 1/4 左右,保持通路,护理人员可开始换药。当注射完最后 1.5ml 药液时,泵上的注射完毕灯亮(EMPTY),并发出连续的报警声,此时输液完毕。在输液过程中如发生针头堵塞,泵上设置的阻塞报警灯亮(OCCLUSION),并发出连续报警声。设有内置电池的泵,当内电池中的电耗尽时,泵上设置的低电压报警灯亮(LOW-BATT)并发出报警声。当电源线脱落时会发出间断报警声。

(三) 注意事项

1. 应用期间不能随意中断药液,须提前配好药物备用,当残留报警灯闪亮时立即更换。如为血管活性药,更换前后应密切监测生命体征,更换药液时动作要迅速、准确,对出现血压波动的患者,建议采用双泵交替更换药液的方法,使用中应观察绿灯是否闪亮,观察泵注管路的通畅性,微量泵的工作状态及速率是否处于正常。

2. 规范连接,明确标识 注射泵上应注明床号、姓名,药物应标明用药名称及药量、速度、体重、配制时间,换泵或换药时应更换标签,并详细交班。

3. 应备好应急电源,以免断电。

4. 若中途需调节泵的入液量,应先关开关,调好用量后再打开。

5. 若针头出现堵塞,应重新进行穿刺。

6. 发现报警时须及时处理,以免影响治疗。

7. 停用时,应将数字盘调节到 "0" 位,再关开关,切断电源,将泵擦拭干净,保管好以备再用。

（四）几种常用药的配制方法

1. 多巴胺

【配制】 将多巴胺［3mg× 体重（kg）］加入 5% 葡萄糖注射液溶至 50ml，1ml/h=1μg/（kg·min）；或 6mg× 体重（kg）加入 5% 葡萄糖注射液溶至 50ml，1ml/h=2μg/（kg·min）。

【注意事项】

（1）按体重计算药量，配制药液，并在微量泵上标明药名、剂量、速度、体重及配制时间。

（2）按需要调节多巴胺用量，常用量为 3~10μg/（kg·min）。

（3）从一条深静脉通路输入多巴胺，最好不与其他药走一条通路。

（4）输入速度要恒定，避免意外中断或加快而造成患者血压波动。避免从此通路加其他药及测量中心静脉压（CVP）。

（5）密切观察病情变化和对多巴胺的反应，如血压、心率、末梢循环、尿量等情况。

（6）在液体用完前，应预先配制好药物备用，在更换注射器时，速度要快，更换后测血压 1 次。

（7）血压平稳后停用多巴胺时应逐渐减量。重症患者应缓慢减量，轻症患者减量速度可快一点，并观察患者病情变化，在保证循环功能稳定的前提下撤离。避免同其他操作如停呼吸机、拔气管插管一起进行。

（8）大剂量用药时，注意有无药液外渗，以防造成组织坏死。外渗时局部疼痛，可用利多卡因加地塞米松进行局部封闭治疗。

2. 多巴酚丁胺

【配制】 将多巴酚丁胺按照［3mg× 体重（kg）］溶于 5% 葡萄糖注射液溶至 50ml。置于 50ml 注射器内，用法同多巴胺。

3. 硝普钠

【配制】 将硝普钠［0.3mg× 体重（kg）］加入 5% 葡萄糖注射液溶至 50ml，置于 50ml 注射器内，1ml/h=0.1μg/（kg·min）。当用量较大时，可配制高浓度的硝普钠：3mg× 体重（kg）加入 5% 葡萄糖注射液溶至 50ml，1ml/h=1μg/（kg·min），一般使用剂量为 0.1~5.0μg/（kg·min），最大不超过 8μg/（kg·min）。使用后 1~2 分钟即可生效。

【注意事项】

（1）应用硝普钠时应注意补足血容量。

（2）利用公式计算出药量，并在微量泵上标明药名、剂量、速度、体重、配制时间。

（3）硝普钠应避光使用，防止药物变性，可用黑布或锡纸包裹注射器和输液管路。长期应用硝普钠时，应定时检查血氰化物浓度，预防氰化物中毒。

（4）使用新鲜配制的药液，每使用 6 小时更换 1 次。

（5）本药最好从深静脉走单一管路，在特殊情况下可与多巴胺或多巴酚丁胺用三通相联走同一通路，禁止加其他药物。

（6）泵入速度要恒定，避免意外中断或加快，禁止快进，以免血压骤降。

（7）密切观察病情变化和患者对硝普钠的反应，如血压、末梢循环情况、中心静脉压，并详细记录之。

（8）经常检查穿刺针头是否脱出，更换注射器和调节用量时应迅速准确，撤离药物应逐渐减量，保持患者病情稳定。

4. 硝酸甘油

【配制】 将硝酸甘油［0.3mg× 体重（kg）］加入 5% 葡萄糖注射液溶至 50ml 注射器内，1ml/h=0.1μg/（kg·min）。

5. 异丙肾上腺素

【配制】 将异丙肾上腺素[0.03mg× 体重（kg）]加入 5% 葡萄糖注射液溶至 50ml，1ml/h=0.01μg/（kg·min）。用药量及速度依病情而定。

6. 肾上腺素

【配制】 将肾上腺素[0.03mg× 体重（kg）]加入 5% 葡萄糖注射液溶至 50ml，1ml/h=0.01μg/（kg·min）。用药量及速度依病情而定。

7. 酚妥拉明

【配制】 将酚妥拉明[0.3mg× 体重（kg）]加入 5% 葡萄糖注射液溶至 50ml，1ml/h=0.1μg/（kg·min）。用药量及速度依病情而定。

（五）维护保养

1. 微量泵使用完后，将数字盘调节到 "0" 位，并用 75% 乙醇擦拭干净，放置在干燥的架子上，以免受潮。

2. 电池长期不用，应定期做充、放电检查，保证其完好，以防在紧急情况下不能启动。

二、心脏起搏器的使用

心脏起搏器是一种能产生脉冲电流以刺激心脏，使其兴奋并发生心脏搏动的电子仪器，主要用于治疗各种原因引起的严重缓慢型心律失常，如完全性房室传导阻滞、病态窦房结综合征等，目前在心脏外科的应用也很广泛，成为抢救急危重患者的一种重要仪器。

（一）适应证

1. 术后应用指征

（1）术后心动过缓：包括Ⅲ度房室传导阻滞或Ⅱ度房室传导阻滞心率较慢者；虽无房室传导阻滞，但心率缓慢导致血压偏低者。

（2）术后心律失常：包括频发室性期前收缩，尤其是多源性或阵发性心动过速，药物治疗效果不好者；室上性、室性阵发性心动过速，药物治疗无效者。

（3）病情重或手术复杂者：估计手术创伤本身或其所造成的局部出血、水肿、缺氧、酸中毒等有可能损伤传导组织或影响其功能，引起房室传导阻滞者。

2. 病态窦房结综合征，心动过缓易出现阿-斯综合征者。

3. 心肌缺血所致窦房结功能障碍，或完全性房室传导阻滞、心动过缓用药物治疗效果不好者。

（二）安置心脏起搏器的方法

心脏起搏器的应用有临时与永久之分。常用的临时起搏器有经静脉安装的心内膜起搏器与开胸后安装的心外膜起搏器；永久起搏器几乎均经静脉途径安装。

1. 开胸后心外膜临时起搏　常用于心脏手术后由于各种原因引起的心动过缓、心律失常等，或者对于重症患者的预防性应用。选择右心室面近心尖处的无血管区，将一根金属丝形心外膜电极缝于心外膜上，缝出的圆针将导线带出约 3cm，剪去圆针，并将带出的导线弯成几个小圆，这样做一方面防止脱落，另一方面能顺利拔出心外膜起搏导线。另一根皮下导线直接埋于皮下。两根导线的另一端为利针，分别从左右肋缘下引出并用丝线或导线本身在皮肤上打结固定。去掉两利针针尖，分别经中接线连于心脏起搏器上，注意两针之间不能有导体相连，即可正常应用起搏器。若起搏导线只是预防性安置，术后并未用起搏器者，病情平稳可于术后拆线时拔出导线。一般于患者脱离危险、停用起搏器后 1~2 周拔出起搏导线。如果患者的Ⅲ度房室传导阻滞为不可逆，且心率缓慢时，应考虑安置永久起搏器。待永久起搏器启用后方可拔出心外膜起搏导线。

2. **经锁骨下静脉心内膜临时起搏** 此途径是近年来较常采用的一种方法,也可用于心内膜永久起搏。患者平躺于床上,仰卧位,肩下垫枕,头转向对侧。于右锁骨中外 1/3 交界处的下方 3cm 处向内做一 5cm 横切口,分开胸大肌,游离出锁骨下静脉,穿刺针刺入静脉抽出血液后,经穿刺针送入导丝,在 X 线透视下待导丝进入上腔静脉后拔出穿刺针。经导丝将一带有聚四氟乙烯套管的静脉扩张器送入静脉后,再将导丝连同静脉扩张器拔出,套管保留于静脉内。通过套管送入心内膜电极,然后将套管剪成两半并去除。临时起搏多选用双极心内膜电极,在 X 线透视下将其缓缓送入心腔。对于无房室传导阻滞者,最好实行右心房起搏,以保证房室顺序收缩,有利于提高心排血量。此时,心内膜电极的尖端位于右心房上 1/3 处。若电极连于心电图机上,当电极贴至右心房壁上 1/3 处时,心电图上会出现大的倒 P 波。对于有房室传导阻滞者,电极应置于右心室尖心内膜下进行右心室起搏。电极在心腔内的位置可通过 X 线透视、心腔内心电图确定。在 X 线透视下,电极导管尖端在后前位时应位于右心室心尖部,侧位时电极顶端向前。心腔内心电图 QRS 波形显著升高,波形呈 rS 形,S-T 段明显抬高,表明电极已充分接触右心室心内膜。导线连于起搏器后即可起搏。

3. **经头静脉心内膜永久起搏** 一般取左侧头静脉为宜,因左手活动较少,对保护起搏器有利。患者平卧,肩下略垫高,于局部麻醉下在左锁骨中外 1/3 交界处下方约 1cm 的三角肌胸大肌间沟区,向外做一长 3~4cm 的横切口,游离出头静脉,将起搏电极由此静脉放入右心房或右心室,选择适当位置,固定电极。将起搏器埋藏在距头静脉较近的胸大肌深面或浅面;对女性患者也可埋藏在乳腺的深面;如果原埋藏处感染,也可更换至上腹部或下腹部。

（三）使用心脏起搏器的注意事项

1. **选用起搏器** 起搏器按照安置部位和方式不同,可分为体外携带式和体内埋藏式两种。

体外携带式一般用于临时起搏,体内埋藏式为永久起搏。目前最常用的起搏器为 R 波抑制型(按需型)。特点是当自主心脏节律超过起搏脉冲频率时,起搏器感知到自主 R 波后立即抑制输出回路,使其停止发放冲动,心室暂时不受起搏器控制而受心脏自主节律支配。当自主心率低于脉冲频率时,起搏器经过预定间歇后自动恢复发放脉冲,心脏重新置于起搏器控制之下。此型起搏器特别适用于术后暂时性房室传导阻滞或病态窦房结综合征的患者。

最新的程控型起搏器有很多功能,不仅能同步起搏,而且有储存记忆、自动除颤功能,借助于体外控制器能对埋入体内的起搏器参数进行调整。

2. **使用方法**

（1）临时起搏器在使用前需检查起搏器系统是否正常,电极、导线有无断裂及接触不良,起搏器的感知功能有无障碍,电池是否失效及电池盒内的电极是否生锈等。

（2）人工心脏起搏阈值和工作参数:能引起心脏激动的最小起搏脉冲强度称为起搏阈值。正常情况下起搏阈值为 3~5mA 或 1.5~3.0V。临时起搏器的电压一般调至起搏阈值的 2 倍为宜,即 3.0~6.0V。成人的起搏频率一般设在 90 次/分左右,儿童设在 100~120 次/分,婴幼儿设在 120~140 次/分为宜。当然,也可根据具体情况调整起搏频率。

3. **起搏源性心律失常及起搏故障的心电图判断**

（1）有效起搏的心电图波形:先有起搏脉冲信号,为一振幅大、历时短、与心电图基线垂直的线状波动,其大小和方向取决于所用电极的类别和安放位置。双极电极振幅较单极电极振幅大。当心室起搏时,起搏脉冲信号后紧接着出现畸形的 QRS 波群,振幅较大,时限 0.12 秒,T 波方向与主波方向相反。

（2）竞争心律:在应用临时起搏器的过程中,当窦性心律有所恢复或自主心率增快时,会出现起搏脉冲信号与自主心搏竞相夺获心室,以致出现心室律不规则的现象。

（3）起搏功能失常:起搏频率改变而心电图中起搏脉冲信号和起搏 QRS 波群形态无变化时,多为起搏器电池耗竭。起搏器频率失控是最严重的起搏功能失常,此时起搏脉冲以极快的速度发放,每分钟可达数百次甚至更多,心电图可显示室性心动过速、心室颤动或起搏失效。此时应立即中断起搏,更换起搏器。

4. 并发症

(1)起搏阈值升高:心外膜电极与心外膜之间增生的纤维组织可导致起搏阈值升高,一般心外膜临时起搏可维持 1 个月左右。心内膜电极起搏阈值升高多为电极位置不佳、与心内膜接触不良所致。

(2)电极移位脱落:表现为起搏失效。

(3)出血:直视心脏手术后由于肝素化的影响,电极在心脏的穿刺部位易渗血,必要时需缝合止血。

(4)感染:临时起搏的导线引出皮肤处及埋藏式起搏器的埋藏处易感染。感染一般为局部性,很少扩散至全身。一旦发现感染,应更换放置位置或将心外膜起搏导线拔除,改为心内膜起搏。

(傅自茹　龚秀娥)

第三十三章
心电图的监护与心律失常的处理

　　心电图监测可以及时、正确地反映不同类型的心律失常;同时,心电图还是监测电解质紊乱和药物反应等的重要参考指标。在 ICU 中,心血管术后患者常易发生多种心律失常及电解质紊乱,因此,心电图的连续监测非常必要。本章重点介绍在 ICU 中常见的心律失常及其临床意义,以及药物、电解质紊乱和起搏器对心电图的影响,以便及时诊断、早期治疗。

　　心律失常的表现形式多种多样,有的心律失常存在很大的瞬时风险,但有的心律失常是比较安全的。归纳起来可以用四个字来形象地概括,即"快、慢、乱、停"。比如,室上速、房速、室速、快速房颤等即为"快";窦缓、房室传导阻滞等即为"慢";早搏、房颤、紊乱心率等即为"乱";窦性停搏、严重房室传导阻滞、室颤等即为"停",所以分析心律失常的风险性,决策是否有必要迅速给予处理是最关键的。

一、期前收缩

(一)房性期前收缩
心房异位激动点提早产生的冲动,称为房性期前收缩。
1. 心电图特征见图 33-1。

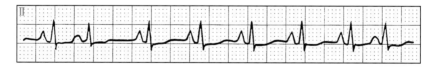

图 33-1　房性期前收缩心电图特征

第 2、8 个提前出现的 P' 波埋于前一窦性搏动的 T 波上,P'-R 间期>0.12 秒,其后有 1 个 QRS-T 波,有不完全代偿间歇。

　　(1)提前发生的 P' 波,形态与窦性 P 波不同,P' 波本身形态也可不同。

　　(2)P'-R 间期>0.12 秒,但房性期前收缩的 P' 波本身未下传至心室者,有 P' 波但无相关 QRS-T 波群,即为房早未下传。

　　(3)QRS 波群形态与本导联窦性激动下传的 QRS 波基本相同。房性期前收缩伴室内差异传导时 P' 波后的 QRS 波呈宽大畸形,需与室性期前收缩鉴别。

　　(4)房性期前收缩可成对或成串出现,也可与窦性激动按一定比例交替出现,形成房性期前收缩二联律、三联律。若房性期前收缩出现在心房易损期(S 波附近),则易发生心房扑动或心房颤动。

（5）早搏代偿间歇即期前收缩与其后的第一个窦性下传的 QRS 波之间的时间。房性期前收缩代偿间歇多不完全。

2. 原因及临床意义

（1）期前收缩的原因一般可归纳为以下四个方面。

1）生理性：如过度疲劳、情绪激动、饮茶或咖啡等。

2）病理性：各种器质性心脏病如风湿性心脏病、冠心病，以及部分先天性心脏病心房扩大等。

3）低温麻醉，心脏手术后。

4）电解质紊乱及其他：如低血钾、败血症及药物反应（如洋地黄、奎尼丁）等。

（2）期前收缩的临床意义：其临床意义取决于期前收缩的原因、性质、数目及持续时间的长短，心脏本身有无器质性病变及其程度，若系偶发期前收缩，对血流动力学影响不大，一般不予处理；若频发病理性期前收缩引起不适症状，特别是致血液循环障碍者，应立即处理。

（二）室性期前收缩

心室异位起搏点提早发出冲动激动心室产生心搏，称室性期前收缩。

1. 心电图特征

（1）提前出现的 QRS-T 波群，前面确无提早发生的相关 P 波。

（2）QRS 波宽大畸形，时限>0.12 秒，T 波与宽大畸形的 QRS 波主波方向相反（图 33-2）。

（3）室性期前收缩的前后两个窦性搏动相隔的时间等于正常两个窦性 P-P 间期，即代偿完全。

如果室性期前收缩由两个以上的心室异位起搏点引起者，称多源性室性期前收缩。其心电图特征见图 33-3。

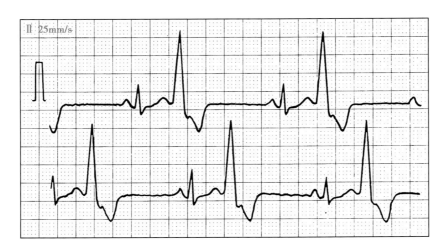

图 33-2　室性期前收缩心电图特征

连续描记的 II 导联，可见提前出现的宽大畸形 QRS 波，其前无 P 波，T 波与主波方向相反，代偿间歇完全，呈二联律。

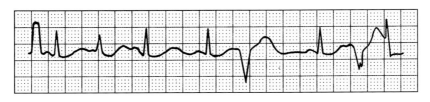

图 33-3　多源性室性期前收缩心电图特征

图中 QRS-T 波群，P-R 间期为 0.14 秒，P 与 QRS 关系明确为窦性激动，另可见3种不同形态的 QRS 波群，第2、5、7个分别呈 R 型、QS 型、rS 型，其前均无 P 波，代偿间歇完全。

1）在同一导联中有两个或两个以上的形态不同的 QRS 室性期前收缩。

2）联律间期不等：联律间期又称偶联时间，即从前一个窦性 QRS 波顶点到其后室性期前收缩的 QRS 波顶点的时间。这种类型的室性期前收缩常见于急性心肌梗死、洋地黄中毒、明显低血钾等严重心肌损伤，预后较严重，应及时处理。多源性室性期前收缩应与多形性室性期前收缩鉴别，后者的特点是宽大的 QRS 波群形态虽不同，但联律间期相等，且多呈二联律。

2. 室性期间收缩的原因与房性期前收缩大致相同，但临床意义有所不同。尤其是病理性室性期前收缩，特别是 RonT 型者，因有发生室颤的危险，故需密切观察，积极处理。

（三）房室交界性期前收缩

起源于房室交界区的异位起搏点提前发生冲动激动心房或心室，称房室交界性期前收缩。

1. 心电图特征见图 33-4。

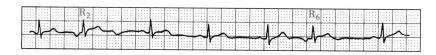

图 33-4　房室交界性期前收缩心电图特征

第 2、6 心跳 QRS 波前有倒置的逆行 P′波，QRS<0.11 秒，P′-R<0.12 秒。

（1）期前的 QRS-T 波群，形态与窦性心律基本相同，或因室内差异性传导而出现异常波形。

（2）期前逆行 P′波可表现为：①逆行 P′波在 QRS 波前，P′-R 间期<0.12 秒；②QRS 波前后均无 P′波；③逆行 P′波位于 QRS 波群之后，R-P′间期<0.20 秒。

（3）多为完全代偿间歇。

2. 病因、临床意义及处理　同房性期前收缩。

（四）期前收缩的治疗

1. 房性期前收缩

（1）去除病因，进行镇静、抗焦虑治疗，必要时应用 β 受体阻滞剂。

（2）由静脉滴注异丙肾上腺素所致者应减量或停药。

（3）非洋地黄中毒引起者可用洋地黄类药物（如毛花苷 C、地高辛等）治疗。

（4）可用普罗帕酮或维拉帕米或胺碘酮治疗。

（5）安全性相对较高，只要不是过快、过多，影响血液动力学，一般不需要特殊处理，严密观察即可。

2. 室性期前收缩

（1）利多卡因 1~2mg/kg，静脉注射，必要时可重复应用。期前收缩消失后改为 5% 葡萄糖 200ml 加利多卡因 200mg 静脉滴注。

（2）普罗帕酮：成人每次静脉注射 35~70mg。

（3）低血钾引起的期前收缩应补钾治疗，同时监测血钾。

（4）洋地黄中毒所致者，用苯妥英钠 100~200mg 静脉注射，同时注意补钾。

（5）心动过缓时发生的期前收缩，在应用氨茶碱、阿托品、异丙肾上腺素等药物将心率提高后，期前收缩有可能自行消失。

（6）缺氧和血压过低患者，在给氧和提高血压后，期前收缩有可能消失。

（7）起源位置较高的室性期前收缩风险较小，特别是无器质性心脏病的特发性室早，但具有心脏器质性改变的室早，特别是起源位置较低、多发、多形、多源、成对、成串、短联律期间、长 Q-T 间期的室早风险更大，有必要及时控制。

（五）鉴别诊断

1. 室性期前收缩与房性期前收缩伴差异传导的鉴别要点

（1）室性期前收缩的特点

1）畸形的 QRS 波前无 P′波，发生干扰者，在 QRS 波前后可见窦性 P 波，但与 QRS 波无关系。

2）QRS 波起始向量和正常不同。

3）同一导联上畸形的 QRS 波形态不变，往往呈单相或双相型。

（2）房性期前收缩伴差异传导的特点

1）畸形的 QRS 波前有一异形 P′波，有时重叠在前一心动周期的 T 波上。

2）QRS 波起始向量和正常心动周期相同。

3）同一导联上畸形的 QRS 波形态稍有改变，多呈右束支阻滞型（三相型）。

2. 房颤伴差异传导与房颤伴室性期前收缩的鉴别要点

（1）房颤伴差异传导的特点

1）在快速心室率时易出现。

2）常有连续出现的倾向。

3）其后无类似代偿间歇。

4）V_1 导联多为三相型。

5）起始向量大多正常。

6）异形 QRS 波的前一心搏之前有较长的 R-R 间期，即"长间歇、短配对"现象，同一导联畸形 QRS 波形态不一。

（2）房颤伴室性期前收缩的特点

1）较多见于心率慢时。

2）往往呈二联律。

3）其后有长代偿间歇。

4）V_1 导联呈单相型或双相型。

5）起始向量与正常不同。

6）其发生常与前一心搏有固定的配对间期，在同一导联中畸形的 QRS 波形态常一致。

二、房室传导阻滞

房室传导阻滞是指激动从心房传导至心室的过程遇到障碍，使得传导速度迟缓，以致激动仅能部分到达心室或完全不能到达心室，它可以是一过性的、间歇性的，也可以是持久性的。持久性房室传导阻滞一般是器质性病变或损伤的结果。而一过性和间歇性房室传导阻滞，除器质性因素外，尚可因迷走神经张力升高或药物作用于心脏传导系统等因素引起。

（一）病因及临床意义

房室传导阻滞是临床上常见的一种传导阻滞。常见的病因有洋地黄过量，冠心病尤其是急性心肌梗死，急性心肌炎，迷走神经张力升高，电解质紊乱。在低温体外循环下心脏手术中，心脏的低温、缺血、缺氧、水肿或术中损伤传导束等也可引起房室传导阻滞。按阻滞的程度，房室传导阻滞可分为Ⅰ度、Ⅱ度、Ⅲ度，前两者统称为不完全房室传导阻滞，后者又称为完全房室传导阻滞。Ⅰ度及Ⅱ度Ⅰ型房室传导阻滞，其阻滞程度较轻，临床常无症状和体征；Ⅱ度Ⅱ型以上的房室传导阻滞较重，常有不同程度的临床表现，尤其是Ⅲ度房室传导阻滞异位起搏点在束支分叉以下者，心电图表现为 QRS 波宽大畸形，易发生心室率过慢，心室扑动或颤动，引发急性心源性脑缺血综合征（阿-斯综合征）。

（二）心电图特征

1. I度房室传导阻滞　系指房室之间传导时间延长,但每个心房冲动均能传入心室,即 P 波后均有 QRS 波,P-R 间期延长。儿童及幼年期,P-R 间期正常不超过 0.18 秒,成人不超过 0.20 秒,老年人不超过 0.21 秒。P-R 间期可随心率发生改变,正常心脏心率快时 P-R 间期短,心率慢时 P-R 间期稍长。

（1）心电图诊断标准:①每个 P 波后均有 QRS 波;②P-R 间期延长至 0.20 秒以上或比原来延长 0.04 秒;③延长的 P-R 间期基本相等（图 33-5）。

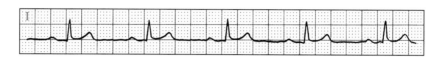

图 33-5　I度房室传导阻滞心电图特征
P-R 间期延长至 0.22 秒。

（2）诊断注意点:①P-R 间期显著延长时,QRS 波发生较晚,因而下一个 P 波可隐伏在其前的 T 波内。因此,若未见明显 P 波时,必须注意 T 波形态的改变,以便与房室交界区心律鉴别。②由于干扰或生理性传导阻滞时的 P-R 间期延长,如过早发生的房性或交界性期前收缩、心室夺获等,均可有 P-R 间期延长;室性期前收缩逆向隐匿传导,亦可使下一个窦性搏动的 P-R 间期延长,这些均需与 I度房室传导阻滞鉴别。③I度房室传导阻滞如伴有显著窦性心律不齐,P-R 间期可轻度不等,暂停呼吸时 P-R 间期稳定。④I度房室传导阻滞可呈一过性或间歇性,也可持久存在,或与II度房室传导阻滞并存,最后发展成III度房室传导阻滞。

2. II度房室传导阻滞　心电图的主要表现为部分 P 波不能下传(心房的激动不能下传到心室),以致某几个 P 波后有 QRS 波脱漏。若在 QRS 波脱漏前的 P-R 间期有逐渐延长者,称文氏型房室传导阻滞(又称莫氏 I 型房室传导阻滞,简称莫氏 I 型);脱漏前的 P-R 间期固定不变者,称莫氏II型房室传导阻滞。前者阻滞部位多在房室交界区,病程为暂时性,可完全恢复,仅有极少数会发展为III度房室传导阻滞。后者阻滞部位多在希-浦系统,病变范围广,阻滞程度可突然加重,发展为III度房室传导阻滞。

（1）II度 I 型房室传导阻滞(文氏型房室传导阻滞)

1）心电图典型表现:①P-R 间期进行性延长直到 QRS 波脱漏。②R-R 间期进行性缩短,直到 QRS 波脱漏。③长间歇前的 R-R 间期小于其后的 R-R 间期。④长 R-R 间期小于最短 R-R 间期的 2 倍。⑤R-P 与 P-R 呈反变关系（图 33-6）。

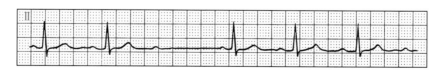

图 33-6　II度 I 型房室传导阻滞心电图特征
P-R 间期逐渐延长,第 3 个 P 波后未继有 QRS-T 波群,示心室漏搏。

2）心电图不典型表现:①如果心室脱漏前 P-R 间期延长的增量不是递减性的,而是仍等量延长的,这样 R-R 间期就不缩短而呈规则型;如延长增量逐渐增加,则 R-R 间期逐渐延长;如延长增量无规律则 R-R 间期也不规则。②如伴有明显的窦性心律不齐,则 P-P 间期可不等。③心室脱漏后第一个 P-R 间期不缩短,并相应延长或仍被阻滞,这可能是前一个被阻滞的 P 波引起的隐匿性传导。④合并逸搏。心室脱漏后的长间歇中可有房室交界区或室性逸搏,常与下一个 P 波发生干扰,可打乱文氏周期。⑤伴反复心律。在文氏周期中,最后一个心搏的 P-R 间期最长,从而该激动得以逆传至心房中,再折返下传到心室,形成房性室性反复心律。

（2）Ⅱ度Ⅱ型房室传导阻滞

1）心电图典型表现:①P-R 间期固定,隔 1 个或数个 P 波后发生心室脱漏。②房室传导比例固定或改变,以 3：2、4：3、2：1 较多见（图 33-7）。

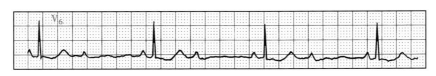

图 33-7　2：1Ⅱ度Ⅱ型房室传导阻滞心电图特征
窦性心律,P-P 间期规则,R-R 间期规则,心房率 70 次/分,心室率 35 次/分。

2）心电图不典型表现:①含有 QRS 波的 P-P 间距较无 QRS 波的 P-P 间距为短。②窦性心律不齐时可使 P-P 间距不规则。③心室脱漏后的第一个 P-R 间期延长,或脱漏连续发生,可能是伴有隐匿性传导之故。

Ⅱ度Ⅱ型房室传导阻滞病变多在房室束或其下的传导组织,是安装起搏器预防更严重房室传导阻滞的指征,而Ⅱ度Ⅰ型房室传导阻滞者常为迷走神经异常兴奋的表现,不需安置起搏器治疗。

3. **高度房室传导阻滞**　3：1 或更高程度的Ⅱ度房室传导阻滞（如 4：1、5：1、6：1 等),也可称为高度房室传导阻滞,其出现往往是发生完全性房室传导阻滞的前奏。心电图可见房室传导比例为 3：1 以上,P-R 间距规则,但若伴窦性或心室相性心律不齐时,可不规则。R-R 间距几乎总不规则,因为除个别下传搏动外,常发生交界性或室性逸搏。

仅当房室传导比例恒定且无逸搏发生时,R-R 间距才是规则的。室性期前收缩也可使 R-R 间距不规则。高度房室传导阻滞和完全性房室传导阻滞的区别为后者无心室夺获。心室夺获的心电图表现如下。

（1）完全夺获:QRS 波提早出现,与前一个 QRS 波无固定关系,但与其前的 P 波有关。P-R 间期>0.12秒。夺获后的 QRS 波形与 P 波下传的 QRS 波形态相同,如伴有室内差异传导时 QRS 波形态可改变。

（2）不完全夺获:QRS 波不提前,夺获前后的 R-R 间距与原有的心室节律 R-R 间距相等,QRS 波形态介于下传引起的 QRS 波与心室自身节律的 QRS 波之间。

4. **Ⅲ度房室传导阻滞**　指所有心房激动均不能下传至心室,心房与心室完全分离,但需与干扰性房室分离鉴别,后者的室率快于房率。

心电图特征如下。

（1）P-P 间距规则,R-R 间距规则,P 波与 QRS 波无固定关系。

（2）房率快于室率:心房可由窦房结（P 波）控制,也可由任何异位心房律控制（如房速、房颤或房扑）。心室若由房室交界区节律点控制,则 QRS 波形态是呈室上型而与正常的 QRS 波形态相似,心室率为 40~60 次/分;若由房室束以下起搏点控制,则 QRS 波宽大畸形,心室率在 40 次/分以下。另有一种Ⅲ度房室传导阻滞,阻滞位于房室束,心室激动源于阻滞处之下的房室束,QRS 波形态呈室上型而心室率在 40 次/分以下。次级起搏点越低,QRS 波宽大、畸形越明显;心室率越慢,病情越重。反之亦然（图 33-8）。

完全性房室传导阻滞时心室节律一般是整齐而缓慢的,但下列情况心室节律可不规则:①室性期前收缩存在。室性期前收缩提前出现,其后的代偿间歇常较心室自身节律的 R-R 间距为长;期前收缩前无相关窦性 P 波,QRS 波形态与窦性 P 波下传者不同,这可与心室夺获鉴别。②同时存在 2 个被动性异位

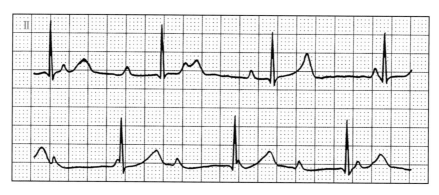

图 33-8　Ⅲ度房室传导阻滞心电图特征

P 波顺序出现,频率 94 次/分,QRS 波呈室上型,R-R 间距匀齐,频率为 52 次/分,
P 波与 QRS 波无固定关系。

起搏点,竞争性控制心室,心电图上出现两种形态不同的 QRS 波,偶尔可发生心室融合波。③心室率异常缓慢时,可出现更次一级的逸搏心动周期,以致心室律不规则。④合并短阵室速时室律可不规则,亦可出现室扑、室颤或心室停搏。

完全性房室传导阻滞由不完全性房室传导阻滞发展而成者,心率骤然减慢或出现短暂的心室停顿,可引起阿-斯综合征发作。由双束支或三束支传导阻滞发展成完全性房室传导阻滞者,其起搏点位置较低,QRS 波明显宽大、畸形,心率缓慢,其心肌多有较广泛的病变,更易引发阿-斯综合征;如 QRS 波不宽,则阻滞部位大多在房室交界区,心率减慢的程度多较轻,发生阿-斯综合征的机会较少,一般预后较好。

（三）治疗

1. 病因治疗　与洋地黄中毒有关的应减少洋地黄剂量或暂停用药,迷走神经张力增高者可用阿托品治疗;急性心肌炎、直视心脏手术所致者可用肾上腺皮质激素、抗炎等治疗,急性心肌梗死引起者应及时溶栓及扩血管治疗。有Ⅱ度房室传导阻滞者应尽量避免使用奎尼丁、普鲁卡因胺、盐酸胺碘酮、洋地黄或大量氯化钾,以防加重为Ⅲ度房室传导阻滞。高度怀疑缝合传导束导致的Ⅲ度房室传导阻滞,应重新手术,拆除可疑缝线,重新矫正畸形。

2. 增快心率治疗　首选异丙肾上腺素,用 5% 葡萄糖注射液加异丙肾上腺素 1mg,根据心率快慢静脉滴注或用微量泵（异丙肾上腺素 0.03mg/kg 加入 5% 葡萄糖注射液 50ml 内）缓慢静脉注射［0.01~0.10μg/（kg·min）］。异丙肾上腺素微量泵注射的量,要依据患者心室率的高低随时调整,原则上只要把心室率提高到安全水平,又不至于过多诱发室早乃至室速、室颤,不会出现危险就可以了。病情轻者可用异丙肾上腺素片（舒喘灵片）0.4mg 舌下含化,每 4 小时 1 次;或麻黄素片 30mg,每天 4 次口服;也可用阿托品片 3mg,每 4 小时 1 次口服,同时用肾上腺皮质激素、维生素 B₁ 辅助治疗。可试用碳酸氢钠纠正酸中毒。

3. 起搏治疗　术后留有心外膜起搏导线者,可将起搏器与导线连接,成人调至 90 次/分左右。其他疾病可经心内膜安装起搏导线,使用起搏器,必要时安置永久起搏器。

三、束支传导阻滞

束支传导阻滞是指在房室束分叉以下的束支出现传导阻滞。束支传导阻滞时,心室激动的程序发生改变,当一侧束支传导完全阻滞后,激动只能由对侧未受阻的束支先使室间隔除极,然后才传至受阻侧的心室肌。通过室间隔肌层传导的时间为 0.04~0.05 秒,故其 QRS 波时间延长至 0.12 秒或以上,同时伴有继发的 ST-T 改变,形成具有特征性的束支传导阻滞图形。

根据阻滞发生的部位不同,束支传导阻滞可分为:右束支传导阻滞、左束支传导阻滞、左束支分支传导阻滞、双侧束支传导阻滞、三束支传导阻滞等。

根据阻滞的程度不同可分为完全性和不完全性束支传导阻滞。前者系指激动在束支中传导完全受阻，后者则为激动在束支中传导的速度减慢。

根据阻滞存在的时间长短可分为永久性、暂时性及间歇性三种。前者多因心脏器质性病变所致，后两者则为迷走神经张力升高或心肌病变引起。

（一）心电图表现

1. 右束支传导阻滞的心电图特征　①V₁、V₂导联呈 rsR′型或呈宽大有切迹的 R 波，S-T 段下降，T 波倒置。②QRS 波时间>0.12 秒。③V₅、V₆导联呈 qRS 型或 RS 型，S 波不很深，但宽阔、粗钝，ST 段升高，T 波直立。④室壁激动时间（ventricular activation time，VAT），V₁、V₂的 VAT>0.03 秒。⑤电轴右偏。具有图 33-9 所示心电图特征，如果 QRS 波时间<0.12 秒者，则为不完全性右束支传导阻滞。

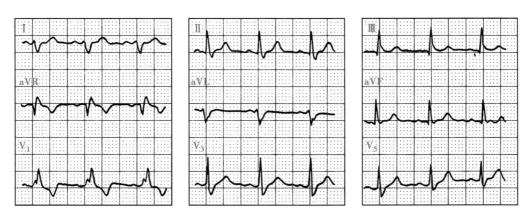

图 33-9　完全性右束支传导阻滞心电图特征

V₁导联呈顿挫 R 波（或称 M 波），V₅导联呈宽 S 波，QRS>0.12 秒，继发 ST-T 改变。

2. 左束支传导阻滞的心电图特征　①QRS 波时间>0.12 秒，V₅导联的 VAT 达 0.08 秒以上（正常值为 0.02~0.05 秒）。②V₅、V₆导联呈宽阔而伴有切迹的 R 波，无 q 波，ST 段下降，T 波倒置。③V₁、V₂导联呈 QS 型或 rs 型，ST 段上升，T 波直立。④Ⅰ导联呈宽阔伴有切迹的 R 波，常无 S 波。⑤电轴左偏，具有如图 33-10 特征，如果 QRS 波时间<0.12 秒者，称为不完全性左束支传导阻滞，较少见。

（二）临床意义

临床上以右束支传导阻滞多见，它可见于少数健康人及风湿性心脏病、高血压性心脏病、冠心病、房间隔缺损等。不完全性右束支传导阻滞多见于房间隔缺损、肺动脉瓣狭窄等先天性心脏病，也可见于正常人，特别是青年人。左束支传导阻滞，多见于冠心病及高血压性心脏病。

束支传导阻滞的预后，取决于原发心脏病变，但左束支传导阻滞一般预后较差，束支传导阻滞本身无需特殊治疗。

1. 左束支分支传导阻滞　左束支分为左前分支和左后分支，若两分支同时发生传导阻滞，即产生完全性左束支传导阻滞图形，若仅有一分支传导阻滞，则分别称为左前分支传导阻滞或左后分支传导阻滞。

（1）左前分支传导阻滞

1）心电图特征：①电轴左偏 –90°~–30°，一般在 –60°左右。②Ⅰ、aVL 导联呈 qR 型，Ⅱ、Ⅲ、aVF 导联呈 rS 型。③QRS 波时间正常或轻度延长，一般不超过 0.11 秒。④单纯左前分支传导阻滞胸前导联 QRS 波形态无明显改变（图 33-11）。

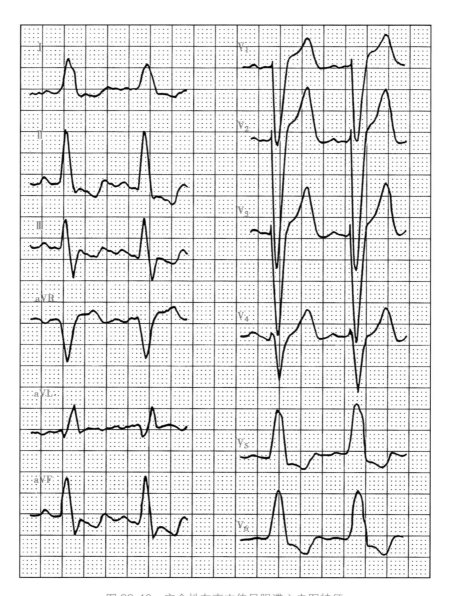

图 33-10　完全性左束支传导阻滞心电图特征

Ⅰ、V₅、V₆ 导联呈 R 型,R 波宽阔、粗钝,V₁~V₃ 导联呈 rS 型,S 波深且宽,ST-T 呈继发改变。

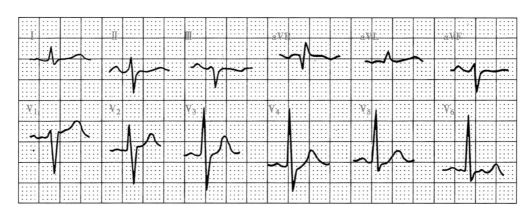

图 33-11　左前分支传导阻滞的心电图特征

电轴左偏 −60°,Ⅰ、aVL 导联呈 qR 型,Ⅱ、Ⅲ、aVF 导联呈 rS 型。

2）临床意义：40 岁以上的患者出现左前分支传导阻滞，其常见原因系冠状动脉粥样硬化。在硬化的基础上，心肌缺血、纤维化，如前间壁或高侧壁梗死时易导致传导系统永久性或一过性传导障碍。其次，见于高血压病、左心室明显扩大、糖尿病、主动脉瓣疾病、心肌炎及心肌病等。此外，也可见于无任何临床症状的患者，如老年人有可能是隐性冠心病；青年人或儿童，则应考虑心肌炎或先天性传导异常。总之，其临床意义和左束支传导阻滞相同，常是器质性心脏病，特别是冠心病的佐证。

（2）左后分支传导阻滞

1）心电图特征：①电轴右偏 +120° 以上，需排除其他引起电轴右偏的因素。②Ⅱ、Ⅲ、aV 导联 F 呈 qR 型，Ⅰ、aVL 导联呈 rS 型。③QRS 波时间正常或轻度延长，一般不超过 0.11 秒（图 33-12）。

2）临术意义：左后分支传导阻滞主要见于冠心病、心肌病等；因左后分支较粗短，且血供较充分，故临床上左后分支传导阻滞较左前分支传导阻滞少见，其临床意义较左前分支传导阻滞重要，它常预示病变范围较广泛。

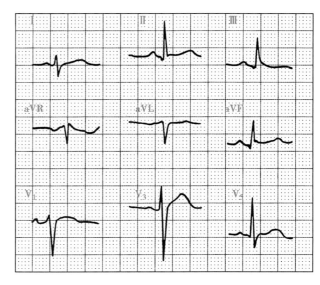

图 33-12 左后分支传导阻滞心电图特征

电轴右偏 +150°，Ⅰ、aVL 导联呈 rS 型，Ⅱ、Ⅲ、aVF 导联呈 qR 型或 qrs 型。

2. 双束支传导阻滞

（1）右束支传导阻滞合并左前分支传导阻滞：其心电图表现除右束支传导阻滞的基本图形和 QRS 波时间>0.12 秒以外，还具备单纯左前分支传导阻滞的心电图特征（图 33-13），其临床意义同左前分支传导阻滞。

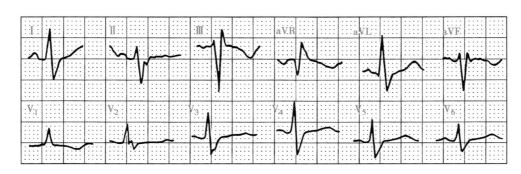

图 33-13 完全性右束支传导阻滞合并左前分支传导阻滞心电图特征

V₁导联呈 rsR′ 型，电轴左偏 -64°，Ⅰ、aVL 导联呈 qRs 型，Ⅱ导联呈 rS 型，Ⅲ、aVF 导联呈 rSr′ 型。

（2）右束支传导阻滞合并左后分支传导阻滞：其心电图表现除具备右束传导阻滞的基本图形和 QRS 波时间>0.12 秒外，还具备单纯左后分支传导阻滞的心电图特征。

其临床意义同左后分支传导阻滞，但完全性右束支传导阻滞合并左后分支传导阻滞易导致完全性心脏传导阻滞，出现阿-斯综合征而猝死，故其临床意义更为重要（图 33-14）。

（三）治疗

束支传导阻滞不影响心排血量，故无须特殊治疗，主要是治疗原发病，但一定要搞明白束支传导阻滞是新发生的还是以前就有的。如果是新发生的，则一定要查找原因，严密观察阻滞发展速度，严防双束支

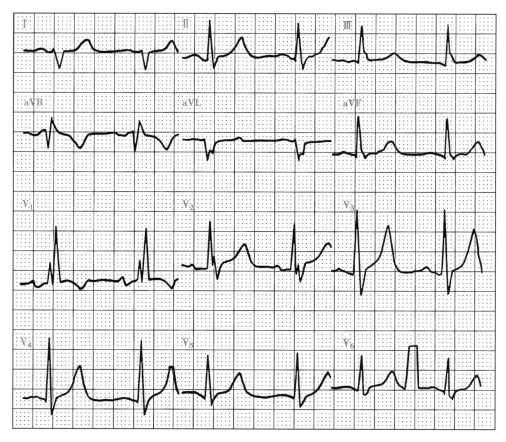

图 33-14 完全性右束支传导阻滞合并左后分支传导阻滞心电图特征

V₁ 导联呈 rsR′ 型,电轴右偏 +110°,Ⅰ、aVL 导联呈 rS 型,Ⅱ、Ⅲ、aVF 导联呈 qR 型,QRS 波群增宽达 0.12 秒以上。

或三分支同时阻滞而发生阿-斯综合征或猝死。

四、药物及电解质紊乱对心电图的影响

（一）药物对心电图的影响

影响心电图改变的药物较多,在治疗心脏病的药物中最常用的如洋地黄等,而心电图可提供用药参考。

1. 洋地黄对心肌的作用

（1）可增强心肌收缩力,故 Q-T 间期缩短,治疗量对心房肌的兴奋性有抑制作用,中毒剂量反可增加心肌的兴奋性,故易诱发房性及室性期前收缩、阵发性心动过速等心律失常。

（2）可直接作用于心脏传导系统,延长房室传导系统的不应期,使房室间的兴奋传导受阻,从而减慢心率。过量易引起房室传导阻滞,在心电图上表现为 P-R 间期延长,严重时出现Ⅱ、Ⅲ度房室传导阻滞。

（3）可刺激迷走神经,使窦性节律减慢,过量可致窦性心动过缓。

2. 洋地黄引起心电图改变的表现 服用洋地黄后,在心电图上的表现可分为两个方面,即洋地黄发挥作用的表现(洋地黄作用曲线)和洋地黄中毒的表现。

（1）洋地黄发挥作用的心电图表现:①ST 段及 T 波的改变,洋地黄对心肌的复极过程有不同程度地延缓,这是产生 ST-T 改变的基础。ST 段下垂与 T 波前支融合呈直线下倾,T 波后支短而突然上升,形成倒置而形状不对称的波形(呈水槽状或鱼钩状)。如 QRS 波主波向下,ST 段可升高,T 波呈双相(图 33-15)。②Q-T 间期缩短,乃心肌收缩力加强之故。③洋地黄可以轻度增加 u 波高度,特别是当心

率加快时,不可误认为合并低血钾。必须指出,心电图上呈现出典型 ST-T 改变,仅表示患者曾用过洋地黄,绝不代表洋地黄剂量过大或中毒,故不能作为洋地黄用量指标(图 33-16)。只有出现了心律失常(最典型者是室性期前收缩、二联律等)才是中毒表现。

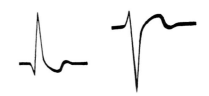

图 33-15　洋地黄典型 ST-T 改变

(2)洋地黄中毒时的心电图表现:最常见为窦性心动过缓、Ⅰ度房室传导阻滞、偶发室性期前收缩等。出现此种情况,说明洋地黄已过量。严重时可出现频发室性期前收缩、二联律、室上性或室性心动过速,Ⅱ度或Ⅲ度房室传导阻滞。洋地黄中毒重在预防,洋地黄的用量个体差异很大,年老、低钾、低镁、肾功能减退等情况对洋地黄较为敏感,建议服用地高辛的患者需定期检测血中地高辛浓度,如明确诊断为地高辛中毒,应立即停用洋地黄类药物,症状较轻患者注意多休息,密切观察,待药物充分排泄后,适当调整应用计量再用;症状较重患者需做进一步针对性处理,比如补钾、补镁、阿托品应用、起搏治疗等。

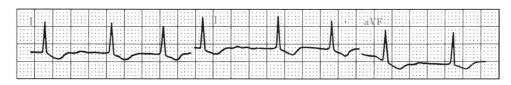

图 33-16　洋地黄发挥作用心电图表现

ST 段呈下垂性压低,与倒置的 T 波前支融合,T 波后支上升迅速,与前支不对称,形成鱼钩状改变,QT 间期短(0.29 秒)。

(二)电解质紊乱对心电图的影响

水和电解质在人体内保持着动态平衡,可因疾病的影响而产生紊乱。当体内电解质紊乱时,可影响心脏而表现于心电图上。电解质紊乱中以血钾改变在心电图上的表现最为显著。血液内钾离子主要分布在红细胞内,其在血清中的含量正常为 4~5mmol/L,红细胞内浓度较血清浓度高 15~20 倍。钾的生理功能为维持心脏和神经肌肉的兴奋性,调节渗透压及酸碱平衡等。当血钾降低时,神经兴奋性降低,可发生四肢软弱无力、胃肠蠕动减弱甚至肠麻醉。而其对心肌的影响相反,血钾浓度过低时,心肌的兴奋性升高,出现心律失常,严重时可使心脏停搏于收缩期,反之,钾离子浓度过高,心肌兴奋性降低,严重时心脏停搏于舒张期。

1. 血钾过高的心电图改变　当血钾含量>5.5mmol/L 时,即称为高钾血症,心脏可出现多种心律失常甚至突然停搏。高钾血症可出现以下心电图改变:①T 波高耸,呈帐篷状;②P 波早期变小,血钾过高之后会消失;③QRS 波增宽,易出现室性心动过速、心室颤动或停搏(图 33-17)。

2. 血钾过低的心电图改变　血钾含量

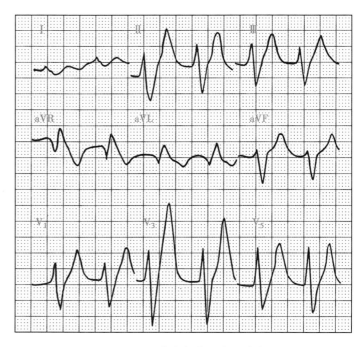

图 33-17　高血钾的心电图改变

窦性心律,心率 136 次/分,Q-T 间期 0.29 秒,V_1、V_3、V_5 的 T 波直立高尖。

<3.5mmol/L 时,为血钾过低,可出现以下心电图改变:①T 波早期降低、平坦,甚至倒置。②出现高大 U 波且渐与 T 波融合,呈驼峰样。③Q-T 间期延长,乃由于 T 波增宽所致;T 波与 U 波融合时,Q-T 常不易测量。④可出现各种心律失常,如窦性心动过速、期前收缩等(图 33-18)。

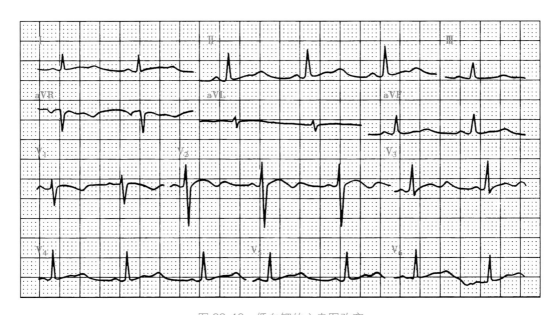

图 33-18 低血钾的心电图改变

T 波低平,U 波增高,T-U 融合类似拱桥样改变,Q-U 间期 0.60 秒。

3. 治疗 纠正电解质紊乱和酸碱平衡是首要任务,一般情况下,由于内环境紊乱所导致的心律失常,在内环境纠正后,心律失常可以自行消失,如果不消失可以根据心律失常的具体类型,相应给予抗心律失常药。

五、心动过速、扑动、颤动

(一)心动过速

各种原因所致窦房结或窦房结以外心肌细胞的兴奋性升高,而使心率加快者称为心动过速。当起搏点在窦房结,心率>100 次/分时,称为窦性心动过速,起搏点在房室交界区及房室交界区以上者,称为室上性心动过速;起搏点在心室时,称为室性心动过速。心率在 130~300 次/分,发生机制可以是触发,也可以是折返,折返机制发生在心房的心动过速称为房速;折返机制发生在房室结、房室束的,称为阵发性室上速;折返机制发生在心室的,即是特发性室速。

1. 病因及临床意义

(1)窦性心动过速、阵发性室上性心动过速常见于无器质性心脏病者情绪激动、紧张时,心脏手术后患者、低钾血症,洋地黄过量亦可引起室上性心动过速。

(2)阵发性室上速多是一种特发的心脏电生理异常,只要有任何因素打断折返环就可以终止心动过速,多发生在无器质性心脏病的患者,特点是突然发生,突然终止。室上速如发生在心脏本身有病变心脏扩大、心肌肥厚或心脏手术后恢复期,亦可导致严重后果。

(3)室性心动过速多见于器质性心脏病;心脏手术或心导管插入过程中、重症心脏手术后,也可以出现室性心动过速。室性心动过速是极危险的信号,随时可转为心室颤动,室速时常伴有血压下降、心力衰竭或心绞痛发作。室性心动过速临床上又分为持续性和阵发性两种。持续性者发作时间长,超过几分钟,需用药物和/或电击等治疗才能停止;阵发性者持续时间短暂,不超过几分钟(常短于 30 秒),能自动停止。

（4）特发性室性心动过速多发生在无器质性心脏病的患者,特点是突发突止,但发作起来症状比室上速严重,有的可以影响血压,甚至晕厥或猝死。

2. 心电图特征

（1）窦性心动过速:心电图上窦性 P 波有规律地发生,P 波在各导联方向正常,P-R 间期>0.12 秒,R-R 间期<0.60 秒,即心率>100 次/分(图 33-19)。

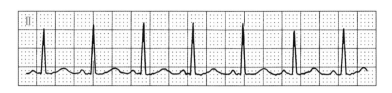

图 33-19　窦性心动过速心电图特征

P 波有规律地发生,频率 117 次/分;P-R 间期 0.12 秒。

（2）房性心动过速:①心率为 150~250 次/分。②心律相对规则。③P 波形态与窦性心律不同,在Ⅱ、Ⅲ、aVF 导联中,P′波直立,P′波可与 T 波重叠而不易辨认。④P′-R 间期>0.12 秒。⑤QRS 波形态正常,如伴有室内差异传导则 QRS 波形态可增宽、畸形。⑥常伴有 ST 段压低,T 波低平、倒置。⑦干扰,如频率过快,常可因 P′下传时适逢交界处组织的生理不应期而发生干扰,产生不同比例的房室传导。⑧多源性房性心动过速,由于心房内有 2 个或 2 个以上异位兴奋点,因此有 2 种及 2 种以上不同形态的异位 P′波;P′-R 间期可不等,P′-P′间期及 R-R 间期多变,常伴有不同程度的房室传导阻滞,P′-P′之间有等电位线。

（3）房室交界区心动过速:①心率 130~300 次/分,多数为 140~220 次/分。②心律绝对规则。③QRS 波前或后伴逆行 P′波,如逆行 P′波在 QRS 波前则 P′-R 间期<0.12 秒;如逆行 P′波在 QRS 波之后,则 R-P′间期<0.20 秒。④QRS 波形态多正常。⑤ST 段可压低,T 波低平、倒置。⑥非阵发性交界性心动过速,心率 70~130 次/分(图 33-20)。

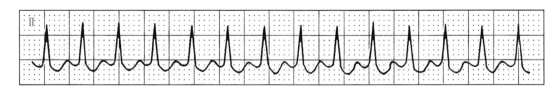

图 33-20　阵发性室上性心动过速

QRS 形态正常,时间为 0.08 秒,P-T 重叠,不易辨认,心律整齐,心率 214 次/分。

（4）室性心动过速:①心率 150~200 次/分。②心律不绝对规则,R-R 间期相差可达 0.03 秒。③QRS 波宽大畸形,QRS 间期>0.12 秒。④P 波与 QRS 波无固定时间关系,房率<室率;P 波常混在 QRS-T 波间而不易辨认,如果 P 波明晰,房室分离是特异性改变。⑤T 波与 QRS 波主波方向相反。⑥多源性室性心动过速,指心室内有 2 个以上的异位起搏点,心电图上多呈增宽畸形的 QRS 波,联律间期不等;少数可出现双向性室性心动过速。即 QRS 波主波向上和向下有规律地交替出现。⑦尖端扭转型室性心动过速:Q-T(或 Q-U)间期显著延长,ST 段压低,有明显的 U 波且与 T 波融合;T 波增宽、低平,心室率平均为 200 次/分,QRS 波振幅大小不一,形态不完全相同,心律不一定规则,每隔 5~20 个心搏 QRS 主波方向突然转换,形成围绕基线上下扭转的现象,发作时间一般为 2~5 秒,很少>10 秒(图 33-21、图 33-22)。

（5）心电图鉴别:阵发性室上性心动过速伴心室内差异传导、预激综合征或心室内传导阻滞时,应注

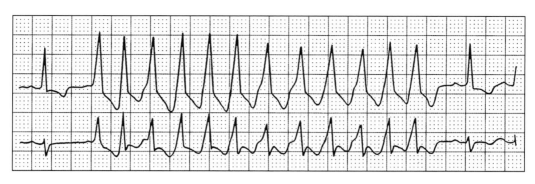

图 33-21 室性心动过速心电图特征

第 2 心跳后呈宽大畸形的 QRS 波性心动过速,终止于 13 心跳后,心室率为 114~156 次/分,心律不规则。

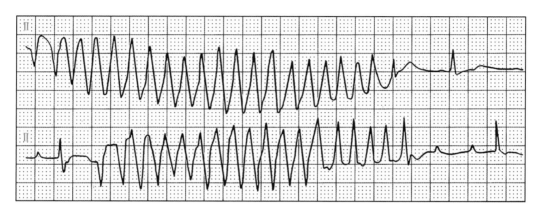

图 33-22 尖端扭转型室性心动过速心电图特征

可见频率极快的 QRS 波群的心动过速,平均心室率 260 次/分,QRS 波群形态多变,振幅、间距均不相等,联律间期 0.56 秒,第 1、2 行均为心动过速开始尖端向下,终止前尖端向上。

意和室性心动过速鉴别。它们的共同特征是 QRS 波均增宽、畸形。以下的心电图特点支持室速:①在任何导联中,均能观察到一系列较心室搏动率慢的 P 波,心室律略不齐。②QRS 波增宽>0.14 秒。③电轴左偏<-30°。④V$_1$ 导联的 QRS 波呈单相或双相,V$_6$ 导联 R/S<1,V$_1$~V$_6$ 导联的 QRS 波形态一致。若反射性刺激迷走神经能使阵发性发作中断,则大多是阵发性室上性心动过速。若在宽大畸形 QRS 波的起始部能看到 δ 波,且心室律绝对规则时,证明是预激综合征伴室上性心动过速。

3. 处理

(1)窦性心动过速:一般不必治疗,治疗应针对原发疾病本身,同时去除诱发因素。可酌情采取以下措施。

1)镇静治疗:地西泮(安定)10mg 肌内注射或苯巴比妥(鲁米那)0.1g 肌内注射。

2)β 受体阻滞剂:用药一定要个体化,原则上要用到"个人耐受的最大量",即在血压、心率、心功能允许的情况下尽可能加量到本人最大量。一般心功能正常者,普萘洛尔(心得安)片 10mg,每天 3 次口服,或阿替洛尔(氨酰心安)片 25mg,每天 2~3 次口服,或倍他乐克 25~50mg,每天 2~3 次口服。心脏手术后一般不用二类药物,以免影响心功能。

(2)阵发性室上性心动过速

1)急性发作期治疗:①刺激迷走神经。压迫眼球或按摩颈动脉窦;深呼吸或深吸气后憋住气再用力做呼气动作;用手指、压舌板或棉签等刺激咽腔引起恶心,以反射性刺激迷走神经。②药物治疗。维拉帕米 5mg 加 10% 葡萄糖 20ml,5~10 分钟内缓慢静推,10 分钟后可重复应用;普罗帕酮 35~70mg 静脉注射,

5~20分钟后可重复应用；毛花苷C 0.2~0.4ng加入5%葡萄糖注射液20ml缓慢静脉注射(有预激综合征者禁用)；胺碘酮5~10mg/kg静脉注射；ATP注射液10mg,原液弹丸式静脉推注(5秒钟内),可以快速终止室上速。③经食管心房调搏,即电刺激超速抑制。④电复律术。对药物治疗无效或超速抑制无效者,可用同步直流电复律治疗。

2)静止期治疗:行射频消融治疗是首选,不主张药物预防。

（3）室性心动过速

1)复发性持续性室性心动过速:宜早做同步电复律,并可选以下药物治疗。利多卡因50~100mg静脉注射；胺碘酮注射液150~300mg,加入20ml生理盐水,缓慢静推,后以800~1 200mg/d的总量,用微量泵均匀泵入维持剂量；普罗帕酮70mg加10%葡萄糖注射液20ml静脉注射；普鲁卡因酰胺500mg加5%葡萄糖注射液200ml静脉滴注,滴速为每分钟15~30滴；苯妥英钠100mg加生理盐水20ml静脉注射；溴苄胺250mg加液体40ml缓慢静脉注射。

2)反复短阵室性心动过速:如异位心室率慢(<150次/分),而QRS波形态规则,症状较轻而性质不很严重,可试用前述药物治疗,但不适用电复律,出现反复发作的扭转型室速,可采用以下方法治疗。①纠正或解除病因。②提高基础心率可用临时心脏起搏,经食管心房调搏或心室调搏,使心室率>110次/分；用异丙肾上腺素静脉滴注或阿托品静脉注射使心室率>100次/分。③静脉滴注补充钾盐及镁盐。④禁用I_A、I_C及Ⅲ类抗心律失常药,可试用I_B类利多卡因50~100mg静脉注射。⑤扭转型室速持续发作伴阿-斯综合征时,应按心搏骤停抢救治疗。

（二）心脏扑动、颤动

当心房或心室的异位心搏频率超过了阵发性心动过速范围时,便形成扑动或颤动。在扑动及颤动中,心房或心室有一部分心肌持续进行着除极或复极,而无一个共同的复极阶段。

心房的扑动和颤动在一定程度上会降低心排血量,而心室的扑动和颤动却是极其严重的,其血流动力学意义与心脏停搏相同。

1. 病因及临床意义

（1）心房扑动、颤动:正常心脏偶尔可发生阵发性心房扑动或颤动,但绝大多数发生于器质性心脏病,常见为风湿性二尖瓣病变,其次为冠心病、缩窄性心包炎、慢性肺源性心脏病、心肌病、甲状腺功能亢进等。有时心脏外伤、心功能失代偿、直视心脏手术或心导管检查亦能引起房扑或房颤。心房扑动或颤动,常使患者原有的心脏病加重,心排血量减少。

（2）心室扑动、颤动:通常是临终前表现,是猝死的原因之一。常见于冠心病急性心肌梗死或心绞痛严重发作时,亦可见于手术麻醉过程中、重症心脏手术后、高血钾,以及肾上腺素、洋地黄、奎尼丁、普鲁卡因酰胺等药物的过量或过敏,严重低血压、低心排血量综合征等情况。

2. 心电图特征

（1）心房扑动:①窦性P波消失,代之以一系列形态相似、大小相等的锯齿形无等电位线的心房扑动波(F波)。②心房率250~350次/分。③心房律不一定规则。④F-R间期固定,可认为QRS波为F波下传；若F-R不固定、R-R规则、心率较慢为房扑伴有完全性房室传导阻滞；若F-R间期逐渐延长,直至QRS波脱漏,系房扑伴有文氏型房室传导阻滞(图33-23)。

（2）心房颤动:①窦性P波消失,代之以大小不等、形态各异、间隔不均的f波,频率350~600次/分。②心室率完全不规则(图33-24)。

（3）心室扑动:①QRS波与T波相连,二者难以区分。②扑动波明显增宽。③频率180~250次/分。④节律规则,波幅高大(图33-25)。

可见频率极快的宽QRS波群的心动过速,平均心室率260次/分,QRS波群形态多变,振幅、间距均不

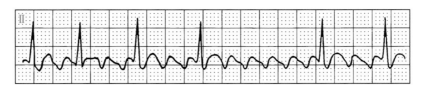

图 33-23 心房扑动心电图特征

在Ⅱ导联中可看出 P 波消失而代之以连续的呈波浪状的"F"波,以 3:1~6:1 的比例下传至心室。

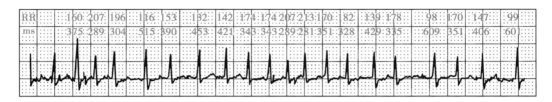

图 33-24 心房纤颤心电图特征

P 波消失,代之以大小不等、形态不同、间期不均的 f 波,R-R 绝对不等,平均心室率 160 次/分,平均心房率为 400~500 次/分,为快速房颤。

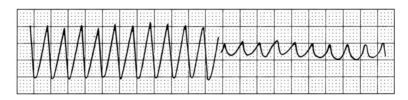

图 33-25 心室扑动心电图特征

QRS 宽大畸形,与 T 波融合,心室率 124 次/分,R-R 基本规则。

相等,联律间期 0.56 秒,第 1、2 行均为心动过速,开始为尖端向下,终止前尖端向上。

(4)心室颤动:P、QRS、T 波完全消失,代之以形态不同、大小各异、极不均匀的颤动波,频率 250~500 次/分(图 33-26)。

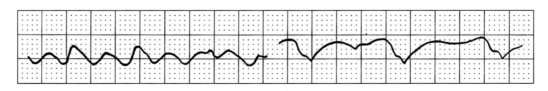

图 33-26 心室颤动心电图特征

QRS 波消失,代之以形态不同、大小各异、极不均匀的颤动波,频率不规则。

3. 处理

(1)心房扑动:房扑较房颤少见,且常能自动地或在药物影响下转为房颤或转复为窦性心律,慢性持久者少见。心室率一般很快,可用洋地黄制剂减慢心室率,但常难以得到满意的控制。急需减慢心室率者可试用维拉帕米静脉滴注。在用洋地黄的过程中有少数房扑病例可转为短暂房颤后再恢复成窦性心律,房扑最有效的终止办法是电复律,通常以很低的能量(<50J)即可复律成功。如复律无效或已用大剂量洋地黄不宜做电复律者,可用经食管或经静脉电极导管超速心房起搏,使其复律或转为心室率较慢的心房颤动。目前指南推荐射频消融治疗为首选方案。

（2）心房颤动

1）急性发作期处理：心室率较快者用毛花苷 C 0.4mg 或维拉帕米 5mg 加 10% 葡萄糖注射液 20ml 静脉注射；对预激综合征伴房颤者禁用洋地黄制剂，可用普鲁卡因酰胺、普罗帕酮或胺碘酮静脉注射。出现低血压或药物难以控制心室率时，应及早用同步电复律治疗。

2）慢性房颤：治疗目标是控制心室率，根据原发病、合并症和年龄等因素，可酌情应用抗凝药物，预防血栓形成，预防脑梗死。慢性房颤可分为阵发性房颤、持续性房颤、长程持续性房颤和永久性房颤，对于非瓣膜病性房颤目前指南推荐首选射频消融。

（3）心室扑动与颤动：治疗见第四十九章"心搏骤停的抢救"。

六、心肌缺血

心肌缺血在临床上可分为急性心肌缺血和慢性心肌缺血，前者多由急性冠脉痉挛、梗阻及心外科手术、胸腔手术等所致急性心肌损伤引起，后者则多由于慢性冠状动脉硬化所致。

（一）病因及临床意义

术后心肌缺血的常见原因有：急性心肌损伤如心外科手术、胸腔手术后及心肌活检，或冠状动脉栓塞等。

根据心肌缺血的时间及程度，可引起临床常见的心绞痛、急性心内膜下心肌梗死、急性透壁性心肌梗死及心律失常。

（二）心电图特征

1. 急性心肌缺血的心电图表现见图 33-27。

（1）T 波改变：①正对缺血区的导联上出现高大而宽的 T 波，Q-T 时间略延长。②T 波倒置，呈对称性。③冠状 T 波。T 波倒置，ST 段在等电位线上，但弓背向上。④拱-直 T 波。ST 段抬高，弓背向上，T 波徐缓向下倾斜（与一个穹窿相似），然后上升，直到基线。

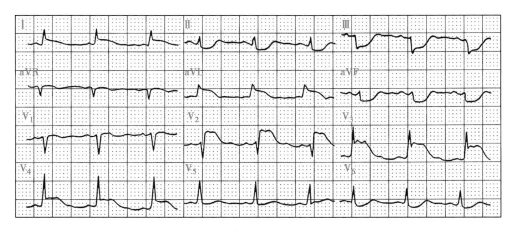

图 33-27 急性心肌缺血心电图表现

Ⅰ、aVL、V₁~V₄ 导联 ST 段抬高，最高达 0.7mV，弓背向上，与 T 波融合呈单向曲线；Ⅱ、Ⅲ、aVF 导联 ST 段压低达 0.4mV，符合急性高侧壁、前壁心肌梗死。

（2）ST 段改变：①正对缺血区的导联上出现 ST 段抬高，ST 段弓背向上，与 T 波融合，呈单向曲线。②缺血区反面的导联上出现 ST 段压低。

2. 慢性心肌缺血的心电图表现 ①左心室肥厚：为长期缺血的结果。②由于心肌供血不足，功能减退，可引起传导阻滞或其他心律失常。如房室传导阻滞、室内传导阻滞、期前收缩、心房颤动等。③QRS

波多无明显改变,有时可出现 QRS 波低电压及可疑 Q 波等。④ST 段抬高或压低往往不甚明显,极少发生单向曲线;ST 段压低可为下垂型或水平型。⑤T 波降低、平坦或倒置,倒置的 T 波多不甚深,可出现 U 波倒置。⑥ST 段和 T 波的改变有时数月甚至数年不变;或一时较为明显,另一时不很明显,甚至接近正常(图 33-28)。

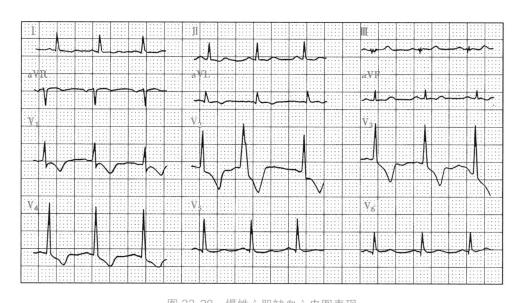

图 33-28 慢性心肌缺血心电图表现

V₁~V₅ 导联 ST 段压低,最深达 0.3mV,T 波对称倒置(冠状 T)。

(三)处理

1. 吸氧、镇静 地西泮 10mg 肌肉注射,苯巴比妥 0.1g 肌肉注射。

2. 镇痛药应用 哌替啶(杜冷丁)50~100mg 肌肉注射,吗啡 5~10mg 肌肉注射。

3. 抗血小板制剂 如果是急性冠脉综合征,直接双联抗血小板治疗(俗称"双抗"),即阿司匹林片 300mg,氯吡格雷片 600mg 或替格瑞洛 180mg,1 次顿服;如果是慢性缺血,则可以用阿司匹林片 100mg,1 天 1 次口服,氯吡格雷片 75mg,1 天 1 次口服,或替格瑞洛 90mg,1 天 2 次口服。

4. 肝素 肝素钠或肝素钙 7 500U,肌肉注射,每天 2~3 次,重症者可用肝素 50mg 加入 5% 葡萄糖 500ml 内静脉滴注,每天 1 次。

5. 血管活性药物应用 ①硝酸盐制剂:硝酸异山梨酯片 5~10mg 口服,每天 3 次;硝酸甘油片 0.3~0.6mg,舌下含化;无效时可静脉滴注硝酸甘油,开始 5~10μg/min,之后逐渐加量可至 200μg/min。右心室梗塞时慎用或禁用,应以补充血容量为主。②β 受体阻滞剂:美托洛尔 12.5~25.0mg,每天 2 次口服,并根据患者血压、心率情况逐渐加量,用到本人可耐受的最大剂量。③血管紧张素转换酶抑制剂(ACEI):口服片剂常用的有卡托普利片 25~50mg,每天 3 次;依那普利片 10mg,每天 1 次;培哚普利片 4~8mg,每天 1 次;雷米普利片 2.5mg,每天 1 次等。④血管紧张素 II 受体拮抗剂(ARB):常用口服片剂有缬沙坦片 80mg,每天 1 次;替米沙坦 40~80mg,每天 1 次;氯沙坦片 50mg,每天 1 次;厄贝沙坦片 150mg,每天 1 次等。⑤钙通道阻滞剂,硝苯地平(硝苯吡啶)片 5~10mg,每天 3 次口服;维拉帕米片 40~80mg,每天 3 次口服;地尔硫䓬 30mg,每 8 小时或 6 小时 1 次口服,最大剂量每天 180mg。

七、起搏器心电图分析及故障处理

起搏心电图是指植入人工心脏起搏器后记录的体表心电图,是反映起搏器功能和工作状态,诊断其有无故障发生的最基本,也是最重要的手段。

（一）基本知识

1. **起搏信号**　常用的起搏脉冲宽度为 0.4~0.5 毫秒,在纸速为 25mm/s 的心电图上,起搏器脉冲起搏信号是一个与心电图等电位线(基线)垂直的极短的线状电信号,又称线状波,或钉样标志,在心电图标为"S"信号或"S"波。起搏脉冲振幅(电压)在不同导联上差别很大,同时受起搏电压、电极导线的极性等因素影响,单极、高电压时起搏脉冲幅度高。S 信号是识别起搏心电图的重要依据,其频率代表确定起搏频率。

2. **起搏波群**　心脏起搏搏动由起搏脉冲信号和其后的心房波(心房起搏)或 QRS 波(心室起搏)组成。如果起搏脉冲后无相应的 P 波或 QRS 波,则称为无效起搏或未夺获;若起搏脉冲后跟随相应的 P 波/QRS 波,说明起搏夺获,或称有效起搏。为便于起搏心电图的记录和分析,通常将自身的心房、心室激动波叫 P 波和 R 波,而起搏产生的心房、心室激动则叫 A 波和 V 波。

（1）心房起搏:心房起搏时,起搏脉冲后紧跟一个心房除极波(A 波,也有人称 P′ 波)。有时,P′ 波振幅较低,难以分辩,心房是否有效起搏不能确定。此时如果房室传导功能正常,则可根据起搏脉冲后是否跟随 QRS 波群来确定(图 33-29)。

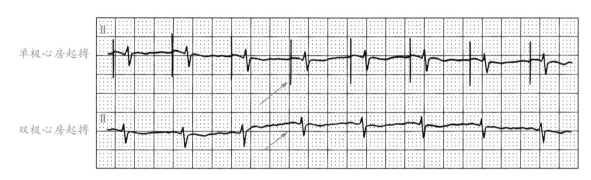

图 33-29　单极与双极起搏脉冲信号(箭头所指)

高位右心房(右心耳)起搏接近窦房结,而且肌小梁发达,是最常见的起搏部位,在心电图上的特点为起搏的 P′ 波形态与窦性 P 波近似,P′ 在Ⅱ、Ⅲ、aVF 导联是直立的,而在 aVR 导联倒置,V₁ 导联呈正负双向。低位右心房起搏比较少用,使用心房主动固定电极导线可放置的部位,其心电图特点是 P′ 波在Ⅱ、Ⅲ、aVF 导联倒置,在 aVR 导联直立。

（2）心室起搏:心室起搏时,心电图上起搏脉冲信号后紧跟着一个 QRS-T 波群。起搏的 QRS 波群宽大畸形(>0.12 秒),T 波方向与 QRS 主波相反。有时,T 波比 QRS 波群明显,可用于判断起搏是否夺获心室。起搏的 QRS 波群的形态取决于心室起搏的部位(图 33-30)。

3. **融合波**　由于植入起搏器的患者常有自身心律,而自身心律可以对起搏节律产生干扰,可以产生心脏除极的融合波和假性融合波。

当心肌的一部分被自身节律控制,另一部分被起搏节律所激动时,便形成了融合波,又称真性融合波。这种融合是心肌的两个激动在时间上和空间上的融合,以室性融合波多见(图 33-31)。真性

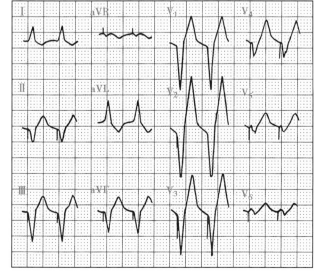

图 33-30　右心室心尖部起搏心电图

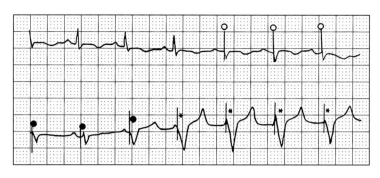

图 33-31　心室起搏的假性融合波与真性融合波心电图表现

○代表假性融合波；●代表真性融合波；* 代表完全起搏的 QRS 波；无标记者为自身 QRS 波。

融合波的形态介于自身的 QRS 波和起搏的 QRS 波之间，可有多种形态。

当起搏脉冲发放较延迟时，由于电极周围的心肌已经除极，紧接着迟到的起搏脉冲就会落入电极周围心肌组织的有效不应期内，成为无效起搏，但在心电图上只有起搏信号在时间上与心室已激动产生的 QRS 波融合，所以称为假性融合波（图 33-31）。

（二）常见起搏模式心电图特点

1. 单腔起搏器的心电图特点

（1）单腔按需型起搏器：目前临床上常用的单腔按需型起搏器可分为单腔心室起搏器（VVI）和单腔心房起搏器（AAI）（图 33-32）。大多数厂家生产的单腔起搏器既可以用于心房，也可以用于心室，又称为 SSI 起搏器。单腔按需型起搏器除具有起搏功能外，还有感知功能。AAI/VVI 起搏器在感知到心电信号后可以抑制起搏脉冲的发放。

（2）非同步单腔起搏器：非同步单腔起搏器包括非同步心房起搏器（AOO）和非同步心室起搏器（VOO），脉冲发生器以固定频率发放电脉冲，刺激心房或心室激动，但无感知功能，即整个起搏间期都是不应期。目前单纯非同步的永久起搏在临床上已不再应用。

2. 双腔起搏器　目前，临床上使用的双腔起搏器几乎都是心房、心室顺序起搏器（DDD），又称全自动双腔起搏器或万能型起搏器。根据需要，DDD 起搏器可以被程控，或者在不同的自身心律情况下自动地以多种起搏模式工作，如心房感知、心室起搏器（VAT）、AAI、DVI 等

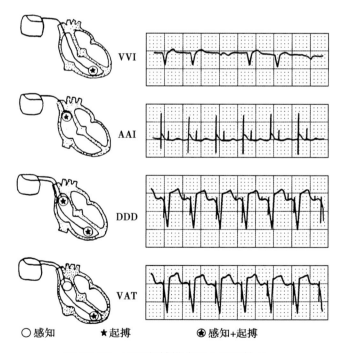

○感知　★起搏　⊕感知+起搏

图 33-32　不同起搏模式和心电图特点

（图 33-32）。因此 DDD 起搏器能够模拟人类窦房结和房室结的功能。

（1）双腔起搏器的计时间期：为正确分析双腔起搏器心电图，需要了解双腔起搏器的计时间期。计时间期直接影响起搏器的功能。

1）下限频率间期：下限频率（lower rate limit，LRL）也称基础起搏频率，是正常起搏情况下起搏器的

最慢心房或心室起搏频率。下限频率对应的间期为下限频率间期,由 AV 间期和 VA 间期组成。从心室起搏脉冲发放或感知自身的 QRS 波群到下一个心房起搏脉冲发放间的时限称为心房逸搏间期(atrial escape interval,AEI),等于下限频率间期–AV 间期。

2)上限频率间期:上限频率(upper rate limit,URL)是起搏器所允许的最高起搏频率,反映最短的心室起搏间期(上限频率间期)。当感知的心房率超过上限频率时,心室起搏间期受限于上限频率间期,此时就会出现起搏器文氏现象或 2∶1 现象,使起搏的心室率始终保持在上限频率水平。

3)房室间期:又称 AV 间期(AV interval,AVI)、房室延迟或 AV 延迟(AV delay,AVD),相当于心电图的 PR 间期,它是指一个感知的或起搏的心房事件(心房波)与继之出现的心室起搏或感知事件之间的间期。某些双腔起搏器还具有 AV 间期的频率适应功能,在感知和起搏的心房事件分别提供不同的 AV 间期,或随心率的变化而发生动态改变。

4)心房不应期:心房不应期(atrial refractory period,ARP)是发生在一个感知或起搏的心房事件后的一段时期,在该时期内不发生心房感知。总心房不应期(total atrial refractory period,TARP)=AV 间期 + 心室后心房不应期。例如,起搏器的 AV 间期为 150 毫秒,PVARP 为 300 毫秒,则 TARP=150 毫秒 +300 毫秒 =450 毫秒。

5)心室不应期:心室不应期(ventricular refractory period,VRP)是指感知或起搏心室事件后的一段时期,在该时期内心室感知器关闭,不发生心室感知。

6)空白期:空白期(blanking period)是指在一个通道(如心房)发放起搏脉冲后,另一个通道(如心室)出现一个相应短暂的绝对不应期。在心房起搏脉冲发出后心室起搏通道立即触发一个(心室)空白期,平均持续时间为 15~25 毫秒。有些 DDD 起搏器的空白期可以程控(图 33-33)。

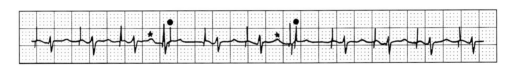

图 33-33　DDD 起搏器的安全起搏

图中带 ★ 的两个房性早搏均未被感知,因此起搏器仍按自身的间期发放心房起搏脉动冲(图中 ●),随后房性早搏经房室结下传激动心室产生 QRS 波群,其刚好在交感知窗口被感知,因而在心房起搏后 110 毫秒触发心室起搏。由于此时正处于心室不应期,因此该起搏刺激为无效起搏。

7)交感知窗和非生理性 AV 间期:心室空白期在 AV 间期的最早部分,一般历时短暂,因为心室感知线路在 AV 间期内较早地恢复为可感知是十分重要的,这样,AV 间期终止之前感知到自身心室电活动可以及时抑制起搏器的心室起搏脉冲的输出,从而防止竞争心律。

(2)双腔起搏器的工作模式:DDD 起搏器能起搏心房和心室(D),也能感知这两个心腔(D),而感知后的反应方式是抑制或触发起搏刺激(D)。根据起搏器在心房、心室的感知和起搏事件的不同,DDD 起搏器可以表现为多种工作模式。

(3)DDD 起搏器的自动模式转换:DDD 起搏器能够感知自主心房激动,并经 AV 间期触发心室起搏。当快速房性心律失常发生时,可以触发快的心室率(最高限制为上限频率),可使心功能受损。为防止快速房性心律失常时发生的快速心室跟踪起搏,现代 DDD 起搏器设置有起搏器工作模式的自动转换功能(auto mode switching,AMS),使心室起搏由心房跟踪方式转换成非跟踪方式,如 VVI 或 DDI 起搏模式(图 33-34)。

当发生快速房性心律失常时,如果感知的心房频率达到或超过起搏器设置的模式转换的心房频率时,起搏器将发生自动模式转换,将工作模式由 DDD 转换成 VVI 或 DDI 模式,此时心房的感知和心室的起搏呈分离状态,心室的起搏频率为下限频率或模式转换后的起搏频率。当快速房性心律失常终止后,

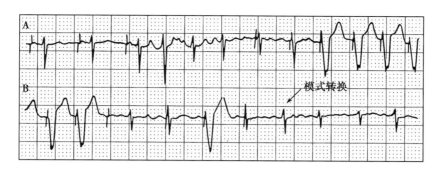

图 33-34　起搏器自动模式转换心电图表现

A、B 为连续记录。箭头所示以后未再出现心室起搏信号,提示发生模式转换。

心房率降至模式转换所要求的心房频率标准以下时,起搏器自动将 VVI 或 DDI 模式转换回原来的 DDD 起搏模式。

（三）起搏器故障及排除

常见起搏器异常包括感知异常、起搏异常和其他功能异常。这些异常可以发生于单腔或双腔起搏器。由于双腔起搏器定时周期复杂,在体表心电图上有时难以确定是否存在正常的感知和起搏。在分析起搏心电图时,应熟悉上述的起搏器计时间期。此外,由于起搏器感知功能在心电图上不能直接显示出来,常常通过异常的起搏表现出来。常见的起搏器功能异常可以分为以下几种类型。

1. 起搏功能异常　起搏功能异常是一种常见的起搏器异常,又可分为起搏系统的异常和功能性异常。前者包括起搏导线故障、移位,脉冲发生器（电路）异常,导联导线与起搏器的连接异常及电池耗竭。功能性起搏异常包括超感知使起搏脉冲发放受到抑制、阈值升高（慢性,药物或电解质紊乱引起）和功能性失夺获。

（1）超感知:在心电图上表现为起搏器没有按照设置的间期发放起搏脉冲,即起搏脉冲意外地脱漏。在这种情况下首先要注意心电图上有无可能被感知的信号,包括干扰等信号,因为超感知引起的起搏抑制是比较常见的原因。解决的办法是通过程控起搏器的频率和电压等参数来判断起搏器的起搏功能是否为功能性异常。

（2）电极导线故障:如电极导线断裂、移位等,常表现如下。①间歇性起搏功能异常,因为有时断裂的导体可以间断地接触,部分恢复起搏功能。②起搏脉冲信号的脱失呈规律性,即因脱失产生的长起搏间期是基础起搏周期的整倍数,此时起搏器发放脉冲的周期（频率）没有改变。解决办法是更换导线或重新复位电极。

（3）电池耗竭:表现为起搏周期的延长、起搏模式的改变（如 DDD→VVI）等。磁频降低（与出厂值比较）10% 提示应更换起搏器。

夺获失败在心电图上表现为起搏脉冲之后无相应的 QRS 波群/P 波。但是,有些心电图上 P 波甚至 QRS 波群振幅较低、双腔起搏脉冲信号很低,难以准确判断,应首先确认是否存在夺获失败,可参照前面的内容。一旦通过程控仪检查电池电量开始下降,或已达到起搏器更换时间,就应该 1~3 个月评估一次起搏器电量,必要时及时更换。

2. 感知异常

（1）感知不良:起搏器对心脏自身正常的 P 波和/或 QRS 波不能感知,仍按自身的基础起搏周期发放起搏脉冲,称为感知不良（或感知低下）。感知不良的主要原因为心电信号变异（包括生理性和病理性）、导线异常、电路故障、电池耗竭和对磁铁的反应等,发生机制是心内电信号的振幅和斜率不够高,不能被心室或心房感知。感知低下的结果是可造成不适当的起搏,从而引起竞争性心律,甚至严重的快速心律失常。值得提出的是,起搏器故障引起的感知不良常常合并起搏功能异常。

感知不良发生时,可通过程控降低起搏器感知灵敏度数值,增加感知敏感性,可使部分感知不良得以纠正。此外,如起搏器采用双极导线,可以将感知灵敏度程控得更低,有利于纠正感知不良。

(2)感知过度:起搏器对不应感知的信号发生感知,称为感知过度(或超感知)。引起感知过度的干扰源分外源性因素和内源性因素,前者包括交流电、电磁信号和静电磁场等;后者包括肌电信号 T 波、电极后电位和交叉感知(心房电极感知心室电信号或心室电极感知心房电信号)。

感知过度是起搏器脉冲输出抑制的最常见原因,表现为起搏器间期被不适当感知的事件所重整,导致起搏器刺激或自身 QRS 波群与随后的起搏搏动之间的间期长于程控的起搏周长。如 VVI/AAI 起搏器发生感知过度,表现为起搏的停止或起搏间期不适当延长。对于 DDD 起搏器,当心房感知频率较高的其他信号后,可以出现心室起搏的快速跟踪,甚至发生自动模式转换。当感知过度发生时,多数可通过程控起搏器极性(由单极改为双极)或灵敏度(降低,即提高数值)进行纠正。

3. 起搏频率改变　每一种起搏器都有明确基础起搏频率或下限频率、上限频率。起搏频率与程控频率不相符的常见原因包括:电路故障、电池故障、使用磁铁、频率滞后、感知过度、交叉感知、起搏器失控、ECG 记录设备故障、纸速变化等。

4. 起搏器介导性心动过速　起搏器参与的心律失常统称起搏器介导性心律失常,包括起搏器介导性心动过速、双腔起搏器心室快速跟踪起搏和竞争性心律等。起搏器介导性心律失常发生时过快的心率常能影响心脏的充盈和泵血量,进而影响患者的心功能,严重者影响生活质量,甚至危及生命。这类心律失常多数有效的治疗是调整起搏器工作模式及参数,而抗心律失常药常常无效。

虽然起搏器介导性心动过速(PMT)在广义上包含上述多种由起搏器参与的心律失常,但狭义上则指双腔起搏器的介导性心动过速。发生 PMT 的患者存在室房逆向传导,当逆向传导时间长于心室后心房不应期时,逆传的 P′ 波可再次被感知,并触发下一个 AV 间期和心室起搏,如此循环,就形成 PMT,又称环形心动过速。因此,PMT 常在室性早搏、房性早搏、肌电干扰等情况下容易发生。

植入双腔起搏器的患者,在快速房性心律失常发作或存在肌电干扰时,起搏器可以发生心室快速跟踪起搏,从而引起患者的不适。VOO/AOO/DOO 没有感知功能,用于有自主心律的患者很容易发生竞争心律,从而诱发一系列的心律失常,如房性心律失常、室性心律失常,甚至心室颤动等,严重危害患者的健康。因此,除了极特殊情况外,没有感知功能的原始起搏器在临床上一般不用。

(四)起搏器的特殊调控

植入永久起搏器需做外科手术的患者,为了避免在手术中各种仪器或手术电刀等的磁场干扰而产生不正常的放电,或损坏起搏器,可以通过程控把起搏器调成 VOO 模式,待完成手术后再重新程控成所需模式。

(王枫岭　王荃声)

第三十四章

内环境监测

一、常用血气分析检验值的意义

1. **酸碱值** 酸碱值（pondus hydrogenii, pH）是血液中 H^+ 浓度的负对数，正常值为 7.35~7.45。pH<7.35 为酸中毒，pH>7.45 为碱中毒。维持 pH 在正常范围对人体有着极其重要的意义。

2. **动脉血氧分压** 动脉血氧分压（arterial partial pressure of oxygen, PaO_2）正常值为 80~100mmHg。PaO_2<60mmHg 时，SaO_2 将明显降低。

3. **动脉血氧饱和度** 动脉血氧饱和度（oxygen saturation in arterial blood, SaO_2）是血氧含量与血氧容量之比，正常值为 95%~100%。血氧容量为 100ml 血液中的所有血红蛋白假设都氧合后所能携带的氧量，每克血红蛋白能携氧 1.34ml。若患者的血红蛋白为 150g/L，则其血氧容量为 201ml/L，若此时患者的实际血氧含量为 190ml/L，其血氧饱和度为 190：201 ≈ 94.5%。PaO_2 与 SaO_2 不是直线关系，而是 S 状曲线关系（图 34-1）。

从图 34-1 可以看出，当 PaO_2>60mmHg 时，曲线的坡度小，说明当 PaO_2 在 60mmHg 以上时，SaO_2 变化范围小，此时 PaO_2 虽然变化较大，但其相对的 SaO_2 变化不大，因此临床上各种原因引起的 PaO_2 下降，只要 PaO_2 不<60mmHg，SaO_2 就不会显著下降。一般当 PaO_2=60mmHg 时，SaO_2 为 90% 左右。曲线的中下段坡度陡峭，表明 PaO_2<60mmHg 时，PaO_2 略有改变，与之相对应的 SaO_2 就有急剧变化。当 PaO_2 为 40mmHg 时，SaO_2 只有 75%，氧供明显不足。由此可见，临床上保证 PaO_2>60mmHg，SaO_2>90% 是非常重要的。当 PaO_2<60mmHg 时要高度警惕，查明低氧血症的原因，及时处理，以免出现严重后果。另外，在同样的氧分压条件下影响氧饱和度的因素还有 pH、PCO_2 及温度。当 pH 升高、PCO_2 下降、温度降低时，氧与血红蛋白的亲和力增强，相同的 PaO_2，SaO_2 反而较正常为高，但由于 O_2 与血红蛋白（Hb）解离困难，故组织获氧困难。相反，当 pH 下降、PCO_2 升高、温度升高时，氧与血红蛋白的亲和力

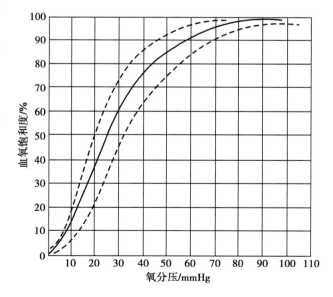

图 34-1　氧解离曲线

左边虚线为左移后的曲线；右边虚线为右移后的曲线；中间实线为当 pH 为 7.4、$PaCO_2$ 为 40mmHg 时的曲线。

下降,O_2 与 Hb 易于解离,故组织获氧比较容易。

4. **混合静脉血氧分压** 混合静脉血氧分压(mixed venous blood partial pressure of oxygen,PvO_2),其血液一般指肺动脉内的血液,正常值为 35~40mmHg,它能间接反映全身组织的氧供需情况。

5. **混合静脉血氧饱和度** 混合静脉血氧饱和度(oxygen saturation in mixed venous blood,SvO_2)正常值为 68%~77%。SvO_2 若<68%,则提示氧供减少,可能为血红蛋白太低,心排血量下降,动脉血氧含量下降或组织耗氧量增加;当 SvO_2<60% 时,提示氧供严重不足;当 SvO_2<50% 时,将出现无氧代谢和酸中毒。这一指标在血气分析中非常重要。

6. **标准碳酸氢盐** 标准碳酸氢盐(standard bicarbonate,SB)是指血液标本在 37℃、血红蛋白完全氧合和 $PaCO_2$ 为 40mmHg 的条件下测得的血浆 HCO_3^- 浓度,因已去除了患者实际 $PaCO_2$ 的因素,故它代表的是代谢性指标。正常值为 22~27mmol/L。

7. **实际碳酸氢盐** 实际碳酸氢盐(actual bicarbonate,AB)为隔绝空气的血液标本在实际 $PaCO_2$ 和血氧饱和度的条件下测得的血浆 HCO_3^- 浓度,其结果受患者呼吸和代谢两方面因素影响,正常值为 22~26mmol/L。

8. **血浆二氧化碳总量** 血浆二氧化碳总量(total plasma carbon dioxide content,TCO_2)是指血液中一切形式的 CO_2 总和,包括物理溶解的 CO_2 及 H_2CO_3、HCO_3^- 盐,正常值为 24~32mmol/L。

9. **缓冲碱** 缓冲碱(buffer base,BB)是指血液中一切具有缓冲作用的碱性物质的总和,包括 HCO_3^-、Hb^-、PR^-(蛋白质氢根),是用患者的血标本经氧饱和后测定的,因此其结果不受 PCO_2 及 PO_2 的影响,反映的是代谢性指标,正常值为 45~55mmol/L。

10. **碱剩余** 碱剩余(base excess,BE)是在标准条件下(37℃、$PaCO_2$ 40mmHg、Hb 150g/L、SaO_2 100%)将患者 1L 全血调至 pH 为 7.4 时所需加的酸或碱的毫摩尔数(mmol)。若需加的为酸,则用正值表示;若需加的为碱,用负值表示。正常值为 +3~-3mmol/L,为代谢性指标。测得值>+3mmol/L 为血液偏碱,测得值<-3mmol/L 为血液偏酸。

细胞外液碱剩余(extracellular fluid base excess,BEecf)正常值也为 +3~-3mmol/L。

11. **二氧化碳分压** 二氧化碳分压(partial pressure of carbon dioxide,PCO_2)是指血液中 CO_2 分子所产生的张力。动脉血二氧化碳分压($PaCO_2$)正常值为 35~45mmHg。混合静脉血二氧化碳分压($PvCO_2$)为 46mmHg,为呼吸性指标。

12. **乳酸** 正常值为 0.5~1.7mmol/L。乳酸是机体无氧酵解所产生的物质。血乳酸升高代表着机体处于缺血、缺氧状态,是循环功能不好的表现,乳酸值越高病情越重。动态检验血液中乳酸值,如果其数值由高向低下降,标志着组织氧供得到改善,病情好转;反过来,如果乳酸值超过正常值并逐渐增高,说明病情正在恶化,需提高警惕,查找原因,及时处理。

二、电解质紊乱的治疗

(一)低钾血症

血钾过低时,心肌的兴奋性升高,异位起搏点的自律性升高、传导性降低,容易发生各种心律失常及传导阻滞。

1. **病因** 术后低钾的主要原因为尿量增多,钾随尿排出体外,长期应用利尿药者,尿中含钾量增多,尿多时更易出现低钾血症。其次,代谢性碱中毒或呼吸性碱中毒时,由于钾向细胞内转移,且肾小管泌 H^+ 减少,泌 K^+ 增多,故血钾下降。另外,消化液的丢失、摄入量的不足也是低钾的常见原因。

2. **临床表现**

(1)循环系统:可出现心律失常,如室上性心动过速、房性或室性期前收缩。严重者甚至出现频发室性期前收缩、室性心动过速、心室颤动。心律失常常突然出现,用抗心律失常药治疗效果差,但能随低钾血症的纠正而好转。心电图可出现 Q-T 间期延长、S-T 段下降、T 波低平或伴有 U 波。

（2）神经肌肉系统:表现为软弱无力甚至软瘫。

（3）胃肠道系统:表现为口苦、恶心、腹胀、呕吐。

（4）其他:烦躁不安、表情淡漠、反应迟钝、嗜睡等。

（5）实验室检查:血钾降低,<3.5mmol/L。

3. 预防

（1）术前充分补钾。

（2）术中注意补钾。

（3）术后尿量多时要及时查血钾,用较高浓度的氯化钾计算补充。

4. 治疗　在体外循环下行心脏手术后,由于血液稀释及大量利尿,故血钾变化比较大,在治疗上应给予足够重视。补钾的方法是首先根据化验结果,按公式计算出缺钾量。为控制晶体液入量,可选用较高浓度的含钾液,经深静脉滴注或用微量输液泵缓慢静脉输入。不同浓度钾溶液的含钾量见表 34-1。

表 34-1　不同浓度钾溶液含钾量

（mmol）

含钾溶液量/ml	0.3%	0.6%	0.9%	1.2%	1.5%	3.0%
10	0.4	0.8	1.2	1.6	2	4
20	0.8	1.6	2.4	3.2	4	8
30	1.2	2.4	3.6	4.8	6	12
40	1.6	3.2	4.8	6.4	8	16
50	2.0	4.0	6.0	8.0	10	20
100	4.0	8.0	12.0	16.0	20	40
150	6.0	12.0	18.0	24.0	30	60
200	8.0	16.0	24.0	32.0	40	80

注:缺钾量的计算公式为缺钾量（mmol）=（理想值 mmol/L− 测得值 mmol/L）×0.3× 体重（kg）。理想值（即欲达到的结果）对于风湿性心脏病患者为 5.0mmol/L 左右;对于先天性心脏病患者为 4.0~4.5mmol/L。10% 氯化钾 10ml 即 1g,约等于 13.33mmol 钾。

【典型病例1】　患者男性,45 岁,体重 50kg,诊断为风湿性心脏病二尖瓣狭窄合并主动脉瓣关闭不全。行二尖瓣、主动脉瓣双瓣置换术后 4 小时,尿量多,化验血钾为 3.4mmol/L。

根据公式计算缺钾量:缺钾量（mmol）=（5.0–3.4）×0.3×50=24mmol。

补钾方法:配制成 30‰ 的含钾液 60ml,共含钾 24mmol,计划用微量输液泵在 2 小时内输完,微量泵速度调至 30ml/h。输入 1 小时时检测血钾为 4.5mmol/L,停用 30‰ 的含钾液,改为低浓度的 3‰ 的含钾液。以后根据尿量情况缓慢输入低浓度含钾液。风湿性心脏病的尿液含钾量以 100ml 尿含钾 2~4mmol 估计。必要时复查血钾。

【典型病例2】　患儿女性,5 岁,体重 20kg,诊断为先天性心脏病法洛四联症。行法洛四联症矫治术后 2 小时,尿量较多,查血钾为 3.0mmol/L。

根据公式计算缺钾量:缺钾量（mmol）=（4.5–3.0）×0.3×20=9mmol。

补钾方法:配制成 15‰ 的含钾液 45ml,实际含钾 9mmol。计划用微量输液泵在 1.5 小时内输完,微量泵速度调至 30ml/h。1 小时后复查血钾为 4.0mmol/L,此时改为低浓度补钾或经胃肠道补钾。以后根据尿量情况补钾。先天性心脏病的尿液含钾量以 100ml 含钾 2mmol 估计。

补钾注意事项：①绝对禁止静脉推注氯化钾。②单位时间内输入含钾液不可过快、过多，以免导致高钾血症。成人每小时补钾量不宜>20mmol，小儿以 0.2~0.5mmol/（kg·h）的速度补充。③高浓度含钾液应从深静脉输入，走专一管路，不能从浅静脉输入，以免引起静脉炎或皮肤、肌肉坏死。④尿少或肾衰竭患者，易致高钾血症，需补钾时要慎重从事。⑤尿多、缺钾多时，含钾液浓度宜高，可用浓度为 0.9%、1.2%、1.5% 或 3.0% 的溶液；尿少、缺钾少时，含钾液浓度宜低，可用浓度为 0.3%、0.6% 的溶液。⑥若用高浓度含钾液，每次配制量不可过多，以免无意中输入过量的氯化钾（如 15‰ 氯化钾每次配制量不宜超过100ml）。另外，测量 CVP 时不能用高浓度含钾液，以免入钾过多。⑦一般先补缺钾量的一半，复查血钾后再调整补钾浓度及速度，以免补钾过量导致高钾血症。⑧由于低钾血症可伴有碱中毒，因此纠正碱中毒有利于纠正低钾血症。⑨酸中毒伴有低血钾时，应先补充钾盐后纠正酸中毒，以免纠正酸中毒后血钾更低。⑩口服补钾最安全，能进食的患者要口服补钾，必要时辅以少量静脉滴注补钾。⑪临床实践证明婴幼儿对于高钾血症相当敏感，需要补钾时要格外小心，浓度要低一点，药量要少一点，要及时复查检验，严防因补钾过量而造成高钾血症导致不良后果。

（二）高钾血症

血钾过高时，心肌的兴奋性、传导性均降低或消失，易造成心肌收缩无力及传导阻滞。

1. 病因 补钾量过大、浓度过高、速度过快是最常见原因。这种情况多为工作人员疏忽所致，因此医师、护士都要高度警惕，补钾时要十分小心谨慎，发现低钾血症且已经采取了措施，低钾便会逐步改善，但是一旦出现严重的高钾血症是会危及患者的生命。急性肾衰竭时因无尿，影响了钾的排出，易导致高钾血症。

2. 临床表现 神经肌肉方面表现为四肢乏力、麻木甚至软瘫。循环方面表现为心肌应激性下降，可出现心脏收缩无力、心率缓慢、心律失常、传导阻滞、血压下降，严重者可致心脏停搏。心电图表现为 T 波高尖、Q-T 间期延长、QRS 间期延长、P-R 间期延长。查血钾在成人达 5.5mmol/L 以上，婴幼儿达 5.0mmol/L 以上。

3. 处理原则

（1）立即停止一切钾盐的摄入。

（2）用钙剂迅速对抗高血钾对心肌的抑制作用。可用 10% 葡萄糖酸钙，成人 10~20ml 缓慢静脉注射，儿童按体重相应减量。

（3）碱化血液：促使血钾迅速向细胞内转移。这种转移速度快、效果好。成人可用 5% 碳酸氢钠溶液 30~100ml 快速静脉注射或静脉滴注，其用量应根据病情而定。

（4）用 25% 葡萄糖 200ml 加胰岛素 12U 缓慢静脉滴注或用微量泵输入，当葡萄糖转化为糖原时，能将 K^+ 转移至细胞内。

（5）迅速利尿：根据体重用呋塞米静脉注射，使钾随尿排出。肾衰竭者做腹膜透析或血液透析，可降低血钾浓度。用药后应及时复查血钾，观察其动态变化。

（三）低钠血症

钠是细胞外液中的主要阳离子，其作用是维持细胞外液渗透压、调节酸碱平衡、维持循环血容量稳定、维持正常的神经肌肉兴奋性等，正常值为 135~145mmol/L，<135mmol/L 为低钠血症。

1. 病因 术前长期低盐饮食，长期应用利尿药，术后大量利尿使钠排出增加，体外循环后血液稀释及补钠不足等。

2. 临床表现 轻者感觉疲乏无力、头晕，重者眼花、恶心、呕吐、脉搏细速、血压不稳或下降、眼窝及浅静脉萎陷。查血清钠<135mmol/L。

3. 预防 低钠血症常见于术后 1 周内。当术后患者饮食尚未恢复时,补充的液体含钠量过少,而利尿药用量较多,造成了钠的出大于入,结果引起低钠血症。预防的重点在于每天有合适的钠盐补充,应当将补液与饮食情况结合起来考虑。另外,及时化验血清钠,根据情况合理补充钠盐,以防缺失或过多。

4. 治疗 原则上是根据缺钠的轻重,缺多少补多少。在临床上可根据血钠测得值计算缺钠量。一般先补充一半,其余再依化验结果逐渐补充。不要过量补充,以免因血容量过多而加重心肺负担。

缺钠量的计算公式为:缺钠量(mmol)=(140mmol− 测得值)× 体重(kg)× 0.6(女性 × 0.5)。

1g 钠相当于 17mmol。计算缺钠量后,根据病情轻重配制合适的盐水浓度,经静脉缓慢滴注。循环衰竭引起的稀释性低钠血症应强心、利尿,排出过多的水分。

（四）低钙血症

正常血清钙浓度为 2.25~2.75mmol/L,游离钙为 1.15~1.35mmol/L。

1. 病因 术后血钙降低的主要原因为体外循环血液稀释、大量输血及碱中毒。

2. 临床表现 神经肌肉兴奋性增强,如阵发性肌痉挛、全身肌肉紧张、手足搐搦。心脏方面的表现为心功能受抑制、心律失常或血压下降。小儿低钙时的临床表现更为明显,常见为手足搐搦症。

3. 治疗 成人用 10% 葡萄糖酸钙 10ml 或 5% 氯化钙 20ml 缓慢微量泵静脉注射。伴有碱中毒者同时纠正碱中毒。儿童用药量相应减少。当出现肾功能衰竭时常伴有低钙血症,需及时补充钙剂。

（五）低镁血症

正常血清镁浓度成人为 0.70~1.15mmol/L,儿童为 0.6~0.8mmol/L。

1. 临床表现 缺镁时的临床表现与低钙血症相似,也是神经肌肉兴奋性增强,患者有焦急、谵妄、震颤、手足搐搦等症状。缺镁严重时可出现心律失常。

2. 治疗 成人用 10% 的硫酸镁 10ml 或 25% 的硫酸镁 5ml 加入 5% 的葡萄糖注射液 250ml 内缓慢静脉滴注,也可用高浓度液微量泵注射。必要时重复应用。

三、酸碱平衡紊乱的治疗

（一）人体本身的调节作用

人体本身的调节作用包括三个方面,即血液的缓冲作用、肺的调节作用和肾的调节作用。

1. 血液的缓冲作用 血液中最主要的缓冲对为 $NaHCO_3$ 与 H_2CO_3。$NaHCO_3$ 的正常值为 27mmol/L,而 H_2CO_3 的正常值为 1.35mmol/L,其比值为 27∶1.35=20∶1.00,此时血浆的 pH 为 7.4。当血液中进入强酸时,缓冲对中的 $NaHCO_3$ 与它中和生成 H_2CO_3 和钠盐,H_2CO_3 中的 CO_2 经肺排出。当血液中进入强碱时,H_2CO_3 与之中和生成碳酸氢盐。其次的缓冲对为磷酸盐和磷酸系统,还有血红蛋白等系统。

2. 肺的调节作用 主要通过排出 CO_2 来调节血中 H_2CO_3 的浓度,以维持 $NaHCO_3$ 与 H_2CO_3 的正常比值。当血液中的 PCO_2 升高或 pH 降低时,使呼吸中枢兴奋,呼吸加深、加快,加速 CO_2 排出;当血液中 PCO_2 降低或 pH 升高时,呼吸中枢受抑制,呼吸变慢、变浅,减少 CO_2 的排出。

3. 肾的调节作用

（1）在肾小管细胞里,因有碳酸酐酶的作用,使 CO_2 与水化合为 H_2CO_3,H_2CO_3 解离为 H^+ 和 HCO_3^- 至滤液中,H^+ 随尿排出,90% 以上的 HCO_3^- 与小管液中的 Na^+ 结合生成 $NaHCO_3$ 重吸收入血,其结果是排酸保碱。

（2）肾小管液中的 H^+ 与 NH_3 结合生成 NH_4 随尿排出。

（3）直接排出 H_2SO_4 和 HCl 等代谢产物。

（二）酸碱平衡紊乱

当体内的酸或碱过多,超过自身调节能力时将出现酸中毒或碱中毒。

1. **呼吸性酸中毒**　由于肺换气不足,使体内 CO_2 排出障碍,而导致 $PaCO_2>45mmHg$ 者称为呼吸性酸中毒。

（1）原因:可能为气胸、血胸引起的肺不张,肺部炎症、肺水肿、肺气肿等,影响了气体交换,也有可能为未用呼吸机的情况下使用肌肉松弛药,或镇静药用量过大使呼吸减弱,痰液阻塞呼吸道,呼吸肌无力,慢性阻塞性肺气肿等。应用呼吸机时除以上原因外,还应考虑到每分通气量设置过低,或吸呼比设置不当,如吸气时间过长、呼气时间过短,使 CO_2 排出受限。其他原因有可能为管路漏气、呼吸机故障等,应注意鉴别。血液中 PCO_2 增高时,可刺激呼吸中枢使呼吸加深、加快,促使 CO_2 排出,此时因肺部病变使这一调节作用受到限制。血液中的 Na_2HPO_4 与 H_2CO_3 中和生成 $NaHCO_3$ 和 NaH_2PO_4、NaH_2PO_4,随尿排出,从而减少了血液中的 H_2CO_3,增加了 $NaHCO_3$。肾脏的调节作用在于增加 H^+ 的排出和 $NaHCO_3$ 的重吸收,其结果是 $NaHCO_3$ 与 H_2CO_3 的比值在分母、分子均增大的情况下仍保持在20/1,如果病变超过代偿能力,则其值<20/1,pH 也将<7.4,称为失代偿性呼吸性酸中毒。在急性呼吸性酸中毒的早期,SB 可能正常,但呼吸性酸中毒持续时间较长时,由于自身调节因素特别是肾的排酸保碱作用,使血液中的 HCO_3^- 增多,此时 SB 高于正常。

（2）治疗:用呼吸机时应增加呼吸次数或增大潮气量,使每分通气量增大,排出过多的 CO_2,一般很容易纠正。如果气管导管过长,可剪去一部分,以减少无效腔量。重要的是要查明原因,如气胸、肺不张等,应积极采取措施解除病因。如需长期用呼吸机者,可做气管切开,装上带气囊的气管套管,连接呼吸机,因减少了无效腔量,故有利于换气,排出过多的 CO_2。

2. **呼吸性碱中毒**　因肺换气过度,使 $PaCO_2<35mmHg$ 者称呼吸性碱中毒。

（1）原因:对于应用呼吸机的患者来说,主要原因为每分通气量过大,可能为呼吸次数过多或潮气量过大所致。其他原因有癔症、发热、哭泣等。因 $PaCO_2$ 降低,故呼吸中枢受抑制,使呼吸变慢、变浅。肾脏的排 H^+ 保 HCO_3^- 作用减弱,以使 $NaHCO_3$ 与 H_2CO_3 的比值维持在20/1,若呼吸性碱中毒超过自身的代偿能力时则此比值>20/1,pH>7.4。病程短时 SB 无变化,病程长者因肾脏的调节作用使 $NaHCO_3/H_2CO_3$ 的分母、分子均减小,此时 SB 将低于正常值。

（2）治疗:用呼吸机时,$PaCO_2$ 为 30~35mmHg 者不需治疗,因为这种轻度的呼吸性碱中毒使患者呼吸中枢受到抑制,无自主呼吸,这样患者便处于安静、呼吸肌不做功的状态,减少了氧耗量,人与呼吸机也无对抗之虑,有利于循环的平稳及氧的供需平衡。当 $PaCO_2$ 过低时,将每分通气量适当减小或将呼吸次数适当减少即可。未用呼吸机的患者,给予镇静休息或戴面罩治疗,以减少 CO_2 的排出。呼吸性碱中毒时容易出现低钙血症及低钾血症,应予以注意。

3. **代谢性酸中毒**　是由于代谢性因素使血液中 HCO_3^- 减少而致的酸中毒。

（1）原因:原因可能有中和酸时 $NaHCO_3$ 的消耗增加、肠道消化液丧失时 $NaHCO_3$ 的丢失、急性肾衰竭时 $NaHCO_3$ 的重吸收和酸的排出障碍。由于血液中 HCO_3^- 减少、H_2CO_3 相对较多,解离出 CO_2 增多,刺激呼吸中枢,使呼吸加深、加快,以降低血液中 H_2CO_3 的含量,肾也增强了排 H^+ 保 HCO_3^- 的作用(肾衰竭除外)。这种代偿有利于 $NaHCO_3$ 与 H_2CO_3 的比值维持在20/1。当超过自身代偿能力时,则 pH<7.4,称为失代偿性代谢性酸中毒。化验结果常为 pH<7.4,SB<24mmol,BB<45mmol,BE<−3。

（2）治疗:应用 5%NaHCO_3 静脉滴注或静推。补碱公式为,补 5%NaHCO_3（ml）=（24−SB 测得值）×体重（kg）×0.5。一般先用计算值的半量,以免过多。随着循环的好转、液体的补充、尿液的排出、自身调节作用的发挥,酸中毒会被逐步纠正。用碱性药物纠正酸中毒后血钾会有所下降,应予以注意。

4. **代谢性碱中毒**　是由于体内 HCO_3^- 增多所引起的碱中毒。

（1）原因:一般为胃液丧失过多、碱性药物应用过多、低钾血症等。在心脏外科最常见的原因为术中应用碳酸氢钠过多,其次为低钾血症。临床表现多不明显,常有呼吸浅慢及神经精神方面的异常,包括谵妄、精神错乱或嗜睡,还有手足麻木、搐搦。呼吸浅慢是代偿反应,使 CO_2 排出减少,血 PCO_2 升高,结果是 $NaHCO_3/H_2CO_3$ 的比值在分子、分母均增大的情况下保持 20/1,使 pH 维持在正常范围。肾的调节作用是减少 H^+ 的排出和 HCO_3^- 的重吸收。

(2)临床表现:实验室检查结果可见 SB、BB 增高,BE>+3,pH>7.45,PCO_2 正常或增高,血 K^+ 降低。在心脏外科,代谢性碱中毒的最大危害是低钾血症,这种低钾血症难以纠正。其原因为当细胞外液偏碱时,细胞内的 H^+ 向细胞外转移,为了离子数平衡,细胞外的 K^+ 转移至细胞内,使血钾下降;同时,由于碱中毒,肾小管排 H^+ 减少而排 K^+ 增多,碱中毒时常伴有低钾血症,因此,纠正低钾血症应与纠正碱中毒同时进行效果才好。另外,碱中毒时血液中的结合钙增多,游离钙减少,维持神经肌肉正常兴奋性的主要是游离钙,故此时神经肌肉兴奋性增高,易出现手足搐搦。

(3)治疗:①注意补充氯化钾,可用高浓度 10‰~30‰ 氯化钾溶液由微量泵经中心静脉输入,剂量及速度依病情及体重而定。②补充钙剂,可用 10% 葡萄糖酸钙静脉推注,成人每次可用 0.5g。③酸性药物,目前常用盐酸精氨酸静脉滴注,剂量可根据病情轻重及体重大小而决定。原则上用药不要过多,用药过程中应及时复查血气及电解质,以免纠正不足或过量。

(徐宏耀 徐原林)

第三十五章

重症监护治疗病房管理

在心脏外科重症监护治疗病房（intensive care unit,ICU,简称重症监护室），由于患者病情重、变化快，必须有良好的环境、完善的设备、优秀的医护人员、精湛的医学技术及严格的工作制度等，才能最大限度地使患者得到最好的恢复。

一、重症监护治疗病房的条件

（一）设备条件

1. **房舍** 重症监护室是重症患者的监护与治疗中心。因此，房舍应宽敞、明亮，空气新鲜。重症监护室除监护病房外，还应包括药物、供应、设备、储藏、医护办公、休息、就餐、常用检验及洗澡、卫生间等辅助房舍。重症监护室最好紧邻手术室，便于术后运送患者及急诊抢救。墙壁、地面、水暖、电源、灯光等方面应高标准装修，以保证室内整洁、干净、美观、易清洗。重症监护室的规模及床位设置多少，应根据本院的实际情况而定。新建的重症监护室应从发展的角度建得大一些、完善一些，留有进一步发展的余地。

2. **床** 重症监护室的床应是特制的，坚固、光洁，能根据需要升降床头及床尾。床的宽度应合适，太宽时不易进出房门。床腿带有橡胶轮，使其挪动方便，床头或床尾可插入输液架。与床相对应的天花板上可设计天轨或吊塔。

3. **仪器设备** 重症监护室应具有当代最先进的仪器设备。必需的仪器设备有呼吸机、心电监护仪、血压、脉搏、体温及血氧饱和度监护仪，还有除颤器、微量输液泵等，以及心排血量仪、血液透析机（CRRT机）、主动脉内球囊反搏泵、体外膜氧合器（ECMO）及左心辅助装置等设备。同时配备有床旁心电图机、血气分析仪、胶体渗透压监测仪，以及机械排痰机、电动气压治疗仪等设备。先进的重症监护室均应具有中心负压、供氧设备。常备的器械包应有急诊开胸包、静脉切开包、气管切开包、胸穿包、腹穿包、换药包、口腔护理包、中心静脉导管包等。

（二）人员条件

1. **值班医师** 应具有一定的心外科理论基础及实践经验，能熟练应用仪器设备，对工作认真、负责、踏实，观察病情深入细致，考虑问题思路清晰，能正确理解并执行上级医师的医嘱或意图。对重要问题能及时发现并及时报告上级医师。能吃苦耐劳，必要时加班工作。

2. **值班护士** 应具有一定的专科理论知识及实践经验，对工作一丝不苟，认真负责。对各类患者均能热心护理，态度亲切和蔼。观察患者仔细，善于思考。护理操作敏捷、轻巧、准确。身体健康，精力充沛。熟练掌握各种护理技术，应用仪器设备得心应手。基本掌握各种检验结果的意义。

（三）卫生条件

1. 空气净化　监护室最好安装层流空调装置,使进入监护室的空气经过过滤器,使室内空气接近于无菌,每个月做细菌培养 1 次,监测空气含菌量,也可用臭氧或紫外线消毒空气。

2. 地面洁净　每周冲刷地面 1 次,每天擦地面 3 次,拖把专用。

3. 治疗台面　治疗车、监护仪、呼吸机、护士站等表面按要求每天用含氯消毒剂或乙醇擦拭 2 次。转出患者的床单元、床头柜、监测导联线、非一次性使用呼吸机管路按要求进行终末消毒处理,以备下一位患者使用。

4. 工作人员入室前要换上专用鞋或套上干净鞋套。

5. 医护人员在进行无菌操作前,应先洗手,戴帽子、口罩。

二、重症监护治疗病房工作常规、制度

（一）接受新患者前的准备常规

1. 床位准备　准确填写床头牌、床头卡并放到规定位置。按常规铺好麻醉床,用紫外线灯消毒 30 分钟。备好输液架。

2. 仪器准备

（1）呼吸机:根据患者具体情况,选择合适的呼吸机及所用管路。预先调试好呼吸机各项参数,经两人核对后试行转运 30min,无误后备用。

（2）心电监护仪:检查仪器功能处于正常状态,并根据年龄的不同而调好报警参数,连接好导联线及电极片。

（3）除颤器:检查其功能正常,充电备用。

（4）微量输液泵:根据病情准备相应数量的输液泵,连接电源,经试用功能良好,备用。

（5）心脏起搏器、主动脉内球囊反搏机、心排血量仪、简易呼吸器,检查后备用。

（6）连接中心负压吸引、中心吸氧装置;备好一次性负压吸引管路和吸氧管路或面罩,检查功能正常后备用。

3. 药品、液体准备

（1）根据病情,必要时配好多巴胺或硝普钠等药物备用。

（2）将地西泮、利多卡因、阿托品、肾上腺素注射液抽好,放入药盘内备用。

（3）对可能使用的液体和药品进行检查并放在合适的位置。

4. 其他准备

（1）准备有创动脉压的冲洗液,常用软包装生理盐水 500ml+ 肝素 20mg,同时配有加压袋。

（2）备好尿管延长管及储尿袋或储尿瓶。

（3）备好一次性吸痰包,其中有手套、吸痰管及小药杯,0.9% 生理盐水 500ml。

（4）固定气管插管用的寸带约 70cm 长,放在床头。

（5）血压计、听诊器、体温计、手电筒、约束带、尺子及血、尿标本容器等放在合适的位置,用时易取。

（6）备特护记录单,填准确患者的一般项目。

（二）接受新患者的常规

1. 接患者前应再检查一遍床位的准备情况。在患者入室前 30 分钟打开呼吸机、心电监护仪。

2. 将患者平稳抬至床上,立即接上呼吸机,用寸带固定气管插管,测量插管距门齿或鼻尖的长度。查看双侧胸廓起伏情况。

3. 连接心电监护仪,调好心电示波。

4. 连接动脉测压管与换能器,监测动脉压。

5. 连接血氧饱和度指套。

6. 测血压、触摸脉搏、观察瞳孔大小及对光反应情况,注意球结膜有无水肿。听诊双肺呼吸音是否对称、清晰,有无啰音。

7. 连接中心静脉测压管及左心房测压管,测定数值。记录中心静脉置管刻度。

8. 其他

(1)检查心包、纵隔及胸腔引流管是否通畅,接头处连接是否紧密,有无漏气、漏血,并妥善固定。

(2)连接并开放导尿管。

(3)若带有起搏器,将起搏器及导线加以固定。

(4)连接好末梢血氧饱和度监测仪。

(5)若有漂浮导管,连接好并输入相应参数,调出监护项目。

(6)用约束带固定肢体。

9. 了解术中及术后情况

(1)向外科医师了解术中诊断、手术方式、畸形矫正情况、胸膜有无破损、术中是否顺利、护理时应注意的特殊情况。

(2)了解麻醉及体外循环情况,如术中麻醉有无意外,麻醉中的痰量及性质。转机后血容量是否充足及血钾、血气、CVP、ACT 等情况。

(3)了解各通路用药的名称、速度及浓度。检查皮肤有无损伤、肿胀、丘疹等情况。

(三)工作制度

1. 重症监护室工作人员必须坚守岗位,严格履行各自的职责,遵守监护室内的各项规章制度,全心全意地工作。排定的班次未经领导允许不能私自调换。

2. 严格执行无菌技术操作及查对制度,严防差错事故发生。一般情况下执行书面医嘱,紧急抢救时可先执行口头医嘱,事后及时补写上。

3. 重症监护室内一切急救设备、仪器一般情况下不外借,特殊情况须经科主任或护士长同意方可借出,并及时追回。

4. 患者家属及其他人员不允许进入重症监护室内,一般情况下不安排家属探视。重症监护室内应保持清洁、安静、舒适。禁止工作人员在患者床旁谈论闲话。工作时间内不准因私事向外打电话。接电话时应以最简短的话回答,以免影响工作。

5. 手术前 1 天,重症监护室的工作人员最好到病房看望患者,与患者熟悉、沟通,并说明术后配合的注意事项,以便消除患者的紧张情绪,树立战胜疾病的信心。

6. 对转出 ICU 的患者要提前与有关科室联系,在患者转出时做好交接班工作。

(四)交接班制度

1. 晨会交班

(1)由科主任、护士长主持,全体医护人员参加,分别由值夜班的护士及医师交班。

(2)首先交新患者及危重患者,而后交轻患者。内容包括:患者姓名、性别、年龄、诊断、手术方式、体外循环运转时间、心肌阻断时间及复跳情况。回室后的循环、呼吸情况,出入量、胸液量、血气、电解质情况,心电图、化验、胸部 X 线片有无异常等。本班病情变化、处理措施及效果,交班时存在的主要问题等。

2. 床旁交班　交、接班者要共同检查患者,交班内容主要有以下内容。

(1)循环:包括血压、脉搏、心律、末梢循环、中心静脉压、尿量、胸液、肝脏大小等情况。

(2)神志:处于何种状况,瞳孔大小及对光反应情况,四肢活动情况。

（3）呼吸：应用呼吸机的方式、通气量、呼吸频率、潮气量、氧浓度、双肺呼吸音情况，痰液量及性状。

（4）输液量及用药情况：各通路液体及所用药物的浓度、速度及用药后的反应。

（5）交代血气分析及电解质化验结果。

（6）交代医嘱执行情况。

（7）核查特护记录单的出入量是否正确，各种检验结果是否填写齐全、准确。

（五）请示、汇报制度

1. 值班护士应将病情变化随时报告值班医师，对有疑问的医嘱应请示值班医师后再执行。

2. 值班医师应严密观察患者病情变化，处理一般问题。如果病情变化大，有可能出现严重后果时，或出现某种异常情况难以辨别且关系重大时，危重患者经积极处理无转机时，应及时请示上级医师或科主任。上级医师应全面了解病情，做出正确判断，明确指示内容。

3. 关系重大的问题应将处理后的结果或反应汇报给上级医师或科主任。

三、各级各班人员职责

（一）护士长职责

1. 在科主任和护理部的领导下，负责 ICU 的护理和行政管理工作。

2. 安排、组织和领导各班护理工作，亲自参加并指导护理技术操作。组织并参加危重患者的抢救工作。

3. 经常教育和监督各级护理人员、清洁员，严格执行各项规章制度，加强责任心、团结协作，严防差错事故发生。

4. 参加科主任查房，参加病历讨论及会诊，掌握工作重点。

5. 组织护士进行业务学习及基本功训练，定期进行理论考试及专业护理技术考核。努力提高护士的业务水平。加强新上岗人员的培训工作。安排好实习护士的带教工作，完成实习计划。

6. 不断总结经验，积极学习和应用国内外 ICU 的先进技术，不断提高护理质量。

7. 监督检查医疗仪器及各种设备的性能状况，提出购置申请。

8. 监督、检查环境卫生工作，保持良好的工作环境和正常的工作秩序。

（二）重症监护室护士职责

1. 提前 15 分钟上岗，严格交接各种物品，包括抢救器材、特殊药物和贵重物品等。

2. 认真阅读病情交班报告、护理记录单、医嘱等。

3. 与交班护士做好床旁交接班，全面了解所管患者的一般情况，如年龄、性别、体重、诊断、手术经过及目前状况。对呼吸机应用参数，各种引流管，动、静脉通路及所用药物等均应了解清楚。

4. 坚守工作岗位，严密观察病情变化

（1）对循环、呼吸、神经系统，肝、肾功能，消化道，体液和电解质平衡，凝血机制及营养等所有观察项目进行持续认真地监测和记录。

（2）根据病情，必要时进行体格检查或某项化验检查，并予以记录。

（3）准确完成护理记录，及时、全面地反映病情的动态变化。

（4）患者如有病情变化或化验结果异常时，应立即报告值班医师，及时采取对策。患者如出现频发室性期前收缩、心动过缓、气管插管意外脱出、室颤、心搏骤停等紧急情况时，应立即按常规进行抢救。同时报告值班医师。

（5）准确及时执行医嘱和各项护理计划。

（6）保证患者皮肤及床单位的清洁。

（7）做好生活护理及其他各项基础护理工作。

（8）交班报告书写应详细、准确、整洁、完整。

（三）供应（行政班）护士职责

1. 参加晨会，听取夜间病情报告。

2. 清点治疗用品和医疗仪器；清点并补充药柜、抢救柜中的麻醉药及其他抢救药品，并登记签名。

3. 负责治疗室药品和治疗用品的保管和补充工作，并负责保持治疗室物品、冰箱内物品干净整洁，放置合理。

4. 负责每周治疗用品和办公物品的领取和保管。

5. 负责医嘱处理、药品领取，定期检查药品的质量和数量、一日清单的打印及发放和解释工作。

6. 负责当日手术患者的术前准备工作，包括呼吸机、监护仪、床单元，感染和非感染患者的分开安置等。

7. 负责白班所有医务人员的就餐问题，并做好联络工作。

8. 为夜班做好准备工作，补充夜班所用的各种物品。

9. 做好治疗室的清洁、整理及交接班工作，必要时协助临床医护人员进行监护。

10. 每周末指导并参与治疗室和监护病房的清洁与消毒工作，如血压袖带、约束带、滤网、输液架、呼吸机、监护仪等的消毒工作，每月按感染要求定期进行空气细菌培养并登记。

（四）值班医师职责

1. 提前 15 分钟到岗，首先听交班者逐个在床旁介绍病情，问清新患者及危重患者的情况。

2. 全面了解 ICU 内所有患者的病情，掌握新患者及重症患者的术前诊断、手术经过及术后各方面情况，对目前的重要问题要进行深入细致的考察，正确判断病情，做出相应处理。病情复杂、疑难、危重时要及时请示上级医师，并准确执行上级医师的医嘱。

3. 对于危重患者做好进一步抢救的准备工作。危及生命时应将病情恰当地向患者亲属说明。

4. 按规定写好医疗文件。

5. 患者转入普通病房前，应完成病历记录，与护士一起将患者送回病房，向病房医师、护士详细交班。

6. 每天早晨 6 点前开好当天医嘱，填写必要的化验单和有关检查申请单。整齐粘贴已汇报的化验单。

7. 与护士密切配合做好其他各项工作。

（王荟声　傅自茹）

第三十六章
心脏手术后监护的指导思想及病情汇报制度

第一节　心脏手术后监护的指导思想

一、如何观察患者

(一)唯物辩证地观察患者

1. **全面性**　观察病情变化时要把某一现象与其他表现结合起来,才能比较准确地判断造成这一现象的原因。例如,当观察到术后患者尿量少时,它的可能原因为血容量不足,已用大量利尿药导致患者脱水、肾衰竭,或是尿管堵塞等原因,不要一见尿量少就给利尿药,要全面考察患者的情况,排除牵强附会的解释及不深入了解病情的主观臆断,以便准确找出原因,正确治疗。再如,吸痰时,如果操作者仅仅考虑的是吸痰,将吸痰管插入气管或导管内,不顾患者具体情况反复长时间吸痰,痰固然能被吸出来,但有些患者特别是病情重者,很易发生心律失常(如期前收缩、心动过速等),也许会出现更严重的后果(如心搏骤停)。因此,吸痰时要全面考虑,以迅速、敏捷、短暂的操作手法进行,吸痰时不仅要注意患者的表情变化,吸出痰的量、颜色,而且要观察心电图的变化,血氧饱和度的变化,既要吸出痰液,又要保证患者的安全。这就是全面性。

2. **联系性**　唯物辩证法认为,事物之间都是互相联系的,因此在观察患者时也要用联系的观点。例如,当患者心率快时,首先要想到引起心率快的可能原因是什么,如紧张、激动、血容量不足、缺氧、心功能不全等,应联系其他一些表现,找出真正的原因,恰当处理。同时,要清醒地认识到,心率快是一种代偿现象,若不注意原因,仅设法减慢心率是不恰当的,甚至会引起严重后果。当然,心率快能导致心肌氧耗量增加,也值得注意,特别是冠心病患者更要小心。

3. **历史性**　对于一个具体患者来说,不仅要看现在,还要看以往。将以往的病史、病情与现在的病情加以比较,以便得出正确的结论。例如,术后观察患者胸部 X 线片情况就应与术前相比较,来判断肺部情况及心脏大小、病情转化。

4. **发展变化性**　心脏手术后病情变化快,当病情严重时,如何判断治疗效果的好坏,主要是看病情是好转还是加重,这实际上是对治疗的检验。严密观察危重患者的病情变化,特别是用药后或采取某种措施后患者的反应。透过各种表现抓住病症的本质,给予正确处理。

(二)实事求是地观察患者

1. **严密性**　观察患者时切忌浮躁,不深入实际,将一些重要的病情变化线索漏掉,延误对疾病现状的正确判断,使问题得不到及时正确的处理,导致严重后果。监护工作者应时刻观察患者的变化,包括一些细微的变化。例如,一个病情较重的患者经治疗后突然对外界事物感兴趣,这一变化虽小,但它从一个侧面反映出该患者的病情正在减轻,治疗是有效的,相反,若患者对强心、利尿、升压药毫无反应,说明病情在加重。

2. 可靠性　为使患者能得到可靠的监护,监护者须具备一定的理论基础和实践经验,这种能力也包括能正确使用仪器,正确判定检验结果。在观察重症患者时,我们一定要准确把握住病情,采取恰当的措施进行治疗。只有具备高度的责任感,细致认真的态度,勤奋学习、努力钻研的精神,并且在大量的临床工作中长期实践,才能做到去伪存真、由表及里,透过现象抓住本质,对复杂病情作出全面正确的判断。这样才能在治疗上抓住问题的关键,有的放矢,正确处理,从而取得理想的效果。

二、如何处理患者

1. 简要性　人体是一完美的整体,有着很强的自我调节机制。但是当病变超过一定限度时,这种自我调节就难以发挥代偿作用。因此,当患者需要某种处理或某种药物治疗时,就应及时应用,当患者病情好转时可酌情撤掉。不必要的药不用,用药过多会使治疗复杂化,并无好处。

2. 稳定性　在治疗过程中要力求稳定,如在用微量泵静脉注射血管活性药物时,剂量要稳定,不宜忽快忽慢,以免使血压忽高忽低。这里要特别提醒用微量泵静脉注射硝普钠等血管扩张药时,不能按快进档,因为即使很少量的快进也会导致血压迅速下降,造成措手不及的紧张局面。再如,当用利尿药时也应以小剂量有效为宜,因为短时间内大量利尿,会导致血钾下降、心率增快,胶体渗透压低时还会引起血压下降。这样一来病情就会不稳定,监护者面临的新问题是如何补钾、补液及低血钾所导致的心律失常。如果患者尿量充足,不用利尿药,必要时少量多次应用利尿药,则不易出现紧张局面。

3. 适度性　做到对症用药后,还要适度用药。适度用药很难掌握,医师越有经验,掌握得就越好。没有经验的医师要多观察、多思考、多学习,不断取得经验。当对用药剂量把握不准时,宁可少用,不可多用,因为用药少时追加起来很容易,用药过多有时会出现严重的不良反应。

4. 及时性　我们观察病情一定要认真细致,处理问题一定要及时得当。发现问题后如果没有及时、正确地处理,病情重的患者就有可能失去救治机会而死亡,病情轻的患者有可能变为重症患者而加重患者负担。因此,及时恰当地处理患者十分重要。

三、如何看待休息

(一)用呼吸机时的休息

1. 必要性　心脏手术后用呼吸机辅助呼吸很重要,但患者清醒后往往难以忍受,会躁动不安。小儿常常惊恐、反抗。患者躁动一是容易使气管插管、输液通路及其他管路脱落;二是会显著增大耗氧量;三是重症患者容易出现心律失常。只有很好地安静睡眠才能使患者最大限度地减少氧耗量,减轻心脏负担,稳妥有序地接受治疗。

2. 方法　当麻醉清醒后,如果不准备拔管,就不要让患者烦躁、难忍,要及时地应用镇静药治疗。一般首选吗啡,因为吗啡镇静、镇痛作用均很强,另外还能缓解呼吸困难。以小剂量静脉注射为宜,如成人5mg静脉注射,或7~10mg肌肉注射。也可选用地西泮,地西泮镇静效果好,成人5mg静脉注射或10mg肌肉注射都可以,或用异丙嗪25mg静脉注射,或50mg肌肉注射,对于术后早期的患者血容量补充不一定充足,也许还存在着血液稀释,再加上胸液引出,尿较快排出,此时若用较大剂量镇静药静脉注射,可使全身肌肉迅速松弛,血管相应扩张,导致血压下降。为避免这一现象发生,小剂量静脉用药必要时追加药量比较稳妥;肌内注射吸收慢,也较安全。也可用芬太尼0.1mg×10支、哌库溴铵(阿端)5支加入50ml注射器内以 0.8~1.0ml/h 的速度微量泵入。拔管前 3 小时停药。用微量泵给药的特点是效果恒定、持续,适合小儿及病情较重的成人患者。

(二) 拔除气管插管后的休息

1. **必要性** 心脏手术时,患者在手术台上体位固定,术后用呼吸机时还需要长时间卧位,因此拔除气管插管是患者的一次解放。此时患者常常很疲惫,充分休息是十分重要的。睡眠是最好的休息,它能最大限度地减少氧耗量。由于睡眠时心率减慢,氧耗量减少,全身肌肉松弛,能量消耗大大减少,充分睡眠后患者常感到轻松、愉快,体力有一定的恢复。因此,设法让患者睡眠就是重要的治疗。在睡眠期间不要对患者施行不必要的刺激,能缓的事情就缓一缓做。另外,咳痰与休息的关系也应处理好,充分休息后体力、精神好转,有利于咳痰。咳痰也要节约体力,咳痰时不要强迫患者咳嗽,以免增加体力消耗,相反,有痰未排出时要协助患者咳出或用鼻导管吸出。对于连续咳白色泡沫痰时要想到左心衰的可能,并及时给予治疗。频繁地咳嗽会增加体力消耗,影响休息,适量应用吗啡或可待因,可减轻刺激性咳嗽,使患者感到舒服,对排痰影响不大。

2. **方法** 当患者用呼吸机时,因为呼吸是有保障的,故用镇静药稍多一些对呼吸影响不大。然而,当撤去呼吸机拔出气管插管后,用药时要注意,镇静药以小剂量为好,达到镇静、催眠目的即可。当患者带气管插管用呼吸机时,可以应用肌肉松弛药,但是脱机拔管后禁止使用肌肉松弛药,因为肌肉松弛药能使患者的呼吸肌立刻松弛,停止呼吸。此时镇静药以口服给药或肌肉注射给药较为安全。

第二节 心血管外科 ICU 病情汇报制度

因心血管外科术后患者往往病情变化快,生命体征不稳定,低心排、严重恶性心律失常、MODS 及脓毒症、脓毒症休克均有可能发生。由于病情的复杂性,患者的基础状态不同,合并症不一,致使各种并发症的早期表现极为隐匿,给及时早期发现造成极大的困难。诊治效果的优劣关键在于早识别、早处理,如病情发现延误、处理不及时可导致瀑布样恶化,产生一系列后续反应,显著增加治疗难度,极大地影响患者预后,且增加患者的花费和死亡风险。因此,根据各个科室的实际情况,制定并落实病情汇报制度非常必要。

住院医师及主治医师在日常诊疗工作中要注意观察病情的细微变化,并通过神志、末梢循环、尿量、影像学检查、生化检查等蛛丝马迹综合判断。一旦发现病情的改变,及时溯因、评估,对可能严重影响患者预后的变化,在处理的同时需立即向上级医师汇报,由副主任医师或主任医师指导新的治疗方案或组织抢救工作。对待一般病情的改变,住院医师及低年资主治医师可先进行 1~2 小时处理,处理后再次评估,如病情无明显改善,须及时向上级医师汇报并查找原因,做出正确处理。高年资主治医师或副主任医师可单独进行 2~3 小时处理,处理后评估,如病情无明显改善,需向主任医师或科主任及时完整地汇报病情。汇报病情应客观准确,不要一直强调自己的判断而误导上级医师对病情的分析。

关于各级医师的汇报时限,可由科主任根据各位医师的工作能力,结合科室实际情况及医院的相关规定综合决定,并应根据实际工作表现每半年或 1 年作相应调整。经主任医师或科主任指导处理后,若病情仍无改善,应积极联系手术医师及相关专科医师进行院内急会诊,在此期间,在场的最高年资医师应负责协调、汇报,直至患者病情平稳。

(徐宏耀 何发明)

第三十七章
心脏手术后即刻至入重症监护室阶段的监护

心血管外科手术是一个复杂的过程,一般在全身麻醉下或全身麻醉、低温、体外循环下进行。有些患者术前心功能较差或病情严重,手术复杂,手术时间长,术后循环、呼吸、水电解质等方面尚未稳定。因此,心脏手术后即刻至入重症监护室阶段的监护非常重要,需要外科医师、麻醉医师、体外循环医师和护理人员等各方面密切配合、共同协作。

一、心脏手术后即刻的监护

心脏手术后即刻,指的是心脏手术结束、心脏复跳后,患者尚未离开手术室的一段时间。此时监测与处理的重点,主要是维持循环、呼吸的稳定,维持血容量、电解质及酸碱平衡。

(一)循环的监测与处理

1. 心律失常　心脏手术后即刻,由于麻醉药的影响、手术创伤、体外循环打击、心肌缺血和再灌注损伤、低温、血容量不足、电解质紊乱、酸碱平衡失调、术前心功能状态较差等原因,心律失常很常见,直接影响患者术后心功能和手术效果,必须及时正确处理。对心律失常的处理原则是:①消除诱发因素,如暂停手术操作,解除气道梗阻,改善通气功能,纠正电解质紊乱和酸碱平衡失调,体温复至正常。可疑传导束损伤者,拆除缝线重新缝合。②支持循环功能。③根据具体情况,给予抗心律失常药或其他特殊治疗。心脏手术后即刻,常见心律失常的种类、发生原因及处理原则如下。

(1)窦性或室上性心动过缓、房室传导阻滞:发生原因有心肌或传导束损伤;缺氧、酸中毒;术中心肌保护不良等;麻醉药影响;迷走神经兴奋;低温等。处理原则为应用山莨菪碱、阿托品、多巴酚丁胺、异丙肾上腺素或正性肌力药等加快心率;改善缺氧状态,纠正酸中毒;减慢或暂停输血;减少麻醉药用量;继续复温至体温37℃;必要时再次体外循环,拆除可疑损伤传导束的缝线,重新缝合;安装心脏表面临时起搏器等。

(2)窦性心动过速:发生原因有血容量不足;低氧、贫血;麻醉过浅;药物影响等。处理原则为补足血容量;改善缺氧,提高血红蛋白含量;加深麻醉;减少正性肌力药及可能导致心率加快的其他药的用量。

(3)房颤或房扑伴心室率加快:发生原因有血容量不足、低心排血量;电解质紊乱;术前即有房颤或房扑;体温过低等。处理原则为应用洋地黄等强心药;补充血容量,纠正低心排血量;纠正电解质紊乱;继续复温至体温37℃;同时可行同步心内转复。

(4)室性早搏、室性心动过速、室颤:发生原因有手术刺激;低血钾、酸中毒;缺氧;手术复杂,畸形矫正不满意,心肌缺血时间长;心肌保护不良;术前心功能差。处理原则为减轻或暂停手术刺激;迅速纠正电解质紊乱,尤其是低钾,纠正酸碱失衡;充分供氧,改善缺氧状态;应用利多卡因、普鲁卡因酰胺,胺碘酮等;心内电除颤复律(10~25瓦秒);严重者重新转流辅助循环。

心脏手术后即刻,心室的顺应性下降且每搏量很难进一步增加,为了保证足够的心排血量,通常维持一定的心率。心率过快使舒张期缩短,影响冠状动脉灌注及心室充盈,并且增加了氧耗量;心率过慢则易致心排血量下降。满意的心率为成人80~100次/分,儿童120次/分左右,婴幼儿120~140次/分。

2. 心肌缺血 心脏手术后即刻,应密切观察心电图ST段和T波变化,如发生心肌缺血改变,应及时通知主刀医师,查找缺血原因,针对不同原因进行治疗。

(1)冠脉气栓,可暂时提高灌注压至90mmHg,促进气泡排出以改善病情;如冠脉搭桥术后出现心肌缺血,应检查"桥血管"是否通畅,吻合口部位是否正确,血运重建是否充分,必要时重新转机,再次血管化。

(2)低温,局部损伤,呼吸性碱中毒,过度交感刺激对冠脉上α受体的激活等,也是导致冠脉收缩的原因。保证一定的温度,充分供氧,降低氧耗量,纠正酸碱失衡,应用正性肌力药,保持正常心排血量和灌注压等,增加冠脉血流量,保证心肌供血。同时可硝酸甘油或钙通道阻滞剂泵注,扩张冠脉血管,缓解冠脉痉挛以改善冠脉血供。

3. 动脉血压监护 心脏手术后即刻,血压波动常常很大,监测血压的目的是根据血压变化来调节容量及血管活性药用量,维持血流动力学稳定,保证生命器官的灌注。需要关注的是复温后桡动脉的动脉压数值实际上低于主动脉压力值,如果有主动脉根部排气管,也可将其连接于压力传感器用于压力判读。对于动脉压力的数值,收缩压反映的是心脏自身收缩产生的压力,而舒张压反映的是血管张力,并且可以反映冠脉灌注压。在脱离体外循环前,平均动脉压反映的是体外循环泵和外周血管张力共同做功的情况,而在停机后,则反映心脏和外周血管张力共同做功的情况。在体外循环(CPB)停机后,应由手术医师、麻醉医师、体外循环医师和护理人员共同估计手术失血量(包括CPB欠血量、血纱布、吸引瓶血液的估计等),可先由体外循环医师从动脉缓慢输入机器余血,并密切观察心率、血压、左心房压(LAP)、中心静脉压(CVP)等的变化情况。

4. 中心静脉压(CVP)的变化原因及处理原则见表37-1。

表37-1 中心静脉压变化原因及处理原则

中心静脉压	动脉压	变化原因	处理原则
低	低	血容量不足	快速补充血容量
低	正常	心功能良好,血容量轻度不足	适当补充血容量
高	低	低心功能差,心排血量减少,肺循环阻力升高	正性肌力药,供氧、利尿、纠正酸中毒,适当控制补液、输血或谨慎选用血管扩张药
高	正常	容量血管过度收缩,补液过快、扩张容量过多,肺循环阻力升高	控制补液、输血,用血管扩张药扩血管,加强利尿
正常	低	心排血功能减低,容量血管过度收缩,血容量不足或已足	应用正性肌力药,补液试验,血容量不足时适当补液、输血

CVP监测是心脏手术后即刻观察血流动力学的主要指标之一,可提供脱机前和脱机时有关右心充盈情况的信息。CVP<5cmH_2O,表示血容量不足;CVP>15~20cmH_2O,提示右心功能不全或血容量过多。若伴有右心室流出道狭窄,术后CVP允许提高至15cmH_2O,借此增加右心室舒张末期容量,从而提高心排血量。由于CVP受右心功能、右心室流出道通畅度及肺血管阻力等影响,因此,复杂的心脏手术中及术后常同时监测左心房压。

5. 左心房压（LAP）的监护　LAP 是反映二尖瓣功能和左心室充盈压的灵敏指标,因此,也是最直接的血容量指标。LAP 的正常值为 5~12mmHg。CPB 停机后,可依据 LAP 的变化指导容量补充。

6. 肺动脉楔压（PAWP）和心排血量（CO）的监护　用漂浮导管监测 PAWP 和 CO,适用于心功能差的心脏手术患者,尤其是发生心力衰竭或低心排血量综合征者,依此指导输液、输血及用药情况。

7. 尿量的监护　尿量是反映组织灌注的重要指标,观察单位时间尿量,可以了解心、肾功能。肾功能正常时,尿量受心功能及循环血量影响。循环血量正常时,尿量受心、肾功能影响。CPB 后应观察患者有无血红蛋白尿或血尿。转机中特别是转机后,有些患者尿量会很多,此时应密切观察平均动脉压（MAP）和 CVP 的变化,适当输血、补液,同时应根据尿量和血钾及时补充氯化钾,以防血钾过低引起心律失常。对于一些少尿患者,应分析原因,及时处理。

（二）激活全血凝固时间的监测与处理

在 CPB 过程中常规监测 ACT。心脏插管时 ACT 不得少于 380s,在体外循环中维持在 480~600s。心内手术后,若心功能恢复良好,心肌收缩有力,生命体征稳定,可先拔除静脉管路,保留动脉插管。由麻醉医师从中心静脉缓慢注入鱼精蛋白（PTM）拮抗肝素。依据测得的 ACT 值,在肝素坐标曲线中查得肝素残留量。鱼精蛋白与肝素按 1mg∶100U 的比例拮抗,使 ACT 恢复至生理对照值的 120% 或 130s 以下即可。手术野如有血块形成,提示拮抗良好,如 ACT 仍不能恢复至安全范围,可追加原剂量鱼精蛋白的 1/3 或 1/4。不宜过量补充 PMT。

（三）呼吸功能的监测与处理

由于麻醉、体外循环和手术均能影响呼吸功能,为保证组织供氧和维持动脉血气正常,心脏手术后即刻要悉心监测呼吸功能,维持正常的气体交换。并针对呼吸紊乱的原因,采取有效措施进行病因治疗,使患者能平稳渡过围手术期。

1. 一般监测及处理

（1）常规应用血氧饱和度监测仪连续监测,并密切观察患者口唇黏膜、甲床、耳垂、颜面皮肤、手术野出血的颜色,判定有无缺氧征象,并分析缺氧的原因,给予妥善处理。

（2）术中心脏停搏后即停止麻醉机上的呼吸机,使呼吸囊膨胀至气道压力为 5~10cmH_2O。在一些复杂手术中,可采用低频、小潮气量的保护性肺通气策略,进行肺保护。复温后,麻醉医师立即给患者吸痰,观察呼吸道分泌物的量和颜色,保持通畅的呼吸道并判定有无灌注肺、急性肺水肿等;开放升主动脉前患者取头低位,麻醉医师手控呼吸囊膨肺帮助术者排出左心气体;升主动脉钳开放后要记住打开麻醉机上的呼吸机。关胸前应检查胸膜是否完整无损,关胸后充分吸痰和膨肺,并听诊双肺呼吸音。

（3）通过呼吸机监测系统监测潮气量及气道压力,并根据连续血氧饱和度监测,为患者选择最佳的呼吸频率和潮气量。

2. 血气监测及处理　体外循环下心脏直视手术应定时监测血气,可以比较精确地反映呼吸系统的功能和酸碱代谢的状态。一般于复苏前、停机前、关胸前、出手术室前各测定 1 次血气,必要时随时检查。临床上最常监测的血气项目及 pH 的临床意义如表 37-2。

（四）电解质的监测与处理

心脏手术后即刻,由于低温、体外循环、手术创伤等,易造成电解质紊乱,尤以血钾变化最为显著,对患者心脏的影响也最大。

1. 血钾的监测及处理　血钾的正常值为 3.5~5.5mmol/L。

（1）低钾血症:低钾血症是脱离体外循环后较常见的电解质紊乱,可导致心律失常,体外循环后一旦出现血钾低于 3.5mmol/L,且尿量充足的情况下,应积极对症处理,如避免过度通气,纠正呼吸性碱中毒;停用羟基丁酸钠、胰岛素等能使细胞外钾离子向细胞内转移的药物;停机前补足血钾等。

表 37-2 血气监测项目及 pH 的临床意义

	项目	正常值	临床意义
代谢性指标	pH	7.35~7.45	<7.35 为酸中毒;>7.45 为碱中毒
	缓冲碱(BB)	45~52mmol/L	不足时表示血红蛋白和蛋白质太低
	标准碳酸氢盐(SB)	12~27mmol/L	为代谢性酸碱平衡失调指标,也是计算补充碱性药物的依据
	碱剩余 BE	−3~+3mmol/L	>+3mmol/L 为碱剩余,为原发性代谢性碱中毒;<−3mmol/L 为碱不足,为原发性代谢性酸中毒
呼吸性指标	二氧化碳分压($PaCO_2$)	34~45mmHg	>45mmHg 表示 CO_2 滞留,为原发性呼吸性酸中毒;<35mmHg 表示过度换气,为原发性呼吸性碱中毒
	氧分压(PaO_2)	80~100mmHg	<80mmHg 为轻度缺氧;<60mmHg 为中度缺氧;<40mmHg 为重度缺氧
	氧饱和度(SaO_2)	96%~100%	SaO_2 主要决定于 PaO_2

(2)高钾血症:高钾血症可能导致心脏传导异常和心肌收缩力下降,长时间转机给予大量的心脏停搏液,如果患者合并肾功能不全,则发生高钾血症的概率更高,应立即停止补钾;术中尽量输近期或新鲜血液;降低血钾浓度:用 5% 的碳酸氢钠静脉注射 100ml 而后改为静脉滴注;静脉滴注 25% 葡萄糖注射液和胰岛素(4g 葡萄糖:1U 胰岛素)300ml。用 5% 氯化钙或 10% 葡萄糖酸钙 10ml 静脉注射,对抗钾的毒性;利尿,排出钾离子等。

2. 血钙监测及处理 低钙血症在体外循环中较为常见,严重的低血钙可导致心肌抑制和血管扩张,体外循环后出现的严重高钾血症、由于血清离子钙浓度降低引发低血压时、大量输注全血时,应给予氯化钙或葡萄糖酸钙静脉注射以预防和纠正低血钙。在体外循环复温后应测定离子钙水平以指导治疗,离子钙的正常范围为 1.0~1.3mmol/L。

二、输血及血液保护

对于心脏手术,凝血系统的调控和血液保护非常重要,在脱离开体外循环机后还应根据患者情况综合全面考虑,判断患者是否需要输血及输什么。

(一)输血

心脏手术后即刻,输血不但可以补充血容量、改善循环、增加携氧能力、提高血浆蛋白量,还能够增强免疫力和提高凝血功能。

1. 失血量的估计 监测 MAP、血压、心率、CVP、血红蛋白、尿量、CPB 余血量,手术台上血纱布量、引流瓶内血量等,充分估计失血量的多少,适当补给,使 CVP 在 10cmH₂O 以上,否则大量的利尿及渗血很易使血容量不足。

2. 输血途径

(1)动脉输血:CPB 未拔管前通过动脉管路缓慢输入。密切观察血压、心率、CVP 和心脏充盈度。

(2)静脉输血:CPB 停机拔管后,开放一路或两路外周静脉输血。

3. 输血的种类 首先回输体外循环机管路内的机器余血,尽量不输库存血。必要时用成分血,如血浆、红细胞混悬液、血小板、冷沉淀、纤维蛋白原等,输血种类依不同病情而定。

4. 输血的注意事项

(1)查对供、受血人的姓名、血型、交叉配血记录单。

(2)检查血袋有无破损及污染,瓶内血液有无溶血等。

（3）输血前轻轻倒转血袋,使血浆与血细胞充分混合。

（4）放置血袋于室温中自然升温 30min,以免血液过凉。

（5）输血后保留血样以备复查,同时密切观察患者反应,若有异常情况,先停止输血再查找原因。

5. 注意输血不良反应的发生并按常规处理。

（二）血液保护

体外循环直视心内手术是一个复杂的过程,术中由于组织创伤、血液接触异物表面及抗凝剂的作用,还有体外循环的机械破坏作用等因素,易导致凝血机制紊乱;且手术又是在易出血的心脏和大血管上进行,使术中、术后出血、渗血增多,库血用量大,由此血源性传染病发生概率增加,同时也加重了患者的经济负担和治疗难度。因此,采取综合措施,实施血液保护、减少手术用血是心脏外科的一项重要任务。

1. 血液保护的目的

（1）减少术中出血和术后渗血。

（2）保护血液有形成分,减少其破坏。

（3）尽量少输或不输血。

2. 血液保护措施

（1）开展体外循环前放血/自身等容血液稀释:通过体外循环前放血的方式行血液稀释,可降低红细胞输注的可能性,同时还可使血小板免受体外循环的损害,鱼精蛋白中和后回输这部分自体血可显著改善血小板功能。放血在肝素化之前实施,并且患者血细胞比容应高于 35%,采血量视情况而定,一般为 1~3 个单位（500~1 500ml）,将采集的血液保存在枸橼酸盐-磷酸盐-葡萄糖（CPD）储血袋中。

（2）术中血液回收:全身肝素化前和鱼精蛋白拮抗后的出血,可回收至预先添加肝素或其他抗凝药的装置中,经过洗涤和过滤可得到不含肝素的浓缩红细胞,应优先于异体输血回输给患者。

（3）有关手术处理:术前积极治疗某些影响凝血功能的疾病,停用血小板抑制药如阿司匹林等,以减少术中、术后出血、渗血。对术前已估计到凝血功能较差的患者,停机后及时给予浓缩血小板、纤维蛋白原、凝血酶原复合物、巴曲酶（立止血）等,以预防术中、术后出血量过多。术中操作细致、准确,不因手术失误导致出血增多。术中出血尽量收回体外循环机管路,尽可能避免血液丢失。关胸前彻底止血,不漏掉一个出血点,尽量避免二次开胸止血。

（4）有关麻醉管理:加强体外循环前、中、后的麻醉管理,使麻醉深度恰当,尽量避免因术中、术后血压过高而使出血、渗血增多;在体外循环中,血液和人工异物表面接触产生炎性反应,使血小板、白细胞、补体系统激活,导致血小板数量减少、功能减退,术后凝血功能差、渗血多。术中应用 6-氨基己酸、氨甲苯酸（止血芳酸）、氨甲环酸（止血环酸）、醋酸去氨加压素等药物,可起到抗炎、抑制多种蛋白酶及抗纤溶作用,从而减少术后出血及异体输血。

（5）有关体外循环处理:应用肝素涂层管路、膜肺、离心泵减少血液破坏,减轻炎症反应。应尽量缩短体外循环时间,减轻对血液的负压吸引以减少血液破坏;体外循环结束后,应充分复温,促使凝血功能尽快恢复,故术中除非要停循环或必须低流量体外循环时,一般尽量采用浅低温,以免影响患者凝血功能。

（6）可允许更低的红细胞比容:很多研究提示,一般状况良好且脱机后左心室功能良好的患者,通常能耐受 20%~25% 的红细胞比容,在密切监测下,可适当减少输注浓缩红细胞的量,从而减少并发症的发生。

三、术毕转运患者时的注意事项

（一）转运时患者的条件及转运前的准备

1. 患者符合转运的基本条件

（1）循环稳定或基本稳定:①收缩压>90mmHg,MAP>60mmHg。②心率、心律稳定或接近术前正常状态。③血容量基本补足,CVP、LAP 或 PAWP 接近正常范围。④调整好血管活性药的泵注速度。⑤输血或输液保持通畅。⑥安装起搏器者确保其处于良好的工作状态。⑦静脉补钾者应调稳滴速。

（2）呼吸道通畅和通气良好:术毕通气良好符合拔管条件者,可在手术室内拔管。多数患者需带气管插管回 ICU,继续进行辅助通气。

（3）出血量不多、无凝血异常:术毕注意胸管引流量,胸腔、心包腔和纵隔内引流管总引流量应<2ml/(kg·h),若引流量超过 200ml/h,原因可能为活动性出血、肝素中和不够或凝血因子消耗过多引起的渗血。必要时追加鱼精蛋白、输新鲜血浆及凝血因子,甚至可二次开胸止血。

（4）其他:要注意患者的神志、各种反射、肢体活动、体温、尿量等变化情况。

2. 转运前的准备工作

（1）完善各项记录,包括麻醉记录上的各个项目。

（2）将 X 线片、患者的衣裤、病历、所剩液体等一切东西集中,以免遗忘。

（3）备好氧气、简易呼吸囊或转运呼吸机、转运监护仪、转运床、带电微量泵等,钳闭各引流管路。并且准备好急救设备和急救药物。

（4）搬运患者的过程看似简单,但是稍不注意就有可能发生管路脱落、通气中断、监护中断等情况,甚至会导致严重的后果。因此有序、逐步摘除并连接监护设备尤为重要。在搬动过程中容易发生的并发症如下:气管导管意外脱出;心律失常或心搏骤停;各种动、静脉导管及起搏导线、胸管、尿管等移位或脱出;血管活性药快进或中断;患者意外坠床等。

（二）转运患者

由麻醉医师、外科医师、巡回护师共同将患者送回病房或者 ICU。转运患者无论距离远近,均须加强监测和确保通气,最基本的监测应包括心电图、动脉压力和脉搏氧饱和度,途中应密切观察患者的生命体征,包括神志、口唇色泽、血压与脉搏等。在手术室内行超快通道麻醉拔管的患者,应注意呼吸活动幅度、呼吸道是否通畅等,并使其头偏向一侧,避免舌后坠及防止呕吐误吸。带气管导管者可使用简易呼吸囊或者转运呼吸机辅助呼吸。转运时保持平稳,避免颠簸振动或急剧改变体位。若将监护床推至手术室内接运术后患者,可减少一次搬动。

（三）与 ICU 病房的交接

1. 在转运前和 ICU 医护人员电话沟通患者情况,包括生命体征、血管活性药应用情况及呼吸机设置参数等,并嘱打开呼吸机备用。

2. 患者安全转运至 ICU 后,协助 ICU 医护人员安置患者,将气管插管立即接上呼吸机管路,用预先调好的各项参数控制呼吸,有序地将转运监测更换为持续监测,检查血管活性药泵注速度及输血、输液管路通畅情况。

3. 履行详细的交接班制度　麻醉医师应向病房或 ICU 值班医师和护士交班,其主要内容有:①患者生命体征是否平稳。②麻醉方法、气管插管型号和插管深度、术中用药情况,特殊药物的用量,如氯化钾、洋地黄类等。③手术方式及术中发生的特殊情况、处理方法及关注要点。④心肌阻断时间、体外循环时间、体外循环后的酸碱平衡及电解质、尿量。⑤正在应用的血管活性药的配置浓度及用量。⑥输血、输液种类和出入量。⑦鱼精蛋白用量和 ACT 值。⑧各项监测导管通畅,功能良好。⑨其他:如患者的 X 线片、病历等物品,药品及护理交班。

4. 经值班医师、护师接班并核对无误,并且确定患者病情稳定后,麻醉医师和巡回护师方能离开 ICU 病房。

（毛晓茹　钟　巍）

第三十八章
循环系统的监护与处理

一、血压、压力波形及心率观察

血压是衡量循环功能的主要指标之一,是心血管术后监测循环功能的重要指标。

（一）血压及压力波形

1. 血压监测的意义

（1）血压的变化受心率、心律、心肌收缩力、心室舒缓功能、心脏收缩的协同性、心排血量、血容量、周围血管阻力、血液黏稠度和动脉壁弹性等多种因素影响,心脏手术可引起心肌不同程度的损害,致使心功能不全。术中失血、失液及大量利尿和输血、补液过量均可导致血容量改变,从而可引起血压异常。

（2）监测血压的目的在于使患者维持一种适合于自己病情的血压水平,即心脏做功最小而又能满足所需要的心排血量,以保证生命器官得到充足的血流灌注。

（3）心血管术后患者应维持的血压水平,因年龄、病情和术前基础血压而有所不同。一般成人收缩压维持在 90~140mmHg,平均动脉压为 65~100mmHg。对于法洛四联症矫治术、主动脉瓣置换术或主动脉成形术后出血、渗血较多的患者,严重心功能不全的患者,在心脏手术前血压就偏低的患者,术后血压维持在 90/60mmHg,平均动脉压在 66mmHg 即可。而术前原有高血压的患者,术后血压仍维持术前较高的水平。

（4）血压波形及意义

1）正常波形:正常的血压波形平滑,匀称,压力波形的降支上有一个明显的切迹（图 38-1）。

2）矮小、低平波形:压力波形变小,升支向上冲击缓慢,峰波拉长。其原因一是因为术后低心排血量或心力衰竭时,每搏量减少,二是因为术后主动脉瓣狭窄时,左心室排血量机械性受阻（图 38-2）。

3）高大、跳跃波形:压力波形变大,升支迅速上升,峰波短暂,降支快速下降,其原因一是因为术后患者处于功能亢进状态,如焦急、贫血、甲状腺功能亢进等;二是因为术后主动脉瓣反流或残留动脉导管未闭时,血液异常地快速流动（图 38-3）。

4）双重搏动波形:双重搏动波形中有两个收缩峰压。其原因为术后主动脉瓣关闭不全、主动脉瓣狭窄并关闭不全和原发性肥厚性主动脉瓣下狭窄等（图 38-4）。

5）交替变化波形:为了正确观察这种波形,患者的心律必须是规则的。一次次压力波形的振幅为交替性变化。在袖带血压缓慢地降到动脉收缩压时,音质的强弱交替变化,或突然听到一种双心音。交替变化的波形是左心衰竭的迹象（图 38-5）。

6）二联波形、不规则波形:二联波形、不规则波形是心律失常的波形,其振幅的强弱不同。要注意二联波形与交替变化波形的鉴别。二联波形是 1 次正常心搏伴 1 次期前收缩的结果,期前收缩的每搏量减少（图 38-6）。

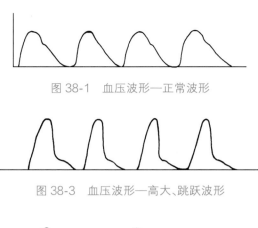

图 38-1　血压波形—正常波形

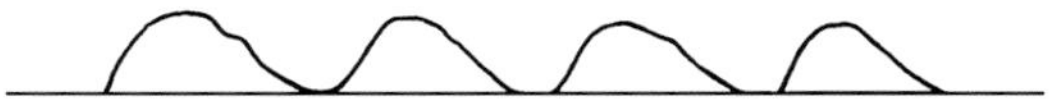

图 38-2　血压波形—矮小、低平波形

图 38-3　血压波形—高大、跳跃波形

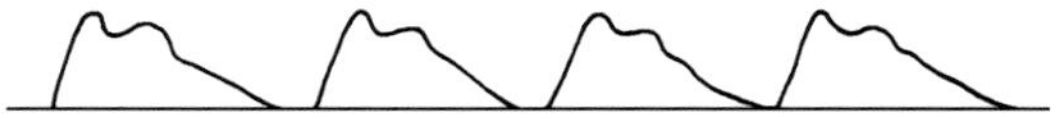

图 38-4　血压波形—双重搏动波形

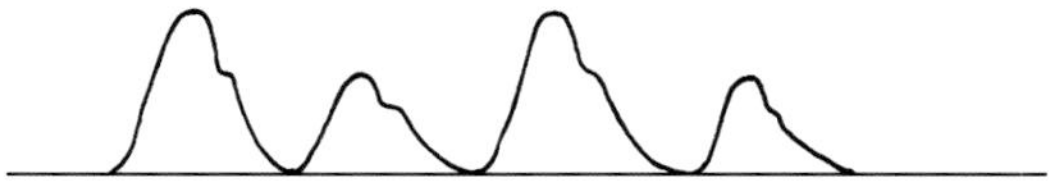

图 38-5　血压波形—交替变化波形

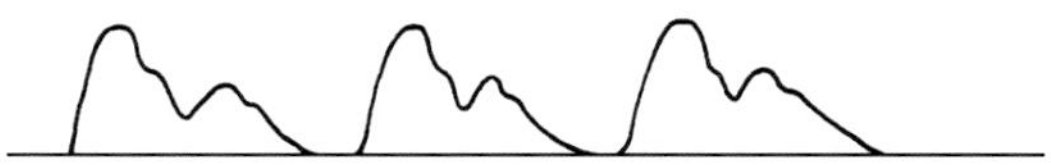

图 38-6　血压波形—二联波形、不规则波形

7）矛盾波形：矛盾波形的振幅，在吸气时明显降低。矛盾压力波形是对呼吸正常反应的扩大，见于术后严重的梗阻性肺病变和心脏压塞的患者（图 38-7）。

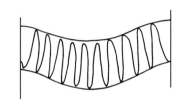

图 38-7　血压波形—矛盾波形

2. 测量血压的方法　心血管病术后测定血压的方法，有动脉内插管直接有创动脉测压法、袖带式间接测压法及超声血流检测法三种。对于轻症患者仅采用袖带式间接测压法即可；对于重症患者往往采用有创动脉持续监测的方法。

（1）动脉内插管直接有创动脉测压法：是术后监测血压的良好方法。经皮由动脉穿刺留置导管后固定，动脉测压管通过换能器连接于测压示波器，屏幕上显示动脉压力波形，并用数字显示收缩压、舒张压和平均动脉压。最常用的是桡动脉，其次是股动脉或肱动脉。这样测血压既方便又准确，而且可以连续观察血压的变化。动脉内插管直接有创动脉测压对需要监测血气的患者更为合适，可通过测压管反复采集血标本，避免对患者反复穿刺所致的损害和痛苦。必要时也可作为紧急补血的途径。

（2）袖带式间接测压法：①将袖带平整地系在上臂，不可过松或过紧，听诊器应放在肱动脉搏动的部位。②在一次血压测量完毕，应将袖带内的空气放完，使血压计读数降至 0。③每隔 4 小时松开袖带片刻，或更换肢体进行测压，以减少经常充气对肢体血液循环的影响，并减轻给患者带来的不适。④当患者血压异常时，医护人员应积极采取措施，以免造成不良后果。

（3）血压的监测与处理：心血管病术后患者血压变化快，应严密监测。

1）患者回到 ICU 时体温较低，末梢血管收缩，几小时后体温恢复正常甚至升高，血管扩张，造成血容量相对不足，应适当给予补液或补充血液制品，以保持血压稳定。

2）应用动脉内插管直接有创动脉测压时，股动脉测出压力要比桡动脉高 20mmHg 左右。如果用袖带测压，要注意音质的强弱和变调，以及消失时的压力。

3）动脉导管未闭（PDA）、主动脉瓣置换术的患者术后血压偏高，应注意血管扩张药的应用。为控制血压需应用升压药或降压药时，禁止与输血、输液、测中心静脉压及其他给药的管路混用。用微量泵输硝普钠时，注意不能按"快进"钮，以免引起血压骤降。更换多巴胺、多巴酚丁胺等药物时，中间不能有间隔时间，否则危重患者的血压下降后较难恢复正常。要根据病情及血压水平，调节药物用量。

4）血压应维持在适当的水平，不可过高，过高将增加心脏后负荷，增加心脏做功，增加耗氧量。引起血压增高的因素有：原有高血压病；血容量过多；应用儿茶酚胺类药物过多；应激反应造成体、肺循环阻力增加等。

5）血压过低：可影响心、脑、肾等生命器官的灌注。引起血压降低的因素有心脏每搏量减少（EF值过低）、血容量不足、心排出量减少、术后心功能不全、心内残余分流或畸形矫治不满意、β受体阻滞剂抑制作用、缺氧、酸中毒、容量负荷过重、心脏压塞、张力性气胸等。当血压下降后，不要单纯增加升压药的用量，而应先判断是容量负荷的问题还是心肌收缩力、心功能的问题，可参考CVP、LAP来判断，也可快速冲击静脉（输入生理盐水，儿童30~50ml，成人100~200ml）观察CVP、LAP的变化。若CVP、LAP不变，血压有所升高，说明血容量不足，继续补充血容量；若CVP、LAP上升而动脉压无变化，说明心肌收缩力、心功能有问题，要加强强心利尿。

（4）动脉测压的管理

1）测压前要调试监测仪零点，即先将换能器充满生理盐水，排净空气，然后通过三通接头使换能器与大气相通，当监测仪数字显示"0"的时候，立即转动三通，使之与大气隔绝而与患者的动脉插管相通，此时监测仪可显示所测压力的波形与数值，在患者体位发生改变时，应及时进行新的零点校正，同时调整零点平面位置与右心房同一水平，确保监测结果的准确见图38-8。

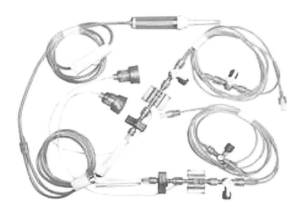

图38-8　动脉测压管及换能器

2）动脉测压管定期用肝素稀释液冲洗。肝素稀释液为生理盐水500ml内加入肝素10mg，用加压带换能器持续加压，当压力在300mmHg时，可保持肝素液持续冲洗（3ml/h），以防止血液凝固，保持管路通畅。需要测压时，使三通接头动脉插管与监测仪相通，即可测量。当监测仪上压力曲线异常时，应查找原因，如果为管路内有凝血而发生部分堵塞的情况时，应抽出凝血块加以疏通，千万不可用力推，以免造成血栓栓塞。如果不能疏通，即拔除动脉测压管，必要时重新置管。

3）从测压管抽取血标本时，应先将管路内的液体全部抽出后再取血，以避免血液稀释而影响检验结果。对婴幼儿取血时应注意减少失血。在测压、取血标本或调试零点等操作过程中，要严防血管内进气而造成空气栓塞。动脉测压管各连接处一定要衔接紧密，避免脱开后造成出血。

4）严格保证动脉测压管无菌，所用针头、管路、三通接头均为一次性应用；动脉接头、传感器、三通及注射器应保持无菌状态，每次抽取动脉血后，务必冲洗干净，不能有残留血迹。与传感器连接的三通，每天更换一次，发现有污染时随时更换，传感器每4天更换一次。皮肤穿刺进针处用透明无菌膜覆盖，防止污染，便于观察，有血渍时及时更换。留取血标本、测压及冲洗管路等操作，应严格遵守无菌原则。动脉测压管长度要适宜，过长可因反复抽血及冲洗，引起血液污染。待循环稳定后，应尽早拔除测压管，除去感染途径，且有利于患者活动。

5）严密观察动脉穿刺部位远端皮肤的颜色和是否肿胀。如果疑有动脉血运受到影响时，应立即拔除测压管并进行处理。

6）拔除动脉穿刺针时，应压迫局部10分钟。压迫后用纱布和宽胶布加压覆盖，短期内患者如有活动，多注意观察局部，以防止出血。

（二）心率

正常成人术后心率为60~100次/分，婴幼儿为100~160次/分，儿童为80~140次/分，成人如果心率

<60次/分时应及时处理,应用异丙肾上腺素等增加心率的药物或应用起搏器治疗。心率过快或过慢都会影响心排血量,使血压下降。心率过快可使心室舒张期充盈不足,导致每搏量和心排血量降低。

1. 术后心率加快的原因　手术创伤、切口疼痛;儿茶酚胺类药物的作用;麻醉药作用;血容量不足;体温升高;腹胀;躁动、焦虑;缺氧;脓毒血症;药物作用;交感神经兴奋;胃肠胀气和尿潴留;低心排血量综合征;手术矫正畸形不满意,如冠状动脉搭桥术的"桥"不通畅,法洛四联症右心室流出道或肺动脉仍有狭窄等;手术后的代偿反应:心排血量 = 心率 × 每搏量,术后每搏量减少,通过增加心率来维持心排血量。

2. 心率减慢的原因　缺氧;酸中毒;术后房室传导阻滞;大量镇静药的应用;洋地黄作用;迷走神经兴奋;输液过多或速度过快,导致心脏胀满;应用抑制心脏的药物等。

二、皮肤末梢的观察与处理

皮肤与末梢表面的温度、潮湿度、颜色、弹性,毛细血管和静脉床的充盈程度及动脉搏动可反映外周的循环状态。

1. 通过对皮肤末梢的观察,可以了解循环状态。如果肢端皮肤温暖、干燥、红润、弹性好、按压指甲后当手离开时,甲床迅速恢复红润,则提示末梢循环良好。如果肢端皮肤湿凉、甲床发绀或皮肤有花斑,按压指甲后,甲床苍白,恢复红润缓慢,提示末梢循环不佳,为机体温度低、心力衰竭、低心排血量综合征、休克的表现,应予以注意(图 38-9)。

2. 由于体外循环术后血液处于稀释状态,术中补血、补液较多,水分渗入组织间隙形成水肿,一部分患者回到 ICU 后有不同程度的水肿,特别是球结膜及腮腺水肿,应密切观察。水肿一般随病情的好转、尿量的增加于 1 天左右消退。如果

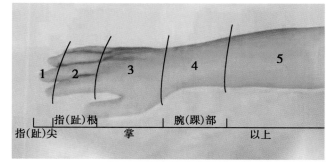

图 38-9　肢体末梢循环湿冷分级

尿少、水肿不消退,多与心力衰竭、低心排血量、肾衰竭有关,应引起注意。水肿明显,心率、血压正常,CVP 较高者,应给予利尿,一般用呋塞米,成人每次 5~20mg 静脉注射,儿童酌情减量。

3. 睑结膜、甲床、口唇苍白,则提示有贫血,应检测血红蛋白,根据测得的结果给予输血。皮肤黄染大多由于溶血或肝损害所致。皮肤、末梢发绀则提示有低氧血症或末梢循环衰竭,应注意改善氧合、辅助呼吸,根据血气分析结果调整呼吸机参数。急性左心衰竭时可出现呼吸困难、冷汗、末梢发绀、咳粉红色泡沫痰。治疗主要在于加强心肌收缩力,减轻心脏前后负荷等。应用激素量大时也可以出现多汗甚至虚脱,应加以注意。

4. 观察皮肤情况,如有无静脉炎、水肿、脱水、皮疹、皮肤黄染、碘酊烧伤、电刀烫伤、挤压伤等。皮疹大部分为输血、输液或药物不良反应的结果,可应用抗过敏药,如异丙嗪肌肉注射,成人每次 25~50mg,小儿每次 1mg/kg;或用苯海拉明肌肉注射,成人每次 20mg,小儿每次 0.6mg/kg;或地塞米松静脉注射,成人每次 10mg。

5. 由于体外循环直视心内手术时间较长,患者仰卧时间长,有时枕部及臀部有压伤痕迹,应定时翻身,局部可用胶原蛋白贴。注意更换体位及按摩受压部位。床褥要求平整、干燥、洁净、无碎屑。可疑受压部位,用红花酒按摩,每隔 4 小时一次。

6. 皮肤干燥、弹性差、眼窝凹陷,提示有脱水。根据脱水程度,适当补充液体。轻度脱水对治疗心力衰竭、肺水肿、脑水肿有利。只要血压、心率正常,一般不急于补充。皮肤湿凉、弹性差,末梢温度与肛内

温度相差大于4℃,提示心功能差、低心排血量、末梢灌注不良,应积极处理。

三、中心静脉压及左心房压的监测与处理

(一)中心静脉压的监测与处理

中心静脉压(CVP)测定是经颈内静脉或锁骨下静脉,将导管插入上腔静脉或右心房;或经股静脉插入下腔静脉或右心房,测量中心静脉内的压力,也可经此管路抽取静脉血或放血,输注高渗或有刺激性的液体,如静脉高价营养液、高浓度氯化钾等。

1. 适应证

(1)各类重症休克及需抢救的危重患者。

(2)脱水、失血和血容量不足者。

(3)心力衰竭和低心排血量综合征者。

(4)接受大量输血和换血疗法者。

(5)接受静脉输液、给药和静脉高营养疗法,静脉滴注高浓度氯化钾者。

(6)接受心血管及其他大而复杂的手术者。

2. 测量中心静脉压的装置　用一直径3mm的玻璃管或一次性输液塑料管和刻有厘米(cm)刻度的标尺固定在输液架上,接上三通,连接管内充满液体,排净空气,一端与输液器连接,另一端连接中心静脉管,标尺零点对准腋中线第4肋间,相当于右心房水平。测压时先将液体充满测压管,而后扭动三通使测压管与中心静脉管相通,使液面自然下降,当液面不再下降时的刻度即为CVP(图38-10)。这种测量CVP的装置可自行制作,操作简便,结果准确可靠。目前一般是将中心静脉管通过换能器连于心电监护仪上,持续显示其压力波形及读数。

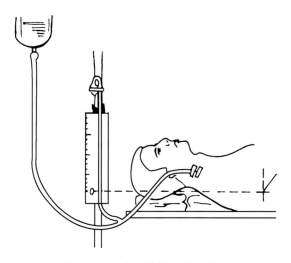

图38-10　中心静脉压测定装置

3. 中心静脉压的临床意义

(1)CVP是反映右心房充盈压和血容量的客观指标,有助于调节补液速度和估计血容量,正常值为5~12cmH$_2$O。

(2)CVP升高的常见原因

1)右心泵功能低下:如心力衰竭、心源性休克。

2)肺循环阻力升高:如肺水肿、肺梗死、肺动脉高压;术后右心室流出道或肺动脉残余狭窄。

3)补液、补血过量,速度过快。

4)药物影响:如使用强烈的收缩血管药时,小静脉收缩,回心血量相对增加,导致CVP升高。

5)胸内压升高:如张力性气胸、血胸;使用呼吸机呼气末正压呼吸时;气管内吸痰及剧烈咳嗽;挣扎和躁动时。

6)致腹内压增高的各种疾病。

7)一部分先天性或后天性心脏病,术后即使血容量不足,CVP也高于正常,此类患者术后CVP应维持在较高水平。

8)心脏压塞,缩窄性心包炎。

4. 中心静脉压下降的常见原因

（1）血容量不足：包括大量出血、大量利尿而血液及液体未及时补充时。

（2）用血管扩张药。

（3）药物或血液制品过敏时。

（4）应用麻醉药或吗啡及地西泮等镇静药后。

5. 处理 观察 CVP 的动态变化，临床上结合血压、心率、颈静脉充盈程度、尿量、肝脏大小、是否脱水等情况综合进行分析，对不同情况做出相应的处理。

（1）CVP 低、血压低、心率快：提示血容量不足，应补充血容量。

（2）CVP 高、血压正常：提示容量负荷过重或心力衰竭，应强心利尿。

（3）CVP 进行性升高、血压降低：提示可能有心脏压塞或严重的心功能不全，应强心、利尿、心包引流。

（4）CVP 正常、血压低：提示可能为血容量不足或心排血量减少，用强心、升压药和试行小量快速输血或输液。

（5）CVP 高、血压高：提示周围血管阻力增大、循环血量多，可应用血管扩张药和利尿药，停止或减慢输血、输液。

6. 中心静脉压测压管的管理

（1）中心静脉导管直接与右心房和上下腔静脉相连，应严格保持无菌状态，注意无菌操作，以免细菌由此处进入血液循环引起菌血症或败血症。

（2）一般每小时测 CVP 一次，根据病情，必要时随时测定，同时做好记录。不同病情术后可有不同的 CVP 要求，比如 Fantan 或双向格林手术后均维持正常血压而保持较高的 CVP；左心功能差者 CVP 则保持在 10cmH$_2$O 左右的较低水平。

（3）每次测压前均需测定零点。零点为腋中线与腋前线之间与第 4 肋间的交叉点。测好零点后，将测压管内水柱调至高于预计 CVP 水平约 25cm，然后接通中心静脉压管，等水柱自然下降至稳定时，即为 CVP 值。目前多为连接换能器后连续测定 CVP。

（4）患者躁动、咳嗽、呕吐、抽搐或用力时，均影响 CVP 水平，应在患者安静后再行测压。

（5）测压通路不能输入或滴注升压药、血管扩张药等，以免测压时药物输入中断或输入过快引起病情变化。

（6）严格注意无菌操作：穿刺部位每天用碘伏消毒，更换敷料 1 次；每天更换输液器；必须熟悉三通的使用方法，确保连接管牢固可靠，防止管路脱开造成出血。

（7）并发症：①穿刺局部皮肤感染和血行感染。②静脉内导管穿通静脉，造成输血或输液进入胸腔形成气胸、胸腔积液。③穿刺导管折断。④血栓形成。⑤穿刺导管脱出静脉，液体输入皮下。⑥拔出静脉导管时误将导管剪断，导管脱入静脉内。

（二）左心房压的监测与处理

左心房压是反映心室充盈压的重要指标。左心房压监测适用于复杂心脏手术中及手术后，如瓣膜置换术、冠状动脉旁路移植术、复杂先天性心脏畸形矫治术，特别是左心房发育不良者。

1. 左心房压的临床意义

（1）左心房压能较灵敏地反映左心室前负荷，是最直接的血容量指标。正常值为 5~12mmHg。

（2）在二尖瓣口无狭窄的情况下，左心房压能较好地反映左心室心肌的收缩功能。

（3）反映 CVP、LAP 及血压三者的关系。

1）CVP 低、LAP 低、血压低：提示血容量不足，需快速补充血容量。

2）CVP 低、LAP 低、血压均正常：提示心肌收缩良好，血容量轻度不足，应适当补充血容量。

3）CVP 高、LAP、血压均正常：提示血容量过多或右心衰，应利尿。

4）CVP、LAP 进行性升高，血压低：提示低心排血量、心脏压塞或严重心衰，应强心利尿、心包引流。

5）CVP 正常、LAP 升高、血压低：提示左心衰，应用儿茶酚胺类药物，强心利尿。

6）CVP 高、LAP 高、血压低：提示循环血量过多，外周血管阻力增大，应用血管扩张药及强心利尿药。

7）CVP 正常、LAP 正常、血压低：提示心肌收缩力降低，应用儿茶酚胺类药物、洋地黄及钙剂。

8）CVP 高、LAP 高、血压正常：提示血容量过多或心功能不全，应强心利尿。

（4）左心房平均压能准确反映左心室舒张期末压。监测左心房压力，不仅有利于调节血容量达到适宜的心排血量，而且还可以了解术后左心室功能恢复或改善情况。

2. 左心房压的监测与护理

（1）根据病情定时测量左心房压，一般每小时测定一次并记录。测压前应先调整零点，将换能器充满液体，排净空气，使其与大气相通，把压力监护仪上的数字调整至零，然后转动三通开关，使其与大气隔绝，而与左心房测压管相通，监护仪上即显示左心房压的波形与数据。

（2）测压管应固定牢，防止移位或脱开，调整零点和测压时须严防进入空气而发生空气栓塞，万一气体进入左心房内，会迅速经左心室射出到动脉的分支内，造成分支动脉的栓塞。

（3）左心房测压需用 1‰ 肝素液，用微量泵缓慢输入（3~5ml/h），保持管路畅通，以防凝血块堵塞管路。

（4）测定数据应准确无误，患者咳嗽、吸痰、烦躁、抽搐或引流管负压吸引时都会影响左心房压力，因此在上述情况下不宜测定左心房压。如患者应用 PEEP 模式进行辅助呼吸，则会使左心房压升高，实际左心房压 = 测得的左心房压–PEEP 值。

（5）一般术后测左心房压 1~3 天，待病情稳定后拔出测压管。

左心房测压也有缺点，如换瓣患者的左心房测压管过长有可能进入二尖瓣口影响瓣叶活动，造成严重后果；左心房测压管直接与左心房相通，一旦管内或管周围有气体进入血液循环，气体会进入左心系统引起动脉栓塞；另外，漂浮导管测得的肺动脉楔压间接等于左心房压力。由于以上原因，左心房压的监测对一般患者不作为常规项目，仅用于特殊或病情较重的患者。

四、胸腔引流液的监护与处理

（一）引流液的观察

心血管病术后引流液的多少与术中止血是否彻底及体外循环后肝素的中和是否完全，以及患者凝血机制是否健全密切相关。

1. 定时准确地记录单位时间内引流液的量及颜色，并观察有无凝血块。渗出血液较多时，应每 15~30 分钟观察记录 1 次，并计算累积量，及时补充血容量，保持出入量平衡，防止血容量不足。

2. 患者回 ICU 后第 1 小时内可能引流液偏多，这是正常现象。如果术后第 2~3 小时引流液仍较多，应分析原因，给予相应处理。如果引流液较多［成人 >300ml/h；小儿 >4ml/(kg·h)］，且颜色鲜红，无减少趋势，提示可能胸腔内有活动性出血。对于出血的治疗，首先应补足鱼精蛋白，给予止血药如酚磺乙胺、维生素 K，或氨甲苯酸；效果不佳时应及时行二次开胸止血。

3. 如果引流量偏多，以后突然减少或引流不畅，经挤压引流管无效，且伴有心率快、脉压差小、血压低、听诊心音遥远、中心静脉压升高、尿量少、精神差、末梢凉者，应考虑心脏压塞的可能，可行床旁超声检查以协助诊断。诊断明确后尽早二次手术开胸止血，清除血块，解除心脏压塞。

4. 发绀型心脏病患者,由于侧支循环丰富,出血量较多;肝功能不全的患者出血量也较多,应根据引流液的多少补血。由于患者术前应用抗血小板药,如未提前停用者,术后出血可能也会较多。

5. 定时行胸部 X 线检查和床旁超声检查,了解胸腔、心包和纵隔内的渗出液潴留情况。

（二）引流管的管理

1. 将心包、纵隔引流管连接一次性无菌引流袋。引流管的长度以患者能够翻身及活动为宜。应保持引流管通畅,避免受压、扭曲或打折,当引流袋破损漏血、漏气时应及时更换。

2. 患者清醒后可抬高床头 15°,循环稳定后应取半卧位,以利呼吸及引流。

3. 术后 4 小时内应每 15~30 分钟挤压引流管一次,病情稳定后逐渐减少挤压次数。应用止血药后要特别注意挤压引流管,以防凝血块堵塞。挤压时要防止引流液自引流管内逆流入胸腔。

4. 引流管经皮肤处要保持无菌,有渗出时要及时更换敷料。

5. 如胸腔无积气或积液、引流液逐渐由淡红色转变为黄色液体、每天 <50ml 即可拔管。拔管时首先让患者深吸一口气,用力屏气,然后医师一手将管拔出,另一手用衬有凡士林纱布的敷料覆盖切口。

五、循环的整体观察

（一）循环稳定

1. 血压、心率、血氧饱和度在正常范围内且不会因患者体位变动或吸痰刺激引起较大变化。

2. 中心静脉压在正常范围内。

3. 四肢末梢温暖。

4. 动脉血气分析在正常范围内。

5. 胶体渗透压在正常范围内,血液质量接近正常。

6. 术后引流液不多 [<1ml/(kg·h)]。

7. 在未用利尿药的情况下尿量 >1ml/(kg·h)。

8. 撤离呼吸机的患者呼吸平稳,无呼吸费力、急促、窘迫、鼻翼翕动等现象。一般吸氧情况下血氧饱和度 >95%。

（二）循环不稳定的整体观察

1. **轻度循环不稳定**

（1）临床表现:①血压正常或较正常稍低,在变换体位或吸痰刺激时有下降。②心率偏快或有室性早搏。③中心静脉压偏低或偏高。④胶体渗透压偏低,血液质量较差。⑤心功能较差,但用儿茶酚胺类药物后效果较好。⑥原因明确,手术矫治病变满意,但手术时间长、血液破坏多、血容量不足、血管张力下降或有酸中毒等、血压偏低(收缩压 85~95mm)、乳酸轻度升高、BE 轻度下降。

（2）处理:需要密切观察与处理,预后好。

2. **中度循环不稳定**

（1）临床表现:①病情严重。②经一般的扩张血容量及增强心肌收缩力及纠正酸中毒治疗无明显好转。③有低心排血量综合征表现:表情淡漠,四肢末梢凉,成人收缩血压在 90mmHg 左右。④未用利尿药的情况下无尿,需要大量利尿药维持尿量。

（2）处理:需要高度关注,密切观察,进一步用各种检查方法找到原因,需要紧急会诊讨论,及时处理,否则病情很容易恶化,导致不良后果。治疗上根据情况应用 IABP 或 CRRT 或 ECMO。

3. **重度循环不稳定,循环衰竭期**

（1）临床表现:①血压低于 90mmHg,对于利尿药无反应。②表情淡漠或昏迷,皮肤末梢凉或出现皮肤花斑,应用儿茶酚胺类血管活性药无效。③乳酸值持续升高。

（2）处理:如果已经应用了呼吸机、IABP、CRRT病情仍无好转需要专家团队紧急会诊,根据病情的可复性及其他综合因素决定是否紧急安装ECMO,否则缺氧与酸中毒一旦加重病情则无可挽回。

（李晓召　吴文秀　张亮亮）

第三十九章

心血管外科手术后大出血的预防及处理

心血管外科术后大出血的发生率相对较高,如果处理不当后果往往严重。心脏手术中长时间的体外循环会大量消耗凝血因子、破坏凝血功能,是术后大出血的常见原因之一。手术中止血不牢固、不彻底是术后大出血的主要原因。心血管外科术后大出血会导致血压快速下降,造成循环灌注不良,继而发生重要组织器官缺血、缺氧、酸中毒,威胁患者的生命;术后大出血易致心脏压塞,如不及时处理也会危及患者生命。所以,对于心血管外科手术后大出血的预防与处理是否得当直接关系到患者的生命安全。

第一节　心血管外科手术后大出血的预防

一、手术前注意凝血功能状况的改善

1. **影响凝血功能的因素**　凝血功能主要受血小板数量、血小板质量、凝血因子的数量与质量等因素的影响。所以手术前一定要明确患者是否有此类疾病:①血小板减少性紫癜、血小板功能异常、血友病、维生素 K 缺乏等;②肝功能异常导致的凝血功能异常,如纤维蛋白原、凝血酶原,因子Ⅶ、Ⅹ、Ⅸ、Ⅴ及部分因子Ⅷ等的缺乏。术前常规检查血小板数量、凝血功能及肝功能等,详细询问出血病史及家族史,排除各种出血性疾病。凝血功能若有异常需要及时治疗,必要时重复检查。除急诊手术外,一般情况下需将凝血功能治疗至正常后再做手术。

2. **影响凝血功能的药物**　抗凝药是心、脑血管疾病的常用药,特别是房颤、瓣膜置换术后、冠心病支架或搭桥术后患者,一般都长期服用抗凝药,常见的有华法林、阿司匹林、氯吡格雷、替格瑞洛等。华法林属于双香豆素类抗凝药,为维生素 K 拮抗剂。对于应用华法林的患者如需手术,可于术前 1 天停用华法林,肌肉注射或静脉注射维生素 K_1 针 10mg,并于 4 小时后复查凝血功能,根据检验结果必要时追加维生素 K_1 针 10mg。阿司匹林、氯吡格雷与替格瑞洛等抗血小板药可导致血小板失活,目前尚无拮抗性药物,择期手术者建议停用此类药物 1 周后再手术。停药期间可应用低分子肝素钙皮下注射抗凝,或用替罗非班针微量泵静脉注射抗血小板治疗。低分子肝素钙的半衰期一般为 3~5 小时,替罗非班的半衰期为 1.4~2.2 小时,术前 4 小时停药不影响手术。如为急诊手术,需加强术中止血,必要时应用血小板、冷沉淀等凝血因子帮助止血。

二、手术中对出血的预防及处理

（一）常见增加术中出血的原因

1. 术前静脉压高的患者，如双向格林手术或全腔静脉肺动脉连接术后的患者，胸壁上的静脉压升高，静脉血管明显增粗，开胸过程中往往出血较多，需要有经验的外科医师开胸。术者手术前要有思想准备，仔细地稳步进行开胸，必要时结扎或缝合大的出血点，避免突如其来的大出血给外科医师造成被动局面。

2. 长期缺氧的患者，如法洛四联症、肺动脉闭锁、大动脉转位等患者，其侧支循环丰富，手术时要提高警惕，处理好出血点预防大出血。

3. 体外循环转流时间过长的患者，在体外循环期间血小板及凝血因子消耗严重，增加了术后止血的难度；急性主动脉夹层患者夹层内形成血栓的过程中消耗凝血因子过多，也易导致术后止血困难；这些患者除术中严密止血外，术后需应用血小板、冷沉淀、血浆及凝血因子等帮助恢复凝血功能。

4. 手术区域黏连的患者，如二次手术或三次手术者，术前要参照胸部 CT 影像，注意胸骨与心脏之间有无间隙，在开胸及术中游离时要小心稳步进行，避免大出血。此时股动脉区应该画好切口线并消毒铺巾方便必要时切开股动脉。个别患者甚至需要提前切开皮肤，游离好股动、静脉，万一开胸时损伤心脏或大血管造成大出血时可紧急插管进行体外循环转流。

（二）术中做好止血工作防止术后大出血

1. 手术操作要准确可靠，避免术后大出血。对心脏或血管上的每一个切口、针孔、插管处、桥血管分支等处都要详细认真地查看，必要时加固缝合，坚决不能让这些部位术后发生大出血。缝合止血时要恰当应用合适的针、线及不同的垫片，从而达到理想的止血效果。对于胸骨上的钢丝眼、胸骨上窝、胸骨上下缘、剑突等易出血部位在关胸前必须反复查看，坚决不能留下任何出血隐患。

2. 对于凝血因子消耗过多的患者，要及时补充血浆、冷沉淀、血小板、凝血酶原复合物、凝血因子等促使患者恢复其凝血功能。

3. 对于手术区域粘连严重的患者，游离时注意预防损伤正常组织，如有损伤应及时缝合修复，出血者给予缝合止血。

4. 止血纱布、明胶海绵、止血粉、生物蛋白胶、化学胶等局部止血物品，在渗血的创面可以适当应用，但是切记不要把止血寄希望于这些止血物品上，要知道真正的心脏或血管出血必须依靠缝合止血才可靠，不当应用止血物品无用且浪费。

第二节　心血管外科手术后大出血的处理

一、术后严密观察出血量

1. 心血管外科术后患者要按时间段观察记录引流管的引流量　一般情况下 1 小时记录一次，出血多时则半小时记录一次，甚至 15 分钟记录一次，密切观察胸管引流量、速度、颜色、温度、变化趋势；同时也要注意观察患者对应用鱼精蛋白及止血药物的效果，为是否急诊二次开胸止血提供可靠证据。

2. 观察失血量时要注意隐性失血问题　如出现引流管位置不当、打折或引流管内血栓堵塞等情况导致出血存留在体腔内；或者血液通过术中损伤的胸膜流入胸腔，而胸腔未放置引流管，出血不能被及时发现等问题，可能会对出血量产生误判，影响及时处理。当患者引流液不多，但是心率加快、血压下降、末梢变凉、血红蛋白下降时，应怀疑隐性失血的可能性。可做床旁彩色多普勒超声检查、床头胸部 X 线检查等协助判断。必要时也可做胸腔穿刺检查，帮助诊断有无胸腔积血。

3. 综合判断出血量与出血速度 由于受各种因素的影响,判断出血量与出血速度除了观察引流量外,还要考虑到患者的年龄、体重及出血对循环的影响。心率、血压、中心静脉压、尿量、血红蛋白等指标的变化也是重要的参考项目。

二、心血管外科术后大出血的处理

(一)严密观察,药物治疗

如出血量偏多,但尚未达到紧急开胸止血的标准,首先要严密观察,医师要在床边持续观察,挤压引流管,每 15 分钟计量一次,判断出血情况的变化。

1. 心脏手术中应用肝素抗凝,术后应用鱼精蛋白中和肝素。但肝素是脂溶性的,术中可部分存储于人体脂肪中。手术时间越长,往往存储越多。术后 30 分钟至 6 小时,存储的肝素被释放出来,影响凝血功能,被称作肝素反跳,会明显增加引流量。因此,患者入监护室后立即查 ACT,必要时用微量泵静脉输入鱼精蛋白 30~50mg(成人量)使 ACT 降至 120 秒以下。每小时复查一次 ACT,避免肝素反跳导致的出血增多。临床上见到有些患者出血较多,应用鱼精蛋白后出血量明显减少。

2. 体外循环手术对凝血因子的消耗是很明显的,特别是体外循环时间过长的患者及夹层动脉瘤的患者,体内凝血因子及血小板消耗量大,术后会导致出血增多,应及时补充血浆、冷沉淀、红细胞、血小板、凝血因子等助其恢复凝血功能。

3. 对于引流量中等偏多的患者,可适当应用止血药,同时严密观察。常用的止血药有维生素 K₁、凝血酶、氨甲环酸等,要注意观察应用止血药前、后的引流量变化,加强挤压引流管,预防引流管血块阻塞,根据观察情况决定下一步治疗方案。

4. 冠状动脉搭桥术后的患者用止血药有导致桥血管血栓形成的风险,一般不用止血药。

(二)紧急开胸止血

1. 一般情况下,如成人每小时引流量超过 200ml,小儿每小时引流量超过 4ml/kg,且超过 3 小时,需紧急开胸止血。但要具体情况具体分析。如患者为相对简单病变,预计出血量小,但实际出血量明显超过预期,应用鱼精蛋白及止血药后出血量没有减少,应积极开胸止血。

2. 如患者出血量大,来势凶猛,短时间内大量出血,伴血压明显下降,此时应紧急动员人力、物力,大家要争分夺秒以最快的速度进入手术室,紧急开胸止血,这种情况往往是心脏或血管上的出血,若不紧急开胸止血,随时都会危及患者生命。

3. 如果患者病变复杂,手术大,术后预计出血量大,且经过输入血液制品及止血药能维持血压无明显下降,可适当延长观察时间,但如果出血量无减少趋势,也应该积极开胸止血。

4. 开胸止血原则上应回到手术室进行,其优点是:①无菌条件好,可减低术后感染的风险。②照明、止血等设备完善,有利于止血工作顺利进行。③如需体外循环辅助,也比较方便。尽量避免在床旁开胸止血。

5. 如果发现术后患者的出血量大,应及早通知手术室麻醉医师及护士,让他们做好各项准备。

6. 开胸止血注意事项 ①开胸止血往往比较紧急,而切口被二次打开,会提高手术切口感染率,所以首先要注意无菌观念,快速且大面积消毒是必要的。②尽快经原切口进胸,首先取出血块,用吸引器吸出血液,减少对心脏的压迫,此时往往血压回升,病情好转。③而后仔细寻找出血点,逐个缝合或电凝止血,二次开胸止血者常常能找到出血点,有时候还是多个出血点,必须彻底止住出血,不留任何隐患。止血后要观察一段时间,确保无继续出血,避免出现三次开胸止血。④对于大出血先按压止血,之后根据出血点的不同给予相应方法缝合止血。一般情况下不需要用体外循环支持。开胸止血大多数情况下没有困难,极少数情况下可能需要体外循环的帮助,如左心室破裂等。

(刘 森 徐宏耀)

第四十章

心血管外科手术后呼吸系统监护及呼吸机的应用

体外循环下或非体外循环下的心脏手术对患者的心肺都有较大影响。特别是心脏病变较重的患者，术后早期呼吸与循环功能尚不稳定，若能恰当地应用呼吸机支持患者的呼吸，以减少呼吸做功，减轻心脏负担，保证全身供氧，防止二氧化碳蓄积，则可帮助患者度过手术后这一危险时期。

呼吸支持可根据患者的年龄、体重和病情等选用不同型号的呼吸机、适当的呼吸方式和呼吸参数。并根据血气监测的结果进行调整，直到取得满意效果。

一、呼吸系统监护

（一）观察项目

1. **症状** 患者安静、呼吸平稳无困难、体位自由为正常。患者烦躁不安，精神萎靡，呼吸困难（鼻翼翕动、出现三凹征、点头呼吸、抬肩呼吸），呼吸频率快，口唇、甲床发绀或苍白等为异常。

2. **体征**

（1）视诊：术后患者呼吸运动匀称、平稳为正常。如果一侧呼吸运动减弱且肋间隙饱满，应考虑是否存在胸腔积液、积血、张力性气胸。若呼吸运动减弱伴有呼吸音消失，则有肺不张的可能。

（2）触诊：于胸骨上窝触及气管，在正中者为正常。张力性气胸及胸腔积液、积血时，气管向健侧移位；肺不张或慢性胸膜炎时，气管向患侧移位。

（3）叩诊：正常为清音，两侧对称。当患侧叩诊为浊音时应疑有胸腔积液、积血、肺炎的可能；若双侧叩诊为浊音应考虑到肺实变、灌注肺的可能；若患侧叩诊为鼓音应考虑气胸的存在。叩诊时应注意双侧对应部位的对比，当胸腔气体少时在上部叩诊，胸腔液体少时在下部叩诊，易发现阳性体征。

（4）听诊：双侧呼吸音清、对称，无干、湿啰音为正常。术后用呼吸机时若一侧呼吸音较强，对侧呼吸音减弱或消失，应考虑到气管插管过深而进入支气管的可能，此时应进一步核对气管插管的深度及胸部X线片上气管插管的位置。必要时拔出气管插管 1~2cm。

1）气胸或胸腔积液：患侧呼吸音减弱或消失，对侧呼吸音代偿性增强。

2）肺炎：患侧有局限性湿啰音，偶有支气管呼吸音。

3）肺不张：相应部位呼吸音减弱或消失。

4）左向右分流的先天性心脏病伴有肺动脉高压：肺部常散在有干、湿啰音。

5）急性肺水肿：病情较轻时，双下肺野有湿啰音；病情严重者，双肺布满干、湿啰音。常伴有呼吸困难、端坐呼吸，连续咳白色或粉红色泡沫痰。

3. 胸部 X 线片 在正常情况下,胸部 X 线片基本上与术前相同,心影同术前或较术前略缩小或略扩大,气管插管头端在胸$_2$~胸$_4$椎体之间。若胸部 X 线片一侧的外围为无肺纹理的透明带,肺被压缩移向肺门者,是气胸的征象(图 40-1);胸部 X 线片上有液平面时,一般为液气胸或血气胸的表现,平卧位胸部 X 线片上一侧的密度呈均匀一致的增高,一般为胸腔积液或积血的表现,若坐位或立位摄片则密度增高影为外高内低的弧形凹面(图 40-2);急性肺水肿的典型表现为两肺野内、中带有广泛的大片密度增高阴影,以肺门为著,外带较淡,分布对称,近似"蝶翼状"(图 40-3);心包积液的胸部 X 线片表现为心脏向两侧增大呈烧瓶状或球形,无肺淤血表现(图 40-4);肺炎的胸部 X 线片表现为小斑片状或斑片状融合影,边缘模糊,多以下肺野为重(图 40-5);灌注肺的胸部 X 线片表现为两侧对称的均匀一致且肺门较重的密度增高影(图 40-6)。

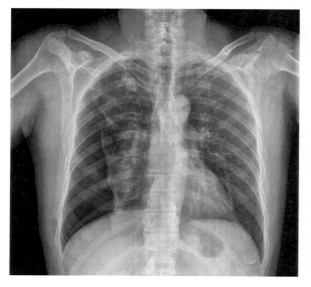

图 40-1 右侧气胸 X 线表现

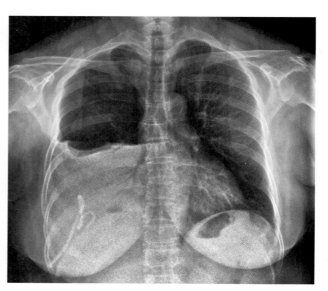

图 40-2 右侧液气胸 X 线表现

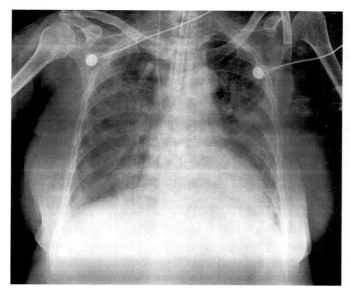

图 40-3 肺水肿 X 线表现

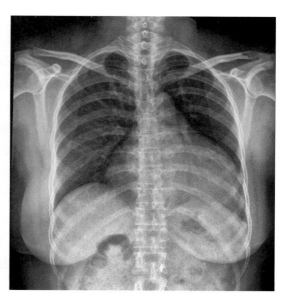

图 40-4 心包积液 X 线表现

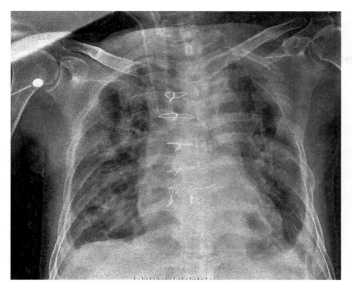

图 40-5　肺炎 X 线表现

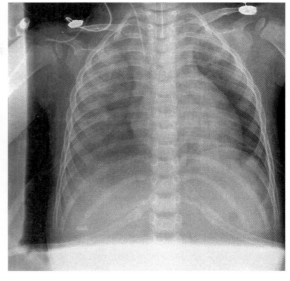

图 40-6　灌注肺 X 线表现

4. 血气分析及末梢血氧饱和度　当 PaO_2<60mmHg、$PaCO_2$>50mmHg 时应给予足够的重视,查明原因,及时处理。末梢血氧饱和度一般应维持在 95% 以上,若低于此值时应予以注意。

（二）常见并发症

1. 气胸

（1）病因:肺大疱破裂;胸管破损;用呼吸机时肺损伤等。

（2）诊断:听诊患侧呼吸音消失或明显减弱。血气分析结果 PaO_2 明显低于预期值。胸部 X 线片示肺被压缩,外围为无肺纹理的透亮区。

（3）处理:于患侧锁骨中线第 2 肋间穿刺抽出气体证实为气胸,可在该部位于无菌条件下行局部麻醉下胸腔闭式引流术,与水封瓶连接好。必要时再摄胸部 X 线片复查。

2. 胸腔积液或积血

（1）病因:术中胸膜破损但未放置胸管使渗出液进入胸腔;原胸管不通畅或拔出过早;胸膜炎等。

（2）诊断:呼吸费力、胸痛、咳嗽,有时体温升高,血气分析结果正常或 PaO_2 偏低。卧位胸部 X 线片示患侧有均匀一致的密度增高影。胸腔穿刺可抽出液体或血液。

（3）处理:一般需行胸腔闭式引流术,胸管放置在腋中线第 7 肋间。床旁小手术要加强无菌观念,以防感染。少量胸液也可经胸腔穿刺抽出。

3. 呼吸道感染

（1）病因:术前呼吸道感染未治愈、术前有肺动脉高压、自身抵抗力差、术后室间隔残余漏、术后痰液未及时排出、长时间呼吸机辅助呼吸等。

（2）诊断:咳嗽、咳脓性痰液,胸痛,体温升高,肺部听诊可闻及干、湿啰音;胸部 X 线片示有斑片状或大片状密度增高影;血常规检查示白细胞数增多,中性粒细胞比例升高;血气分析 PaO_2 下降、$PaCO_2$ 升高。

（3）处理:合理应用抗生素,加大剂量分次静脉注射;从多方面考虑增加患者营养,增强抵抗力;增强呼吸功能锻炼;及时排出痰液,痰液稠厚时可注入蒸馏水稀释。用呼吸机时间较长者应做气管切开以利排痰和呼吸。已脱离呼吸机者,若呼吸困难、痰液多且难以排出、体力差、血气分析不正常,也应考虑做气管切开。

二、呼吸机的应用

(一)呼吸机分类

1. **定容型呼吸机** 呼吸机将预定的潮气量压入患者气道产生吸气,肺泡扩张。呼气是依靠患者胸廓和肺的弹性回缩力将肺泡内气体排出体外。优点是潮气量可以预先调定,不论肺的病变如何,潮气量是相对稳定的;一般都配有电子监测及报警系统。缺点是当气道内压力或胸腔内压力过高时,潮气量难以达到预定值;管路漏气时,患者的实际潮气量将减少。这类呼吸机性能可靠、监测系统完善,目前应用广泛。

2. **定压型呼吸机** 呼吸机将气体送入患者的气道,使肺泡扩张产生吸气,当气道内压力达到预定的压力时停止送气。呼气也是靠胸廓及肺的弹性回缩力将肺内气体排出体外。操作人员预先调定的不是潮气量,而是气道内压力。通常压力设置在 15~20cmH₂O。潮气量的大小需用监测装置测量。其缺点是:①当患者肺顺应性降低或气道阻力升高时,压力很快即达到预定值,送气时间短,因而潮气量减少;②当管路漏气时,压力达不到预定值,呼吸机持续送气,使吸气时间延长;③氧浓度不易调节。这类呼吸机变化条件多,需要有经验的医务人员调节使用。

3. **定时型呼吸机** 呼吸机将气体送入患者的气道,当达到预定的吸气时间时,则停止送气。患者开始呼气,呼气时气道内仍有低压气流通过。呼气时间、吸入氧浓度、呼吸频率及吸呼气时间比均可调节,同步性能好。

常用的 Servo Ventilator 900C 与纽邦 E-200 型呼吸机面板见图 40-7 和图 40-8。

(二)心脏外科术后应用呼吸机治疗的意义

1. **维持呼吸功能** 术后早期,由于术中肌肉松弛药尚未完全排泄,呼吸肌无力;因麻醉药的作用,患者尚未清醒,有的无自主呼吸,有的自主呼吸比较弱,用呼吸机维持呼吸,保证了患者的气体交换。

2. **偿还氧债** 在心脏手术中,氧的供需平衡遭到破坏。术后所欠氧债的多少与术中心脏阻断时间、体外循环时间及手术是否顺利等因素有关。用呼吸机可偿还氧债。

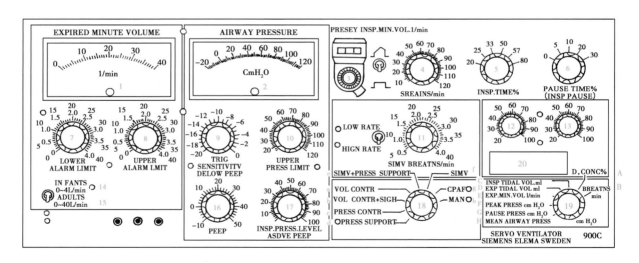

图 40-7 Servo Ventilator 900C 呼吸机前面板

1-每分钟呼气量;2-气道压力表;3-预设每分钟吸气量;4-呼吸频率;5-吸气时间百分比;6-屏气时间百分比;7-呼气量报警下限;8-呼气量报警上限;9-灵敏度;10-气道压上限;11-SIMV 频率;12-氧浓度下限;13-氧浓度上限;14-小儿;15-成人;16-呼气末正压;17-吸气压力水准;18-呼吸方式选择(a-定容式控制呼吸;b-定容式控制呼吸+叹气;c-定压式控制呼吸;d-定压式辅助呼吸;e-同步间歇指令呼吸+定压;f-同步间歇指令呼吸;g-持续气道正压自主呼吸;h-手动呼吸);19-显示屏监测项目(A-氧浓度;B-呼吸频率;C-呼吸机送出潮气量;D-患者呼出潮气量;E-患者每分呼气量;F-吸气压力;G-肺泡压;H-平均气道压力);20-显示屏。

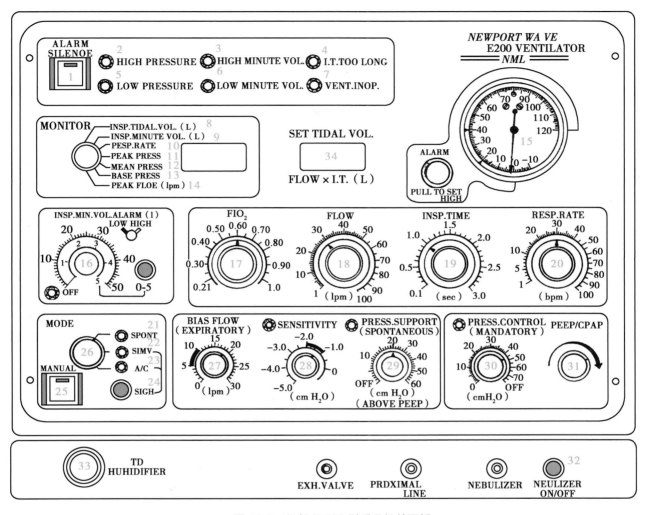

图 40-8　纽邦 E-200 型呼吸机前面板

1-消音键；2-高压报警；3-高通气量；4-吸气时间过长；5-低压报警；6-低通气量；7-机器内部故障报警；8-吸气潮气量；9-吸气通气量；10-呼吸频率；11-峰压值；12-平均压；13-基线压；14-峰流；15-压力表；16-每分通气量报警；17-氧浓度；18-气流量；19-吸气时间；20-呼吸频率；21-自主呼吸；22-同步间歇指令呼吸；23-辅助/控制呼吸；24-吸气样呼吸；25-手控呼吸；26-呼吸方式选择；27-特殊连续气流；28-灵敏度；29-压力支持通气；30-压力控制通气；31-呼气末正压通气；32-雾化开关；33-呼吸机送气口；34-设定潮气量。

3. 支持肺功能　呼吸机可提供充足的通气量,减轻术后呼吸做功,减少肺间质水肿和肺内分流,增加气体弥散功能,预防肺泡萎陷;提供合适的氧浓度保证供氧;经气管插管可随时吸出呼吸道分泌物,保持呼吸道通畅;预防呼吸功能不全的发生;治疗肺水肿、灌注肺及呼吸衰竭等肺部并发症。

4. 支持心功能　呼吸机可代替全部或部分呼吸肌做功,减少了患者呼吸时的能量消耗和氧消耗,减轻心脏负担,有利于改善术后循环功能。

5. 保护脑及肾功能　呼吸机的应用保证了组织器官的供氧,减轻了低氧对脑、肾的损害,保护了脑和肾及其他重要脏器的功能。

（三）呼吸机的调节使用

1. 呼吸频率　呼吸频率(respiratory frequency,f)一般按新生儿 30~40 次/分,<1 岁婴儿 25~30 次/分,1~3 岁儿童 20~25 次/分,4~6 岁儿童 18~20 次/分,7~12 岁儿童 16~18 次/分,成人 10~15 次/分设置,但应根据个体差异和血气分析结果进行调节。若出现呼吸性酸中毒($PaCO_2$>45mmHg),可适当调快 f,加快二氧化碳的排出;若出现呼吸性碱中毒(PaCO$_2$<35mmHg),则应减慢 f,减少二氧化碳的排出。

2. **静息每分钟通气量** 静息每分钟通气量(minute ventilation at rest,VE)正确估计和调节通气量是保证有效机械通气的根本条件。静息每分钟通气量(VE)= 潮气量(tidal volume,V$_T$)× 呼吸频率(f)。成人正常情况下按标准体重将 V$_T$ 调至 8~12ml/kg〔男性标准体重(kg)= 身高(cm)−105;女性标准体重(kg)= 身高(cm)−100〕;小儿按 6~10ml/kg 计算,但因小儿个体差异较大,潮气量微小变化即可引起效果明显的改变,故不论成人或小儿,V$_T$ 和 f 均应按具体需要组合。成人可用较大潮气量(V$_T$)和较慢的频率(f),其优点是:①较大的 V$_T$ 使患者对呼吸困难敏感性降低,微弱的自主呼吸容易消失,使患者感觉舒适。②V$_T$ 较大、f 较慢,吸呼气时间比中的呼气时间延长,有利于二氧化碳排出和静脉回流。③使吸气流速减慢,慢气流产生层流,气体分布均匀,肺泡容易扩张,气道阻力低,并减少肺气压伤和肺不张的发生。④有效通气量相对增加,但是肺气肿和肺顺应性差的患者及灌注肺气道压力较高者,潮气量不宜过大。呼吸机预计值的通气效果如何应根据临床表现和血气分析来判断。PaCO$_2$ 维持在 35~45mmHg,且患者安静,自主呼吸消失或与呼吸机同步,两肺呼吸音清晰、对称,循环稳定,表明通气效果良好。反之,通气不足则表现为鼻翼翕动、烦躁不安、青紫等。

3. **吸呼气时间比** 吸呼气时间比(简称吸/呼比,inspiratory to expiratory ratio,I/E ratio)一般调节在 1:(1.5~2.0)。成人正常吸气时间为 1.0~1.5 秒,吸/呼比 <1。如吸/呼比 >1,则使呼气气流加速,静脉回流减少,对患者不利。呼吸性酸中毒时,呼气时间宜长,用 1:(2.0~2.5),以利于二氧化碳排出;呼吸性碱中毒时,可用 1:(1.0~1.5),使吸气时间适当延长,减少二氧化碳排出。

4. **气道压力** 成人一般预定在 15~20cmH$_2$O。影响气道压力高低的因素有胸肺顺应性、气道通畅情况及潮气量大小三个方面。应力求以最低的气道压力获得足够的潮气量,同时以不影响循环功能为原则。引起气道压力升高的原因有:①胸肺顺应性降低。②呼吸道不通畅,包括导管扭曲或过深,分泌物过多等。③麻醉浅,自主呼吸与呼吸机不合拍。④潮气量过大。发现气道压力过高时应先查明原因,迅速处理。

5. **吸入气氧浓度** 具有空氧混合装置的呼吸机,可随意调节吸入气氧浓度(fractional concentration of inspired oxygen,FiO$_2$)。在麻醉及手术过程中,FiO$_2$ 以 80%~100% 为妥;长期机械通气的患者,FiO$_2$ 以 45%~50% 为宜。当患者出现缺氧表现时,应提高氧浓度,但 FiO$_2$>70%,并超过 24 小时者,易导致氧中毒,应给予注意。

6. **湿化** 在生理状态下,吸入空气经过呼吸道时,空气得到呼吸道的加温、滤过和湿化,有利于保护肺组织及进行气体交换。气管插管和气管切开的患者,失去了这种生理保护条件。因此,应用呼吸机必须装有湿化器,湿化必须用蒸馏水,不可用生理盐水,以免氯化钠沉积在气管壁上,影响纤毛活动。有的雾化器能加温,要求吸入温度控制在 28~32℃,相对湿度控制在 50%~70%。呼吸机一般都配有超声雾化发生器,其雾滴直径为 0.5~1.0μm。雾化瓶内可加入药物雾化吸入。

(四)各种通气方式的意义和选择

1. **控制呼吸** 即呼吸机提供给患者预先计算好的潮气量和频率,患者对此无法改变。选择合适的呼吸频率及潮气量。在较低的通气压力下进行呼吸机辅助,减少患者的能量消耗。术后即刻,患者病情不稳定,为保证供氧,一般用控制呼吸模式。

2. **辅助呼吸** 即呼吸机具有触发装置(即灵敏度),当患者存在微弱的自主呼吸时,于吸气时气道内降低为负压,则触发呼吸机工作,给患者送气,帮助患者吸气,呼气时气道压力回至零。

辅助呼吸的优点是:患者吸气与呼吸机工作同步,有利于撤离呼吸机。其缺点是:当患者吸气强弱不等时,传感的灵敏度调节困难易发生过度通气或通气不足。此外,由于同步装置的限制,患者开始吸气时,呼吸机要迟 20 毫秒左右才能跟上同步。由于呼吸频率越快,呼吸机的滞后时间越长,所以呼吸越快,辅助呼吸的通气效果就越差。尤其是在撤离呼吸机的一段时间内,呼吸机活动增加,患者不易耐受。呼吸机的负压触发范围是 $-5.0\sim-1.0\text{cmH}_2\text{O}$，一般成人设置在 $-1.0\text{cmH}_2\text{O}$ 以上，小儿设置在 $-0.5\text{cmH}_2\text{O}$ 以上；呼吸机的流量触发范围一般成人设置在每分钟 $2.0\sim3.0\text{L}$，婴幼儿设置在每分钟 $0.5\sim1.0\text{L}$。

3. 间歇指令通气　间歇指令通气（intermittent mandatory ventilation，IMV）指的是在每分单位时间内，既有指令性机械通气，又有发生于其间的自主呼吸，两种呼吸方式共同构成每分通气量，将机械通气的频率设定在不能满足机体通气量需要的水平，给患者留有自主呼吸进行代偿的机会。自主呼吸的气流来源于储气囊。自主呼吸弱者，采用相对较快的机械通气频率，随着病情好转，自主呼吸不断增强，机械通气频率可逐渐减少，以致最后完全脱离呼吸机。这种呼吸方式主要应用于撤离呼吸机的过程。IMV 的缺点是：容易与自主呼吸不同步，掌握不好还会出现过度通气。

4. 同步间歇指令通气　同步间歇指令通气（synchronized intermittent mandatory ventilation，SIMV）的特点和用法同 IMV。区别是：SIMV 的指令机械通气由患者的自主吸气来触发，达到同步的目的。临床上较常用。

5. 呼气末正压通气　呼气末正压通气（positive end expiratory pressure，PEEP）是在呼吸机的呼气出口处增设一阻力阀，使呼气结束时压力降到所需值即不再下降，使气道保持正压。

（1）作用：增加残气量，预防肺泡萎缩，改善通气和血流灌注比率及提高氧分压。

（2）适应证：适用于吸入氧浓度为 $50\%\sim60\%$ 时，$\text{PaO}_2<90\text{mmHg}$ 的低氧血症、肺水肿、灌注肺及胸腔渗血患者。

（3）注意事项：因 PEEP 使胸腔负压减小，甚至变为正压，血容量不足时，可因静脉回流受限，影响血压和心排血量；对阻塞性肺疾病患者来说，因增加了残气量，会使二氧化碳潴留增加；对原有低心排血量综合征者，因静脉回流受阻，左心房压力增加会使症状加重；如原有张力性气胸或肺大疱者，因肺内压增加会加重或发生气胸。

（4）理想目标：PEEP 在心外科应用广泛，常用压力为 $5\sim15\text{cmH}_2\text{O}$。使用 PEEP 后的理想目标是：既能迅速提高患者的氧分压，又不至于因使用 PEEP 而发生并发症。

（5）调节步骤：①原呼吸机所设的条件不变，成人应用 PEEP 从 $5\text{cmH}_2\text{O}$ 开始，儿童从 $3\text{cmH}_2\text{O}$ 开始。②每次增加或减少 PEEP，成人为 $1\sim2\text{cmH}_2\text{O}$。③调节后 20 分钟应监测 PaO_2、PaCO_2、胸部和肺部顺应性、动脉压、心排血量和左心房压等指标，以达到理想的血气指标又无不良反应出现为度。

（6）撤离指标：①病情已经缓解。② $\text{FiO}_2<45\%$，$\text{PaO}_2>90\text{mmHg}$。③以上指标维持数小时。④降低 PEEP 30 分钟，检查血气在正常范围内。否则需继续使用 PEEP 治疗。

6. 持续气道正压通气　持续气道正压通气（continuous positive airway pressure，CPAP）在自主呼吸的情况下，于整个呼吸周期内，人为施加一定程度的气道内正压。因而，与 PEEP 相比，能更好地达到防止肺泡萎缩、增加功能残气量、改善肺顺应性及扩张上气道的作用。如将 CPAP 通气时的压力水平调整到零，则患者通过呼吸的气体回路做自由的自主呼吸，通过这种方法在不脱离呼吸机的情况下，可观察患者的自主呼吸情况，并可做有关的肺功能测定。PEEP 和 CPAP 的区别见表 40-1。

表 40-1　呼气末正压通气和持续气道正压通气的区别

PEEP	CPAP
机械通气时用 PEEP	自主呼吸时用 CPAP
呼气末正压	吸气和呼气时持续正压
静态正压	动态正压
功能残气量增加较少	功能残气量增加较多
对血流动力学影响较大	对血流动力学影响较小

7. 间歇正压通气 自主呼吸在吸气时气道内压低于大气压,在呼气时高于大气压。而间歇正压通气(intermittent positive pressure ventilation,IPPV)在吸气时由呼吸机产生正压,将气流送入肺内,呼吸道内压升高;在呼气时,肺内气体靠胸、肺弹性回缩排出体外,气道压降至零。IPPV 是控制呼吸(CMV)的一种形式,常在患者无自主呼吸时使用,IPPV 可改善患者的通气和氧合,促使 CO_2 排出,提高 PaO_2,以维持正常的呼吸功能。

8. 压力控制通气 压力控制通气(pressure controlled ventilation,PCV)与容量转换通气的情况不同,容量转换通气与阻力有关,阻力高的部分肺泡通气不足;阻力低的部分肺泡通气过度,极易产生气压伤和通气/血流比值失调。PCV 时,压力是控制的参数,预先设置时间作为吸气末的信号,流速按实际情况而定,流速先快后慢,压力很快达到预置的水平,并在整个吸气期间维持这一水平。压力波形的上升支较陡,而平台时间较长,吸气压较低,使气体分布均匀,氧合和通气良好,患者感到舒适。用 PCV 时 V/Q 比值适当、PaO_2 升高,适用于治疗灌注肺引起的呼吸衰竭,可与 CMV、SIMV 及 CPAP 配合使用。应用 PCV 时,先预置压力,并需监测 V_T,以免发生通气不足。

9. 压力支持通气 压力支持通气(pressure support ventilation,PSV)是一种辅助通气方式。在患者自主呼吸触发的前提下,每次吸气都接受事先设定好的一定水平的正压支持,以辅助患者的吸气。应用 PSV 时,患者感觉良好,因此 PSV 易被接受。合理应用 PSV 可使呼吸频率减慢、呼吸功能及氧耗量减少。但是,预置压力水平较难调节,可能发生通气不足或通气过度。呼吸运动或肺功能不稳定者不宜用 PSV。

（五）应用呼吸机的观察与处理

1. 神志 由于麻醉的原因,患者术后神志不清。如果应用呼吸机后,患者神志逐渐清醒,安静合作,全身情况逐渐好转,末梢红润,说明呼吸机各项参数调节合理。如果患者烦躁不安,口唇、末梢发绀,说明缺氧。轻度缺氧可表现为烦躁;中度缺氧表现为谵妄;重度则引起昏迷。若出现上述情况,应脱机用人工气囊辅助呼吸,并仔细检查呼吸机各项参数,查找原因,重新调整。

2. 呼吸机报警的意义及处理

（1）高压报警

1）常见原因:①高压报警上限设置过低;②呼吸管路扭曲、打折;③呼吸道分泌物堵塞气道;④患者与呼吸机对抗;⑤患者肺顺应性降低,如灌注肺、胸腔积液等。以上原因均可引起气道阻力升高而导致高压报警。

2）处理:如出现高压报警,应首先检查呼吸机管路是否通畅,有问题及时处理,听诊双肺是否有痰鸣音,及时清除呼吸道分泌物,保持呼吸道通畅。如果由于肺内顺应性降低所致,可根据患者全身情况应用 PEEP 治疗。气道压力较高时应适当调高压力报警的上限。清醒时患者与呼吸机对抗可用镇静药治疗。

（2）低压报警

1）常见原因:呼吸机管路脱落、漏气、气管插管套囊充气不足和潮气量设置过少等。

2）处理:如果出现低压报警,重点要检查呼吸机管路是否脱落或有无漏气、气管插管气囊充气情况,核对吸入潮气量和呼出潮气量是否相等。潮气量不但要根据体重计算,还要参考患者的身高、胖瘦,综合考虑计算出符合生理的潮气量。比如过胖的患者按公式计算出的潮气量可能偏大;过瘦的患者则可能偏小,鉴于此,多数人调节潮气量按照标准体重。

（3）低通气量报警

1）常见原因:潮气量设置不足或管路漏气造成每分通气量过低。也见于应用 SMV 呼吸方式时,患者自主呼吸弱或频率过慢而引起通气量过低报警。

2）处理:如出现低通气量报警,应首先查明原因,及时做出相应处理。如拧紧松动的接头;将气管插管上的气囊充满气;调高潮气量等。

（4）高通气量报警

1）常见原因:主要发生于患者有自主呼吸时,自主呼吸通气量加上机械呼吸通气量而引起高通气量报警。

2）处理:如果患者自主呼吸有力,全身情况比较好时,可改用 SIMV;如果病情不允许,可用抑制自主呼吸的镇静药,也可将压力灵敏度调至 $10\sim20cmH_2O$ 或流量灵敏度调至 $5\sim8$ 升/分,使患者不能触发呼吸机而进行完全的机械通气。

（5）低氧浓度报警:先进的呼吸机均配备有空氧混合装置。一般氧浓度设置后在一定范围内是恒定的,若出现低氧浓度报警,其主要原因是氧浓度上、下限设置范围太小所致。上、下限一般应设在所需氧浓度的上、下 10%。还可见于所用氧纯度不够或空氧混合器工作失灵,此时应请维修人员检修。

3. 血气分析与呼吸机参数的调整

（1）呼吸性酸中毒:任何原因引起的肺通气量不足和肺交换不够,均可导致呼吸性酸中毒。其血气分析的特点是:pH 下降(<7.35),$PaCO_2$ 升高($>45mmHg$),PaO_2 正常或下降。呼吸机参数的调整,应通过增加潮气量或呼吸频率来提高每分通气量;通过减小吸呼气时间比、延长呼气时间,增加二氧化碳排出。当 PaO_2 过低时,可增加 FiO_2,当 $FiO_2>60\%$ 而 PaO_2 仍偏低时,应加用 PEEP,同时要解除病因。

（2）呼吸性碱中毒:任何原因引起的肺通气量过多,均可导致呼吸性碱中毒。其血气分析的特点是:pH 升高(>7.45),$PaCO_2$ 明显下降($<35mmHg$),PaO_2 正常或升高。呼吸机参数调节应通过减少潮气量和呼吸频率来降低每分通气量,增加吸呼气时间比,缩短呼气时间,PaO_2 过高时,降低 FiO_2,同时应给予镇静治疗。

（3）低氧血症:任何原因引起肺通气量不足和肺气体弥散功能障碍通气/血流比值失调,均可引起低氧血症。其血气分析的特点是:pH 正常或下降,$PaCO_2$ 正常或升高,PaO_2 明显下降($<60mmHg$）。呼吸参数调整应增加 FiO_2,延长吸气时间。如果 $FiO_2>60\%$,而 PaO_2 仍偏低,可加用 PEEP 治疗。

4. 胃肠道方面的观察

（1）胃肠道胀气:主要原因是气管插管套囊充气不足,气体漏出至咽部,气体克服贲门括约肌的阻力而进入胃内,严重时可造成胃破裂。术后常规放置胃管,定时抽吸胃内容物。气管插管套囊应监测气囊压力,及时充气。

（2）长期应用呼吸机时,应鼻饲供给营养,并观察进食后有无消化不良等。

5. 同步与对抗问题 患者微弱的吸气动作在呼吸道造成的轻微负压,通过触发装置启动呼吸机,从而使呼吸机与患者的呼吸同步,为有自主呼吸的患者进行辅助呼吸。如呼吸机与患者的自主呼吸不合拍时,则发生呼吸对抗。当呼吸机送气时,患者屏气或呼气,可导致气道压力升高及通气效果欠佳。

（1）原因:①不习惯,吸气时负压启动呼吸机,呼气时又有阻力感,均不同于正常呼吸,以致产生自主呼吸与呼吸机对抗。②呼吸机有轻微漏气或压力调得过高,以致吸气与呼气费劲。③通气量不足,血 $PaCO_2$ 较高。④严重缺氧,神经系统兴奋,患者烦躁不安,难以合作。⑤存在其他引起用力呼吸的疾患,如气胸、心力衰竭、肺水肿、代谢性酸中毒等。

（2）处理:为争取同步,使用有同步装置的呼吸机,也可用以下方法处理自主呼吸。①首先应检查呼吸机参数设置是否合适,患者氧供是否充分,有无二氧化碳潴留。用手法过度通气,将二氧化碳分压降低,自主呼吸减弱,然后接上呼吸机,并保持合适的潮气量。②将呼吸频率调到正常范围内,如患者呼吸太快,可隔次辅助。③微弱的自主呼吸,如不干扰呼吸机工作,也不影响患者的呼吸和循环功能,可不予处理;严重的不合拍,经上述处理仍不改善者,应注意是否有张力性气胸、大片肺不张、肺部感染加重等并发症,应给予及时处理。④在上述处理的前提下,可应用镇痛、镇静药,成人用吗啡 10mg 静脉注射,或地西泮 10mg 静脉注射,小儿酌情减量。

（六）呼吸机的撤离

停用呼吸机是术后治疗护理过程中一个重要步骤。停机前要全面评价,判断患者主要脏器的功能情况及预后,同时要考虑术前诊断、心内畸形矫正情况和心肌阻断时间,以及机体的恢复情况,并准备好拔管后面罩吸氧、吸痰、雾化吸入等设备。大部分患者拔除气管插管后恢复平顺,少数合并肺部并发症痰多患者,由于长期带呼吸机,限制患者活动,影响进食,易导致呼吸道感染,对于这种患者,要根据拔管标准及患者机体状况而定,同时做好应急准备,拔管后要密切观察病情变化,如病情恶化,应及时再次插管。

1. 停机标准

（1）综合指标

1）达到呼吸机治疗目的者。

2）神志清醒,反应灵敏、安静,自主呼吸有力,咳嗽反射好。

3）全身情况稳定,循环功能稳定,血压正常,生命体征平稳。

4）无严重的组织水肿和酸中毒。

5）无任何呼吸功能不全表现,如鼻翼扇动、发绀、烦躁不安等,胸部 X 线片显示肺、胸膜正常或有明显好转。

6）心脏功能改善、稳定,升压药用量减少或停用;外周循环好,排尿量不少,利尿药用量减少;估计心功能可较好地耐受拔管后预期增加的呼吸功。

7）肛温–皮温差 <3℃。

8）引流液不多,无出血与心脏压塞现象,无二次开胸的指征。

9）估计拔管后可维持呼吸功能。

（2）生理指标

1）$PaCO_2<45mmHg$。

2）$PaO_2>80mmHg$。

3）$FiO_2\leqslant50\%$。

4）$PEEP\leqslant4cmH_2O$。

5）自主呼吸潮气量成人≥8ml/kg,小儿≥5ml/kg。

（3）保留气管插管:试停呼吸机后 30 分钟内有下列情况者不能拔管,应继续应用呼吸机。

1）心率每分钟加快超过 10 次,且有进一步加快趋势者。

2）经皮血氧饱和度由 98% 下降至 93% 以下者,尤其注意吸痰时经皮血氧饱和度下降、血压下降者。

3）血压下降 >5mmHg;面色苍白,皮肤末梢由温暖转为湿凉。

4）患者烦躁不安、呼吸困难,有鼻翼翕动、吸气时有三凹征。

5）肺部听诊有较多的干、湿啰音及痰鸣音,30 分钟内必须经气管导管吸痰 1 次以上。

6）呼吸音不清晰。

7）婴幼儿患者呼吸次数 >55 次/分。

8）$PaCO_2>50mmHg$;$PaO_2<65mmHg$;$SaO_2<93\%$。

对病情相对简单、心功能良好,手术顺利患者,拔管后往往恢复良好。一般值班医师或主治医师可决定是否拔管。但对于病情危重,手术复杂,心肺功能不全、复合手术、二次手术的患者,拔出气管插管时应更加严格,十分慎重。是否拔管应由心外科专家、监护室主任决定。个别患者需经过专家讨论,必要时可直接行气管切开,原因是这部分重症患者二次插管会明显加重病情,使处于恢复初期的患者心功能恶化,循环出现衰竭。

2. 停用呼吸机后拔管程序

（1）停机程序

1）短时间的呼吸支持，不存在呼吸机撤离问题。一旦通气改善、潮气量足够，即可停止呼吸支持，改用面罩给氧。

2）呼吸支持时间较长者，停用呼吸机需逐步过渡，从机械通气过渡至 SIMV/IMV，再过渡至 CPAP。当患者达到停机标准时，首先降低 FiO_2、PEEP，然后降低 SIMV/IMV 频率。SIMV/IMV 频率开始时逐渐减少，病情简单，心功能好，每隔 30 分钟减 5 次/分，最后降至 5 次/分。降低呼吸频率时应密切注意病情变化，一旦患者呼吸加快 >10 次/分，心率加速 >20 次/分，或血气分析不满意，仍应增加 SIMV/IMV 频率。病情较严重者应延长间隔时间，降低减少幅度。当呼吸机频率减至 5 次/分后 30 分钟，测量并记录呼吸频率、血压、意识、心率和动脉血气等。如果符合拔管标准，可完成拔管。

3）术后伴有神经系统并发症、肺部并发症、气管切开的患者，应单独建立停机方案。

（2）拔管程序

1）拔管前吸尽气管内分泌物和聚集在咽喉部、口腔内的分泌物。

2）解除胃、肠胀气，将胃内容物抽空，拔除胃管。

3）对长时间插管或疑有喉头水肿者，拔管前 30 分钟静脉注射地塞米松 5~10mg。拔管前 4 小时停用镇静药及肌肉松弛药。拔管前 4~6 小时停止鼻饲。

4）备齐雾化罐、螺纹管、吸氧面罩、鼻塞或氧气头罩。

5）充分吸痰后重新接呼吸机，当患者自主呼吸较强时，解开固定气管导管的寸带、胶布，再次吸痰后快速拔除气管插管。对新生儿、婴幼儿不主张将吸痰管放入气管内边吸痰边拔管，因为这种方法容易使患儿在拔管过程中产生急性缺氧，导致喉头痉挛而窒息。

6）拔除气管插管后，要吸尽后鼻道和咽喉部的分泌物。

7）立即用鼻塞、面罩或头罩雾化给氧。

3. 撤机困难的原因及处理

（1）患者因素：严重肺部疾病，如肺炎、肺不张、灌注肺、气胸、血胸、循环功能不全、急性左心衰、营养不良及全身情况衰弱、呼吸肌无力等，应延长呼吸机应用，同时治疗并发症。

（2）呼吸机依赖：习惯于辅助呼吸的患者，因其较自主呼吸省力，不愿停用呼吸机，有依赖呼吸机的心理。某些患者有恐惧感，担心停用呼吸机后会发生呼吸困难或窒息。因而需做好耐心、细致的解释工作，争取得到患者的配合是很重要的。在开始撤离呼吸机之前，为增加患者的信心，也可将卧位机械通气改为半卧位或坐位机械通气，解除患者心理上的不安。

（3）呼吸机调节因素：通气不足和缺氧，应重新调节呼吸机，待缺氧症状改善后，再逐步撤离呼吸机。

4. 撤机时注意事项

（1）拔管前备好呼吸囊和加压面罩，以便必要时抢救。

（2）待镇静、镇痛和肌肉松弛药的作用消失后才能停机。

（3）呼吸和循环指标符合撤机要求。

（4）在严密观察和监测下撤机。

（5）停用呼吸机后应继续给氧。

（七）拔管后的呼吸处理与护理

术后拔管常常表示术后早期患者的一般情况开始逐步稳定。拔管后的呼吸处理非常重要，因为这是一个容易使人麻痹的重要阶段。因失误而造成术后死亡的病例在此阶段所占的比例较大。采用积极措施改善缺氧、支持心功能、加强体疗、保持呼吸道通畅是拔管后治疗的关键。

1. 常规处理

（1）严密观察生命体征。注意有无鼻翼翕动,呼吸加快、费力,三凹征、发绀、烦躁不安等缺氧现象。拔管后 30 分钟复查动脉血气。

（2）拔管后声音嘶哑、喉头水肿的患者,可给予利尿治疗并应用激素,并行压缩雾化治疗。术后肺动脉高压、痰多、支气管痉挛的患者,常规静脉注射二羟丙茶碱(喘定)。

（3）将呼吸机和新的气管插管备在患者床旁 24 小时。

（4）拔管后不宜用抑制呼吸或咳嗽反射的药物,并慎用镇痛、镇静药。

（5）减轻患者发热、疼痛和烦躁不安等症状,降低氧的需要量。

（6）术后有肺部并发症、肺动脉高压、心功能不全的患者,应严格限制补液量。

（7）面罩雾化吸氧:拔管后雾化吸氧,有利于湿化呼吸道,减少支气管痉挛,减少肺部并发症。吸氧流量为 4~6L/min。雾化罐要每 24 小时彻底更换一次雾化水。

（8）鼻塞吸氧:适用于拔管后心功能较好、无肺部并发症的患者,缺点是湿化不完全,不能调节氧浓度。吸氧过程中要注意鼻道的通畅,定时消除鼻腔内分泌物。湿化瓶中的水要 24 小时更换一次。给氧流量为 2~3L/min。

（9）持续气道正压吸氧:重症、复杂畸形术后患者,拔管后可能有低氧血症。只要没有严重的心功能问题,大多数患者用持续气道正压吸氧 24~48 小时后,缺氧会有所改善,可避免二次插管。其方法是将一软鼻塞、呼吸机管路与呼吸机相连,将呼吸方式定于 CPAP,设所需压力为 4~10cmH$_2$O,吸入氧浓度选用 60% 左右。此法可给患者提供"生理 PEEP",增加通气/灌注比率,减少肺分流,增加肺顺应性,增加氧合,预防或治疗拔管后肺部并发症。

（10）头罩吸氧:便于管理婴幼儿拔管后的供氧。使用中注意头罩要留有合适的排气口。头罩过于密闭容易造成雾气过重、二氧化碳潴留、肩背部湿疹等。头罩密闭不够时,会造成吸氧不完全。

（11）无创呼吸机辅助呼吸:如果患者循环功能恢复、换气功能恢复,存在非阻塞性通气功能不良或者需要依赖较高氧浓度等情况,可在感染窗来临之前拔除气管插管,序贯无创呼吸机正压通气。无创正压通气主要是通过面罩、鼻罩的方式将患者呼吸道和呼吸机相连。

优点:①可完整保留呼吸道的黏膜屏障,呼吸道的保温、保湿、廓清等能力恢复正常。②无创呼吸机应用起来也比较灵活,还保留了吞咽和说话的功能,患者更容易接受。③应用无创呼吸机正压通气可以增加有效的通气量、提供较高浓度的氧、改善换气,从而改善缺氧或纠正缺氧,纠正酸碱失衡。

缺点:①无创呼吸机在使用过程中容易出现胃膨胀、误吸。②面罩、鼻罩应用过程中可出现面部压伤。③患者必须主动配合。④面罩漏气也会刺激眼睛,给患者带来伤害。⑤严重循环、呼吸功能损伤,无创正压通气不能改善者,应及时行气管插管,进行有创呼吸支持。

（12）经湿化高流量鼻导管通气:经湿化高流量鼻导管通气是通过无需密封的鼻塞导管直接将一定氧浓度的空氧混合高流量气体输送给患者的一种氧疗方式。特点:①可提供高流速气体,冲刷鼻咽部解剖死腔中的 CO$_2$,减少 CO$_2$ 的重复呼吸,同时保持稳定的高吸氧浓度(21%~100%),提高肺换气效率。②鼻咽腔与气体、气体内部之间的摩擦会对吸气产生明显阻力,经湿化高流量鼻导管通气通过给予较高的气体流速,减少了克服该阻力所需的呼吸功。③经湿化高流量鼻导管通气可产生持续气道正压。经湿化高流量鼻导管通气系统的加温(32~37℃)、加湿(100% 相对湿度)功能可以达到生理需求,保持气道的通畅和湿润,稀释呼吸道分泌物,气道黏液纤毛清理功能也能保持良好状态,有效预防肺部感染等并发症,提高了患者的舒适度及耐受性。

（13）体疗

1）拔除气管插管 1 小时后开始做体疗,以后每 2 小时一次。除特殊情况外,夜间要让患者充分休息,延长体疗的间隔时间。

2）教会患者做深呼吸或使用呼吸锻炼器。

3）鼓励患者自己咳嗽。咳嗽时可教其将双手放在胸前保护手术切口或护士给予帮助,防止过度震动而产生疼痛。

4）切口疼痛而不敢咳嗽的患者,适量给予镇痛药。

5）每2小时翻身一次,给予胸、背部叩击及振颤,双侧各5分钟。

6）对不会咳嗽的婴幼儿,可定时按压胸骨上凹刺激其咳嗽或鼻导管吸痰。鼻导管只能下到鼻咽部,起到刺激咳嗽的作用。非特殊情况,勿将鼻导管下到气管内,亦勿保留于气管内。特殊情况时需下到气管内吸痰者,其方法为:摆好体位,拉直气道;测量鼻尖到耳垂的距离,鼻导管下到此深度时,让患儿咳嗽、叫喊或按压胸骨上凹刺激咳嗽,趁声门打开的瞬间迅速将导管下入气管内吸痰。

7）对拔管后存在喉头水肿或气管痉挛的患者,除静脉用药外,要给有效的雾化药物吸入,雾化药物可选择布地奈德混悬液、特布他林雾化液、肾上腺素等。如分泌物不多,则不提倡再给予鼻导管刺激吸痰。

8）术后4~5天生命体征平稳,而肺仍不好且呼吸道分泌物多的患者,可采取体位引流吸痰法,即患者头低脚高位做双侧胸部、背部叩击及振颤,有利于排痰。

9）帮助患者进行肢体活动,早期床上活动或离床活动。

2. 拔管后常见的缺氧原因和处理

（1）气胸或胸腔积液:行胸腔穿刺或胸腔闭式引流。

（2）肺间质水肿、灌注肺恢复期、肺顺应性降低:应持续雾化吸氧,限制液体入量,加强体疗,必要时用呼吸机的CPAP治疗。

（3）肺不张:要定时经鼻导管吸痰,应用支气管扩张药,加强体疗,必要时用支气管镜吸痰。

（4）支气管梗阻:如支气管内的分泌物过多,用鼻导管下入气管内吸痰,应用支气管扩张药,限制晶体液的入量,加强心肌收缩力。紧急时二次插管。

（5）术后低心排血量、左心功能不全:加强强心利尿,增加供氧,持续静脉输注多巴胺,促使肺水肿好转。

3. 二次气管插管

（1）二次插管指征

1）出现烦躁不安、发绀、呼吸频率明显增快、三凹征、鼻翼翕动明显等呼吸困难表现。

2）血气检验:PaO$_2$≤60mmHg(吸纯氧的情况下),PaCO$_2$≥50mmHg,SPO$_2$<90%且呈下降趋势,尿量减少、末梢循环湿冷、CVP上升,乳酸升高,SVO$_2$下降,均应考虑紧急二次插管。

3）心率加快或减慢、血压下降,或突然出现心律失常。

4）拔管后喉头痉挛导致通气困难者。

5）出现低心排血量者。

患者本身疾病严重,需复合手术或者二次手术,术前患者高危,以上指标出现恶化趋势,虽未达紧急插管指征,但尽早行气管插管、通过呼吸机辅助呼吸可使患者获益。

（2）二次插管的注意事项

1）婴幼儿、小儿二次插管一定要请有经验的麻醉医师,并争取一次插管成功。

2）二次插管前要备好加压供氧面罩和皮球、吸引器和吸痰管。

3）提前用注射器抽好肌肉松弛药、镇静药及各种抢救药备用。

4）接好心电监测仪,将除颤器推到床旁。

5）一名护士手持吸痰管协助麻醉医师插管,另一名护士准备随时根据医嘱给药,ICU 医师负责全面观察插管前后的心率、心律、呼吸、血压等变化,并准备随时进行抢救。

6）插管后要及时拍床旁 X 线片,30min 后查动脉血气。

（八）呼吸机易出现的故障及处理

常见的呼吸机故障有漏气、接管脱落、管路接错、气源或电源中断及报警装置失灵等。虽然各型呼吸机的结构不同,但通气功能原理相似,当呼吸机发生故障时,应首先将呼吸机与患者脱开,用人工气囊加压给氧,然后再去检查呼吸机。

1. **漏气** 因潮气量不足,可观察到胸部活动幅度减小,呼吸机压力表上峰值降低,低容量报警器报警。发现漏气时,应先排除套囊充气不足或破裂,接着寻找常见的呼吸机漏气的原因,如雾化贮水瓶是否旋紧、吸气管路的接头是否松脱等。若一时查不出原因,则应用手控呼吸或更换呼吸机,然后进行彻底检查,以免延误治疗。呼出潮气量测定很重要,它一方面可以提示有无漏气,另一方面如潮气量低而未发现漏气,则可能是产生潮气量的机械装置失灵。

2. **接管脱落** 呼吸机与气管插管的接头及本身的管路完全脱开或扭曲,可使机械通气完全停止或呼吸道阻塞。气源或电源中断也会有致命的危险。因此,应及时发现并及时接通管路。

3. **管路接错** 如把吸气管路和呼气管路倒接,就没有气体输出,患者可能发生呼吸困难和窒息,应暂停使用呼吸机。按说明书图纸详细检查,重新安装。

4. **报警装置失灵** 患者通气良好时,报警器可能发出声音,这是假报警;有时患者通气不足而报警器又不响,所以使用呼吸机时也不能完全依赖报警装置。观察患者多项指标变化,定时检查动脉血气是可靠的办法。

（九）呼吸机的消毒与保养

心脏手术后气管插管或气管切开使呼吸道的过滤、湿化、加温和咳嗽、排痰等自然防御功能被削弱,容易继发呼吸道感染。如果呼吸机及其附件消毒不严格,更易引起细菌或真菌的感染。因此,呼吸机的消毒是很重要的。随着医疗仪器设备的发展,更多医院配置了高档、先进的呼吸机。如果不进行适当的保养和维修,很可能会缩短其使用寿命,并造成经济损失。

1. 呼吸机管路可选用一次性管路或者可消毒、重复使用的管路。呼吸机管路随时污染随时要更换,如无污染,每周也要更换一次。更换管路要进行登记备案。

2. **呼吸机的保养** 呼吸机的保养是消除呼吸机隐患、避免不必要损坏、确保呼吸机处于正常工作状态或完好备用状态必不可少的重要环节。保养工作主要包括,根据各种品牌、型号的呼吸机性能及附件使用要求,定期清洗、消毒管路,更换消耗品、主机功能测试等。由于呼吸机种类繁多,结构复杂,各自的性能及保养要求不同,加之呼吸机价格昂贵,故需要由受过专门训练的技师处理。

【典型病例 1】 患儿女,4 个月,身长 60cm,体重 5kg。诊断为先天性心脏病、室间隔缺损,合并肺动脉高压,心功能Ⅱ级。

当患儿在手术室接受手术期间,ICU 备好呼吸机。PB840 呼吸机,用婴儿呼吸机管路。呼吸方式:容量控制呼吸(SIMV)。呼吸频率:30 次/分;潮气量 =5kg×12ml=60ml;通气量 =60ml×30 次 =1.8L/min;FiO_2 为 60%;吸气平台:25%;灵敏度 1L/min。经两人查对无误后开机试运行 30min,呼吸机工作正常,备用。

患儿术毕入 ICU,麻醉状态,体温 37.2℃,窦性心律,141 次/分,血压 85/40mmHg,中心静脉压 8cmH$_2$O。接呼吸机,气道压显示为 20cmH$_2$O。双肺呼吸音清晰、对称。胸部 X 线片显示双肺膨胀良好。30min 后查动脉血气:pH 7.54,PCO_2 25mmHg,PaO_2 88mmHg,HCO_3^- 23mmol/L,碱剩余(BE)0mmol/L、SaO_2 98%。诊断:呼吸性碱中毒。

调整呼吸机参数:容量控制在 30 次/分,潮气量 50ml,通气量 1.5L/min,FiO₂55%,呼气末正压(PEEP)先加 3cmH₂O,30 分钟后增加至 4cmH₂O。1 小时后查动脉血气:pH 7.35,PCO$_2$ 35mmHg,PaO$_2$ 126mmHg,HCO$_3^-$ 22mmol/L,BE-1mmol/L,SaO$_2$ 100%,血气结果基本正常。

患者清醒后呼吸方式改为 SIMV,灵敏度-1cmH₂O。患者末梢暖,尿量充足,电解质正常,自主呼吸好,无严重并发症,先逐渐减小 PEEP 至 2cmH₂O,再减少 SIMV 频率,每 30 分钟至 1 小时减 5 次。SIMV 呼吸频率 5 次/分,自主呼吸平稳(呼吸频率为 28 次/分),窦性心律(138 次/分),血压 80/42mmHg,无缺氧症状,30 分钟后撤去呼吸机,面罩雾化吸氧。30 分钟后查动脉血气:pH 7.40,PCO$_2$ 38.0mmHg,PaO$_2$ 102mmHg,HCO$_3^-$ 26mmol/L,BE 1mmol/L,SaO$_2$ 98%,血气结果基本正常。充分吸痰后拔除气管插管,术后无呼吸系统并发症,痊愈出院。

【典型病例 2】 患者男性,62 岁,身高 170cm,体重 90kg。诊断为冠心病、不稳定性心绞痛,心功能Ⅲ级。入院后经积极扩冠、强心、利尿、抗血小板治疗,心功能纠正至Ⅱ级。在全身麻醉非体外循环下行冠状动脉搭桥术。

VELA 型呼吸机,呼吸方式 A/C(控制呼吸),呼吸频率 12 次/分,吸气时间 1.75 秒,吸呼气时间比 1:2,吸气压力 18cmH₂O,呼气压力 6cmH₂O,潮气量 700ml,通气量 8.4L/min,氧浓度设置为 FiO₂ 60%。经二人查对无误后开机运行 30min,呼吸机工作正常备用。

患者入 ICU 时未清醒,体温 36.5℃,心率 65 次/分,血压 110/70mmHg,CVP 8cmH₂O。连接已打开的呼吸机,气道压力显示 18cmH₂O。双肺呼吸音清晰、对称,30 分钟后查动脉血气:pH 7.32,PCO$_2$ 26mmHg,PaO$_2$ 140mmHg,HCO$_3^-$ 24mmol/L,BE 1mmol/L,SaO$_2$ 100%。诊断:呼吸性碱中毒。

调节呼吸机参数:改潮气量为 550ml,通气量为 6.7L/min,FiO$_2$ 45%,其他参数不变。30 分钟后查动脉血气为:pH 7.40,PCO$_2$ 38mmHg,PaO$_2$ 90mmHg,HCO$_3^-$ 24mmol/L,BE 1mmol/L,SaO$_2$ 99%,血气结果基本正常。

维持 3 小时,患者清醒,四肢活动有力,呼吸方式改为 SIMV,12 次/分,维持半小时。患者体温 37.2℃,窦性心律 76 次/分,血压 126/77mmHg,CVP 9cmH₂O,双肺呼吸音清晰,末梢循环良好,尿量 120ml/h,电解质正常,胸液 50~80ml/h,SIMV 模式下减呼吸频率,每 30 分钟减 2~4 次,减至 6 次/分,维持 30 分钟。患者自主呼吸平稳,16 次/分,循环稳定,即停用呼吸机用 T 管吸氧,30 分钟后,抽动脉血查血气:pH 7.41,PCO$_2$ 41mmHg,PaO$_2$ 85mmHg,HCO$_3^-$ 26mmol/L,BE 1mmol/L,SaO$_2$ 98%,血气结果正常。充分吸痰后拔除气管插管。本例患者心功能为Ⅲ级,年龄 62 岁,行搭桥术后应用呼吸机 4 小时,恢复顺利,痊愈出院。

(李晓召 冯书梅)

第四十一章

气管切开术的应用

第一节　传统气管切开术

气管切开术在抢救危重患者中有着极其重要的意义。气管切开后,不仅立刻解除了呼吸危机,而且还能长期用呼吸机支持呼吸。特别在危重的心脏病手术后,有了可靠的呼吸支持,对患者是十分有利的。气管切开后,绕过了上呼吸道的机械梗阻,使呼吸道死腔量减少了 60%~70%,从而显著地降低了呼吸道阻力,增加了肺泡换气量。经气管套管可随时吸出痰液,保持呼吸道通畅,减少了患者用力咳痰的体力消耗。气管切开后,患者可经口进食,可保证患者机体营养,促进其机体恢复健康。

气管切开术适用于需较长时间进行呼吸机辅助者,如呼吸、循环骤停或呼吸道急性阻塞者,一般先行紧急气管插管,待病情稳定后再考虑气管切开。

一、适应证

1. 危重患者直视心内手术后,需要较长时期的呼吸机支持者。
2. 手术后气管插管 7 天,仍不能停用呼吸机者。
3. 拔除气管插管后痰多,不能有效排痰且出现缺氧症状,短期内无法纠正者。
4. 喉或喉以上呼吸道阻塞者。
5. 极度消瘦、恶病质状态、呼吸肌无力者。

二、手术要点

1. 手术地点　需做气管切开者,通常病情危重,且身上管路较多,不宜过多搬动,在原病床上手术较好。
2. 灯光　气管切开虽是小手术,但无充足的照明就不能迅速、准确地手术,可使用鹅颈灯或移动手术灯照明。
3. 体位　取平卧位,头向后仰,肩下垫枕,使颈前部突出。若呼吸困难严重而不能平卧者,可取低坡卧位,肩下略垫高。
4. 麻醉　能够配合的患者用 0.5%~1.0% 利多卡因局部浸润麻醉。肺功能差、呼吸机辅助呼吸的患者可采用全身麻醉。对于不能配合的儿童,可用氯胺酮麻醉。
5. 手术步骤
（1）消毒:铺无菌巾,用 0.5%~1.0% 利多卡因局部浸润麻醉。

（2）切口：于胸骨上窝胸骨切迹上两横指处做一横形切口，长 4~6cm。也可自甲状软骨下缘至胸骨上切迹，做纵形切口（图 41-1）。

（3）显露气管：切开皮肤、皮下组织及颈阔肌，结扎出血点，于颈前肌群正中分开肌肉，助手用拉钩拉开肌肉。若气管前有甲状腺峡部遮盖，可在其下缘切开筋膜，将峡部从气管前分离开，缝扎断面，气管即显露出来（图 41-2、图 41-3）。

（4）气管切开：用手触摸进一步证实为气管，或用注射器抽吸出气体证实为气管，一般以切断第 2、3 或第 3、4 软骨环为宜，用尖刀准确无误地切开，不可过深。切开气管后常有痰液喷出，应备好吸引器迅速吸除。撑开气管用吸痰管吸除气管内痰液。选好气管套管插入气管内（图 41-4、图 41-5）。

拔出管芯，放入内套管，保证气道通畅，然后缝合全层皮肤，伤口盖纱布，用布带固定气管套管。

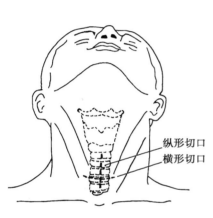

图 41-1 皮肤纵形切口或横形切口

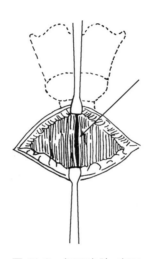

图 41-2 切开皮肤、皮下组织，分开肌肉

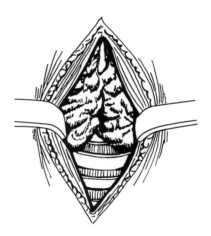

图 41-3 显露气管及甲状腺，分开肌肉

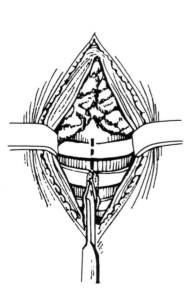

图 41-4 切开气管及软骨环

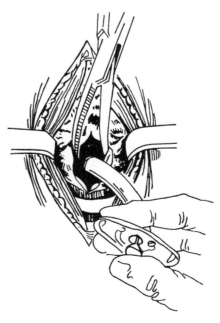

图 41-5 用缝线或鼠齿钳分别提起切开软骨环断端，插入气管套管

三、注意事项

1. 选择好合适的带气囊的气管套管,检验气囊是否漏气。套管直径成年男性以 8.0F 为宜;成年女性以 7.0~7.5F 为宜;6~12 岁儿童以 6.0~7.0F 为宜,6 岁以下儿童以 3.0~6.0F 为宜。

2. 术后要充分供氧,也可先经口腔插入气管插管而后行气管切开。如患者原有气管插管,要在气管显露之后缓慢退出气管插管,而后迅速切开气管,吸痰后插入气管套管。

3. 术后不用呼吸机者气囊不用充气,用呼吸机者气囊需充气,将气管套管与呼吸机送气管路连接。

4. 气管切开术后的并发症

(1)机械性并发症:气管套管脱出;插管位置不当;套管气囊阻塞;套囊漏气;分泌物、血块或痰块阻塞气道。

(2)出血

1)术中止血不彻底。

2)过度吸引致气管黏膜损伤。

3)凝血机制失常,特别是瓣膜置换术后用抗凝治疗的患者更易出血。

4)气管套管对气管壁的损伤。

5)发绀型先心病患者,毛细血管网丰富,易致气管内膜出血。

(3)感染:多为切口感染和呼吸道感染。预防措施为严格执行无菌操作,戴无菌手套,气管内吸痰管应彻底清洁消毒,每次用一根,不能用污染的吸痰管吸痰。

(4)溃疡形成:当全身情况不好、末梢循环不良时,若气囊对气管壁压迫过强、过久,可发生气管黏膜局部缺血坏死,故气囊应定时放气,减少压迫。若有气管溃疡存在,再加上吸痰操作不当、吸痰时间过长,还有可能造成气管食管瘘,或形成慢性肉芽肿导致气道狭窄。

(5)气胸和皮下气肿:是气管切开术后的严重并发症,处理不好会危及生命。多发生于紧急气管切开或小儿患者气管切开术后,应予以注意。

四、术后护理

1. **体位** 保持头颈部伸展位,保证气管套管在气管内的居中位置,防止套管移位、闭塞或脱出,造成窒息。

2. **呼吸道湿化** 做好呼吸道湿化,有利于稀释痰液,使痰液能及时排除,保持呼吸道通畅。连接呼吸机时应用呼吸机湿化,如呼吸机与气管套管分开后更应该加大湿化。可应用灭菌注射用水持续泵入湿化,也可用超声雾化吸入、高流量湿化吸氧装置进行呼吸道湿化。

3. **气管套管护理** 多应用一次性气管套管,严格的套管清洁护理是防止并发症的关键环节。如套管内有痰及血痂形成影响通气,或套管严重污染,应及时更换。

4. **气管内吸痰** 戴无菌手套,先用手指紧捏吸引皮管以阻断负压,将吸痰管经气管套管迅速轻巧地送入气道深部,刺激患者咳嗽反射,使下部气道分泌物咳至主气管内,然后开放负压,左右旋转导管,边吸引边向上提,一次抽出痰液。切忌上下多次长时间抽动,以免造成缺氧。一般单次吸引时间不宜超过 15 秒,如痰黏稠不易咳出,可在吸引前先用简易呼吸囊加强供氧,由气管内滴入少许稀释液,再持续加压通气,使滴入的液体深入到下部气道中,以稀释滞积的痰液,利于痰液排出。

5. **气囊压** 气囊压维持在 20~30cmH₂O。若无法监测气囊压,使用双气囊套管者,应及时交替充气、放气,防止气管黏膜受压过久而造成损伤;使用单气囊者,每 4 小时放气 1 次。

6. **吸痰导管的处理** 无菌操作下应用一次性吸痰管,用后弃入医疗垃圾桶内。

7. 切口处理　每天换药 2 次。拔出套管后用凡士林纱布覆盖,伤口多在 1 周内愈合。

8. **拔出气管套管**　患者原发病已愈,自主呼吸良好,咳嗽反射正常,即可考虑拔除气管套管。先用胶布部分遮盖套管管口,若无呼吸困难,逐渐增大覆盖面积。当完全遮盖套管管口 24 小时,观察患者没有呼吸困难、血气分析正常时,即可拔出气管套管。拔管前应先吸痰,拔管后早期应观察咳痰及呼吸情况;如拔管后再发生严重呼吸困难者,可经原切口再次插入气管套管。

第二节　经皮气管切开术

一、术前准备及职责分工

1. **术者**　位于患者右侧,掌控手术过程及患者病情变化。

(1)摆体位:肩下垫高颈部至过伸位,使下颌-甲状软骨-胸骨上切迹三点一线。

(2)穿刺点预定位:一般在气管环状软骨第 2、3 间隙,胸骨正中切口开胸患者可选择第 1、2 间隙。

(3)评估患者氧储备,设定呼吸机氧浓度为 100%。

2. **第一助手**　位于患者左侧,协助术者操作。

(1)准备物品:经皮穿刺气管切开包、导丝引导钳、一次性手术衣、手套、碘伏、利多卡因。

(2)检查气管切开包物品:检查气管切开包内物品的品种、数量及性能,并按操作顺序摆放整齐。

3. **第二助手**　位于患者头侧,负责患者头部固定、气道管理及控制气管插管的位置。

(1)准备物品:吸痰设施,手套,注射器,喉镜,加压面罩,呼吸囊,气管插管及内芯,无菌剪刀,细菌培养试管。

(2)充分吸痰(包括气道、声门下、鼻腔、口腔);吸闭气管插管导管气囊,将气管插管拔至距门齿 16~18cm,并保持患者头部于正中过伸位。

二、操作流程

1. **全身麻醉**　顺序给予镇静、镇痛、肌松药。老年、重症、心功能衰竭患者用量酌减至 1/3 或 1/2。

2. 再次确认穿刺点,横形切开皮肤 1.5~2.0cm(图 41-6、图 41-7)。

3. 用带有外套管的穿刺针穿刺,边进针边回抽,有明显突破感并可顺利回抽出气体时则表示穿刺针进入气管内(图 41-8)。

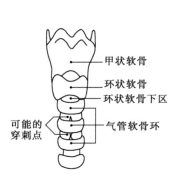

图 41-6　穿刺点定位

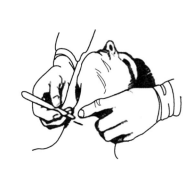

图 41-7　切开皮肤 2cm

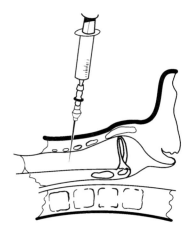

图 41-8　穿刺入气管

4. 向气道内推进外套管并拔出穿刺针,再次回抽确认外套管仍在气道内。

5. 前端向下将 J 型导丝沿外套管置入后,拔出外套管(图 41-9)。

6. 扩张器分次扩张穿刺通道(图 41-10)。

7. 用导丝引导血管钳分别扩张皮肤、皮下组织及气管前壁;在扩张前应该上下拉动导丝,使导丝保持顺直(根据气管套管直径确定扩张程度)(图 41-11、图 41-12)。

8. 沿导丝置入气管套管,拔出导丝和内套管,球囊辅助呼吸,听诊呼吸音,观察胸廓起伏,确认气管套管置入气道(图 41-13)。

9. 再次确认套管位置,气囊充气并妥善固定套管,清理气道分泌物,连接呼吸机辅助呼吸。

10. 患者取舒适卧位,整理床单位及物品,监测生命体征及气道情况。

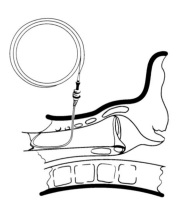

图 41-9　导丝置入气管

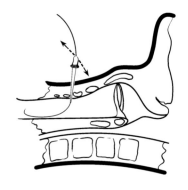

图 41-10　用扩张器逐次扩张

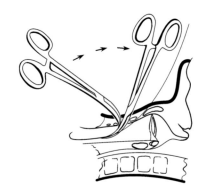

图 41-11　血管钳沿导丝进入气管内

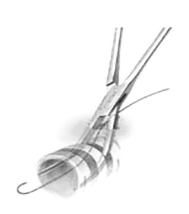

图 41-12　用血管钳扩张气管

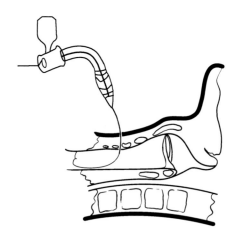

图 41-13　沿导丝置入气管套管

(李晓召　徐宏耀)

第四十二章
心血管外科手术后中枢神经系统的监护与治疗

心血管外科术后有些患者由于术前存在着高血压、糖尿病、脑血管疾病史、动脉粥样硬化、颈动脉狭窄、升主动脉和颈动脉粥样硬化、慢性肾病、房颤等高危因素,术中出现气栓、血栓及循环波动等,术后很容易出现中枢神经系统相关并发症,尤其是在头臂血管受累的主动脉夹层患者或者术中需要深低温停循环的患者尤为常见,中枢神经系统并发症是心脏手术后死亡率增加的主要原因之一。因此术后对于中枢神经系统进行严密监护与恰当处理关系重大,应高度重视。术后监护要注重中枢神经系统查体和监测,通过严密观察,及时发现可能存在的神经系统损害,尽早采取干预措施,降低其带来的继发损伤。

第一节　术后监护要点

一、意识状态

患者回 ICU 后一般处于麻醉未清醒状态,这时应区分是麻醉未清醒还是昏迷,尽量避免镇静、镇痛药的使用,尽可能对患者进行神志判断和神经系统查体。严密观察患者的意识、瞳孔大小和对光反应、肢体活动情况。尽早发现患者认知力、神志状态、视力、语言、肢体活动的异常。延迟苏醒的患者,通过神经系统查体,对可能存在的神经系统并发症做出定性和定位诊断,尽早请神经科会诊,评估是否需要进行脑电图、脑血流监测及头颅影像学等检查。以了解脑部的功能状态,判断有无脑缺血、缺氧,脑出血,脑栓塞及脑水肿等。

1. 麻醉较深未清醒状态　患者回 ICU 后,若检查瞳孔小、对光反应正常,呼唤患者姓名无反应,浅反射如角膜反射、腹壁反射及男性提睾反射存在,说明这时患者处于麻醉较深未清醒状态。应密切观察瞳孔及生命体征的变化,并认真记录。

2. 初步清醒阶段　若检查患者瞳孔正常、对光反应正常,呼唤患者姓名时能睁眼,但睁眼比较困难,与医务人员握手时力量不大,这时患者处于初步清醒阶段。

3. 完全清醒状态　患者瞳孔及对光反应均正常,血压脉搏在正常范围内,呼唤患者姓名时睁眼敏捷,与工作人员握手有力,说明患者已处于完全清醒状态。

4. 患者神志清楚,循环、呼吸平稳,并有如想喝水、翻身等要求,注意观察周围环境,说明患者病情稳定。如果升压药及血管扩张药用量不大,胸部 X 线片正常,即可考虑拔除气管插管。

5. 如果患者神志不清,双侧瞳孔不等大、不等圆,光反射减弱或消失,眼球向一侧偏斜,全身或肢体抽搐,神经系统检查如角膜反射、腹壁反射、提睾反射减弱或消失;深反射如膝反射、跟腱反射等减弱或消失,有的患者深反射可能亢进,有病理征,脉搏减慢,说明患者有不同程度的中枢神经系统损害,应抓紧做脑 CT 检查、脑电图检查,请神经内科医师会诊,积极处理。

6. 谵妄状态　又称急性脑病综合征,其最具特征性的表现是意识障碍、记忆障碍和感知障碍。意识障碍表现为神志恍惚、注意力不集中、意识混乱。记忆障碍表现为对新近事件难以识记。感知障碍主要表现为感觉过敏、错觉和幻觉。因情绪紊乱而导致焦虑抑郁或恐惧。有时因妄想会突然发生冲动行为、躁动不安,可持续数小时到数日。应减少对患者的刺激,改善生活环境和药物治疗。常用药物为舒必利、奥氮平及氟哌啶醇等,可酌情应用。

7. 肌力　肌力是指肌肉运动时的最大收缩力。检查时令患者作肢体伸屈动作,检查者从相反方向给予阻力,测试患者对阻力的克服力量,并注意两侧比较。

肌力的记录采用 0~5 级的六级分级法(表 42-1)。

表 42-1　肌力六级分级法

分级	具体标准
0 级	完全瘫痪,测不到肌肉收缩
1 级	仅测到肌肉收缩,但不能产生动作
2 级	肢体在床面上能水平移动,但不能抵抗自身重力,即不能抬离床面
3 级	肢体能抬离床面,但不能对抗阻力
4 级	能作对抗阻力的动作,但不完全
5 级	正常肌力

二、生命体征

主要观察呼吸、脉搏、心率、血压等的改变。颅内压升高时,血压不稳定,血压先升高,随病情进展转为血压下降、脉搏加快。呼吸可出现深、慢或节律不整等改变。颅内出血或脑疝时,体温可明显升高。当出现呼吸缓慢不规则、呼吸暂停或叹息样呼吸时,提示延髓受损衰竭。

三、脑电图检查

患者出现脑损害后,开始连续数天进行脑电图检查。脑电图可对脑功能状态进行评价,并能够发现小的癫痫发作,有助于判定脑损害的可逆性,脑电图如记录出平直线条,诱发电位检查引不出脑干波形,则提示脑损害将不能恢复。

四、定量脑电图监测

定量脑电图监测技术,能够保留脑电图的全部信息,并能够使脑电活动量化,变化有了客观标准,显示方式也更加简洁和直观,更便于心脏外科 ICU 医师掌握和使用,协助其对神经系统的监测和并发症的诊断。

五、脑血流量监测

通过经颅多普勒超声(transcranial Doppler,TCD)技术来对脑底大血管及其分支的血流动力学进行检测。TCD 可以显示血管内血流速度、波形及波形次数等,能够很好地显示血管有无阻塞或狭窄,对心血管围手术期脑血管病并发症的诊断具有一定的参考价值。但应该注意,TCD 并不能定量地监测脑血流,仅可以对其急性变化程度作出判断。

六、近红外光谱脑氧饱和度监测

近红外光谱（near-infrared spectroscopy，NIRS）脑氧饱和度监测仪具有无创、可连续监测等优点，临床上已用于心脏及大血管手术脑缺血、缺氧的监测。NIRS 监测仪测定的是局部脑组织中动脉、静脉、毛细血管血液中血红蛋白的氧饱和度，由脑氧代谢率（氧需）及脑氧供所决定，脑组织动脉和/或静脉血的容积变化对其也有一定的影响。NIRS 监测仪的准确性受以下因素影响：皮肤颜色、性别及影响头部动脉血-静脉血容积比的因素（包括颅内压的变化、脑静脉流出受阻、血管活性药及麻醉药的使用、体位变化）等。

七、眼底检查

必要时做眼底检查。根据视乳头有无水肿，眼底动脉、静脉有无改变及出血协助诊断。

八、头颅 CT 及 MRI 检查

对疑有脑气栓、脑血栓形成，脑梗死、脑出血的患者，可做头颅 CT 检查，以确定病变的部位及性质。做之前应充分评价患者的血流动力学状态、机械通气时呼吸机设置条件等是否适合外出检查，做好充分的转运准备，并与家属沟通签字后再进行。

由于患者病情多较危重，外出检查需携带心电监护仪、微量泵、转运呼吸机等，会影响 MRI 检查，故目前临床未应用。

九、中枢神经系统常见的并发症

1. 弥漫性脑缺血、缺氧及脑水肿。
2. 脑动脉空气栓塞。
3. 脑血栓形成。
4. 脑梗死。
5. 急性颅内出血。
6. 癫痫发作。
7. 短暂性神经系统功能紊乱，如谵妄。
8. 全脑功能严重紊乱。

第二节　中枢神经系统并发症的防治

一、病因

引起中枢神经系统并发症的主要原因为低温、体外循环或深低温停循环、术中脑组织灌注不足、缺氧、严重酸中毒、低血糖、低钙、低镁、脑气栓、脑血栓、脑出血、硬脑膜外血肿等，新生儿、婴幼儿中枢神经系统不健全，或先天缺陷，或脑血管的先天畸形等。

二、临床表现

1. 弥漫性脑缺血、缺氧和脑水肿　脑血流量主要是由脑的有效灌注压和脑血管阻力所决定。脑细胞对缺血、缺氧十分敏感，当血液循环在常温（37℃）下停止时间超过 3~4 分钟或中度低温（30℃）下停止 8 分钟以上，即可产生脑损害。如严重低血压、低心排血量综合征、严重心律失常（如心室颤动）、体外循

环中灌注压过低或老年患者有脑动脉狭窄、颈动脉狭窄等可引起脑缺血而导致脑缺氧、引起脑水肿。术中或术后进行辅助呼吸时过度换气,使血二氧化碳张力下降,也可影响脑血流量。另外,术中血氧合不良(包括氧合器氧合欠佳),术后肺部并发症或气体交换不足等,均可使大脑缺氧。如脑水肿导致颅内压升高,眼底检查可显示视乳头水肿。

2. **脑血管空气栓塞** 是脑损害常见的原因之一。多由于术中空气意外进入血循环而形成气栓,有些气栓进入脑血管后形成脑血管空气栓塞;有些气栓存在于其他部位,术后体位改变时气栓上行至大脑形成脑血管空气栓塞。其特征性表现为:术后48小时内患者突然意识丧失,发作如癫痫样,全身抽搐数分钟,除伸性跖反应阳性外,不伴有局部神经体征。抽搐停止后不久,患者逐渐苏醒。如此癫痫样发作,可在1天内连续或间隔出现数次。

3. **脑血管栓塞** 多发生于风湿性心脏病患者,由于左心房或左心耳内形成的血栓在术中或术后脱落进入血液循环,随血流进入脑血管,形成脑血管栓塞。主要表现为突发偏瘫或单肢瘫痪,可伴有意识障碍或失语等。除严重累及脑干者外,大多能逐渐地部分或完全恢复(图42-1)。

4. **急性颅内出血** 有出血倾向的患者,术中肝素化和术后抗凝疗法均可能引起脑出血。在心肺转流过程中如上腔静脉引流不畅或颈内静脉阻塞,静脉压异常升高,可引起毛细血管破裂出血和脑水肿。体外循环平均灌注压过高,超过100mmHg,亦可引起颅内小血管破裂出血。表现为患者术后清醒后,突发头痛、恶心、呕吐、偏瘫,重者可再度陷入昏睡以致昏迷,同时出现瞳孔不等大和生命体征不稳定。做头颅CT检查可明确诊断(图42-2)。

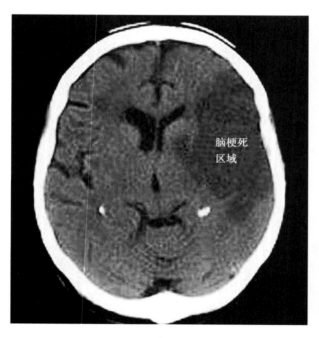

图 42-1 脑梗死 CT 影像

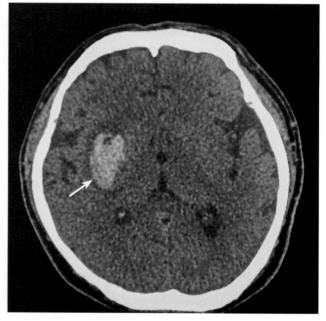

图 42-2 颅内出血 CT 影像

颅内出血(箭头所示)位于右侧基底节部位,CT值为63HU,大小为26mm×20mm×34mm,周围脑组织水肿,右侧脑室受压变窄。

三、处理

1. **低温** 低温可降低脑代谢,体温每下降1℃,基础代谢率约降低7%,从而减少了耗氧量;低温时脑容积缩小,颅内压降低;低温有利于改善脑水肿,减慢缺氧时ATP的消耗率和乳酸血症的发展;解除血管周围水肿,防止 DIC 的发生,改善微循环;低温可增加细胞内镁离子,镁离子能稳定细胞膜与钙离子竞争,减少钙离子进入细胞内,从而抑制神经递质释放,并抑制血管平滑肌收缩;低温可增加血液黏稠度,减少组织的血流灌注。低温以 34~35℃(直肠温度)为宜,时间在 3 天以上,一般为 3~7 天,这样可避免因低温而引起室颤和血压降低,从而达到较为理想的保护脑组织的目的。

降温方式:将冰袋置于颈、腋下、腹股沟等大血管经过的部位,这些部位降温较方便迅速,头部宜置"冰帽"加强降温,降温的幅度可因人而异,应以降至患者只需最小剂量的镇静药即足以保持肌肉松弛、呼吸与血压平稳的温度即可。降温的同时应加强皮肤护理,防止冻伤、压伤。

降温可分为诱导和维持两个阶段,前者指降温开始直至体温降至预期水平为止;后者指体温维持于此一水平的时间。①诱导期患者不仅不能获得降温的任何收益,由于寒冷反应,反需付出一定的生理代价,间接地对脑水肿产生不利的影响。因此,诱导期要尽量减少寒冷反应,并在最短时间内完成诱导工作,寒冷反应的强弱取决于中枢神经系统被抑制的程度,深度昏迷的病例虽不需增加任何措施也不会出现明显的寒冷反应,但多数患者仍需给予一定量的镇静药或肌肉松弛药才能防止寒战和抽搐。中枢镇静药以氯丙嗪的应用最广,用药应从降温前开始,剂量可根据患者的反应增减。②维持期务必保持体温波动不超过 2℃ 的范围。维持低温的过程中如果体温急剧波动不止,就达不到保护脑组织的目的。

降温以后应待患者神志恢复、病情稳定、神经功能开始恢复、出现听觉反应方能逐渐(2~3 天)使体温回升,以每 24 小时上升 1~2℃ 为宜。当体温恢复正常后方可停用镇静药。降温镇静过程中应缜密观察患者的一切反应,但不应急于猜测患者的神志是否已经恢复,更不应过早地反复使体温回升以观察神志反应,否则只能延迟患者的苏醒。

2. 脱水治疗　脱水是治疗脑水肿的重要措施,但过度脱水会造成循环难以维持、组织灌注不足及肾功能损害,所以临床上估计脱水程度甚为重要。脱水治疗的第 1 个 24 小时,入量比尿量少 1 000~1 500ml,同时应注意参考血压、中心静脉压(CVP)、血红蛋白和血细胞比容等变化。

治疗脑水肿主要用渗透性利尿药,目前常用甘露醇。在脑缺氧的情况下,由于血脑屏障的功能被破坏,渗透性利尿药会透过血脑屏障进入脑组织而有不同程度的"反跳"作用;配合肾上腺皮质激素、呋塞米与利尿酸钠可避免反跳作用并加强治疗脑水肿的效果。甘露醇的利尿作用强、排泄速度快,一般为浓度 20% 的溶液,每次 125~250ml,每 4~8 小时用 1 次,静脉快速输注后 20 分钟内起作用,2~3 小时后颅内压降至最低点,颅内压降低明显,作用可维持 4~6 小时。对于心血管病术后发生脑水肿的患者,同时存在心力衰竭,而快速输注甘露醇可加重心力衰竭,甚至导致死亡,此时应权衡利害,少用或不用甘露醇,只用呋塞米等利尿药。严重心力衰竭的患者发生脑水肿,应将维持心功能、保持循环稳定放在首位。循环稳定,脑水肿有恢复的可能;若循环衰竭导致死亡,脑水肿就失去了恢复的机会。

3. 皮质类固醇的应用　皮质类固醇可保持毛细血管正常的通透性和血脑屏障的完整性,减轻或防止毛细血管内液体外渗,以及钠、钙和钾离子的转移,从而减轻脑水肿的进程和渗透性利尿药的反跳作用;促进乳酸转化为葡萄糖,减轻脑内酸中毒,为脑细胞供给更多的能量;保持溶酶体膜的稳定性。如果溶酶体膜破裂,可释放出强有力的蛋白溶解酶,致细胞自溶和死亡。常用药如地塞米松,首次剂量为 0.5~1.0mg/kg,之后 0.2mg/kg,每 6 小时 1 次,一般不超过 4 天。注意可能出现的并发症,如应激性溃疡引起的上消化道出血。

4. 高压氧舱的应用　在条件和病情许可时,高压氧舱治疗宜及早进行,即使在现场未能及时、正确地复苏而长时间昏迷者,应用长疗程高压氧舱治疗往往也能得到较好的疗效。特别是对于脑气栓的患者,即便及时按照传统疗法治疗,死亡率仍高达 30%,幸存者亦常常遗留永久性的中枢神经损伤后遗症,但如果及时给予高压氧舱治疗,可使死亡率降至 6% 左右,神经损伤后遗症亦可大大减少。

5. 巴比妥酸盐的应用　此药可充分镇静、控制抽搐,并可直接减少脑细胞内、外水肿,抑制脑代谢,对缺氧后的脑组织有良好的保护作用,但大剂量应用可显著影响循环和呼吸。苯巴比妥用量成人每次 0.1~0.2g,每 6~8 小时一次,小儿视具体情况可酌情减量。其他镇静药也可应用,如地西泮、咪达唑仑静脉注射。

6. 呼吸的控制 对神志不清的患者应使用呼吸机控制呼吸,并同时使用肌肉松弛药以控制剧烈抽搐,如罗库溴铵等药物。但停用呼吸机后绝不能再用肌肉松弛药,以免造成呼吸停止。使用呼吸机时可保持中度过度换气,维持 $PaCO_2$ 在 25~35mmHg。

7. 循环维持 维持循环功能稳定,保证颅内灌注压和充足的脑血流量,防止突然发生高血压或低血压。

8. 改善脑细胞营养代谢 胞二磷胆碱可促进脑细胞代谢,每次 250~500mg,静脉滴注,每天 1 次。脑活素为可通过血脑屏障的复方氨基酸类脑细胞营养药,10~20ml 加 5% 葡萄糖注射液 100ml 静脉滴注,每天 1 次,可选用其他神经营养药,ATP 20mg 加 CoA 100U/次,静脉滴注,每天 1 次。其他神经营养药、自由基清除药也可以选用。

9. 营养支持 患者首选肠内营养的热量供应,应充分保证机体的需要,若肠内营养不足,必要时补充静脉营养。

10. 选择有效的抗生素预防感染,还要注意胶体渗透压及水、电解质的平衡等。

(郑 佳 宋先荣 刘春燕)

尿量是反映肾组织灌注、体液平衡的重要指标之一。临床上通过对尿量、尿色及比重的观察与分析，来判断患者的肾功能、心功能和血容量等。

一、尿量的观察与处理

1. 每30~60分钟观察记录尿量1次，并计算累积尿量。正常成人尿量应 >0.5ml/(kg·h)，小儿 >1.0ml/(kg·h)。如发现尿量少，应结合全身情况进行处理。当出现高钾血症、血红蛋白尿、容量负荷过重时，即使尿量正常，也应及时利尿。

2. 体外循环直视心内手术后可引起心功能减退，若心排血量减少则影响肾组织灌注，导致尿量减少。必要时给予强心利尿药，促使排尿，减轻心脏负担，改善血液循环。术后引起尿量减少的常见原因如下。

（1）心功能不全或血容量不足而引起的心排血量减少，肾血流灌注不足。

（2）术后急性肾衰竭。

（3）儿茶酚胺类药物应用不当所致的肾血管收缩。

（4）血中抗利尿激素浓度升高，抑制排尿。

（5）循环不稳定、血压较低，肾小球有效滤过压低。应针对尿量减少的不同原因，进行对症处理。

3. 尿量少时，应限制钾离子的补充，预防高血钾；少用或禁用对肾有损害的药物，以免加重肾损害。

4. 由于体外循环转机时间较长而导致术后急性肾衰竭者，尿量减少且中心静脉压升高，应用利尿药后尿量也未见增多时，应限制水的摄入量，按急性肾衰竭处理，及早进行腹膜透析或血液透析治疗。

5. 体外循环直视心内手术后，一部分患者有水潴留现象，如球结膜、腮腺及面部水肿。若尿量多时水肿自行消退；若有心功能不全、尿量少时应及时加强利尿，改善心、肾功能。正常情况下，在术后前几小时内尿量偏多，是由体外循环预充液大量进入体内、血液被稀释、体内抗利尿激素水平下降、肾小管重吸收水分减少而致，这时应注意钾离子的补充。一般先天性心脏病按每出100ml尿补充钾离子2~3mmol计算。应及时化验血钾，以免出现低血钾而引起心律失常。

6. 心血管术后尿量增多的常见原因

（1）体外循环预充液大量进入体内，血液被稀释，引起稀释性利尿。

（2）输液量过多。

（3）应用强心利尿药、白蛋白、高渗糖溶液或脱水药时。

当尿量过多时，应注意血容量充足与否，如果不足，应及时补充体液，如血液、血浆、代血浆等，以免循环不稳定。

二、尿的颜色及比重

在观察尿量的同时,应注意观察尿的颜色与比重,以帮助分析病情。

1. 尿的颜色如清水样或淡黄色,常为稀释尿。尿量少时,尿颜色较深,呈橘黄色。体外循环后血细胞被破坏或输入异型血而致血红蛋白尿,呈浓茶色,这时应加强利尿,尽快清除游离血红蛋白,静脉滴注碳酸氢钠,碱化尿液,防止血红蛋白沉积于肾小管内引起肾衰竭。

2. 尿路损伤可出现新鲜血尿或洗肉水样尿,应积极治疗尿道损伤。尿路感染时,尿内往往含有大量脓细胞,尿浑浊,应积极应用抗生素,治疗泌尿系感染。

3. 尿比重的正常值为 1.012~1.025,尿比重升高的常见原因有输液量不足、发热、腹泻及呕吐等所导致的尿浓缩。体外循环术后早期血液稀释性利尿及大量应用利尿药时尿比重均较低。若尿量少且比重低,是急性肾衰竭的表现,应予注意。

三、留置导尿管的管理

1. 留置导尿管的粗细应合适,最好用带球囊的尿管,以利固定。导尿管与延长管相连的玻璃接头,直径应 >2mm,以减低排尿阻力。

2. 当导尿管无尿排出时,应先检查导尿管外露部分及延长管有无折曲、堵塞及导尿管是否脱落。其他可能的原因为膀胱内无尿、导尿管插得过深或过浅、导尿管内堵塞。这时可调整导尿管位置,用呋喃西林或生理盐水冲洗导尿管。膀胱内无尿时应查明原因进行处理。

3. 一般于术后第 1 天晨患者病情稳定后拔除导尿管。对于重症患者,应延长留置时间。超过 48 小时者应进行膀胱冲洗,一般用 0.02% 呋喃西林液。

（傅自茹 周 琳）

第四十四章

急性肾衰竭

第一节　急性肾衰竭

肾排泄功能在数小时至数周内迅速减退、血尿素氮及血肌酐持续升高、肌酐清除率下降,至低于正常的一半时,引起水、电解质及酸碱平衡失调及氮质血症,称为急性肾衰竭。急性肾衰竭是心脏外科术后的一种严重并发症,近年来由于技术水平的提高及床旁血液滤过的普遍应用,死亡率下降至 10% 左右。

一、病因

急性肾衰竭的病因有肾前性、肾后性及肾性三类。在心血管外科领域,其病因主要为肾前性因素,也有肾性因素。具体病因可能有如下几个方面。

1. 发绀患者长期慢性缺氧,术前常有不同程度的肾损害。

2. 风湿性心脏病或冠心病患者术前肾血液灌流不足,使肾功能受损。

3. 体外循环造成的红细胞破坏过多,术前血红细胞增多,血红蛋白过高者更为明显。术后尿中大量的血红蛋白堵塞部分或全部肾小管,导致肾衰竭。

4. 有肾损害的药物,如氨基糖苷类抗生素(庆大霉素、链霉素等)。收缩肾血管的药物(如去甲肾上腺素等),当血压低时,这些药物对肾的损害加重。

5. 最重要的是术中长时间非搏动性血流、肾灌流不足及术后持续性低血压,这些因素容易导致肾衰竭。

二、预防

1. 术前常规检查肾功能,如有肾功能不全,术中、术后应采取相应的措施。

2. 术中转机前保证血容量充足、有尿液排出。转机过程中尽量缩短低血压、低流量时间,保证肾血流灌注充分。

3. 力求心肌血流阻断时间短、心肌保护效果好、心脏病变或畸形的手术效果满意。

4. 保证术后血容量充足、循环稳定、肾脏血流灌注充足。

5. 及时纠治低血压,尿少时及时、大量应用利尿药,促进尿液排出。循环不稳定者禁忌应用对肾有毒性的药物。

三、病理生理变化与临床表现

(一) 少尿或无尿期

肾缺血后肾小球滤过率降低,当平均动脉压下降至 60mmHg 以下时,肾小球滤过基本停止。血压恢复后多数患者尿量会增多,但少数患者血压恢复后仍然无尿,这是由于肾缺血后肾小球毛细血管内皮渗透能力减退,再加上肾素-血管紧张素-醛固酮系统的兴奋,使肾血管反应性收缩,进一步降低了肾小球滤过率;另外,肾缺血后细胞缺氧、代谢障碍、细胞功能紊乱、水肿,使肾脏滤过及重吸收功能减退。有些疾病造成血红蛋白、肌红蛋白的溶解,形成大量的色素管型,堵塞肾小管,使尿液不能排出。少尿期或无尿期一般为 7~14 天,少尿期越长,病情越重,少尿期短者病情轻,易治愈。主要表现如下。

1. **水中毒** 无尿(成人每天尿量 <100ml)或少尿(成人每天尿量 <400ml),虽用大剂量呋塞米仍无效,若不严格限制水的进入,可使水在体内积蓄,造成水中毒,主要表现为全身浮肿、高血压、心力衰竭、肺水肿(双肺布满湿啰音,呼吸困难,气管内有淡红色血痰吸出或咳出)、脑水肿(恶心、呕吐、嗜睡、烦躁、昏迷)。

2. **电解质代谢紊乱** 由于无尿或少尿,正常经肾脏排出的钾、镁和磷这时不能随尿排出而使血中浓度升高。最危险的是高钾血症,当血钾高于 6.5mmol/L 时可抑制心肌收缩力,使心脏软弱无力,甚至突然停搏,应提高警惕。血中钠、氯、钙等离子浓度常常降低,主要原因为氯化钠的摄入不足及水潴留导致的稀释性降低。另外,由于磷不能经肾脏排出,过多的磷转向肠道排泄,于肠道内,磷与钙结合成不可溶解的磷酸钙,影响了钙的吸收而出现低钙血症。

3. **酸中毒** 由于肾失去了正常的排酸保碱功能,使体内的酸性代谢产物(如硫酸盐、磷酸盐等)不能排出,同时,碳酸氢钠不能经肾小管重新吸收。在缓冲酸性物质的过程中 HCO_3^- 减少,形成代谢性酸中毒。

4. **氮质血症** 蛋白质的代谢产物不能经肾排泄,而使血中尿素氮、肌酐及酚类、胍类等毒性物质增加,患者出现烦躁、恶心、呕吐、头痛、无力,甚至昏迷等症状。

5. **出血倾向** 不少急性肾衰竭患者出现上消化道出血或牙龈、尿道等处出血,主要是由于代谢障碍,使凝血因子生成减少所致。另外,创伤或重大手术引起的应激性溃疡也是重要原因。大量出血往往使病情迅速恶化。

6. **实验室检查** 由于肾小管失去浓缩功能,故排出的少量尿液比重低而固定,一般在 1.010~1.014。尿中常含有蛋白、红细胞和管型,宽大的棕色管型为肾衰竭管型,因肾脏浓缩功能丧失,使尿中尿素减少,由于肾小管重吸收功能丧失,导致尿钠增多。

血中尿素氮、肌酐明显升高,若尿素氮每天升高 3.8~9.4mmol/L 则表示有进行性肾衰竭。血电解质结果显示钾、镁、磷升高,钠、氯、钙降低。血气分析示 pH 降低,二氧化碳结合力下降。

(二) 多尿期

致病因素去除后,一般损害的肾小管上皮细胞可以修复和再生。尿量逐渐恢复,每天尿量可在 1 000ml 以上甚至数千毫升,进入多尿期。多尿的原因为修复后的肾小管重吸收及浓缩功能差、代谢产物多而导致的渗透性利尿作用及体内水潴留过多。如果少尿或无尿持续 4~7 天后尿量突然增加到每天 1 500ml,说明肾病变较轻,肾功能恢复较快,预后好。若少尿或无尿持续时间较长(7~14 天),此后每天尿量增加 200~500ml,肾功能恢复较慢,病情较重,处理得当无并发症者,病情会逐步好转。少数患者无尿或少尿持续时间长达 2~3 周以上,尿量增加缓慢或不增加,表明肾功能损害严重有可能转为慢性肾衰竭。

多尿期开始后虽然尿量增加,但因肾脏的重吸收及浓缩功能差,故仍有氮质血症。因尿量多,钾、钠、钙、镁等排出增多,处理不当易致脱水、低钾、低钠、低钙、低蛋白血症、身体虚弱、感染等并发症。

四、治疗

（一）少尿期

1. 严格计算每 24 小时水的出入量，入量 10~20ml/（kg·d）即可。24 小时补液量 = 显性失水 + 不显性失水–内生水。量出而入，宁少勿多。以防止高血压、肺水肿、脑水肿的发生。

2. 纠正电解质紊乱　以纠正高钾血症为主，同时也要注意纠正低钙、低钠血症。纠正高钾血症的措施有：①稀释后缓慢静脉推注 10% 葡萄糖酸钙对抗高钾对心肌的毒性作用。②25% 葡萄糖注射液加胰岛素（3~4g∶1U）缓慢静脉滴注，促使钾离子向细胞内转移。③应用 5% 碳酸氢钠促使钾离子向细胞内转移。④腹膜透析或血液透析，排出体内过高的钾离子。低钠、低氯、低钙血症比较容易纠正，关键是要多次复查电解质，将电解质离子维持在一个合适的水平。

3. 纠正酸中毒　5% 碳酸氢钠应作为首选药物，剂量依具体情况而定，静脉推注或静脉滴注均可。既能纠正酸中毒，又能补充钠盐。

4. 饮食　宜采用高糖、低蛋白饮食。不能进食者插胃管鼻饲，也可自深静脉管输入静脉营养液，减少蛋白的分解、利用，从而减少其代谢产物。应用高渗糖时要注意加用胰岛素（3~4g∶1U）促进糖的利用，以免血糖过高。可应用苯丙酸诺龙或丙酸睾丸酮，以促进蛋白合成，减少蛋白分解。

5. 预防感染　应用抗生素时要注意，对肾有毒性者不用。由肾排泄的抗生素在体内的半衰期将延长数倍至十余倍，极易引起肾毒性反应。应减少由肾排泄的抗生素用量。同时因患者抵抗力弱，应加强预防呼吸道、泌尿道及透析伤口部位的感染。

6. 血液净化　血尿素氮 >25mmol/L，血肌酐 >442μmol/L 或血钾 >6.0mmol/L，有水中毒表现，经药物治疗效果不好者，应采用血液净化技术治疗。实践证明，急性肾衰竭一旦确诊，血液净化技术早用比晚用效果好。

（二）多尿期

1. 不要放松警惕，仍有生命危险。

2. 密切注意水、电解质的变化，要及时纠正低钾血症。

3. 因患者虚弱且仍有氮质血症，要设法加强营养，增强自身抵抗力。

4. 随时处理其他并发症，如应激性溃疡、出血倾向、肺部感染、褥疮等，以便渡过最后的难关。

第二节　血液净化技术

血液净化技术是指利用一定的仪器和设备，将患者血液引出体外，经过一定程序清除体内某些代谢废物或有毒物质，再将血液引回体内的过程。主要技术包括：腹膜透析、血液透析、血液滤过、血液灌流、血浆置换等。本节主要介绍腹膜透析、血液透析和血液滤过技术。

一、腹膜透析

腹膜为一半透膜，具有弥散、渗透及吸收和分泌的功能。血液内的水、K^+、Na^+ 及尿素等代谢产物可通过这个半透膜进入腹腔或从腹腔进入血液。在腹腔内注入透析液，直至腹腔内的透析液与血液中的离子浓度等趋于平衡为止，能够起到排出体内过多的水、K^+ 及其他有毒物质，部分代替肾功能，调节水、电解质及酸碱平衡。

（一）腹膜透析优点

简单、易行，无须搬动患者，与血液透析相比，对血流动力学影响较小。

（二）适应证

心脏手术后并发的急性肾衰竭,容量超负荷,如果没有腹腔粘连、呼吸困难、腹压高或腹腔感染者,均适合行腹膜透析。一旦确诊肾衰竭应尽早透析,婴幼儿由于血管条件限制,血液滤过管路不易建立,不适合血液滤过,更适合腹膜透析。

（三）操作方法

1. **腹膜切开置管术** 用一根内径为 4~8mm、长 30~40cm 的硅胶管,在远端管壁上剪 10~20 个小孔,高压灭菌后备用。病情较重、需要透析时间超过 5 天者,用带有涤纶套的专用腹膜透析内置管。腹部消毒,铺无菌巾,于左或右下腹部脐与髂前上棘中外 1/3 交界处切口,用 1% 利多卡因或普鲁卡因进行局部麻醉,切开皮肤、皮下组织,分离肌肉,提出腹膜,注意避开肠管及大网膜,在腹膜上切一小口,将带孔的硅胶管一端插入腹腔,向下方插至直肠膀胱(子宫)陷凹内。将腹膜透析管于皮下组织中潜行 3~4cm 后经皮肤切一小口穿出,有利于预防腹腔感染及腹腔液体外渗。逐层缝合腹膜、肌肉、皮下组织及皮肤切口。注意:腹膜层一定要缝合严密,否则透析液可渗漏至皮下。

2. **经皮穿刺置管术** 适用于紧急短期腹膜透析患者。腹膜透析管为普通穿刺引流管。以右或左侧脐与髂前上棘中外 1/3 交界处为穿刺点。用 1% 利多卡因局部麻醉,经皮穿刺法(Seldinger 法)逐层穿刺至腹腔,置入腹腔引流管至直肠膀胱(子宫)陷凹,固定缝合。

（四）腹膜透析方法

腹膜透析管连接于腹膜透析液袋子的接口上,即可进行透析。腹膜透析液配好后,加温至 37℃,钳夹出液管,将透析液于 5~10 分钟内滴入腹腔,用量:每次婴幼儿 10~20ml/kg,儿童 300~500ml,成人 1 000~2 000ml。使药液存留腹腔发挥透析作用,2~3 小时后放开出液管,排出液体至带有刻度的瓶内,流尽为止。记录滴入及排出的液体量。

（五）腹膜透析液配方

若应用腹膜透析专用的成品药,只需依病情选择合适浓度的药物及剂量即可。根据含葡萄糖的浓度分为 1.5%、2.5%、4.25% 三种。常规用 1.5% 的葡萄糖注射液,若超滤水分不理想时,可每天用 2.5% 或 4.25% 的葡萄糖注射液透析 1 次,若无成品药也可临时配制。方法是:5% 葡萄糖盐水 500ml,林格液 250ml,5% 碳酸氢钠 60ml,10% 葡萄糖酸钙 5ml。腹膜透析液(简称腹透液)的成分要根据电解质及动脉血气检验结果适当调整。一般每 4~6 小时进行 1 次透析。病情好转后可减少透析次数。

（六）腹膜透析时机

1. 连续 3~4 小时少尿或无尿,用利尿药无效。

2. 成人血钾≥5.5mmol/L,婴幼儿血钾≥5.0mmol/L。

3. 血尿素氮及肌酐高于正常。

4. 有代谢性酸中毒。

5. 血容量超负荷,中心静脉压高于正常。

6. 有渗漏综合征表现。

（七）腹膜透析护理要点

1. **加强基础护理** 口腔、皮肤、褥疮、肺部。

2. **透析管护理** 保持切口干燥、清洁。

3. 严格无菌操作。

4. 核对透析液成分。

5. 透析液温度 37~38℃。

6. 密切观察生命体征,随时调整量和速度。

7. 计算出入液量,检查腹部体征。

8. 向腹腔灌注透析液时,防止空气进入,保持密封。

9. 营养支持。

(八)腹膜透析注意事项

如能正确掌握,一般无特殊并发症,效果较满意。透析液温度不宜过高,过高则腹膜水肿,通透性增加,血细胞有可能渗出,使透出液呈血性。伤口局部要保持无菌、干燥,以防感染。操作过程也要加强无菌观念,以免细菌进入腹腔。输液管应每天更换 1 次,可对透出液进行化验检查,以便做到心中有数。腹膜透析所需天数与病情轻重有关,应及时处理出现的新问题。轻度急性肾衰竭患者,透析 1~3 天可见患者尿液增加,病情好转。透析效果不好者,要及时调整腹透液浓度及透析次数,使透析更加充分,以便取得好的效果。当出现腹腔感染时,首先用腹透液冲洗腹腔,以后每次透析时在腹透液内加入抗生素,如青霉素每次 200 万单位、去甲万古霉素每次 1.5g 等。

二、血液透析

血液透析是利用半透膜的原理,将患者的血液与透析液同时引入透析器内半透膜的两侧,血液和透析液在透析膜两侧呈反向流动,借助膜两侧的溶质梯度、渗透压梯度,使血液中的水和电解质及代谢产物(如肌酐、尿素氮、胍类等)通过透析膜弥散到透析液中,而透析液中的物质(碳酸氢盐、钙等)弥散到血液中,从而达到清除体内有害物质,纠正水、电解质、酸碱平衡紊乱的目的。

(一)适应证

急性肾损伤:临床上各种病因导致的急性肾损伤,一旦确诊,只要没有血液透析的禁忌证,原则上越早透析越好。患者在有效循环血量稳定,但仍无尿或少尿,并出现水钠潴留、轻度代谢性酸中毒、血钾和肌酐及尿素氮超过正常范围并呈上升趋势时,均应积极进行血液透析治疗,以免病情加重。

紧急血液透析指征:血钾≥6mmol/L;二氧化碳结合力≤20mmol/L;pH≤7.30;血尿素氮≥45mmol/L;血肌酐≥684μmol/L;急性肺水肿药物治疗无效者。

(二)相对禁忌证

休克或收缩压低于 10.7kPa(80mmHg)者;大手术后有严重出血或出血倾向者;极度衰竭、随时有生命危险的患者。

(三)血管通路

一般采用中心静脉置管法。颈内静脉置管方法简便易行,血流量充分,并发症少,是深静脉置管的首选方法。其具体置管方法请参阅本书第二十六章第一节。

(四)透析液

根据透析液所含碱基的不同,透析液分为醋酸盐透析液和碳酸氢盐透析液。目前广泛使用的是碳酸氢盐透析液;其优点是纠正酸中毒迅速,可避免低氧血症,循环系统稳定性好,透析中不良反应少。

透析液成分与人体内环境近似,pH 为 7.1~7.3,二氧化碳分压 40~110mmHg,其具体成分及浓度见表 44-1。

表 44-1　碳酸氢盐透析液的成分及浓度

成分	浓度/mmol·L⁻¹	成分	浓度/mmol·L⁻¹
钠	135~145	氯	100~115
钾	0~4	醋酸根	2~4
钙	1.25~1.75	碳酸氢根	30~40
镁	0.25~0.50	葡萄糖	0~5.5

（五）常见并发症及处理

1. **透析失衡综合征** 其发生机制可能与高性能透析使血浆中溶质水平迅速降低有关,因血脑屏障之故,脑组织及脑脊液中尿素氮和肌酐等物质浓度下降较慢,由此形成血液与脑脊液间的渗透压浓度差,水从外周进入脑细胞中,引起脑水肿;另外,透析时酸中毒纠正过快易导致脑脊液、脑组织反常性酸中毒也是失衡综合征的原因之一。防治措施:首次透析时,不宜使用大面积高效透析器,成人血流量应<200ml/min,应用高钠透析液（Na⁺浓度 140mmol/L）、50% 葡萄糖 40~60ml 静脉注射或 20% 甘露醇 250ml 静脉滴注。

2. **低血压** 在透析过程中,脱水过多、过快使血容量下降时易发生低血压。防治措施:超滤水分总量不要超过体重的 6%~7%,将透析液温度调至 35℃。严密观察心率、血压变化,当发生低血压时,应及时补充生理盐水、血浆等液体纠正之。

3. **心力衰竭** 是血液透析中常见的并发症。常见于高龄伴有冠心病、高血压或心功能减退者;体质较差伴有严重贫血及低蛋白血症;并发严重心律失常或低血压等。防治措施:关键是治疗原发病,给予对症处理,必要时应用血液滤过或腹膜透析治疗。

4. **出血** 肝素化可能导致皮肤黏膜出血、消化道出血,心包、胸腔及颅内也有可能出血。防治措施:对于有出血倾向的患者,可采用无肝素透析、外肝素化或枸橼酸钠局部抗凝的方法。

（六）儿童血液透析的特点

1. **血管通路** 一般做股静脉或颈内静脉置管术。血流量设置为 2.5 × 体重（kg）+100ml/min。

2. **透析器及管路选择** 儿童应选用小号透析器及管路,尽量减少管路内的预充量,以防透析时出现低血压。

3. **超滤脱水量** 控制逐渐缓慢脱水。

4. **抗凝**

（1）小剂量肝素化:透析初始的肝素剂量为 50U/kg 静脉注射,以后调整为 2.5U/（kg·h）持续输入管路内。透析结束前 60min 停止输入。无肝素透析,适用于有出血倾向的患儿。方法是:用生理盐水 500ml+ 肝素钠 12 500U,预充并浸泡管路及透析器 20~30 分钟,接血路管时,排掉浸泡液。在透析过程中,每 30~60 分钟用生理盐水 100ml 冲洗透析器及管路 1 次。

（2）枸橼酸钠抗凝:适用于肝功能正常、无枸橼酸钠过敏的患者。血液引出至体外循环管路时泵入枸橼酸钠,泵入量（ml/h）=1.2~1.5 × 血液流速（ml/min）,在血液净化过程中,将滤器后游离钙浓度调整为 0.2~0.5mmol/L。在回输管路入体内处泵入 10% 葡萄糖酸钙注射液,泵入量（ml/h）=6.1% × 血液流速（ml/min）,将体内动脉血游离钙调整为 1.0~1.2mmol/L。

5. **并发症** ①失衡综合征:婴幼儿失衡综合征的发生率较成人高,可有恶心、呕吐,甚至抽搐。预防方法:前几次透析应限制血流量及透析时间,一般将清除率设定为 3ml/（kg·min）,透析时预防性使用甘露醇静脉输入等。②低血压:主要原因为血液短时间内进入透析器和管路导致循环血容量不足或超滤过多、过快等。可预先输入血液或生理盐水以减少低血压的发生。

三、血液滤过

主要应用于急性肾损伤及多器官功能障碍综合征的治疗,若应用得当,其效果良好。

（一）原理

模拟肾小球滤过功能,将患者的血液通过血泵引入具有良好通透性并与肾小球滤过面积相当的半透膜滤器中。当血液通过滤器时,在跨膜压（TMP）的作用下,通过对流原理清除水分及体内的溶质,包括:极小分子（电解质）、小分子（尿素、肌酐等）、中分子（多肽等）、大分子（白蛋白、内分泌激素等）。滤过率取决于血流量及膜的面积,滤过系数及跨膜压。

（二）特点

等渗性清除水分,血流动力学稳定,患者易于耐受。可床旁操作,特别适合于心脏术后带气管插管等搬动不便的患者。

（三）适应证

循环系统不稳定、低血压或心脏手术后并发的急性肾损伤患者;充血性心力衰竭或急性肺水肿患者;严重的电解质及酸碱平衡紊乱药物难以纠正者;多器官功能障碍综合征。

（四）具体方法

1. **血管通路** 采用中心静脉(股静脉、颈内静脉及锁骨下静脉)留置单针双腔导管,股静脉置管操作简单,并发症少,适用于 ICU 中较重的卧床患者。

2. **股静脉穿刺方法**

（1）部位选择:穿刺点选在髂前上棘与耻骨结节连线的中、内 1/3 交界点下方 2~3cm 处、股动脉搏动处内侧 0.5~1.0cm。

（2）体位:患者取仰卧位,膝关节微屈,臀部稍垫高、髋关节伸直并稍外展、外旋。

（3）穿刺方法:常规消毒铺无菌洞巾,用 1% 利多卡因局部麻醉,在腹股沟韧带中点稍下方摸到搏动的股动脉,其内侧即为股静脉。用 14 号穿刺针与皮肤成 30°~40° 刺入,穿刺针朝向心脏方向,要求边进针边抽吸,有落空感并有暗红色血液回流示穿刺针已进入股静脉,将血液慢慢送回,如没有阻力,说明血流通畅,这时固定好穿刺针,迅速送入导丝,将穿刺针退出,用扩张器扩张皮肤后,沿导丝将双腔管插入 25~30cm,有回血后,拔除导丝,用生理盐水冲净导管中的血液,缝合固定,然后接管路进行连续性静脉-静脉血液滤过(continuous veno-venous hemofitration,CVVH)治疗。

（4）置换液:血液滤过治疗时,血液内除蛋白质、血细胞以外的溶质及大量水分被滤出,为了补偿滤出的液体和电解质,保持内环境的平稳,需要补回相应的液体和电解质以代替肾小管的重吸收功能。

（5）常用置换液及其成分:4 000ml 血液滤过置换液,或配置成 0.9% NaCl 3 000ml+5% 葡萄糖注射液 250ml+ 生理盐水 250ml+ 灭菌注射用水 500ml+ 葡萄糖酸钙针 35ml+25% 硫酸镁针 3.2ml。使用前根据患者血钾情况加入适量的 10%KCl。另有静脉通路滴入 5% 碳酸氢钠注射液,约 125ml/h,视血气分析中酸碱度调整其用量。

（6）置换液补充途径:①前稀释法。将置换液从滤器动脉端输入。优点为使用肝素量小,滤器使用时间长等。缺点为由于血液稀释后清除率降低,故要达到同后稀释相同的清除率,则必须增加 10%~18% 的置换液量。②后稀释法。置换液在滤器的静脉端输入。优点为节省置换液用量,物质清除率较高。缺点为容易凝血。

（7）置换液补充量的确定:置换液的补充量应根据患者的滤出量、残余肾功能及每天液体的平衡要求等计算。

（五）注意事项

1. **低血压** 低血压的发生与水分从循环中的丢失量超过了水分从周围组织向血管内的再充盈量有关。患者的原发病、年龄、性别、体重、营养状态和血液黏稠度等都能影响血压的变化。为了防止发生低血压,建议持续、缓慢脱水。

2. **出血** 对有出血倾向的重症患者,可采取前稀释、枸橼酸钠局部抗凝、局部肝素化、低分子肝素等方法,以减少出血的风险。

3. **透析器反应** 由于血液接触人工超滤膜、塑料管等异物,可激活体内多种细胞因子、补体系统,发生全身性炎症反应,对机体造成一定损害。

4. **蛋白质丢失**　连续性血液净化治疗时,平均每周丢失 40~50g 蛋白质,应经常监测血中蛋白含量,及时给予补充。

(徐宏耀　李晓召)

第四十五章

心血管外科手术后消化系统的监护及营养支持

人体需要通过消化系统从外界环境中摄取蛋白质、脂肪、糖类、维生素、无机盐和水等各种营养物质来维持机体新陈代谢和生命活动。近年来的研究提示,人体的消化系统功能非常复杂,远非仅限于食物的消化与吸收,它还参与机体的代谢,具有内分泌和免疫等重要功能。对于不能进食的患者,采用肠内或肠外营养能有效地维持患者的营养状态,提高危重患者的抢救成功率。其中,只要存在(或部分存在)肠功能,就应首选肠内营养的观念已成为共识。

一、胃管的管理

(一)胃管的作用

1. 防止术后胃肠过度胀气,导致膈肌上升而影响呼吸。

2. 避免胃液反流,以防止误吸入肺内,引起窒息或肺部并发症。

3. 了解胃液的量、性质及颜色,帮助诊断术后胃肠道并发症。

4. 对保留气管插管和其他原因不能进食的患者进行鼻饲,以保证患者所需的营养。通过胃管注入药物,如抗凝药、氯化钾等。

(二)留置胃管的指征

1. 体外循环直视心内手术后应用呼吸机的患者,均需常规留置胃管。

2. 腹胀明显的患者,需插胃管排出气体及胃液。

3. 昏迷患者及经口插入气管插管时间长的患者需进行鼻饲。

(三)留置胃管的护理及注意事项

1. 保证胃管的位置正常,插胃管直到能抽出胃液,或经胃管用注射器注入 10ml 空气,用听诊器在上腹部能听到气过水声为止。然后,用胶布固定,持续或间断引流。

2. 间断抽吸胃液,观察并记录胃液的量及颜色。胃液量多时,应注意适当补充氯化钠及氯化钾,如果出现血性胃液,应分析原因,警惕应激性溃疡出血,必要时输血并给予止血药物及抑酸药如西咪替丁(甲氰咪胍)、奥美拉唑(洛赛克)等治疗。

3. 当胃管不通时,应检查是否脱出或盘折于鼻咽腔内等情况,应予以及时调整,重新插入后再固定之。必要时更换胃管,从另一鼻孔插入。

4. 鼻饲患者,在应用鼻饲饮食之前,应将胃内残余食物及气体抽出,再注入营养要素、菜汁、果汁及混合奶等鼻饲饮食,然后用温开水冲洗胃管。

5. 气管插管拔除后,常规拔除胃管,边吸引、边拔除。拔除后,擦净面部胶布痕迹。

二、鼻肠管的管理

(一)鼻肠管的作用

1. 通过鼻空肠管供给食物和药物,保证患者摄入足够的热能、蛋白质等多种营养素,满足其对营养和治疗的需要,促进其康复。

2. 一些肠溶药(如阿司匹林肠溶片)碾碎后经管饲可直接入肠,减少胃酸对药物的影响,同时也能降低消化道出血的风险。

3. 胃功能瘫痪,而肠功能存在或部分存在,经鼻肠管仍可进行肠内营养。

4. 可通过鼻肠管排出部分肠道胀气。

(二)留置鼻肠管的指征

1. 声门失功,易发生误吸的患者。

2. 食管、胃部手术患者。

3. 胃功能瘫痪,肠功能尚可的患者。

4. 吞咽和咀嚼困难的患者。

5. 意识障碍或昏迷的患者。

(三)留置鼻肠管的禁忌证

1. 肠梗阻、肠道缺血、肠坏死、肠穿孔。

2. 腹腔间隙综合征。

3. 严重腹胀、腹泻,经一般处理无改善的患者,建议暂时停用肠内营养。

(四)留置鼻肠管的方法

1. 床旁置管至胃部,被动等待或药物促进通过幽门到达十二指肠或空肠,适用于胃动力好的患者。

2. 通过 X 线透视、超声或内镜引导,主动置管至十二指肠或空肠。

(五)留置鼻肠管的护理及注意事项

1. 判断鼻肠管位置正常的方法

(1)排除制酸剂的干扰抽取肠液测 pH:pH>7 提示鼻肠管在肠腔;pH<5 提示鼻肠管在胃内。

(2)回抽液有胆汁提示鼻肠管在肠腔。

(3)腹部摄 X 线片。

(4)听气过水声:如在左上腹闻及气过水声,管端一般在胃内;如在上腹中线闻及最响亮气过水声,提示鼻肠管管端一般在胃窦;如在右上腹闻及气过水声音调较高,一般表示鼻肠管已过幽门在十二指肠;如鼻肠管管端在十二指肠远段或空肠上段,高调气过水音则移至左胁腹。

2. 妥善固定 鼻肠管的体外部分应在鼻翼及脸颊做好双固定,且应在每次鼻饲后用无菌纱布包裹并用胶布缠绕固定。

3. 每班测量鼻肠管体外部分的长度,并做好记录。患者在活动及翻身时幅度要小,用手扶住鼻肠管,以免鼻肠管脱出。

4. 保持鼻肠管的通畅,避免管路堵塞。

(1)口服片剂药物要充分研碎,并注意配伍禁忌。

(2)营养泵最好能持续输注,泵速一般要大于 50ml/h,太慢易堵管。

(3)每 2~4 小时用 30ml 温开水脉冲式冲管。

(4)随时排查鼻肠管有无扭曲、打折。

（5）鼻肠管出现堵塞,如用注射器推、抽无效,可使用原鼻肠管配套导丝疏通,也可用碳酸氢钠溶液、可口可乐等注满管腔,通过溶解、推动管内凝固的物质的方法疏通管腔。

5. 更换鼻肠管　一般 1 个月左右更换 1 次。

三、营养支持

心脏病患者术前由于血流动力学发生改变,引起组织细胞缺氧,热量摄入不足,热量合成或储备减少且消耗增加,造成体内营养失衡。这些因素可导致全身营养不良和重要脏器功能障碍,并发心力衰竭者,消化道淤血、水肿,食物消化吸收障碍,引起营养障碍及营养不良问题就更加突出。术前营养不良是心脏手术的重要危险因素之一,术后易发生低心排血量综合征、呼吸衰竭、肝肾功能衰竭、切口愈合延迟、感染等问题。术后虽然心脏血流动力学趋于正常,但手术创伤、发热、缺氧、感染等可增加患者代谢。术后患者康复时蛋白质、糖、维生素需求量亦有所增加,而且一部分患者术后由于用呼吸机影响进食、胃肠功能不良引起营养摄入不足,这些因素都会影响患者的康复。所以,术前及术后的营养支持非常重要,它能提高手术安全性、降低死亡率,故对此问题应有足够的重视。

（一）营养支持途径

心脏外科患者的营养支持途径有:完全胃肠内营养;完全胃肠外营养;胃肠内及胃肠外营养相结合。其中,完全胃肠内营养和胃肠内及胃肠外营养相结合的方法最常用。

1. 完全胃肠内营养　指经口摄入,或经鼻胃管/鼻肠管滴入要素饮食,可以提供必需的营养素,以满足患者的代谢需要。

此法补给营养接近生理状态,经济、安全、易护理。膳食的机械刺激与消化道激素的分泌,还可加速胃肠功能恢复。

适应证:只要患者胃肠功能允许,应尽量采用胃肠内营养。

2. 完全胃肠外营养　指完全从静脉供应患者所需的全部营养,包括热量、必需氨基酸、非必需氨基酸、维生素、电解质、微量元素,使患者在不经口进食的情况下仍然可以维持营养,使体重增加、创伤愈合。它与临床上的静脉输液有根本区别,静脉输液只能供应患者所需热量的一小部分和一部分电解质。

完全胃肠外营养在心脏外科患者应用较少。

临床上胃肠外营养支持方式可分两种类型:①氨基酸-高浓度葡萄糖-脂肪系统,必须经中心静脉导管输入。②氨基酸-中浓度葡萄糖-脂肪系统,可由中心静脉输入,也可由周围静脉输入。

3. 胃肠内及胃肠外营养相结合　指患者所需的全部营养要素,一部分从静脉输入,另一部分经口摄入或经鼻胃管输入,二者相互补充。心脏外科患者围手术期营养支持多采用此法。当患者胃肠摄入不足时可从静脉按计算补给。

（二）营养成分需要量的估计

1. 热量　人体的热量需要与体重、身高、年龄、性别、病情等因素有关。每天基础能量消耗的测算参考公式为:

男性基础能量消耗(kcal)=66.0+(体重 kg×13.7)+(身高 cm×5.0)−(年龄 ×6.8)

女性基础能量消耗(kcal)=66.5+(体重 kg×9.6)+(身高 cm×1.7)−(年龄 ×4.7)

注:1kcal=4.184kJ。所需热量可由葡萄糖、脂肪、蛋白质糖异生产生。

外科患者在损伤、应激、感染等情况下,消耗增加 20%~40%,严重者成倍增加。一般按 40kcal/(kg·d)计算。

2. 蛋白质　正常成人每天需蛋白质 0.8~1.0g/kg(相当于氮 0.13~0.15g/kg)。婴幼儿对蛋白质的需求量在 3~4g/kg。营养配方热量与氮质之比,成人为(150~200):1;小儿为(200~300):1。蛋白质制剂一般用复合氨基酸、白蛋白。

3. **微量元素及维生素** 对于长期营养不良者,注意补充。

4. **水、电解质** 一般生理需水量成人为 1 500~2 500ml/d,婴幼儿为 60~80ml/(kg·d)。对于心脏病术后患者应适当减少水的入量,以免水过多增加心脏负担。成人每天需要氯化钾 3~4g/d、氯化钠 4~6g/d、硫酸镁 0.9~1.5g/d、氯化钙 0.55~1.10g/d,可根据实际测得的血清内浓度按需补给。婴幼儿术后应常规从静脉补钙。

(三)常用静脉营养液

1. **葡萄糖** 易利用,为基本能量底物。成人日需要量为 400g(不超过 600g),滴速为 1g/(kg·h)左右。宜配合脂肪乳剂应用,每输 4~6g 糖宜加普通胰岛素 1U。

2. **脂肪乳剂** 也是重要的能量底物。成人日需要量为 1~2g/kg。10% 脂肪乳 1 000ml 可产热 4 600kJ(1cal=4.184J)。

3. **氨基酸** 为理想的氮源,根据不同制剂的含氮量计算选用。支链氨基酸有保肝作用,肝功能不良或小儿应给予适当补充,成人可用复方氨基酸。

4. **无机盐** 常用的有 0.9%、10.0% 的氯化钠溶液;10% 的氯化钾溶液,25% 的硫酸镁溶液;10% 的葡萄糖酸钙溶液;5% 的氯化钙溶液。根据病情需要选用。

5. **维生素** 日需要量为维生素 A 2 550U、维生素 B_1 15mg、维生素 B_2 5~10mg、维生素 B_6 6mg、维生素 C 500mg。

6. **微量元素** 需要量少,体内也有储备,一般不缺乏。禁食超过 1 个月者,需要补充,如铁、锌、硒、碘等。术后贫血患者应注意补充铁制剂。

(四)一般患者的营养支持

对术前营养状况正常、行一般体外循环下直视心内手术或非体外循环手术的患者,术后当日或第 1 日顺利拔除气管插管,拔管后 3~6 小时可开始进水,无不良反应后逐渐进流质、半流质及普通饮食。食谱宜富含蛋白质、糖、维生素及矿物质。所需的营养物质主要从食物中获得,另外可依病情经静脉适当补充脂肪乳剂、氨基酸、糖、盐水等营养物质。术后恶心、呕吐者应短暂禁食几小时,而后逐步恢复饮食。

(五)长期用呼吸机患者的营养支持

对气管插管数日不能拔除,需长期用呼吸机者,若胃肠功能尚可,留置胃管进行营养补充,定时鼻饲匀浆或要素饮食,术后第 1 日开始辅助以静脉营养液。对气管切开放置气管套管的患者,应以经口进食为主,辅以静脉补充。补给量根据患者对热量、蛋白质、水、电解质及维生素的需要量而定。

(六)危重患者的营养支持应兼顾全身情况

危重患者往往合并心、肺、肝、肾等重要脏器功能减退或衰竭,营养支持防止顾此失彼,同时要纠正重要脏器的功能障碍。补量、滴速根据病情严格控制,补量应从低能量负荷开始;但应满足维持基础代谢,这样才利于心肺功能的稳定和恢复。

【**典型病例 1**】 患儿,1.5 岁,体重 10kg。因心脏直视术后需长期用呼吸机,采用营养支持法。

完全胃肠内营养法:热量(kcal)=90kcal/kg×10kg=900kcal(1kcal=4.184kJ);定方匀浆及要素饮食 1ml 可提供热量 1kcal(4.184kJ)。故患儿 1 天需口服/鼻饲匀浆或要素饮食 900ml,持续鼻饲管泵入或分 6~8 次投给。

完全胃肠外营养法:糖 120g(合 50% 葡萄糖水 180ml+10% 葡萄糖盐水 300ml);脂肪 40g(合 20% 脂肪乳 200ml);蛋白质 30g(由 7.25% 17 种氨基酸提供 410ml);水 1 100ml;氯化钠 1g(10% 氯化钠 10ml);维生素 C 0.5g;胰岛素 20U;其他维生素、微量元素;钾、钙根据检查值决定是否补充。营养液配方及补法:50% 葡萄糖水 180ml;10% 葡萄糖盐水 300ml;普通胰岛素 20U;7.25% 17 种氨基酸 410ml(蛋白);10% 氯化钠 10ml；20% 脂肪乳 200ml。以上药物全天内滴入或经微量泵输入静脉。

【典型病例 2】 患者为成年人，体重 50kg，为一危重患者。

假设采用完全胃肠外营养：基础热耗（kcal）=40kcal/kg×50kg=2 000kcal；按热耗增加 60% 计算，患者日耗热量 3 200kcal（1kcal=4.184kJ）。水 2 000~2 500ml；脂肪 50kg×2g/kg=100g（合 20% 脂肪乳 500ml）；糖 3 200−100×9.5/4.18=500g（合 50% 葡萄糖水 1 000ml）；蛋白质 50kg×1g/kg=50g（合 7.25% 17 种氨基酸约 700ml）；氯化钠 5g；氯化钾 3.5g。营养液配方：胰岛素 50U；7.25% 17 种氨基酸 700ml；10% 氯化钠 50ml；10% 氯化钾 35ml；可溶性维生素、微量元素等；20% 脂肪乳 500ml。50% 葡萄糖水 1 000ml，以上营养液经深静脉输入。

各年龄组营养液配置见表 45-1。

表 45-1　各年龄组营养液配置参考表

年（月）龄	热能/kcal·kg⁻¹	水/ml·kg⁻¹	蛋白质/g·kg⁻¹	氮/g·kg⁻¹	脂肪/g·kg⁻¹	糖/g·kg⁻¹
新生儿	120~130	130~150	4.0	0.64	7.0	10.0
1 个月~	110~120	130~160	3.5	0.56	6.0	12.0
6 个月~	100~110	120~150	3.5	0.56	4.0	12.0
1 岁~	90~100	110~130	3.0	0.48	3.5	12.0
4 岁~	80~90	90~100	2.5	0.40	3.0	15.5
7 岁~	70~80	70~90	2.2	0.35	2.5	15.0
10 岁~	60~70	60~80	1.8	0.29	2.5	13.0
13 岁~	50~60	50~65	1.7	0.27	2.5	10.0
15 岁~	40~50	45~55	1.4	0.22	2.5	10.0
成人	40~45	40~45	1.0	0.16	2.5	

注：1g 糖生物热价 =4.1kcal；1g 脂肪生物热价 =9.5kcal；1g 蛋白质生物热价 =4.3kcal；热量 1kcal=4.184kJ；6.25g 蛋白质含氮 1g。

（李晓召　袁利琴）

第四十六章

心血管外科手术后消化道出血的预防与治疗

一、概述

心脏术后患者的胃肠道出血多为应激性溃疡导致。应激性溃疡是指位于胃、十二指肠的急性表浅性黏膜糜烂和溃疡。特点为没有溃疡病史的患者受到严重创伤、大手术、烧伤或肺、肾、肝功能衰竭的打击，而突然出现的上消化道大出血或穿孔，病情危重，死亡率高。

心脏外科手术患者由于手术时间长、创伤大、体外循环过程复杂、缺血再灌注损伤、术后卧床及使用呼吸机时间长，以及术前使用阿司匹林、华法林等药物，成为临床应激性溃疡多发科室。消化道出血是心脏大血管外科术后的严重并发症之一，发病率不高，但死亡率高，同时导致患者的住院时间、住院费用及输血率也大大增加，临床上应高度重视。

（一）病因

1. 病情严重的患者，术后出现低心排血量综合征，血压持续在低水平徘徊，全身各脏器均缺血、缺氧，加上反射性儿茶酚胺类物质增加，使胃、十二指肠黏膜的血供减少，灌注不良，抵抗力下降，以致出现黏膜糜烂或溃疡。

2. 术后并发重要脏器功能衰竭者有出现应激性溃疡的可能，如：脑部并发症，昏迷持续时间长者；急性肾衰竭造成水、电解质紊乱，酸中毒者；呼吸衰竭难以治疗的患者；肝功能不全影响凝血功能者等。

3. 术后并发严重感染的患者（如纵隔感染、心内膜炎、肺部感染严重者），有引起应激性溃疡的可能。

4. 药物影响　如激素类、水杨酸类药物均可导致或加重上消化道出血。

（二）病理

通过胃镜检查发现：患者在受损伤后数小时，胃黏膜即表现有散在的点状苍白区；36小时内，苍白区发展为红色、圆形、直径为1~2mm的表浅充血、糜烂；3~4天后，许多糜烂区或浅溃疡转为暗色，有些有渗血。如患者全身情况逐渐好转，无严重并发症，约10天胃内病变范围缩小、变浅至消失；否则，黏膜病变范围扩大，表浅溃疡也加大、变深，形状多样化。当溃疡进一步发展，侵蚀较大血管时，即会引起大出血，由于病变多局限于黏膜层，因此穿孔的可能性小。

镜下见黏膜的表浅糜烂是微血管充血、水肿、出血，炎症表现相对较轻，继而胃黏膜表面细胞溶解，黏膜连续性被破坏。

（三）发病机制

应激性溃疡的发病机制目前尚未完全了解。可能与下列因素有关。

1. **胃黏膜缺血**　是导致应激性溃疡的最基本原因,术中、术后持续性低血压,加上儿茶酚胺类物质分泌增多,导致内脏血管收缩,胃肠血流量显著减少,黏膜缺血、缺氧,从而导致胃黏膜糜烂、溃疡。

2. **胃黏膜屏障功能受到损害**　胃黏膜屏障功能主要是防止胃腔内氢离子反向弥散至黏膜细胞内,保护其自身不被消化。当黏膜缺血、缺氧后,通透性增加,胃黏膜对氢离子的屏障作用减弱,向胃黏膜内弥散的氢离子增多,使黏膜细胞进一步受损。

3. **胃酸**　即胃内氢离子,是形成应激性溃疡的重要原因。胃酸过多时会使反向弥散的氢离子量增加,超过黏膜处理氢离子的能力,黏膜组织内 pH 下降,黏膜自身消化,使细胞受损,其完整性遭到破坏。

4. **胆汁反流**　黏膜缺血时胆酸和胆盐对黏膜屏障功能有害,使黏膜通透性增加,反向弥散的氢离子增多,加重黏膜损害。

（四）临床表现

1. 出血较少者表现为食欲减退、恶心、上腹部疼痛、呕吐,呕吐物或经胃管抽出的胃液呈暗红色,大便潜血试验阳性,大便稀呈柏油样。

2. 出血较多者表现为面色苍白、末梢皮肤发凉、尿少、脉搏细速、脉压差缩小甚至血压下降;大量呕出血液或经胃管抽出暗红色血液,多次大量排出柏油样大便;贫血貌,实验室检查血红蛋白下降。

二、预防

应激性溃疡重在预防,高危患者应作为预防重点,并作胃肠监护。

1. **高危人群**　危险因素包括:高龄、呼吸机应用 >48h、休克或持续低血压、全身严重感染、多器官功能障碍综合征（MODS）、重度黄疸、凝血功能异常、进食差、长期胃肠外营养、既往有胃肠道出血史。

（1）对既往有溃疡病史和有可能出现应激性溃疡的高危患者,术后尽早预防性应用抗酸药（如复方氢氧化铝、硫糖铝等）及质子泵抑制剂（如奥美拉唑、泮托拉唑）,从而降低胃酸、保护胃黏膜,防止应激性溃疡发生。对于心脏大血管术后,即刻起予 80mg/d 质子泵抑制剂（PPI 制剂）,维持泵入 3~7 天,直到拔除气管插管、血流动力学稳定、可经口进食或鼻饲饮食、无腹痛腹胀等消化道症状、排便正常后可逐渐撤除 PPI 制剂。

（2）危重患者进行有效的镇痛、镇静治疗,能够降低其过度应激状态,提高胃液 pH,从而预防应激性溃疡的发生。

（3）高危患者慎用阿司匹林,非用抗凝药不可的,可以在早期改用肝素。

（4）尽量不用肾上腺皮质激素类药物及水杨酸类药物,以减少对胃黏膜的损害。

（5）高危患者预防性应用碱性胃黏膜保护药如硫糖铝或氢氧化铝凝胶。

（6）心脏术后出现急性肾损伤（AKI）、多器官功能障碍综合征患者需行连续肾脏替代治疗（CRRT）,尽量应用枸橼酸局部抗凝,若用肝素抗凝,注意监测 ACT,同时注意补充降低的血小板等,以免引起消化道出血。

2. 尽早恢复胃肠道进食,服用对胃肠道有保护作用的活菌,防止胃肠道菌群紊乱,减少多器官功能障碍综合征的发生,从而防止胃肠道血供的减少。由原来拔管后 6 小时或术后 48 小时开始进食改为无论是否拔管,在术后 12~24 小时均开始给予肠道益生菌、清流质,逐步过渡到半流质、正常饮食。

3. 维持血流动力学稳定,防止多器官功能障碍综合征和院内感染。

4. **加强监测**　对于危重患者,置入胃管监测胃液性状,有轻度出血者给予及时治疗;也可定期、定时检测胃液 pH 或做 24 小时胃 pH 检测。

5. 口服麦滋林和静脉给予谷氨酰胺,促进胃肠道内皮的迅速更新,减少胃肠道出血的发生。

三、治疗

1. 从单纯的胃潜血阳性到明显的呕血、便血均可使用质子泵抑制剂,严重消化道出血应同时加用生长抑素。

2. 对大量出血者,迅速输入等量血液,尽可能使循环稳定,密切观察患者神志、尿量、心率、血压、中心静脉压等生命体征的变化。

3. 应用去甲肾上腺素4mg加冰盐水50ml,每4小时1次,经胃管注入胃内,使胃黏膜小血管收缩止血;也可经胃管注入局部止血药止血,如凝血酶粉及云南白药,云南白药0.5g,温水溶解后冷却,胃管内注入;凝血酶粉首剂2 000U,之后1 000U,用20ml冷牛奶溶解后,胃管内注入,与云南白药交替使用。同时,用垂体后叶素加入液体缓慢静脉滴注,使内脏血管收缩,促使止血。其他止血药如巴曲酶(立止血)、酚磺乙胺(止血敏)和氨甲苯酸(止血芳酸)均可应用。

4. 应用抑酸药提高胃内pH(pH≥6),促进血小板聚集和纤维蛋白凝块的形成,避免血凝块过早溶解,从而达到止血和预防再出血。推荐使用质子泵抑制剂进行治疗,使用方法:奥美拉唑40mg静脉注射后,以8mg/h的速度输注或艾司奥美拉唑,以8mg/h的速度输注;还可应用H_2受体拮抗剂,如西咪替丁(甲氰咪胍)类减少胃酸分泌,用碳酸氢钠片、氢氧化铝凝胶、枸橼酸铋钾等抗酸治疗。

5. 应用生长抑素可显著降低消化性溃疡出血患者的手术率,预防再出血的发生率。用法:首剂量250μg快速静脉滴注后,持续250μg/h泵入,疗程5天。对于高危患者按500μg/h输注,可改善患者内脏血流动力学,控制出血率,提高患者存活率。

6. 评估出血量,监测血常规和凝血功能,同时停用抗凝、抗血小板药。纠正凝血功能紊乱,积极输注血液制品,补充凝血因子和血小板。

7. 对于顽固性溃疡消化道出血患者应尽早行纤维胃镜进行诊断和直视下喷药、电凝和/或钛夹治疗,有较好的临床效果。对于极个别无法保守治疗的患者,应尽早手术治疗,包括介入血管栓塞治疗和外科手术治疗。

四、护理措施

1. 为患者提供安静、舒适的环境,注意保暖。

2. 卧床休息,保持充足的休息和睡眠。

3. 无呕吐或无明显活动性出血者,给予清淡无刺激的流质饮食,出血停止后给予半流质饮食,逐渐过渡到普食。

4. 密切观察继续出血和再出血情况,呕血时做好口腔护理。

5. 对于清醒患者,及时地心理疏导可有效缓解患者的负面情绪和应激状态。

(宋先荣　孟 丽)

第四十七章
心血管外科手术后细菌感染的预防和治疗

随着心血管外科不断向高、精、尖方向发展,老年患者、婴幼儿患者、有合并症的患者日趋增多,复合手术也不断增加,因此对术后感染的控制与管理提出了更高的要求。心血管外科术后一旦发生感染,会不同程度增加患者住院时间、增加治疗费用,同时也易导致多器官功能障碍综合征(MODS),增加手术死亡率。我国心血管外科术后严重感染的发病率大约为 5%,不同地区、不同中心由于病种、术式的差异及医疗水平高低不等,差异明显。术后感染的危险因素包括:高龄、女性、糖尿病、肥胖患者;术式复杂、手术时间长;急诊手术;二次或多次手术;二次开胸探查;术后大量血液输注;术后脱呼吸机困难;术后合并低心排血量综合征;脑卒中;肾衰竭;行 CRRT 治疗等。心血管外科术后感染以肺部感染多见,其他还有导管相关性血流感染、切口感染及纵隔感染、腹腔感染、泌尿系统感染等。

第一节 肺部感染

一、发病机制及病原学

肺部感染病原菌主要来源于自身定植菌的移位,也有可能是医疗设备、周围环境和医源性摄入。口腔、胃肠道和鼻窦也是肺部感染的潜在贮存库,细菌可经上呼吸道分泌物、胃反流物等直接进入下呼吸道。我国心血管外科术后的细菌性肺炎常见致病菌以革兰氏阴性菌为主,排在前几位的多为肺炎克雷伯菌、鲍曼不动杆菌、铜绿假单胞菌等革兰氏阴性杆菌,金黄色葡萄球菌等革兰氏阳性球菌也有致感染的可能,多排在可能致病菌的第 4~5 位,但近年有上升趋势。厌氧菌较为少见。随着广谱抗生素的大量广泛使用、危重患者的比例增加等,真菌感染的比例上升。同时,近年来多重耐药菌甚至泛耐药菌、全耐药菌也明显增加,感染多重耐药菌的高危因素有:入院时间 >14 天、近 3 个月内使用过头孢类、氟喹诺酮类或碳青霉烯类抗生素等广谱抗生素、重大手术、免疫力下降、气管插管、各种有创穿刺导管等。一旦发生多重耐药菌感染,往往更易并发 MODS,延长患者住院时间,增加其花费,甚至增加死亡率。

二、临床症状

肺部感染起病隐匿,临床表现初期可不典型,常见症状除发热、咳嗽、咳痰、痰液性质改变、呼吸困难、胸部影像学改变外,也可以氧合变差为首发表现,还可并发其他器官功能损害,包括脓毒血症、脓毒症性休克、急性肾衰竭、肝衰、脓毒性心肌病、脓毒性脑病等。心血管外科疾病的患者也有以循环功能不稳定为首发表现,如果感染未能被及时识别和处置会进一步加重循环功能衰竭,致使其他器官的灌注受到影响,导致 MODS 的发生。

三、诊断

肺部感染的诊断主要包括临床诊断和病原学诊断。

(一) 临床诊断

胸部 X 线片或 CT 影像新出现的或渐进性增大的密度增高影,结合 3 项临床表现(体温 >38℃、WBC 增多或减少、脓痰)中的 2 项多可做出肺部感染的诊断。

(二) 病原学诊断

下呼吸道分泌物定量或半定量培养可帮助明确病原学诊断,细菌菌落数高于诊断阈值时倾向于病原菌感染可能,若低于诊断阈值考虑为定植或污染可能。痰涂片、革兰氏染色也可帮助初步判断可能的病原菌。

下呼吸道分泌物标本可采用经口吐痰、气管内抽吸(endotracheal aspiration, ETA)、经纤维支气管镜的保护性毛刷(protected specimen brus, PSB)及支气管肺泡灌洗液(bronchoalveolar lavage, BAL)获得。不同标本采用的诊断阈值不同,准确性也有差异,一般推荐经口吐痰定量培养 $\geq 10^7 CFU/ml$,其他诊断阈值为:ETA 者 $\geq 10^5 CFU/ml$,BAL 者 $\geq 10^4 CFU/ml$,PSB 者 $\geq 10^3 CFU/ml$。

心血管外科手术术后的患者如果 24 小时不能脱离呼吸机即可开始连续 3 天以上送检痰液等标本,对于一些复杂高危重症患者,于术前即可开始送检咽拭子、肛拭子等标本。

此外,生物标记物也可作为诊断肺炎的辅助检验项目。C 反应蛋白(CRP)和降钙素原(procalcitonin, PCT)在临床上常用作判断感染的生物学指标。由于 CRP 水平在非感染性疾病中也常升高,因此对感染性疾病的诊断特异性较低。PCT 水平升高常提示机体内存在感染,且随着病原微生物被清除,PCT 水平会下降,因此在疾病治疗过程中动态监测 PCT 的变化有助于指导抗生素的使用。但生物标记物也有假阳性或假阴性可能,同时还受到手术创伤、输注白蛋白等因素影响,不可偏信或盲从,但对同一患者的动态监测还是有意义的。

四、预防

(一) 与器械相关的预防措施

1. 呼吸机管路、湿化器 湿化罐、雾化器液体应使用灭菌水,每 24 小时倾倒更换一次。呼吸机外部管路及配件应一人一用一消毒或灭菌,长期使用呼吸机的患者,一般推荐每周更换一次呼吸机管路,肉眼可见污渍或有故障时应及时更换。

2. 吸痰装置及更换频率 除非破损或污染,机械通气患者的密闭式吸痰装置无须每天更换。开放式吸痰管一定要一次性使用,且要严格无菌操作,要做到"视气管如血管"。

(二) 与操作、治疗相关的预防措施

1. 气管插管路径与鼻窦炎的防治 气管插管患者继发鼻窦炎是呼吸机相关性肺炎(ventilator-associated pneumonia, VAP)的高危因素,经鼻气管插管可增加鼻窦炎的发病率,推荐经口气管插管。

2. 声门下分泌物引流 声门下分泌物引流能够减少 VAP 的危险。在预期机械通气时间超过 48~72 小时的患者使用声门下分泌物引流系统。

3. 气管内导管套囊的压力 套囊是气管内导管的重要装置,可防止气道漏气及口咽部分泌物及胃内容物反流至气道。置入气管内导管后,应使套囊的充盈压保持 25~30cmH$_2$O,以减少误吸。

4. 口腔卫生护理 人工气道在一定程度上破坏了机械通气患者口腔及鼻腔对细菌的天然屏障及加温、加湿作用,因此对机械通气患者进行严格有效的口腔卫生护理是对气道的重要保护。口腔卫生护理

可使用氯已定冲洗，用牙刷刷洗牙齿和舌面。

5. **手卫生**　严格手卫生，应该做到全员严格遵循，不光是医务人员，包括患者家属等所有可能与患者及患者周围环境接触的所有人员都要做到手卫生。另外，加强环境卫生保护性隔离均可于一定程度上切断外源性感染途径、降低肺部感染的发病率。我院 ICU 近年来要求每天 2 次对病床、呼吸机管路、微量泵、床头柜等周围环境予消毒湿巾擦拭以来，上述物品表面细菌的检出率明显下降，院感发生率也有下降。

6. **肠内营养**　一般情况下，心脏外科术后气管插管应用呼吸机的患者应于术后 24 小时内开始给予肠内营养。这样做可促进肠蠕动、刺激胃肠激素分泌、维持肠黏膜结构和屏障功能的完整性，减少病原菌定植和细菌移位。尽量充分利用肠道功能，能用一部分就用一部分，能用一段就用一段，尽量减少肠外高营养，尤其是脂肪乳剂的使用。

7. **抬高床头，预防误吸**　美国胸科学会等多个学术组织推荐抬高床头（30°~45°）可有效预防 VAP，尤其是有利于行肠内营养的患者，可减少胃内容物反流导致的误吸。

8. **早期康复治疗**　康复治疗包括一般活动治疗和专业的呼吸功能康复治疗。鼓励床头能摇起尽量不放低、能坐起尽量别躺下、能下床尽量别长时间待在床上，鼓励患者早期下床活动，甚至可带着呼吸机坐起或下床活动。早期康复治疗有助于患者功能状态的恢复，防治肌肉无力和肌肉萎缩，改善患者心理状态，促使患者康复，缩短住院时间，提高患者出院时的总体功能状态及总体生活质量。

五、治疗

抗感染治疗的原则：①首先尽量明确感染可能存在的部位、病原菌可能的来源、可能的病原菌种类、是否可能是耐药菌，尽早进行恰当的抗生素治疗。②了解本院细菌耐药的分布，选择抗生素应用；用抗生素前先送病原学检查。③参考病原学检查结果，修正诊断并进行更有针对性的治疗。

初始经验性抗感染治疗的定义是临床诊断为肺部感染的 24 小时内即开始抗感染治疗。在临床高度怀疑术后肺部感染时，立即开始合适的经验性抗菌药治疗是非常关键的。选择经验性抗菌药物时，需要考虑患者的基础情况、宿主因素、住院时间、既往抗菌药使用情况、医院或 ICU 中细菌耐药现状等多种因素，力求覆盖可能的致病菌。初始经验性抗感染治疗时，根据患者的病情严重程度、所在医疗机构常见的病原菌、耐药情况及患者耐药危险因素等选择适当的药物，同时还要兼顾患者的临床特征、基础疾病、器官功能状态、药物的药代动力学（PK）/药效动力学（PD）特性、既往用药情况和药物过敏史等相关因素选择抗菌药。

目标性治疗是在充分评估患者的临床特征并获取病原学培养及药敏结果的前提下，按照致病菌药敏结果给予相应的抗菌药进行针对性治疗的一种策略。在经验性治疗的基础上，一旦获得病原学证据应及时转为目标性治疗。对针对多重耐药铜绿假单胞菌和其他多重耐药革兰氏阴性杆菌感染的患者，建议联合使用两种抗菌药。

抗感染疗程需结合患者感染的严重程度、潜在的致病菌、临床疗效等因素做出决定。一般推荐肺部感染的抗感染疗程为 7 天，如患者为多重耐药菌感染或为免疫功能缺陷，则可适当延长治疗时间。

第二节　导管相关性血流感染

导管相关性血流感染（catheter-related bloodstream infection，CRBSI）是指血流感染致病菌与导管尖端大量存在的或导管血标本中的致病菌是同一类。据美国疾病控制与预防中心统计，在 ICU 内医院获得性感染中约 20% 为血流感染，其中约 87% 与中心静脉导管有关。我国嘉兴市第一医院贾磊等调查 2010—2013 年入住该院 ICU 患者的临床资料，统计结果显示 CRBSI 感染率为 5.3%，发生 CRBSI 的患者的病死率为 23.4%,而非 CRBSI 的患者的病死率为 10.7%,CRBSI 是患者死亡的独立高危因素。心血管外科术中及术后多留置中心静脉导管以建立液体通路,因此心外科患者在诊疗中对 CRBSI 要高度重视。

一、发病机制

导管接头及穿刺部位周围的皮肤表面微生物定植是 CRBSI 病原体的主要来源。从外到内依次包括:①输液污染,包括液体配置过程中造成的污染、血制品输注时污染等。②导管接头污染和导管开放时污染,可导致长期留置导管的管腔内有细菌定植。③皮肤定植的微生物从置管部位迁移至皮下隧道,并定植于导管尖端,是外周血管短期留置导管常见的感染途径。④致病菌由其他感染灶经血行播散并定植于导管,当致病菌增殖到一定程度后就成为菌血症的来源。

二、临床表现

CRBSI 的临床表现包括插管部位炎症、严重感染表现及导管相关并发症。插管部位可出现红肿、硬结及脓液渗出,甚至是局部皮肤破溃。严重感染主要包括高热、寒战、低血压等。导管并发症中以感染性心内膜炎、感染性血栓性静脉炎等较多见。

三、诊断

美国感染病学会推荐如需确诊 CRBSI 需符合以下标准中的 1 条。

1. 有 1 次半定量导管培养阳性(每导管尖端 ≥15CFU)或定量导管培养阳性(每导管尖端 ≥10²CFU),同时至少有 1 次经皮血培养和导管尖端培养出同种微生物。

2. 同时留取导管和外周静脉血培养。定量血培养时,导管血培养的结果是外周静脉血培养结果的 3 倍或 3 倍以上,可以确诊为 CRBSI。对于差异报阳时间,导管血培养报阳时间比外周静脉血培养报阳时间早 2 小时或以上,可以确诊为 CRBSI。

四、预防

1. **部位和导管的选择** 导管置入部位与导管相关性感染有关。与颈内静脉导管或锁骨下静脉导管相比,股静脉导管有更高的感染和深静脉血栓形成风险。成年患者首选锁骨下静脉。当经静脉治疗持续时间可能超过 6 天时,建议应用中心静脉置管或 PICC,而不是短的外周导管。

2. **手卫生** 手卫生应该在导管置入前后及更换、接触、修复或操作导管前后进行。在置入导管和护理导管时都应该采用无菌技术。尤其在置入导管前,操作者首选外科洗手、消毒、穿一次性手术衣,铺手术用一次性中单、大单,尽量增加无菌范围。

3. **每天评估应用导管的必要性** 应当指定已经过严格培训的人员进行置管和导管维护。不需要的中心静脉导管立即拔除。不建议通过导丝例行更换中心静脉导管。

4. **严格消毒** 每次通过导管给药前须严格消毒导管接口。首选氯已定擦拭接口。半透明敷料优于纱布敷料。如果导管部位敷料变湿、变松或明显变脏,应及时更换。同时注意导管穿刺口处有无渗血、红肿、分泌物等。

五、治疗

(一)拔除导管

如由金黄色葡萄球菌、多重耐药革兰氏阴性菌、真菌或分枝杆菌引起的 CRBSI,或者如怀疑为 CRBSI 所导致的发热,同时合并严重疾病状态(低灌注和器官功能不全)、穿刺部位的脓肿时应立即拔除导管。

确诊为 CRBSI,且除血浆凝固酶阴性葡萄球菌外的其他病原菌,原则上均应尽早拔除导管。

（二）经验性抗生素应用

鉴于葡萄球菌是导管相关性感染较常见的病原菌,糖肽类抗菌药应作为导管相关性感染经验性治疗的首选药。但对于包括中性粒细胞减少、免疫功能低下、严重感染和已知革兰氏阴性菌定植的患者,要注意覆盖革兰氏阴性杆菌,必要时还要覆盖真菌。

（三）目标性抗生素应用

1. **凝固酶阴性葡萄球菌**　凝固酶阴性葡萄球菌属于低毒力微生物,单纯拔管后感染可能得到控制,但患者大多需用抗生素 1 周。

2. **金黄色葡萄球菌**　由金黄色葡萄球菌引起的非复杂性 CRBSI 或全身性感染者在拔除导管后至少治疗 14 天。对甲氧西林敏感者,首选抗葡萄球菌的半合成青霉素或一代头孢菌素。对于 MRSA,万古霉素是最常用的药物。但对于肾功能不全或者其他一些不能耐受的情况下,也可选择利奈唑胺、达托霉素等。

3. **肠球菌**　在美国感染性疾病学会（Infectious Diseases Society of America,IDSA）指南中,对肠球菌性 CRBSI,建议单用氨苄西林或万古霉素。但对于病情危重或免疫功能不全的患者,在药物的选择上应更积极,剂量要充足,并可配合营养支持、免疫治疗等支持措施。

4. **革兰氏阴性菌**　如果 CRBSI 引发革兰氏阴性菌菌血症,尤其是由鲍曼不动杆菌、铜绿假单胞菌和嗜麦芽窄食单胞菌这类有形成生物被膜倾向的杆菌所致,首选拔除中心静脉置管,应使用两种不同种类的抗革兰氏阴性菌药物进行初始治疗,待培养结果和药敏结果回归后再调整治疗方案。

5. **念珠菌**　一旦疑似或确诊念珠菌血症,应尽快拔除中心静脉置管。导管相关性念珠菌血症患者可使用氟康唑或棘白菌素类药物进行治疗。氟康唑负荷剂量多为 800mg,维持剂量为 400mg/d。

第三节　手术相关感染

一、手术相关感染

外科手术相关感染是指因外科手术而引起的或需要外科手术处理的感染性病变。心血管外科术后的相关感染主要包括手术部位感染和植入物相关感染。

（一）手术部位感染

手术部位的感染是指进行外科操作时所暴露的组织、器官或体腔的感染。手术部位感染可分为切口感染和器官/体腔感染,前者又可分为浅表部位和深部切口感染。心外科手术切口多为Ⅰ类切口,感染率为 1.0%~5.4% 不等。

心血管外科手术部位感染的发生主要与 3 个因素相关:①术中伤口部位病原体的浓度。②手术持续时间的长短。③患者本身的因素,如高龄、免疫抑制、糖尿病、营养不良、携带细菌状态等（表 47-1）。

心血管外科手术部位感染最常见的致病原为凝固酶葡萄球菌和金黄色葡萄球菌。切口浅部感染通常表现为触痛、红肿、浆液渗出或切口局部裂开有脓性分泌物,胸骨大多尚稳定。切口深部感染,如骨髓炎、纵隔感染除上述表现外,但常有明显脓性引流、胸骨不稳定,应积极手术处理。

（二）植入物相关感染

随着人工血管在临床上被广泛应用、由此出现的并发症如吻合口出血、吻合口假性动脉瘤、人工血管内血栓形成及人工血管感染也日益成为心血管外科医师共同关注的问题。其中以人工血管感染最为严重。不同部位、不同病原菌所造成的感染处理方法不尽相同,传统方法包括局部清创、切除感染的人工血管及经解剖外途径血管重建。

表 47-1 手术部位感染的危险因素

分类	危险因素
患者因素	高龄
	免疫抑制
	肥胖
	糖尿病
	慢性炎症
	营养不良
	周围血管疾病
	贫血
	接触辐射史
	慢性皮肤病
	携带细菌状态
	近期手术史
非患者因素	术区皮肤准备不洁
	手术器械污染
	不合理的抗生素应用
	手术时间过长
	局部组织坏死
	体温过低导致的组织缺氧

心脏瓣膜置换术后并发感染性心内膜炎,是心外科治疗中棘手的疾病之一。该病临床表现多样,行人工瓣膜置换术后有长程发热应警惕有发生感染性心内膜炎的可能。超声心动图对于诊断有重要价值。再次外科手术是治疗该病的重要措施。

二、预防与治疗

1. 感染因素及控制 外科的严格无菌操作是预防中最重要的环节,术者的熟练程度也很关键,改进手术方式和操作熟练程度有利于外科感染的控制。此外,还应重视围手术期的各个环节:如空气滤过、层流系统装置等优化手术室环境的措施,患者术前洗澡、备皮和术野的处理,以及改善患者营养状况及机体条件等。

2. 合理使用抗生素 在心外科围手术期合理使用抗生素对手术部位感染的预防作用无庸置疑,其可以减少纵隔炎的风险,通常选用头孢类抗生素。如果患者对青霉素过敏,可选用万古霉素作为替代,它可有效抗革兰氏阴性菌,因此常用于有人工材料植入(如瓣膜置换术、血管置换术)的患者。一旦出现手术部位感染,需行脓性引流物培养,可发现致病菌并指导适合的抗生素治疗方案。在培养及药敏结果回归前,需应用经验性抗感染治疗,所选用的抗生素应尽可能覆盖所有可能的病原菌,待培养及药敏结果回归后再指导并调整抗生素的应用。

3. 局部处理 一旦出现手术部位感染,需明确为浅部感染还是深部感染。浅部感染一般经拆除缝线、分开切口、通畅引流、局部换药及适当应用抗生素处理后伤口感染渗出会逐渐减少,几天后肉芽组织开始生长,伤口逐渐愈合。纵隔感染则需要手术行纵隔探查对感染组织清创,去除异物,清洗创面,放置引流管引流。如胸骨可被关闭但皮肤组织感染,可采用真空辅助闭合伤口负压系统的措施来减轻细菌聚集,促进肉芽组织生成及伤口愈合。对于严重的纵隔感染或胸骨骨髓炎长期不愈者需要再次手术广泛清创,采取胸大肌或腹直肌肌肉瓣翻转覆盖感染部位,同时保持通畅引流,多可治愈。

(何发明)

第四十八章

婴幼儿心脏外科手术后的监护特点

随着社会的进步、科学的发展,多数先天性心脏病患儿都将于婴幼儿时期进行手术治疗。但由于婴幼儿各组织器官发育尚未完全,心脏手术对患儿的创伤比对成人或较大儿童的创伤更大,在心脏手术术后的监护方面也有其特殊性。

一、术后循环功能的监护

(一)循环功能监测指标

1. 动脉压　各个年龄组术后动脉血压的正常范围见表 48-1。

表 48-1　各个年龄组术后动脉血压的正常范围

年龄组	动脉血压/mmHg
新生儿	65~90/45~60
1 个月~1 岁	75~100/50~70
1~3 岁	80~110/50~78
3~5 岁	82~112/50~80
5~8 岁	84~120/54~80

要求每半小时至 1 小时记录 1 次。

2. 心率　根据作者的临床经验,婴幼儿一般不快于 160 次/分、不慢于 100 次/分;儿童一般不快于 140 次/分,不慢于 80 次/分。

3. 中心静脉压　正常值为 6~14cmH$_2$O。体外循环术后的患儿常规建立中心静脉压(CVP)的监测,直到病情平稳。要求每小时记录 1 次,力求数据准确,能反映其动态变化。一般左向右分流或无分流的术后患儿,CVP 维持在 12cmH$_2$O 以下;发绀型先心病术后,CVP 要维持在 10~14cmH$_2$O,但不应超过 l5cmH$_2$O;各种外通道手术、肺动脉跨环补片术后的患儿,CVP 可能较高,但一般不超过 20cmH$_2$O;上腔静脉与肺动脉吻合术等术后 CVP 常较高,一般在 20~25cmH$_2$O。

4. 左心房压　正常值为 5~12mmHg。新生儿、婴幼儿复杂畸形术后常规放置左心房测压管监测左心房压力(LAP),监测 24~48h,要求每小时记录 1 次。左心房测压管要连接固定好,并做明显标记。此管路不能作为输液给药和抽血标本用,严防进气,严格无菌操作,此管一般在心包纵隔引流管拔除之前予以拔除。

5. **肺毛细血管楔压**　正常值为 5~12mmHg。对新生儿、重症复杂畸形术后的患儿进行 PCWP 监测 24~48h,能较确切地反映术后早期循环血量的多少。运用肺血流导向气囊导管(Swan-Ganz 导管)监测的 患儿,每小时监测 1 次。

6. **出入量平衡监测**　出入量平衡是维持良好循环功能的基础,要求每小时记录 1 次出入量。

7. **尿量**　心排血量正常时,尿量 ≥1ml/(kg·h)。

8. **心包、纵隔引流液**　体外循环术后心包、纵隔引流液每小时要 <2ml/kg,术后第 1 小时内引流液较 多。要针对原因及时补充鱼精蛋白和钙剂,并及时补足失血量。对引流液多的患儿,要常规查 ACT,其结 果比生理值大 20 秒或其值 >120 秒时说明肝素中和不够,需补充鱼精蛋白。发绀型先心病术后,引流液 较多,除给钙剂、鱼精蛋白外,还要补充新鲜冻干血浆或血小板、应用止血药。若经以上处理,引流液仍连 续 3 小时 >4ml/kg 时,可考虑二次开胸止血。

9. **胸部 X 线检查**　可了解心脏大小,气管插管位置,有无心包积液,是否存在肺水肿、肺淤血等 情况。

10. **体温**　直肠温度和指(趾)温度之差常是估计心排血量的一项参考指标,简单易行,有一定参考 价值。

(二) 循环系统的管理

1. 保持满意的前负荷,通常以左心房压和中心静脉压作为临床观察前负荷或血容量的指标。要点 如下。

(1) 心脏复苏后或刚停机时的测定结果,仅作参考,术后早期往往比此值低,应及时测量。

(2) 术后 1~2 小时内,根据理想的动脉压、充足的尿量,制定出术后早期应维持 CVP、LAP 值,并根据引 流液及尿量的多少,摸索出每小时静脉补液量。要在术后早期针对不同患儿综合考虑找出合适的标准。

(3) 对新生儿、婴幼儿体外循环术后的水、钠潴留,要注意在补足有效循环血量的情况下再利尿,以 免导致低血容量性低心排血量。进入体内的胶体液和排出体外的晶体液的交换,要同时进行。

(4) 发绀型先天性心脏病术后当天,原则上要补血容量,并注意加强利尿。

(5) 前负荷不足可表现为少尿或无尿、心率快、手足冷、掌心发白,中心静脉压低、动脉血压低。术后 对这些症状要查找原因,及时处理。

(6) 前负荷过重可表现为肝大、精神差、浅静脉充盈扩张、中心静脉压高,要加强强心、利尿治疗。

(7) Fontan 或双向格林手术后,原则上手术当日呼吸机禁用 PEEP;但对体外循环时间过长、肺内渗 出较重者,可加用 2~3cmH$_2$O PEEP,最大不超过 5cmH$_2$O。

(8) 严重血容量不足时,可采取间断冲击补血法快速输血。新生儿、6 个月以下的婴儿每次快速输血 10ml;1 岁以内的患儿每次给 20ml;1~5 岁的患儿每次给 30~50ml,或按体重计算每次 3~5ml/kg,每间隔 5min 后可重复此剂量快速输血 1 次,直到血压回升。

(9) 补液成分:当红细胞比容 <35% 时,输全血或红细胞;红细胞比容在 35%~40% 时,输全血或血浆; 红细胞比容 >40% 时,输白蛋白或血浆。注意把血浆胶体渗透压维持在正常范围。

2. **增加心肌收缩力**　重症及复杂畸形患儿术后早期出现低心排血量表现,除低血容量及心脏压塞等 机械因素所致以外,均应尽早应用增加心肌收缩力的药物。常用的药物有多巴胺、多巴酚丁胺、异丙肾上 腺素及肾上腺素等。临床常用的多巴胺及多巴酚丁胺剂量为 2~10μg/(kg·min),对加用较大剂量多巴胺 血压仍难以维持者,可加用肾上腺素 0.01~0.30μg/(kg·min)。异丙肾上腺素常用于合并心动过缓或肺动 脉高压的患儿。

3. 维持合适的动脉血压,保持尿量正常和肢端干燥、温暖。

当血压下降时,首先应鉴别是容量负荷不足,还是心肌收缩无力、心功能不全。可快速冲击少量输血,观察 CVP、LAP 及血压变化。若 CVP、LAP 变化不明显,血压上升,说明血容量不足,应继续补充血容量;若 CVP、LAP 上升明显而动脉血压无变化或下降,说明心肌收缩无力,应提高多巴胺或多巴酚丁胺浓度。

对部分术后血压过高的患儿,可应用血管扩张药。临床常用硝普钠或硝酸甘油,用微量泵静脉输入,用药时密切观察血压变化,不宜应用过长时间,以防氰化物中毒。

4. 抗心律失常 麻醉药的影响、手术创伤、缺氧、血容量不足、电解质紊乱、酸碱平衡失调均可导致心律失常。严重的心律失常影响患者心排血量,甚至危及生命。术后在监护室内应做到以下几点。

(1)及时纠正电解质紊乱和酸碱失衡,特别要注意保持正常的血钾水平。

(2)充分供氧,保证充足的血容量和冠状动脉灌注,避免心肌缺氧。

(3)窦性心动过速时,尽可能针对病因治疗,如退热镇静、应用洋地黄或补充血容量等,一般不用 β 受体阻滞剂。

(4)对各种心动过缓性心律失常要严密观察,高度重视,心率 <70 次/分,可应用阿托品或异丙肾上腺素。药物治疗无效时,要及时应用人工心脏起搏器。

(5)室性期前收缩、室性心动过速时,要停用洋地黄,迅速纠正电解质紊乱,尤其要注意低钾;静脉注射利多卡因,当室性期前收缩减少或室性心动过速纠正之后,可用 1∶1 或 2∶1 的利多卡因维持静脉滴注。

(6)心室颤动发生时,首先紧急用非同步直流电除颤,每次 4Ws/kg,可反复除颤。同时进行人工呼吸、心脏按压、降温等措施。在抢救的同时寻找诱因并进行针对性治疗。

二、呼吸系统管理

(一)呼吸功能监测指标和临床要求

1. 血气分析和经皮测氧 术后患儿接呼吸机后 15 分钟查 1 次动脉血气,在调整呼吸机后 30 分钟及拔管前、后 30 分钟要各查 1 次动脉血气。术后没有动脉测压的新生儿、小婴儿,可连接经皮测氧,持续监测血氧饱和度。抽血前,必须将管路内液体排干净,避免血液稀释影响数据的准确性。抽血后,应立即送检。

2. 胸部 X 线检查 术后常规进行床旁胸部 X 线检查,以后每天定时或根据需要拍摄胸部 X 线片。在正常情况下,肺野清晰,胸腔无积液、积气,纵隔与心影不大,气管插管位于气管隆嵴上 2~3cm(相当于第 3 胸椎位置)。观察胸部 X 线片要注意其动态变化。

3. 物理检查及临床观察

(1)肺部听诊:正常情况下,双肺呼吸音清晰、对称。肺呼吸音减弱的常见原因有疼痛使呼吸受限、呼吸肌麻痹、支气管堵塞、肺不张、肺淤血、肺炎、胸水、气胸、气管内插管位置不合适等。湿啰音可见于肺水肿和肺部感染时,应注意与皮下气肿鉴别。湿啰音可在吸气与呼气时闻及,有皮下气肿时,按压该部位组织可发出捻发音。干啰音多发生在气道狭窄、哮喘时。哮鸣音多由痰液刺激气道痉挛所引起。胸膜炎时可闻及胸膜摩擦音。呼吸音一侧有、一侧无,为气管插管插入过深进入一侧支气管所致。对于各种异常呼吸音要注意发生的部位及范围,并做详细记录,及时报告医师。

(2)咳嗽反射:应注意并记录咳嗽反射的程度,如消失、微弱、尚可、灵敏。

(3)痰的性状及量:粉红色泡沫痰多为肺水肿所引起。如出现大量稀薄血水样痰,应警惕呼吸窘迫综合征。痰内有鲜红色血丝或血块,多为术中残留血液或创伤所致。黄绿色黏稠痰为感染时的分泌物。

(4)呼吸状态:应用呼吸机的患儿,一般呼吸机调节得当,自发呼吸与呼吸机合拍,患儿感觉舒适,神态安静。如患儿出现呼吸急促、鼻翼扇动、端肩点头、胸廓活动幅度增大或不对称、反常呼吸、三凹式呼吸、口唇甲床青紫时,要迅速处理。首先要迅速脱离人工呼吸机,改用人工气囊加压给氧,然后再进一步寻找原因。

(二)术后呼吸监护特点

心脏直视手术后的婴幼儿返回 ICU 时,大都保留气管插管,继续在监护室内施行一段时间辅助呼吸。所以,规范化地呼吸监护与管理是病儿康复的重要因素。这就要求掌握新生儿及婴儿正常的呼吸生理及常见呼吸急症的处理方法。

1. 新生儿与婴儿呼吸的生理特点

(1)肺泡:新生儿肺泡直径为 $100\mu m$,成人为 $200\mu m$;足月新生儿肺泡数目仅为成人的 8%;新生儿每个肺的肺泡数目约为 2 500 万个,而成人肺泡数目约为 3 亿个。新生儿出生后毛细支气管与肺泡数目相继增加。婴幼儿 2 岁以后肺泡间才出现在气道梗阻时起侧支作用的 Kohn 孔,故新生儿无侧支通气。婴儿肺泡表面积按千克体重计与成人相似,但婴儿代谢按千克体重计远较成人为高,因此婴儿在应付额外的代谢需要时呼吸储备能力较小。婴儿肺泡通气与血流比例不均匀,容易有气体滞留在肺泡内,这是婴儿动脉血氧分压偏低的原因之一。新生儿的肺顺应性小,以后逐渐增大。

(2)呼吸道:新生儿气管长度为 4cm,是成人的 1/4,气管分权在第 3 或第 4 胸椎。新生儿的末梢气道相对较宽,从新生儿到成人,气管直径增加 4 倍,毛细支气管只增加 2 倍。毛细支气管平滑肌在出生以后至出生后 5 个月内均薄而少,1~3 岁发育较差,3 岁以后才有明显发育。故小婴儿的呼吸道梗阻,主要是分泌物堵塞和黏膜肿胀,而不是支气管痉挛。新生儿支气管壁软弱,呼吸时容易被压而造成气体滞留,影响气体交换。由于胎儿时期气道的发育先于肺泡的发育,新生儿的肺传导部分多而呼吸部分少。呼吸道阻力与气管半径的 4 次方成反比。由于管径细小,新生儿呼吸道阻力的绝对值明显大于成人,在呼吸道梗阻时尤为严重。

(3)胸廓:新生儿胸廓的前后径略等于横径,随着年龄的增长,胸廓逐渐变成椭圆形。

(4)呼吸肌:新生儿胸部呼吸肌不发达,主要靠膈呼吸,容易受腹胀因素的影响,而且新生儿的膈呈横位,倾斜度小,收缩时拉下部肋骨向内,使胸廓内陷,使呼吸频率降低。新生儿胸壁柔软,用力吸气产生较大负压时,在肋间、胸骨上下和肋下缘,均可引起内陷,限制了肺的扩张。呼吸肌中的耐疲劳肌纤维在成人膈肌中占 50%~55%,在新生儿膈肌中占 25%,故新生儿呼吸肌易于疲劳,这是其易发生呼吸衰竭的因素之一。

(5)神经调节:新生儿咳嗽反射不灵敏,排除呼吸道分泌物的能力较差,新生儿呼吸易有节律紊乱现象。缺氧时引起的过度通气,有时只能维持 1~2 分钟,此后通气量即下降,或出现暂停。婴儿气道狭窄,肺炎时易有二氧化碳潴留,加之受低氧血症的影响,易于早期出现脑水肿、中枢性呼吸衰竭。

2. 监护特点

(1)保持呼吸道通畅

1)气管插管:由于新生儿气管插管内径为 2.5~3.0mm,自主呼吸时阻力显著增加。经鼻插管较易固定,易于保持口腔清洁,可保留 2 周左右的较长时间。由于新生儿气管狭窄、短小,更易发生插管脱出、堵塞,过深则顶于隆嵴或滑入一侧支气管,发生急性窒息或一侧肺不张,因此,应将插管牢固地加以固定,每小时核实 1 次插管在门齿的刻度。插管在口腔外段不宜过长,除有可能因折曲而引起窒息外,还增加了死腔量。患儿烦躁时,应给予镇静药。

2)气管内吸引时按操作程序进行:由二人操作。吸引前给纯氧辅助呼吸 6~10 次。由于气管狭窄、阻力大,因此吸痰管必须小于插管内径的 1/2,吸引时间要 <15 秒。如果痰液黏稠,则可注入生理盐水进行稀释。每次注水量 0.5~1.0ml。在吸痰过程中,须严密监测心率,如心率过快或突然减慢,出现发绀,应立即停止吸引。给稍大于潮气量的纯氧进行辅助呼吸,以预防缺氧及肺膨胀不全。

3）良好的湿化：给呼吸道供应充足的水分，保持黏膜纤毛的正常功能，以利于痰液引流，可用电热棒将蒸馏水加热，使患儿吸入近于饱和的、湿度在 60% 以上的气体。

4）胸部体疗：翻身、拍背是预防肺不张、促进循环、改善肺功能的重要措施。术后 48 小时以内或已有肺不张时，应每 2~4 小时翻身、拍背 1 次，也可抱起来叩拍背部。

（2）呼吸机的正确使用

1）呼吸机条件设定：氧浓度在 60% 以下，尽量不用高浓度氧，因为婴幼儿更容易发生氧中毒。新生儿潮气量为 8~12ml/kg，呼吸频率为 30~35 次/分。采用同步间歇指令通气（SIMV）的方式，可以减少死腔、增大通气量，锻炼患儿自主呼吸。给予 2~4cmH$_2$O 呼气末正压通气（PEEP）呼吸，使小气道和肺泡在呼吸周期持续开放，防止小气道闭合和肺泡萎陷。婴幼儿肺顺应性容易改变，对通气压力要求差别大。因而，气道压力应根据具体情况而定。由于婴幼儿的呼吸系统生理特点，对呼吸机性能要求高，因此要用功能齐全的高级呼吸机。应用呼吸机且 2~3 小时内不准备停机拔管者，可应用吗啡、地西泮或芬太尼进行镇静治疗，给药方式为单次给药或用微量泵持续泵入。对合并重度肺动脉高压或循环不稳定者，可加用少量肌肉松弛药（如维库溴铵、哌库溴铵或泮库溴铵等）用微量泵缓慢静脉注射，以消除患儿的紧张、恐惧感，避免因哭闹、躁动而引起氧及体力消耗过多，以便保持患儿呼吸、循环稳定。拟停用呼吸机前 4~6 小时，停止使用镇静药及肌肉松弛药。

2）停用呼吸机指标：吸入氧浓度 ≤40%，呼气末压力 ≤2~3cmH$_2$O，吸气峰压 ≤20cmH$_2$O，自主呼吸潮气量 ≥5ml/kg，肺顺应性 ≥5ml/cmH$_2$O；自主呼吸有力，无呼吸困难；胸部 X 线片大致正常；无二次开胸指征；循环稳定，平均动脉压在 60mmHg 以上；血气分析 PaO$_2$>70mmHg、PaCO$_2$<45mmHg；无心律失常，肢端暖，尿量正常，精神好。

3）拔管后管理：由于婴幼儿呼吸道的特点决定了其呼吸变化快，因此拔管须慎重。应在拔管前做好再插管的准备，拔管后有喉痉挛者，可立即用肾上腺素做喉头、气管喷雾。拔管后一般禁食 2~4 小时；每次进食后，须抱患儿直立，叩拍背部排气，以防因进食而误吸；拔管后可用鼻塞、开式口罩等方式给氧。雾化罐或湿化瓶每 24 小时更换 1 次。注意体疗排痰，必要时用鼻导管插入气管内吸痰。

三、肾功能的支持与维护

体外循环的低灌注及红细胞破坏所致的游离血红蛋白均对肾有害，术后影响肾功能最常见的原因是低心排血量所致的肾灌注不足。α 受体激动剂应用不当亦对肾功能产生不良影响，急性肾衰竭是体外循环术后的严重并发症之一，尤其是小儿，发生率和死亡率较成人为高，故术后肾功能的维持性治疗与密切监测是防止急性肾衰竭的重要措施。

（一）肾衰竭的主要指标

1. 尿量　是最简单而有意义的指标。导尿管一般保留 24~48 小时。术后早期每小时总结 1 次尿量。小儿尿量在心、肾功能良好时为 1~2ml/(kg·h)，如果 <0.5ml/(kg·h)，需考虑肾灌注不良或肾功能不全。

2. 血钾水平　术后 24 小时内应每 4 小时测定 1 次，血钾 >5.0mmol/L 时，需警惕肾功能不全的可能性。

3. 血清肌酐和尿素氮的测定　术后应每天测定 1 次。肌酐 >150μmol/L 或尿素氮 >7.14mmol/L 时应引起重视。

（二）肾功能维护

1. 保证充足的肾灌注压　体外循环术后的患儿，无尿和少尿最常见的原因为术后血容量不足、肾灌注压低、低心排血量，故应针对病因治疗，提高肾灌注压。要补足血容量并给予正性肌力药，以维持正常的心排血量。

2. 出现血红蛋白尿　尿液呈暗红色或酱油色、没有或伴少量红细胞，表示存在溶血，对肾脏有潜在的危险。处理:碱化尿液,加强高渗性利尿。静脉给 5% 的碳酸氢钠,每次 2~5ml/kg,严密观察尿的颜色和量,直至转清亮为止。

3. 尽可能避免或慎用收缩肾血管的药物和肾毒性药物。必须应用时可与血管扩张药合用并尽早停药。

4. 婴幼儿体外循环术后肾功能不全的发生率高达 4%~8%,新生儿则更高。所以,当血容量稳定而尿量偏少时或疑有肾功能不全时,应及时应用利尿药。常用药物为呋塞米,可自小剂量开始直至达到满意的利尿效果;单独应用呋塞米效果不理想时,可与 50% 葡萄糖 0.5~1.0ml/kg 合用;利尿酸钠不良反应大,应慎用。

5. 术后急性肾功能不全经上述治疗无效,仍少尿或无尿、体液潴留过多、心脏负荷增加、血钾 >6mmol/L、血 BUN>28mmol/L、酸中毒不能控制的患儿,应尽早行腹膜透析或血液透析治疗。

四、体液、电解质和酸碱平衡

(一)体液平衡

婴幼儿体外循环术后早期,必须严格控制静脉补液量和钠盐的摄入量,以减轻心脏负担、消除组织间质水肿、改善心肺功能。

1. **输液成分**　由于婴幼儿肾功能发育尚不完全,排水保钠的功能较成人差,所以输液成分中可含有少量的氯化钠溶液(包括冲洗动脉测压及内测压管路的含钠溶液)。此外,婴幼儿的热量需要量远较成人及大儿童相对高,所以多用 10% 的葡萄糖注射液维持静脉滴注。3 岁以上的儿童输液一般限于 5% 葡萄糖注射液,而不用含钠液。

2. **输液量**　原则上应严格控制,总输液量应包括所有为输入各种药物和冲洗各种管路所需的液量。

体外循环术后第 1 个 24 小时的补液量应根据胸液及尿量,量出为入。24 小时以后补液量调整为 50~70ml/(kg·d)(包括口服),但术后患儿个体差异很大,具体输液量还需根据当时的病情而定。患儿进食后的输液仅仅是为了输入药物,入量应以口服为主要途径。

(二)电解质平衡

1. **钾**　体外循环直视心内手术后的低血钾很常见,由于低血钾会增加应激性,因此可诱发心律失常。术后 24 小时内应每 4 小时测血钾 1 次,维持血钾在正常范围。当血钾 <3.5mmol/L 时,可按下列公式补充:应补钾(mmol)=(4.0-血钾测得值)×0.3× 体重(kg)。

所计算出的补钾总量应在 2 小时内输入。小儿一般以 0.2~0.5mmol/(kg·h)的速度补充,极量应 <0.5mmol/(kg·h)。输完后 30 分钟复查血钾。每 100ml 尿应补钾 1~2mmol。高钾血症多由于补钾过量或过快引起。高血钾可使心脏停于舒张期。当血钾 >4.5mmol/L,应停止补钾。

2. **钠**　体外循环术后的低钠血症大多由于水潴留血液稀释引起,通过限制水分及利尿即可改善。

3. **钙**　婴幼儿低血钙较成人发生率高,主要为血清离子钙的降低。当血清离子钙 <1.1mmol/L 时,必须适当补充,可按 20mg/(kg·h)的速度补给。常用药物为葡萄糖酸钙。血钙恢复正常后,即应停止补钙。钙剂应避免与洋地黄同时应用。

4. **镁**　血液稀释和大量利尿时可发生低镁血症。当血镁 <0.7mmol/L 时,可静脉滴注硫酸镁。

5. **血糖**　新生儿、婴幼儿由于糖原异生能力差、糖原积累少、血糖不稳定,应注意监测。

(三)酸碱平衡

1. **代谢性酸中毒**　主要由于组织灌注不足、缺氧所致,酸性代谢产物的堆积使心脏功能减弱,心室颤动阈下降,易诱发顽固性室颤等。术后预防代谢性酸中毒的根本措施是保证组织灌注和供氧,这就要求维持良好的循环功能和呼吸功能,还应注意纠治贫血、发热、躁动等导致缺氧的因素。

当临床出现明显的代谢性酸中毒,且未得到良好的代偿时,应给予碱性药物治疗。最常用的是碳酸氢钠,用量根据碱缺失的多少而定。计算公式如下:

所需补充碳酸氢钠(mmol)=BE 绝对值 $\times 0.3 \times$ 体重(kg),一般首次给计算量的 1/3~1/2,复查血气后决定是否需要再补充。大量补充碳酸氢钠可造成高钠血症,影响中枢神经系统,产生脑水肿,使颅内压升高。在小儿尤其是新生儿,高钠血症会造成颅内出血,产生严重后果。如果碳酸氢钠需要量过大或新生儿酸中毒,可改用三羟甲基氨基甲烷。

2. **代谢性碱中毒** 临床不多见。产生原因可能是碱性药应用过多、低钾血症等所致,可对因治疗。

3. **呼吸性酸中毒** $PaCO_2>45mmHg$ 为呼吸性酸中毒。产生原因主要是肺部本身的病变或呼吸机调节不当所致。治疗应根据不同病因着手,如积极治疗肺病变、调节呼吸机参数、增加每分通气量;如确系拔管过早导致,则应考虑重新进行气管插管,改善呼吸。

4. **呼吸性碱中毒** $PaCO_2<35mmHg$ 为呼吸性碱中毒。多因呼吸机调节不当所致的换气过度引起,可通过调整呼吸机参数、降低通气量和压力达到治疗目的。

(邓佩琳)

心脏病患者在术前、术中、术后均可能出现心搏骤停,特别是术后,病变的心脏接受了一次手术打击,而且患者的生理环境发生了比较剧烈地动荡,如血钾变化快、易出现缺氧现象、体温波动大等,因此,心脏病患者术后易出现心搏骤停。心搏骤停是危险的临床现象,因为大脑对缺血、缺氧十分敏感。心搏骤停也称为临床死亡,从临床死亡到大脑死亡之间有一段时间,如果临床死亡后未做任何抢救,则这段时间仅有 5 分钟左右。但是临床死亡后立刻投入全面抢救,也可能抢救成功,使患者复活。即使不能复活,患者从临床死亡到大脑死亡这段时间也将明显延长。

一、原因

1. 严重的低血钾、高血钾、酸中毒、碱中毒。

2. 缺氧　各种原因引起的低氧血症,均可使心肌缺氧,造成室颤。

3. 麻醉过深抑制心血管中枢　麻醉时用诱导药物,气管插管引起迷走神经兴奋性升高,可使原有病变的心脏突然停跳。

4. 各种原因引起的血压骤降　如快速、大量失血、失液;过量应用血管扩张药(用微量泵进硝普钠时按快进档),可使血压骤降至零;低心排血量综合征;大量应用肌肉松弛药、镇静药等。

5. 低温　当体温 <30℃时,或大量输入冷库血时,易致室颤。

6. 心脏压塞　术后出血多,未能及时引流出心包,形成血块压迫心脏,易致心搏骤停。

7. 植入的人工心脏瓣膜出现故障　如瓣损毁、卡瓣等。

二、诊断

1. 患者意识突然丧失,大动脉搏动消失(颈动脉、股动脉),自主呼吸停止,即可诊断为心搏骤停;术后心电监护的患者,心电示波器上显示心电波突然转为室颤波者(除外干扰所致的心电图紊乱)。

2. 在诊断和急救时应注意避免以下几点。

(1)不要反复听心音、测血压。

(2)不要等待心电图检查。

(3)不要等待静脉、动脉抽血的实验室检查结果。

3. 有以下情况时,应高度警惕心搏骤停。

(1)严重缺氧:PaO_2<60mmHg,血氧饱和度 <90%。

（2）术后频发室性期前收缩、多源性室性期前收缩、短阵室性心动过速、房室传导阻滞所致心动过缓。

（3）在用药维持的情况下成人动脉收缩压 <80mmHg，儿童收缩压 <60mmHg。

（4）术后大出血致心脏压塞。

（5）出现脑部并发症时。

（6）血钾 <3.0mmol/L，或成人 >5.6mmol/L、婴幼儿 >5.0mmol/L 时。

三、抢救原则

1. 分秒必争，立即进行胸外心脏按压、人工呼吸，应用药物及体外电除颤等。对于在监护室正在应用呼吸机者，将呼吸机吸入氧浓度调为 100%。

2. 在抢救的同时，迅速召集医护人员。因为抢救心搏骤停是一项既紧张又繁重的工作。在极短的时间内有大量工作要做，工作人员少则不利于抢救，但要边抢救边召集人员，绝不能等待来人后再抢救。如仅有 1~2 位医护人员抢救患者，不通知其他人时，医护人员体力将迅速不支，抢救工作将难以继续进行。

3. 胸外心脏按压、维持呼吸、应用药物及体外电除颤等工作应同时进行，且互不影响，才能使抢救工作更有效、更得力。

四、心脏的复苏

（一）胸外心脏按压

心搏骤停的诊断一经确立，胸外心脏按压应立即进行。胸外心脏按压是最简便而有效的抢救方法，它能迅速地重新建立并维持血液循环，使大脑这个对缺血、缺氧最敏感的器官及时得到血液供应。胸外心脏按压不能停顿，直到心跳恢复或放弃抢救为止。

按压的方法是将一手掌根部放在患者胸骨中、下 1/3 交界处，另一手掌根部重叠放于其手背上。抢救者双臂伸直，双肩在患者胸骨正上方，垂直向下用力按压，使胸骨下陷 5~6cm，按压频率为 100~120 次/分，按压应平稳、有规律地进行，不能间断，当手掌抬起时不要离开胸骨。若患者的床为弹簧床，则身下应置一木板，使按压得力，且患者活动幅度小。对小儿单手按压即可，用力要适当，以免压断肋骨。1 岁以内的婴儿可采用双手环抱法，双拇指重叠下压，按压频率应 >100 次/分。

胸外心脏按压的机制：①当胸骨压下时，将心脏压于坚硬的脊柱上，使心内的血液被挤出，加上心脏瓣膜的作用，使血液向动脉流去；按压手掌抬起时，心脏恢复原状，静脉血液被吸回心内。②按压时胸内压力升高，主动脉收缩压明显升高，促使血液向胸腔外动脉流去；放松时胸内压下降至零，静脉血液流回心脏。

（二）胸内心脏挤压

如胸外心脏按压无效，心跳不能恢复，怀疑为心脏压塞所致者，应立即床旁开胸，除做心脏挤压外，还能通过观察判断心脏停搏原因，如有积血，为心脏压塞；若心脏空虚，为严重血容量不足；如心脏软，可能为血钾高；如果搭的"桥"变硬，为冠脉桥阻塞。

（三）电除颤

1. 术中或开胸抢救者使用胸内除颤板，除颤板涂以生理盐水，而后从左右两侧夹紧心脏，成人用 20 瓦秒，儿童酌情减量。按动除颤按钮后，若心脏出现振动，则为有效。若放电后心脏毫无振动，为无效除颤，应检查机器及线路后再行除颤。成人心脏显著增大者，除颤能量可增至 40 瓦秒或 50 瓦秒。

2. 在 ICU 常用的是胸外电除颤，平时应注意给仪器充电。使用时首先将除颤器充电至 200 瓦秒（成人），电极板迅速涂以导电膏或生理盐水，将一个电极板放置在患者右侧锁骨下部，另一个电极板放在左乳头下的位置,用力按压电极板立即放电。若患者身体振动为有效放电,否则为无效放电。电除颤的能量从 200 瓦秒(成人)开始,若不成功,可逐渐增加至 300 瓦秒或 360 瓦秒。当心脏的颤动为细颤时,除颤一般难以成功,此时需用药物促使细颤转为粗颤。细颤在心电示波器上显示的是幅度较小的颤动波,粗颤则为较大的颤动波,心室扑动则为连续、快速、规则的大振幅波。粗颤或心室扑动时除颤容易成功。电除颤时速度要快,若一次除颤不成功,可稍停一下,待用药后细颤转为粗颤或心室扑动时再除颤,效果较好。电除颤时应尽可能不影响胸外心脏按压。

(四) 药物的应用

1. 给药途径

(1)静脉内给药:为首选,最好是经锁骨下静脉或颈内静脉给药,其次可于颈外静脉、贵要静脉、头静脉、股静脉给药,在做胸外心脏按压时,药物经距心脏较近的静脉注射能迅速起作用。

(2)气管内给药:万一静脉没有通路,而此时气管导管已插入,经气管内给药也可快速吸收。

(3)心内注射:以往较常用,但目前应用已较少。原因是心内注射有以下缺点。①容易损伤心肌、冠状血管、胸膜及肺,导致心脏出血、气胸等并发症,增加心、肺复苏的难度。②起效慢于大静脉给药。③更重要的是心内注射不能与胸外心脏按压同时进行,胸外心脏按压一旦停顿,将严重影响抢救效果;而经静脉途径给药不会影响胸外心脏按压,对抢救有利。

2. 药物

(1)肾上腺素:为首选药物,它是强力的 α、β 受体激动剂,能显著提高心脏的兴奋性及收缩力,使心脏的微颤变为细颤,使细颤转为粗颤或心室扑动。成人用量为 1mg 静脉推注,以后每 3~5 分钟用 1mg 静脉推注,可反复多次用药,直至心脏复跳后停用。

(2)多巴胺:应用肾上腺素的同时加用多巴胺持续静脉滴注或用微量泵输入,能进一步增强心脏的兴奋性及收缩力。此时用量大,微量泵可以 10~20μg/(kg·min)的速度输入。也可用 100mg 加入 5% 葡萄糖注射液 200ml 内静脉滴注,每分钟 30 滴左右。心跳恢复后持续应用,滴速可酌情减慢,以便维持心脏的兴奋性及收缩力。

(3)利多卡因:为首选的抗室性心律失常药,静脉注射后显效快,无明显不良反应。常用量为成人每次 100mg,静脉注射;儿童每次 1~2mg/kg。利多卡因能使室性心律或粗颤转为正常心律。心跳恢复后可用 1:1 或 2:1 的利多卡因静脉滴注维持(即每 100ml 内加入利多卡因 100mg 或 200mg),也可配成 4:1 的利多卡因,经微量泵输入。

(4)异丙肾上腺素:对于因传导阻滞或心率过慢引起的心脏停搏可以应用。每次成人量 0.5~1.0mg 静脉注射,心脏复跳后用微量泵持续泵入。

(5)碳酸氢钠:心脏停搏后因缺氧致乏氧代谢而致酸中毒,用 5% 碳酸氢钠静脉注射或滴注。用量依病情而定,停搏时间长者药量应大一些;心脏复苏后查血气,根据检验结果再决定进一步用量。若为高钾血症引起的心搏骤停,碳酸氢钠为首选药物,用量应偏大。首先静脉注射 5% 碳酸氢钠 50~100ml,而后静脉滴注维持。低血钾者给予小量且慎用。

(6)氯化钾:严重低血钾引起的心脏停搏应用 0.9%~3.0% 的氯化钾静脉滴注,开始可快一点,而后维持在每分钟 15 滴左右即可;或用 3% 的氯化钾用微量泵静脉输入。用药期间注意复查血钾。

(7)其他药物:阿托品、氯化钙等,可选择应用。

五、呼吸的复苏与维持

呼吸的复苏与心脏的复苏是同时进行的。在医院内,患者在未用呼吸机的情况下,应首先用人工呼吸法,使患者尽可能地减少缺氧。同时迅速通知麻醉科医师到床旁进行气管插管,也可用人工呼吸器代替人工吹气。

1. 人工呼吸法 此法是最简便、迅速而有效的重建呼吸的方法,它可在无任何设备的情况下立即进行。缺点是该工作较费力,不能持续时间太长,若在很短的时间内能恢复心跳、呼吸,则不需要气管内插管,一般情况下只能作为临时的应急措施,在气管内插管之前一段时间使用。

方法是将患者头向后仰,抬起下颌打开气道。一般用口对口吹气法,若患者牙关紧闭或口腔内有损伤时,用口对鼻吹气法;婴幼儿口与鼻很近,可行口对口、鼻吹气。其操作要点是:①在保持呼吸道通畅和患者口部张开的位置下进行。②一手托起患者的下颌,另一手按下前额并紧捏鼻孔。③抢救者深吸一口气,张开口紧贴并把患者的口完全包住,用力快而深地吹气,直到患者胸部上抬。④吹气后离开患者口部,放开患者的鼻孔,使其呼气,抢救者吸气,以便再次吹气。⑤成人每次吹入气体 1 000ml。⑥操作者吸气要深,此时吹出的气体含氧量约为 16%,与空气的含氧量 21% 比较接近。⑦时间长者需轮流操作,以免吹气者疲乏无力,这是在医院外抢救心搏骤停的常用方法。

2. 简易人工呼吸器的应用 可用带面罩的简易人工呼吸器维持呼吸。要点是将患者下颌托起,使其气道通畅,而后抢救者两手将面罩紧紧扣在患者的口与鼻上,或用橡皮带固定;另一抢救者双手有规律地挤压气囊。气囊尾部的气孔连于氧气管上,挤压频率为 15~20 次/分,每次挤入气体 500~1 000ml。此法较人工呼吸法省力些,可维持较长时间。是医院内抢救心搏骤停的常用方法。

3. 气管插管控制呼吸 气管插管是恢复呼吸的最确切、最可靠的方法。气管内插入导管后可连接麻醉机、呼吸机或简易人工呼吸器。气管套囊充入空气后基本上完全控制了患者呼吸。因此,在行人工呼吸或简易人工呼吸器辅助呼吸时,应尽快联系麻醉医师做气管插管。

气管插管后不论是应用呼吸机、麻醉机还是人工呼吸器,其潮气量应稍大于正常值(12ml/kg),呼吸频率也应稍快于平时(正常值为 12~15 次/分),吸入氧浓度应先用 100%,当心、肺复苏后再缓缓降低氧浓度,平时应用呼吸机时其氧浓度为 45% 左右。当患者术后应用呼吸机时或将要撤离呼吸机时,如出现心搏骤停,应迅速将呼吸方式恢复为控制呼吸,呼吸频率调至成人 15 次/分左右,氧浓度调至 100%,于心肺复苏后再缓慢恢复至平时应用呼吸机的状态。

六、迅速建立体外循环

如上述措施无效或怀疑有外科问题需要解决时(如血管"桥"阻塞),应立即床旁建立体外循环或一边心脏挤压一边送至手术室建立体外循环,如有外科问题,则再次手术,如重新搭桥、解除卡瓣等。在无外科问题的情况下,因有体外循环的辅助,可使受损的心脏得到休息和恢复。同时调整好血容量、电解质及酸碱度,促使心脏恢复跳动。个别患者病情严重不能停体外循环机,这时需要考虑应用 ECMO 治疗,可参照第二十九章"ECMO 在心血管外科的应用"处理。在胸外按压用呼吸机的同时在股动静脉插管建立 ECMO 通路,应用 ECMO 维持治疗。

七、后续治疗

心肺复苏后,患者仍未完全脱离危险,因缺氧、酸中毒、体内代谢产物的蓄积、各种药物的影响,使患者的内环境发生了很大的变化。复跳的心脏很易于短期内再次发生室颤,特别是病因未能去除者更易发生,故心肺复苏后决不能放松警惕。在做后续治疗的同时,做好充分的准备,以备心脏再次停搏时投入抢救。

(一)脑复苏

心脏复苏后,大脑的受损程度轻重不一,抢救越及时,大脑因缺血、缺氧所造成的受损程度就越轻;反之就越重。有些在患者心肺复苏后 30 分钟之内神志即清醒;而有些患者可能需几小时、几天,甚至几个月大脑功能才能恢复。也有可能处于只有心跳、呼吸没有大脑活动的"植物"状态。

1. **降温治疗**　心脏复苏后应立刻降温,用冰帽行头部降温,用冰块做全身降温,目的是减少氧耗量、减轻脑水肿、保护脑组织。效果要确切,使肛温降至 36℃,鼻温降至 32℃左右。

2. **肾上腺皮质激素的应用**　一般用地塞米松,每次 10mg,每天 4 次,其有稳定脑细胞膜、对抗毒素、减轻脑水肿的作用。

3. **渗透性利尿**　可用 20% 的甘露醇或呋塞米,在维持循环稳定的前提下应用,以减轻脑组织水肿。

4. **其他药物**　如胞磷胆碱、脑活素、ATP、CoA,各种 B 族维生素也可应用,它们可促使脑细胞恢复功能。

5. **高压氧舱**　高压氧舱治疗脑部并发症疗效较好,对促进脑功能的恢复有显著效果。有条件时要尽早采用,以便进一步提高脑复苏的疗效。

(二) 防治肾衰竭

心搏骤停后,由于肾的缺血、缺氧,使肾脏遭受一定的损害,再加上儿茶酚胺类药物使肾血管的剧烈收缩等原因,导致体内有毒物质不能排出,肾皮质缺血坏死,继而造成肾衰竭。是否会出现肾衰竭这一并发症,与心肺复苏的早晚、低血压持续时间的长短、利尿药及碱性药的应用是否合理有密切关系。

对于肾衰竭的处理,重在预防,要注意以下几点:①在血压回升后积极利尿。②及时应用碳酸氢钠。③心跳恢复后应逐渐减少儿茶酚胺类药物的用量。④不用对肾脏有毒性的抗生素。⑤甘露醇用量要适当。

一旦出现肾衰竭,应注意限制水的摄入;及时纠正酸中毒;及时处理高钾血症。最根本的治疗还在于血液透析或腹膜透析,及时透析,常可使患者脱离危险。

(徐宏耀　周　琳　袁利琴)

第五十章
心血管外科常用药简介

一、抗心律失常药

1. **利多卡因** 是常用抗室性心律失常药。其电生理作用为降低心室肌应激性，提高室颤阈值，延长有效不应期，抑制浦肯野纤维的自律性，通常不影响房室结传导速度。用于各种原因引起的室性心律失常，如室性期前收缩、室性心动过速、心室颤动等，为治疗室性心律失常的首选药，但对室上性心律失常基本无效。

【用法】 首次剂量为 0.5~1.0mg/kg（1 次用量勿超过 100mg），静脉注射，30 秒至 1 分钟注射完，必要时 10~15 分钟后再静脉注射 1 次，因作用维持时间仅 10~20 分钟，故出现疗效后，将利多卡因 200mg 加入 50ml 5% 或 10% 的葡萄糖注射液中用微量泵静脉注射 5~10ml/h，以维持有效浓度，剂量不得超过 300mg/h。

【不良反应】 头晕、嗜睡、呆滞、视力模糊、听力减退、言语及吞咽困难等，静脉注射速度过快或剂量过大时可出现低血压、心动过缓及窦性停搏。

2. **胺碘酮** 本药具有选择性冠状动脉扩张作用。本药原为抗心绞痛药，后发现其具有显著抗心律失常作用。适用于治疗室性和室上性心动过速和期前收缩、阵发性心房扑动和心房颤动及预激综合征。也可用于冠心病和心绞痛、慢性冠状动脉功能不全，对其他对抗心律失常药无效的顽固的阵发性心动过速亦有效。

【用法】 ①饭后口服，成人每次 200mg，3~4 次/天。有效后改为维持剂量，每次 200mg，1~2 次/天。②静脉注射，3mg/kg，缓慢静脉注射，首次最好不超过 150mg，以后可改为静脉滴注，300~450mg/d。

【注意事项】 ①明显心动过缓和高度房室传导阻滞患者忌用。②偶见角膜出现沉着物、蛋白结合碘和 T_4 的血浆水平升高、T_3 下降，出现此种情况时应立即停药。

3. **苯妥英钠** 对心房和心室的异位自律点有抑制作用，能加快房室传导，降低心肌的自律性，用于室上性或室性期前收缩、室性心动过速，尤其适用于强心苷中毒时的室性心动过速，还可用于心脏手术、心导管术、急性心肌梗死、低血钾及锑剂中毒等各种原因引起的室性心律失常。

【用法】 成人口服，每次 100~200mg，2~3 次/天；静脉注射时，将 125~250mg 苯妥英钠加入 20ml 生理盐水中，于 5~15 分钟缓慢推注（每分钟不超过 50mg），必要时每隔 5~10 分钟重复静脉注射 100mg，2 小时内不宜超过 500mg。小儿口服，5~10mg/(kg·d)，每天 3 次；静脉注射或肌肉注射，每次 3~5mg/kg，用法同成人。

【不良反应】 头晕、恶心、呕吐、窦性心动过缓、窦性停搏、呼吸抑制，静脉注射过快或过量，可发生短暂心脏抑制和血管舒张以致血压下降。

4. 普鲁卡因酰胺　能延长心房的不应期,降低房室的传导性及心肌自律性,抑制心肌收缩力。用于阵发性心动过速、频发期前收缩、心房颤动和心房扑动。

【用法】　口服。治疗室上性心律失常时,每次 500~750mg,每 4 小时 1 次;治疗室性心律失常时,每次 250~500mg,每 4 小时 1 次。肌肉注射用法为每次 250~500mg,每天 4 次。静脉注射用法为 100mg/次,5 分钟注射完。

【不良反应】　恶心、呕吐、腹泻、过敏反应,偶见红斑狼疮样综合征及精神抑郁,静脉注射过量或过速时可致低血压、窦性心动过缓、室内传导阻滞、室性心动过速,室性停搏等。

5. 普罗帕酮　为钠通道阻滞剂,可减慢房室传导速度,降低心肌自律性,能延长动作电位时间和有效不应期而减少折返,用于室上性或室性期前收缩,室上性或室性心动过速,也适用于伴有预激综合征的室上性心动过速。

【用法】　成人口服每次 100~200mg,每 6~8 小时 1 次,见效后改为维持剂量(每次口服 150mg,每天 2 次)。必要时每次 1.0~1.5mg/kg,溶于 20ml50% 的葡萄糖注射液中缓慢静脉注射(5~10 分钟注射完),若无效则每 10~20 分钟重复一次(最大剂量不宜超过 350mg/d),见效后改为 0.5~1.0mg/min 静脉滴注维持。

【不良反应】　口干、胃肠道反应、头晕等,可有房室与室内传导阻滞,有负性肌力作用。

6. 维拉帕米　为钙通道阻滞剂,有抑制心肌及房室传导、减慢心率、扩张冠状动脉、降低心肌氧耗量及缓和的降压作用,对于阵发性室上性心动过速和期前收缩疗效好,是快速、安全而有效的药物,可列为首选,对房颤和房扑仅能减慢心室率。

【用法】　成人口服剂量为开始每次 40~120mg,3~4 次/天;维持剂量为 40mg/次,3 次/天,2~4 周为 1 个疗程。静脉注射剂量为每次 5~10mg,溶于 20ml 50% 的葡萄糖注射液中,5~10 分钟注射完,隔 15 分钟可重复 1~2 次,如无效即停药,控制症状后改为口服。小儿口服剂量为每次 1~2mg/kg,3 次/天。

【不良反应】　口服偶有胃肠道反应,静脉注射时可出现血压下降、房室传导阻滞及窦性心动过缓;对心功能不正常者可致低血压和心力衰竭。

7. 美西律　具有抗惊厥、局部麻醉及抗心律失常作用,对心肌抑制作用较小,用于急、慢性室性心律失常,如室性期前收缩、室速、室颤及洋地黄中毒引起的心律失常。

【用法】　成人口服剂量为开始每次 150~200mg,每 6~8 小时 1 次,维持剂量为每次 100mg,3 次/天;静脉注射剂量为 100mg,稀释后 5~10 分钟注射完,如无效,5~10 分钟后再给 50~100mg,有效后以 1~2mg/min 静脉滴注维持。儿童口服剂量为每次 3~5mg/kg,每 6~8 小时 1 次;静脉注射剂量为 2mg/kg,稀释后 3~5 分钟注射完。

【不良反应】　食欲减退、恶心、呕吐等胃肠道反应;低血压、心动过缓、传导阻滞等心血管反应及震颤、感觉异常、共济失调、抽搐等神经系统反应。

8. 普萘洛尔　为 β 受体阻滞剂,可阻断心肌 β 受体,降低心脏自律性,减慢心率,抑制心肌收缩力和房室传导,使循环血流量减少、心肌氧耗量降低,用于各种原因所致心律失常,如房性及室性期前收缩、窦性及室上性心动过速、心房颤动等。

【用法】　成人口服剂量为每次 5~10mg,3 次/天,用量根据心律、心率及血压变化及时调整。

【不良反应】　有嗜睡、头晕、恶心、腹胀、低血压等;对于有哮喘、过敏性鼻炎、窦性心动过缓、重度房室传导阻滞、心源性休克患者禁用;使用时若出现房室传导阻滞、心搏停止、心动过缓、低血压及支气管痉挛,可静脉注射阿托品 1~2mg 以对抗,必要时可静脉缓慢注射异丙肾上腺素 25μg 以对抗。

9. 艾司洛尔　是一种起效快速、作用时间短的选择性的 β 受体阻滞剂。其主要作用于心肌的 $β_1$ 肾上腺素受体,大剂量时对气管和血管平滑肌的 $β_2$ 肾上腺素受体也有阻滞作用。在治疗剂量无内在拟交感作用或膜稳定作用。它可降低正常人运动及静息时的心率,对抗异丙肾上腺素引起的心率加快,降低心率,降低窦房结自律性,延长窦房结恢复时间,延长窦性心律及房性心律时的 AH 间期,延长前向的文式传导周期。其降血压作用与 β 肾上腺素受体阻滞程度呈相关性。静脉注射停止后 10~20 分钟 β 肾上腺素受体的阻滞作用即可基本消失。

【禁忌证】 窦性心动过缓患者;I度以上房室传导阻滞患者;心源性休克患者;明显的心力衰竭患者;支气管哮喘或有支气管哮喘病史的患者;严重慢性阻塞性肺疾病患者;难治性心功能不全患者。

【用法】 ①控制心房颤动、心房扑动时心室率者,成人先静脉注射负荷剂量 $0.5mg/(kg \cdot min)$ 约 1 分钟;随后静脉滴注维持剂量,自 $0.05mg/(kg \cdot min)$ 开始,4 分钟后若疗效理想则继续维持,若疗效不佳可重复给予负荷剂量并将维持剂量以 $0.05mg/(kg \cdot min)$ 的幅度递增。维持剂量最大可加至 $0.30mg/(kg \cdot min)$,但 $0.20mg/(kg \cdot min)$ 以上的剂量未显示能带来明显的好处。②围手术期高血压或心动过速者,即刻控制剂量为 $1mg/kg$,30 秒内静脉注射完,继续予 $0.15mg/(kg \cdot min)$ 静脉滴注,最大维持剂量为 $0.30mg/(kg \cdot min)$,逐渐控制剂量同室上性心动过速的治疗。治疗高血压的用量通常较治疗心律失常用量大。

二、强心苷类药

洋地黄类药物选择性直接作用于心脏,治疗剂量可增强心肌收缩力、减慢心率、抑制心脏的传导系统、使心排血量增加、减少心肌氧耗量,是最常用的强心药。

1. 毛花苷 C 为快速短效洋地黄制剂,用于治疗急慢性心力衰竭、心房纤颤和阵发性室上性心动过速。

【用法】 成人负荷剂量为 0.8~1.2mg,首次用量为 0.4~0.8mg,稀释后缓慢静脉注射,必要时 2~4 小时后再静脉注射 0.2~0.4mg。儿童负荷剂量为 2 岁以下 0.04~0.06mg/kg,2 岁以上 0.02~0.04mg/kg。首次用 1/2~1/3 负荷剂量,稀释后缓慢静脉注射,必要时 2~4 小时后可再静脉注射适量。

2. 毒毛花苷 K 作用及适应证同毛花苷 C。

【用法】 成人负荷剂量为 0.25~0.50mg,首次用量为 0.25mg,稀释后缓慢静脉注射,必要时 0.5~2.0 小时后再静脉注射 0.125~0.250mg。儿童负荷剂量为 7~10μg/kg,首次用 1/2~1/3 负荷剂量,稀释后静脉注射。

3. 地高辛 为长效洋地黄制剂。

【用法】 成人负荷剂量为 0.75~1.50mg,速给法为每次 0.25mg,3 次/天,口服 1~2 天;缓给法为每次 0.25~0.50mg,1 次/天;维持剂量为 0.125~0.500mg/d。儿童负荷剂量为 2 岁以下 50~80μg/kg;2 岁以上 30~50μg/kg,均分于 1~2 天内使用,每 4~6 小时口服 1 次;维持剂量为 1/4 负荷剂量,1 次/天,口服。

【不良反应】 本类药物的不良反应有①胃肠道反应。②神经系统反应及视觉障碍。③心脏反应,包括异位节律点自律性升高引起的心律失常、房室传导阻滞及窦房结抑制。

洋地黄中毒的治疗:①对过速性心律失常用苯妥英钠 0.125~0.250g 稀释后 5~10 分钟静脉注射完毕。②对室性心律失常可静脉注射利多卡因 1~2mg/kg。③对过速性心律失常者一般也常用钾盐。④对中毒时的传导阻滞或窦性心动过缓、窦性停搏等,可用阿托品 0.5~1.0mg 肌肉注射或静脉注射。

三、儿茶酚胺类药

1. 多巴胺 肾上腺素受体激动剂,除兴奋 α_1 和 β_1 受体外,还作用于多巴胺受体。小剂量 $[1~5\mu g/(kg \cdot min)]$ 主要兴奋多巴胺受体,扩张肠系膜和肾血管,使内脏和肾血流量增加;中等剂量 $[5~10\mu g/(kg \cdot min)]$ 主要兴

奋 β_1 受体,使心肌收缩力加强、心排血量增加,但对心率影响较小;大剂量[>10μg/(kg·min)]主要兴奋 α_1 和 β_1 受体,使周围血管收缩、血压升高,也可使肾血管收缩、心率加快。用于各种类型休克,特别是伴肾功能不全、心排血量低、周围血管阻力升高已补足血容量者。

【用法】　一般用微量泵持续缓慢静脉注射,也可用 40~100mg 溶于 5% 葡萄糖注射液 500ml 中缓慢静脉滴注。剂量过大或静脉注射过快可出现心动过速和心律失常,一旦发现应减慢滴速或停药。

2. 多巴酚丁胺　β 受体激动剂,选择兴奋 β_1 受体,具有强力正性肌力作用,对 β_2 和 α_1 受体作用较弱,小剂量 <7.5μg/(kg·min) 主要兴奋 β_1 受体,增强心肌收缩力,增加心排血量,但对心率及外周血管影响较小;中等剂量 7.5~10μg/(kg·min) 有兴奋 β_2 受体引起血管扩张和兴奋 α_1 受体引起血管收缩的双重效应,但前者大于后者,可降低心脏后负荷;大剂量 >10μg(kg·min) 主要兴奋 β_2 受体,可致周围血管扩张,虽可进一步降低后负荷,但可致室性心律失常,适用于急性心衰的短程治疗。

【用法】　目前多用微量泵持续缓慢静脉注射,也可用 40~100mg 溶于 5% 葡萄糖注射液 500ml 中缓慢静脉滴注。

3. 异丙肾上腺素　为 β 受体激动剂,无选择性,可同时兴奋 β_1 和 β_2 受体,使心肌收缩力增强、心率加快、心排血量增加、外周及内脏血管扩张,从而降低外周阻力,有利于微循环灌注,用于支气管哮喘、中毒性休克、心搏骤停及房室传导阻滞。

【用法】　用量视病情而定,可用微量泵缓慢静脉注射,使收缩压维持在 90mmHg、心率 <120 次/分。儿童用法视病情而定,一般用微量泵 0.05~0.20μg(kg·min) 缓慢静脉注射(心率 >140 次/分者禁用)。

【不良反应】　恶心、头痛、眩晕、震颤等,也可引起心悸、心动过速、室性心律失常。

4. 间羟胺　为 α 受体激动剂,升压效果比去甲肾上腺素弱,但作用持久,有中等程度增强心脏收缩力的作用,对心率影响小,对肾血管收缩作用也较弱,较少引起心律失常和少尿,可增加脑及冠状动脉血流量,适用于各种休克及手术时低血压。

【用法】　成人用视病情而定,一般为每次 10~20mg,每 0.5~2.0 小时 1 次肌肉注射或静脉注射;用微量泵缓慢静脉注射,1~5μg/(kg·min)。儿童用法也应视病情而定,一般每次 0.2~0.4μg/kg,每 0.5~2.0 小时 1 次静脉注射,静脉滴注参照成人按体重计算。

【不良反应】　头痛、神经过敏、血压激增及反射性心动过缓。

5. 肾上腺素　本品对 α、β 受体都有激动作用,能使心肌收缩力加强,心率加快,心肌氧耗量增加,可使皮肤、黏膜及内脏小血管收缩,但使冠状血管及骨骼肌血管扩张;对血压的影响与剂量有关,在常用剂量下,收缩压升高而舒张压并不升高,剂量增大时,收缩压与舒张压均升高;此外,还有松弛支气管和胃肠道平滑肌的作用。适用于过敏性休克、心搏骤停、支气管哮喘等的治疗。

【用法】　治疗过敏性休克时,用 0.5~1.0mg 皮下注射或肌内注射,或 0.1~0.5mg 缓慢静脉注射,或用微量泵缓慢静脉注射。治疗支气管哮喘时,用 0.25~0.50mg 皮下注射,必要时重复 1 次。

【注意事项】　①高血压、糖尿病、甲状腺功能亢进、洋地黄中毒、外伤性及出血性休克、心源性哮喘等患者禁用。②用量过大或皮下注射时误入血管后,可引起血压突然上升而导致脑出血。

6. 去甲肾上腺素　本品是强烈的 α 受体激动剂,对 β_1 受体作用较弱,对 β_2 受体几乎无作用。通过对 α 受体的激动作用,可引起小动脉和小静脉收缩,血管收缩的程度与血管上的 α 受体的多少有关,皮肤黏膜血管收缩最明显,其次是肾血管,对冠状动脉作用不明显。通过对 β_1 受体的激动作用,可使心肌收缩力加强、心率上升,但作用强度远比肾上腺素弱。外周血管收缩和心肌收缩力增加可引起供血量增加,使收缩压及舒张压都升高,脉压略增大。适用于过敏性休克、心搏骤停、支气管哮喘等的治疗。

【用法】　用于治疗急性心肌梗死、体外循环等引起的低血压;对血容量不足所致的休克、低血压或嗜铬细胞瘤切除术后的低血压,本品作为急救时补充血容量的辅助治疗,可以使血压回升,暂时维持脑与冠状动脉的灌注,直到补充血容量治疗发生作用;也可用于椎管内阻滞时的低血压及心搏骤停复苏后的血压维持。用 5% 葡萄糖注射液或葡萄糖氯化钠注射液稀释后静脉滴注。成人用法为开始以 8~12μg/min 的速度滴注,调整滴速以使血压升到理想水平;维持剂量为 2~4μg/min,在必要时可按医嘱超越上述剂量,但需注意保持或补足血容量。小儿用法为开始按体重以 0.02~0.10μg/kg·min 的速度滴注,按需要调节滴速。口服去甲肾上腺素治疗上消化道出血用法为每次口服注射液 1~3ml(1~3mg),每天 3 次,加入适量冷盐水服下。

【注意事项】 ①药液外漏可引起局部组织坏死。②本品强烈的血管收缩作用足以使生命器官血流减少,肾血流锐减后尿量减少;组织血供不足导致缺氧和酸中毒;逾量时可出现严重头痛及高血压、心率缓慢、呕吐甚至抽搐。

四、磷酸二酯酶抑制药

1. 氨力农 为双吡啶衍生物,具有增强心肌收缩力和舒张血管的作用,可抑制心肌细胞内的磷酸二酯酶,使 cAMP 增加,从而发挥正性肌力作用,其对血管平滑肌有直接松弛作用,使全身动、静脉阻力下降,降低心脏前、后负荷,适用于急性心衰的短程治疗。

【用法】 成人首剂 0.75mg/kg,用生理盐水稀释成浓度为 1mg/ml 后缓慢静脉注射(2~3 分钟注射完),继而以 5~10μg/(kg·min) 的速度用微量泵持续静脉注射,最大剂量不超过 10mg/(kg·d);儿童参照成人按体重计算。

【注意事项】 ①静脉注射时先用生理盐水稀释成 1mg/ml 后再稀释于 5% 葡萄糖注射液中。②治疗期间应监测血压和心率(因它对房室传导稍有加强作用),若血压过度下降或出现心律失常,则应减慢静脉注射速度或停止静脉注射。③因本药有扩血管作用,用药前应补足血容量。

本品尚有胃肠道反应、肝功能异常、血小板减少等不良反应。

2. 米力农 本品为双吡啶衍生物,作用同氨力农,其正性肌力作用比氨力农强 20 倍,用于急性心衰的短程治疗。

【用法】 成人每次 1mg/kg,用生理盐水稀释成 1mg/ml 后缓慢静脉注射;儿童参照成人按体重计算。

【注意事项】 参见"氨力农"部分,但其不良反应较少见。

五、钙增敏剂

左西孟旦是钙增敏剂,以钙离子浓度依赖的方式与心肌肌钙蛋白 C 结合而产生正性肌力作用,增强心肌收缩力,但并不影响心室舒张;同时本品可通过使 ATP 敏感的 K 通道开放而产生血管舒张作用,使得冠状动脉阻力血管和静脉容量血管舒张,从而改善冠脉的血流供应;另外,它还可抑制磷酸二酯酶Ⅲ。在心衰患者中,左西孟旦的正性肌力和扩血管作用可以使心肌收缩力增强,降低前、后负荷,而不影响其舒张功能。

【禁忌证】 ①对左西孟旦或其他任何辅料过敏的患者。②患显著影响心室充盈和/或射血功能的机械性阻塞性疾病的患者。③存在严重的肝、肾(肌酐清除率 <30ml/min)功能损伤的患者。④存在严重低血压和心动过速的患者。⑤有尖端扭转型室性心动过速(TdP)病史的患者。

本品仅用于住院患者,使用时应当有适当的医疗监测设备并且要求医师具有使用正性肌力药物的经验。

【用法】 应用 5% 葡萄糖注射液稀释。仅用于静脉输注,可通过外周或中央静脉输注给药,治疗的初始负荷剂量为 6~12μg/kg,输注时间应大于 10 分钟。之后应以 0.1μg/(kg·min) 的速度持续输注,对处于急性失代偿期的严重慢性心衰患者,持续给药时间通常为 24 小时。血液动力学效应至少可持续 24 小时,停药后,此效应可能持续 9 天。

六、利尿、脱水药

1. **呋塞米**　为强效利尿药。作用机制主要是抑制肾小管髓袢升支髓质部及皮质部 Na^+、Cl^- 的再吸收,因而尿中 Na^+、K^+ 与水的排出量增加而利尿,作用迅速、强大,口服 30 分钟生效,可维持 4~6 小时;静脉注射 2~5 分钟生效,维持 2~3 小时。适宜于心、肝、肾性水肿,急性肾衰竭、脑水肿等。

【用法】　成人口服剂量为 20~40mg/次,3 次/天;肌肉注射或静脉注射剂量为每次 20~40mg,24 小时总量可达 1 000mg。儿童口服剂量为每次 1~2mg/kg,2~3 次/天;肌肉注射或静脉注射剂量为每次 1~2mg/kg。

【不良反应】　易致水、电解质紊乱;静脉注射时出现胃肠反应、耳毒症;可引起高尿酸血症,偶见皮疹、肝损害。

2. **氢氯噻嗪**　为中效利尿药和降压药。机制主要是作用于肾小管髓袢升支,抑制 Na^+、Cl^- 再吸收,使管腔内渗透压升高、水分重吸收减少而出现利尿作用,长期服用会引起低钾血症。口服吸收迅速,1 小时即开始利尿,可维持 12~18 小时。适用于各种水肿,尤以治疗心源性水肿效果好。

【用法】　成人 25~50mg/次,1~3 次/天,口服;儿童每天 1~2mg/kg,分 2~3 次口服。

【不良反应】　长期服用易致电解质紊乱,宜与氯化钾同服;严重肾功能不全者禁用;肝病患者使用可诱发肝昏迷。

3. **螺内酯**　为弱效利尿药。作用机制为与远曲小管和集合管细胞的醛固酮受体竞争,使尿中 Na^+、Cl^- 排出增加、K^+ 排出减少,从而产生利尿、保钾作用。口服后 8~24 小时起效,作用持久。适用于有醛固酮增高的水肿患者,如慢性心衰、肾病综合征及肝硬化腹水。

【用法】　成人每次 20~40mg,3 次/天,口服;儿童每天 2mg/kg,分 3 次口服。

【不良反应】　少数患者有胃肠道反应;偶见男性乳腺发育和女性多毛;长期服用易致高血钾。肾功能不全及高血钾患者禁用。

4. **托拉塞米**　托拉塞米是新一代高效髓袢利尿药,与呋塞米相比,托拉塞米的利尿作用起效快、作用持续时间长、排钾作用弱,其作用强度至少是呋塞米的 2 倍。适用于高血压、慢性充血性心力衰竭、肝硬化腹水及肾病综合征等伴发的水肿。

【用法】

(1)片剂:①治疗充血性心力衰竭、肾功能衰竭及肾脏疾病所致的水肿,一般初始剂量为 10mg,每天早晨 1 次口服,之后根据病情调整剂量,一般每天最高不超过 200mg。②治疗肝硬化腹水,一般初始剂量为 10mg,每天早晨 1 次口服,与醛固酮拮抗剂或保钾利尿药同时服用。

(2)注射剂:①治疗充血性心力衰竭所致的水肿、肝硬化腹水,一般初始剂量为 5mg(半支)或 10mg(1 支),每天 1 次,缓慢静脉注射,也可以用 5% 葡萄糖注射液或生理盐水稀释后进行静脉输注。如疗效不满意可增加剂量至 20mg(2 支),每天 1 次。每天最大剂量为 40mg(4 支),疗程不超过 1 周。②治疗肾疾病所致的水肿,初始剂量为 20mg(2 支),每天 1 次,以后根据需要可逐渐增加剂量至最大剂量[每天 100mg(10 支)],疗程不超过 1 周。

【不良反应】　有头痛、眩晕、疲乏、食欲减退、肌肉痉挛、恶心呕吐、高血糖、高尿酸血症、便秘和腹泻;长期、大量使用可能发生水和电解质平衡失调,包括脱水、低钾低钠等。

5. **甘露醇**　为渗透性利尿药。作用机制是静脉给药后在肾小管腔内形成高渗透压,妨碍肾小管对 Na^+ 和水的再吸收,也影响集合管对水的再吸收从而利尿,另外还因其扩充血容量、提高有效滤过压、提高肾血流量和肾小球滤过率等作用而利尿。用药后 10 分钟开始利尿,20 分钟颅内压开始下降,作用持续 6 小时左右。适用于治疗脑水肿、青光眼,防治急性肾衰竭。

【用法】 ①治疗脑水肿及青光眼:成人每次 1~2g/kg,每 4~6 小时 1 次,15~30 分钟静脉滴注完;儿童每天 1.5g/kg。②治疗急性少尿和预防急性肾衰竭:成人 125ml/次,5~10 分钟静脉滴注完。观察 2~3 小时,若尿量不能增加到 40ml/h,则应按急性肾衰竭处理;若尿量 >40ml/h,则应继续静脉滴注脱水药,总量不超过 100g/24h,并注意补充血容量。儿童剂量酌减。

【不良反应】 久用、大剂量可引起肾小管损害和血尿;输注过快可致一过性头痛、眩晕、视力模糊等。心功能不全者慎用。

七、血管扩张药

1. **硝普钠** 直接作用于动、静脉平滑肌,舒张动静脉,降低心脏前、后负荷,并使心衰患者心排血量增加。适用于兼有肺淤血和心排血量降低的心衰患者。

【注意事项】 ①使用时需避光。②在静脉滴注过程中应密切观察患者血压和心率,血压过低可引起恶心、呕吐、出汗、头痛、心悸、不安等。③连续应用 72 小时以上者,应每天监测血中氰酸盐浓度,若超过 120mg/L,应立即停药,以免引起神经系统毒性反应。

2. **硝酸甘油** 直接作用于血管平滑肌,以舒张静脉为主,使回心血量和心室舒张期末容量减少,可降低心脏前负荷,并可因心室舒张期末压下降而降低心肌氧耗量,轻度舒张小动脉,改善微循环,略降低心脏后负荷。可用于缓解和预防心绞痛发作及以肺淤血或肺水肿为主要表现的心力衰竭患者的治疗。心绞痛发作时舌下含化 0.3~0.6mg/次,极量 2mg/d。

【不良反应】 常有头昏、搏动性头痛、颜面潮红、心悸等。青光眼禁用。连续应用 2~3 周后可出现耐药性,停药 1~2 周后耐药性消失。

3. **酚妥拉明** 为 α 受体阻滞剂。作用机制为通过阻断 α 受体和间接激动 β 受体,迅速使周围血管扩张,可显著降低外周血管阻力,增加周围血容量,改善微循环。本品对心脏有兴奋作用,使心肌收缩力增加、心率加快、心输出量增加。临床主要用于治疗合并肺充血或肺水肿的急性心力衰竭患者、血管痉挛性疾病患者、手足发绀症患者、感染性中毒性休克患者及用于嗜铬细胞瘤的诊断试验等,亦可用于室性早搏患者的治疗。

【用法】 ①治疗心衰和休克:成人以 0.3mg/min 的速度静脉滴注,对严重肺水肿者可每次 0.5~1.0mg 静脉注射,在严密监测血流动力学改变的情况下,每 10~15 分钟重复 1 次,直至症状改善后改为每分钟 0.5~1.0mg 持续静脉滴注,稳定后改为口服血管扩张药。②控制高血压危象:静脉注射 2~5mg,若有需要则重复注射,同时须监测血压变化。

【不良反应】 主要是动脉血压过低、反射性心动过速、心律不齐、全身静脉容量增大和可能出现休克。低血压、严重动脉硬化、心绞痛、心肌梗死、胃及十二指肠溃疡者禁用。儿童、高龄老年人禁用。

4. **卡托普利** 为血管紧张素转换酶抑制剂。主要作用于肾素-血管紧张素-醛固酮系统,减弱周围血管的收缩和水钠潴留,从而降低心脏前、后负荷。适用于各种高血压和肾性高血压及兼有肺淤血和低心排血量的慢性心力衰竭。

【用法】 成人每次 12.5~25.0mg,3 次/天,口服。

【不良反应】 常见有头痛、乏力、白细胞减少、蛋白尿,偶见血尿素氮和肌酐升高。

5. **前列腺素 E₁(前列地尔)** 直接作用于血管平滑肌使其产生扩张作用,除提高血流量外,尚能改善血液循环、抑制和解除血小板聚集。为血管扩张药和抗血小板凝集药。适用于改善微循环也可用于肺动脉高压及慢性动脉闭塞症。

【用法】　用微量泵持续静脉注射,0.05~0.15μg/(kg·min),见效后可根据病情调整剂量维持。

【不良反应】　呼吸困难、头痛、精神错乱、发热、皮肤潮红、食欲减退、腹泻、低血压、心动过速或心动过缓。妊娠期及哺乳期妇女禁用。

6. 硝苯地平　本药为阻钙内流药。能松弛血管平滑肌,扩张冠状动脉,提高心肌对缺血的耐受性,同时可扩张周围小动脉,使血压下降。临床适用于预防和治疗冠心病、心绞痛,特别是变异型心绞痛和冠状动脉痉挛所致心绞痛,对呼吸功能无不良影响,也适用于各类高血压患者。

【用法】　片剂为每片 10mg,口服 5~10mg/次,3 次/天。

【不良反应】　较轻,可有面部潮红、心悸、心率增快等,个别患者可出现头痛、恶心、口干、出汗等症状。

7. 硝酸异山梨酯　本药能扩张周围血管,减少回心血量,减轻心脏负荷,减少心肌氧耗量,促进侧支循环形成。一般片剂用于防治心绞痛;缓释片用于冠心病的长期治疗、心绞痛的预防及心肌梗死后缓解及左心室衰竭的治疗;气雾剂亦可用于心绞痛的预防和治疗。

【用法】　一般片剂用于预防心绞痛的发作,口服 5~10mg/次,2~3 次/天;用于缓解症状时可舌下含服 2.5~5.0mg/次。缓释片 20mg/次,每 12 小时 1 次。针剂常用剂量为 2~7mg/h,必要时可达 10mg/h。气雾剂用于心绞痛的治疗,1~3 喷/次,喷入口腔。

【注意事项】　偶可引起头痛、面红、眩晕、恶心、呕吐。青光眼患者禁用。

8. 乌拉地尔　乌拉地尔具有中枢和外周双重作用机制。在外周,它可阻断突触后 α₁ 受体、抑制儿茶酚胺的缩血管作用,从而降低外周血管阻力和心脏负荷;在中枢,通过兴奋 5-羟色胺-1A 受体,调节循环中枢的活性,防止因交感反射引起的血压升高及心率加快。用于治疗高血压危象(如血压急剧升高)、重度和极重度高血压及难治性高血压;用于控制围手术期高血压。

【用法】　①缓慢静脉注射 10~50mg 乌拉地尔,同时监测血压变化。②通常将 250mg 乌拉地尔加入到静脉输液中,如生理盐水、5% 或 10% 的葡萄糖。如使用输液泵,可将 100mg 乌拉地尔注入到输液泵中,再将上述液体稀释到 50ml。静脉输液的最大药物浓度为 4mg/ml 乌拉地尔。初始输入速度可达 2mg/min,维持给药速度为 9mg/h。

八、抗凝药

1. 肝素　作用机制为激活血浆中生理性抗凝物质——抗凝血酶Ⅲ(AT-Ⅲ),AT-Ⅲ对凝血酶有抑制作用,还可间接抑制血小板聚集。用于治疗弥散性血管内凝血,用于体外循环手术,以及防治血栓形成或栓塞性疾病。

【用法】　成人 0.5~1.0mg/kg(首次常用 1.0mg/kg),每 4~6 小时 1 次,静脉注射或静脉滴注。用于体外循环时,用量为 375U/kg,体外循环超过 1 小时者,每千克体重增加 125U 用量。

【注意事项】　①用药过多可致自发性出血,每次注射前应测凝血酶原时间。②过量有出血倾向时可用鱼精蛋白中和(1mg 鱼精蛋白可中和 130U 肝素)。③肝肾功能不全、重度高血压、有出血倾向、胃溃疡、脑出血患者禁用。

2. 华法林　能和维生素 K 竞争性地与肝脏有关的酶蛋白结合,从而阻碍维生素 K 的利用而起到抗凝作用。用于治疗血栓栓塞性疾病,用于心脏手术或其他手术后防止血栓形成。口服后 12~18 小时即可出现凝血酶原时间延长,作用可持续 4~5 天。

【用法】　成人第 1 天 3~6mg,第 2 天 3~6mg,1 次口服,以后可根据凝血酶原时间调整用药量。心脏瓣膜置换术后第 1 天开始口服华法林,3mg/d 左右。用药期间每天测定凝血酶原时间,以凝血酶原时间维持在 18~25 秒为宜。

【注意事项】　①用药期间定期测凝血酶原时间。②治疗期间若发生出血倾向,应立即停药并用维生素 K_1（20mg/次）对抗。③巴比妥类、皮质激素、利尿药能加速本品转化而降低其抗凝作用,阿司匹林、保泰松等可抑制血小板聚集而使其抗凝作用增强。④主要不良反应为各种出血、发热、恶心、腹泻、血清转氨酶升高及过敏反应。

3. **阿司匹林**　在体内具有抗血栓的作用,它能抑制血小板的释放反应,抑制血小板的聚集。临床上用于预防心脑血管疾病的发作。主要用于降低急性心肌梗死疑似患者的发病风险;预防心肌梗死复发;降低稳定性和不稳定性心绞痛患者的发病风险;冠状动脉外科手术或介入手术后如 PTCA、CABG;颈动脉内膜剥离术,动静脉分流术后;预防大手术后深静脉血栓和肺栓塞;降低心血管危险因素者(冠心病家族史、糖尿病、血脂异常、高血压、肥胖、抽烟史、年龄大于 50 岁者)心肌梗死发作的风险。

【用法】　抑制血小板聚集,尚无明确用量,多数主张应用小剂量,如 50~150mg,每 24 小时 1 次。

【不良反应】　胃肠道症状是阿司匹林最常见的不良反应,较常见的症状有恶心、呕吐、上腹部不适或疼痛等。服用阿司匹林期间不能饮酒。

4. **氯吡格雷（波立维）**　氯吡格雷是一种血小板聚集抑制剂。临床常用于预防和治疗因血小板聚集引起的心血管疾病及脑血管疾病。

【禁忌证】　①对药品过敏者。②严重的肝损伤患者。③活动性病理性出血,如消化性溃疡或颅内出血。

【用法】　氯吡格雷的推荐剂量为每天 75mg,对于老年患者不需调整剂量。

九、止血药

1. **维生素 K_1**　参与肝凝血因子 II、VI、IX 和 X 的合成。适于梗阻性黄疸、慢性腹泻、长期大量应用广谱抗生素、香豆素类药物过量所致的凝血障碍。本品效力强、作用快,注射后 6~12 小时即可发挥作用。

【用法】　成人 10~20mg/次,1~2 次/天,肌肉注射、缓慢静脉注射(不超过 5mg/min)或静脉滴注。儿童 5~10mg/次,1~2 次/天,肌肉注射。

【不良反应】　静脉注射过快易致面红、出汗、胸闷甚至血压骤降而致死。

2. **维生素 K_4**　作用机制同维生素 K_1,适应证亦同。

【用法】　成人 4mg/次,3 次/天,口服;儿童 2~4mg/次,3 次/天,口服。

3. **氨甲苯酸**　具有抗纤维蛋白溶解作用,适用于消化道和产后出血,前列腺、肝、胰、肺手术后出血,以及应用链激酶、尿激酶过量所致的出血。

【用法】　成人 0.25~0.50g/次,2~3 次/天,口服;一般用注射剂 100~200mg/次,静脉滴注,2~3 次/天(不宜超过 600mg/d)。儿童用法:5 岁以上,0.125~0.250g/次,2~3 次/天,口服;注射剂 50~100mg/次,静脉滴注,2~3 次/天(不宜超过 300mg/d)。

【不良反应】　头痛、耳鸣、恶心、呕吐、腹泻、皮疹等,停药后可消失;肾功能不全者慎用。

4. **酚磺乙胺**　加强毛细血管壁的完整性,减少其通透性,促进血小板生成,增强其黏附和聚集作用,并促进凝血因子的释放,缩短凝血时间,从而起到止血作用。适用于各种由血管或血小板因素引起的出血。

【用法】　成人 250~500mg/次,2~3 次/天,肌肉注射、静脉注射或静脉滴注。5 岁以上儿童 250mg/次,1~2 次/天,肌肉注射、静脉注射或静脉滴注。

【不良反应】　毒性较小,可有恶心、头痛、皮疹等,罕有过敏性休克发生。

5. **巴曲酶**　巴曲酶,别名立止血、蛇凝血素酶,有高效、速效的止血作用,注射后仅在出血部位产生止血作用,而在血管内仅有去纤维蛋白原作用,没有血栓形成和凝血作用。一般认为小剂量时具有凝血活酶样和凝血酶样作用,能促进出血部位血小板聚集,形成白色血栓,并与出血部位产生的纤维蛋白凝块一起形成红色血栓,从而产生持久的止血效应;大剂量时在血管内有较强的去纤维蛋白原的作用,使血液黏稠度和凝血性下降,从而产生抗凝血作用。静脉注射起效快,5 分钟见效,15 分钟效力最高,可持续12~24 小时;皮下注射或肌肉注射后 20~30 分钟见效,45 分钟效力最高,可持续 48~72 小时。用于防治多种脏器或部位的出血。

【用法】 ①成人 1kU/次,1 次/天,肌肉注射或静脉注射(必要时首次肌肉注射和静脉注射各 1kU)直至出血停止。②儿童:新生儿及 1 岁以下儿童,0.20~0.25kU/次;1~3 岁儿童 0.33kU/次;3 岁以上儿童0.50kU/次,1 次/天,肌肉注射。

【不良反应】 无明显不良反应,无致畸作用,偶见荨麻疹、焦虑、出汗、轻度低血压及心率减慢。

6. **鱼精蛋白** 在体内与肝素结合,使其失去抗凝能力。1mg 鱼精蛋白可中和 1mg 肝素,临床用于肝素过量引起的出血及体外循环术后中和肝素。鱼精蛋白本身也有抗凝血作用,因它干扰凝血酶原激活因子的生成,但较肝素弱,故不能使用过量。用量须与最后一次使用肝素量相当,1 次用量不得超过 50mg。

【不良反应】 静脉注射后可能引起血压骤降、心动过缓、呼吸困难等。

7. **氨甲环酸** 氨甲环酸(止血环酸)可抑制纤溶酶的作用,而显示止血、抗变态反应及消炎效果。主要用于急性或慢性、局限性或全身性原发性纤维蛋白溶解亢进所致的各种出血及弥散性血管内凝血所致的继发性高纤溶状态。在未肝素化前,一般不用本品。

【用法】 静脉滴注一般成人一次 0.25~0.50g,必要时可每天 1~2g,分 1~2 次给药。根据年龄和症状可适当增减剂量。为防止手术前后出血,可参考上述剂量;为治疗原发性纤维蛋白溶解所致出血,剂量可酌情加大。

十、麻醉镇静、镇痛及肌肉松弛药

1. **右美托咪定** 右美托咪定是高选择性 α_2 受体激动剂,通过作用于中枢神经系统和外周神经系统的 α_2 受体产生相应的药理作用。右美托咪定通过作用于蓝斑核 α_2 受体及激动内源性促睡眠通路而产生镇静催眠作用,使患者维持非快动眼 Ⅲ 期自然睡眠状态,这种镇静催眠状态的特点是患者可以被刺激或语言唤醒,并且在镇静催眠的过程中不会产生呼吸抑制。右美托咪定还有抗焦虑、降低应激反应、稳定血流动力学、镇痛、抑制唾液腺分泌、抗寒战和利尿等作用。此外,右美托咪定与其他镇静、镇痛药联合使用时具有良好的协同效应,能显著减少其他镇静、镇痛药的使用量。根据患者病情决定使用时间,一般不超过 1 周。由于右美托咪定对呼吸没有显著影响,右美托咪定也可用于非插管患者的镇静,也可适用于拔管后的序贯镇静及 ICU 患者的转运(院际、科室间或外出检查)。

【用法】 右美托咪定用于 ICU 镇静的常用给药方案为:配成浓度为 4μg/ml 的溶液,以 1μg/kg 的剂量用微量泵缓慢静脉注射。在 10 分钟内,给予负荷剂量 1μg/kg,之后输注速度设定为 0.2~0.7μg/(kg·h)。可达适当的镇静深度(Ramsay 镇静评分≥3 分或 2 分)。

【不良反应】 低血压、心动过缓及窦性停搏,暂时性高血压。

2. **吗啡** 为阿片受体激动剂,强效镇痛药。主要激动中枢神经系统的阿片受体而发挥下列多种作用:①镇痛,能消除由于疼痛引起的恐惧、焦虑、紧张等情绪,提高患者对疼痛的耐受性,一次给药镇痛作用可维持 4~6 小时(控释片可维持 12 小时)。②中枢镇咳作用。③抑制呼吸中枢,降低呼吸中枢对二氧化碳张力的反应性,过大剂量可因呼吸衰竭而死亡。④缩瞳作用,中毒剂量时呈针尖样瞳孔,为吗啡中毒的重要指标。适用于已明确诊断的各种急性剧烈疼痛、心源性哮喘、麻醉前用药。

【用法】 成人普通片每次 5~15mg,必要时 4~6 小时 1 次,口服;控释片每次 30mg,每 12 小时 1 次,口服;皮下或肌肉注射每次 5~15mg,必要时 4~6 小时重复 1 次。极量:口服每次 30mg,100mg/d;注射每次 20mg,60mg/d。儿童每次 0.12~0.20mg/kg,必要时 4~6 小时 1 次,口服、皮下注射或肌肉注射。

【不良反应】 主要有眩晕、恶心、呕吐、便秘、排尿困难、呼吸抑制及嗜睡等。本品反复多次连续应用(每次 10mg,2 次/天,连用 1~2 周)即可产生耐药性和依赖性,一旦停药可出现戒断症状。

3. 芬太尼 为强效镇痛药、阿片受体激动药,其镇痛作用比吗啡约强 100 倍,肌肉注射后 15 分钟见效,作用维持 1~2 小时,呼吸抑制作用弱。适用于已明确诊断的各种剧痛及手术前、中、后的镇痛。

【用法】 用于镇痛时,成人皮下注射或肌肉注射,每次 50~100μg,必要时 1~2 小时 1 次;儿童每次 1~2μg/kg,必要时 1~2 小时 1 次,皮下注射或肌肉注射。用于麻醉辅助药及诱导麻醉时,成人首次静脉注射 50~100μg,每隔 2~3 分钟可重复给药 1 次,直至达到满意效果;麻醉维持剂量为每次 25~50μg,静脉注射或肌肉注射;静脉复合麻醉时首次剂量可达 200~300μg,总量可达 500~2 000μg。

【不良反应】 低血压、眩晕、恶心、呕吐等,严重时呼吸抑制、窒息、肌肉强直、心动过缓。

4. 布桂嗪 布桂嗪(强痛定)为非麻醉性中枢镇痛药。其镇痛作用约为吗啡的 1/3,口服后 10~30 分钟见效,注射后 10 分钟见效,作用维持 3~6 小时,兼有安定和抗组胺作用,适用于神经性、外伤性及炎症性疼痛。

【用法】 成人每次 30~60mg,每天 3~4 次,口服;或每次 50~100mg 皮下或肌肉注射,必要时 1~2 次/天。儿童每次 1mg/kg,3 次/天,口服;或每次 1mg/kg,皮下或肌肉注射。

【不良反应】 无呼吸抑制作用,偶有恶心、头痛、眩晕等不良反应。

5. 苯巴比妥 其作用机制为选择性阻断脑干网状结构上行激活系统的传导功能,使大脑皮质细胞抑制,出现睡眠;随剂量的增加,可出现镇静、催眠、抗惊厥作用。主要用于单纯性失眠、镇静、抗惊厥及麻醉前给药。

【用法】 成人镇静每次 15~30mg,3 次/天,口服;催眠每次 60~100mg,睡前服;抗惊厥每次 100~200mg,肌肉注射,必要时 6 小时重复 1 次。儿童镇静每次 0.5~1.0mg/kg,3 次/天,口服;催眠每次 3~6mg/kg,睡前服。催眠量的 5~10 倍可引起中度中毒、15~20 倍则可因呼吸中枢麻醉而致死。久用可产生耐药性及成瘾性,停药有严重戒断症状,常见有嗜睡、眩晕、头晕等不良反应。

6. 地西泮 可抑制脑干网状结构上行激活系统及大脑边缘系统对脑干网状结构的激活作用,从而出现催眠效应,还有中枢性肌肉松弛作用。适用于镇静、催眠、抗焦虑及内镜检查前消除恐惧。

【用法】 ①成人:镇静、抗焦虑每次 2.5~5.0mg,3 次/天,口服;催眠每次 5~10mg,睡前服;消除恐惧每次 10mg,肌肉注射或缓慢静脉注射。②儿童:镇静、抗焦虑每次 0.1mg/kg,3 次/天,口服;催眠每次 0.2mg/kg,睡前服。

【注意事项】 本品肌内注射后吸收慢且不规则,血药浓度难以预测,故若需立即发挥作用,应缓慢静脉注射。常见头晕、乏力、嗜睡,急性中毒时可出现呼吸抑制。

7. 艾司唑仑 本品为短效苯二氮䓬类镇静、催眠和抗焦虑药。适用于各种类型的失眠。催眠作用强,口服后 20~60 分钟可入睡,可维持 5 小时。用于焦虑,紧张,恐惧及癫痫大、小发作,亦可用于术前镇静。

【用法】 成人常用镇静剂量为每次 1~2mg,每天 3 次。催眠用量为每次 1~2mg,睡前服。抗癫痫、抗惊厥用量为每次 2~4mg,每天 3 次。

【注意事项】 对本品或其他苯二氮䓬类药物过敏者、重症肌无力者、急性闭角型青光眼患者禁用。妊娠期妇女禁用。

8. **咪唑安定**　为麻醉诱导药。具有迅速镇静、催眠和肌松作用,作用强度显著,持续时间短(2~3小时可完全清醒),用于全身麻醉诱导。

【用法】　成人每次 0.15~0.20mg/kg,静脉注射,3 分钟后如睡眠深度不够,可追加半量;儿童每次 0.2mg/kg,静脉注射,3 分钟后可追加半量。

【不良反应】　对血压、脉搏影响小,收缩压降低最多不超过 15%,脉搏增加,罕见呼吸抑制,此时应减慢注射速度或减量。

9. **异丙嗪**　能竞争性阻断组胺 H_1 受体而产生抗组胺作用,有明显的镇静作用,能加强催眠药、镇痛药、麻醉药的中枢抑制作用,还有安定、镇吐、降温作用。临床用于各种过敏症、妊娠、放疗引起的呕吐,可预防输血反应、"人工冬眠"等,也可用于镇静、催眠。

【用法】　成人每次 12.5~25.0mg,1~3 次/天,口服;或每次 25~50mg,肌肉注射或静脉滴注。儿童每次 0.5~1.0mg/kg,1~3 次/天,口服,或每次 0.5~1.0mg/kg,肌肉注射或静脉滴注。

【不良反应】　嗜睡、乏力、口干、眩晕,偶有锥体外系反应和白细胞减少等。

10. **10% 水合氯醛**　为长效催眠药,并具有镇静和抗惊厥作用。口服后 10~15 分钟入睡,维持 6~8 小时,临床用于失眠、烦躁不安和惊厥,特别适用于对巴比妥类催眠药耐受力不好的儿童及老年人。

【用法】　成人催眠每次 0.5~1.5g,小儿催眠每次 10~15mg/kg,睡前口服或灌肠。小儿镇静每次 4~10mg/kg,口服;抗惊厥,成人每次 1.5g,灌肠,必要时 6~8 小时重复使用。极量:成人每次 1.5g,3g/d;小儿每次 40mg/kg,总量不超过 1g。

【不良反应】　对胃黏膜有强烈刺激作用,口服易致恶心、呕吐;本品使用剂量过大,可抑制呼吸中枢和血管运动中枢,引起急性中毒(口服 4~5g,致死量 10g 左右)。

11. **泮库溴铵(潘可罗宁)**　为非除极化型肌肉松弛药,其肌松强度是氯筒箭毒碱的 3~5 倍,作用快、无蓄积,对心血管系统几乎无影响,也不释放组胺,易与新斯的明拮抗,对胎儿无不良影响。静脉注射后 30~45 秒显效,2~3 分钟达高峰,维持 30 分钟左右。用于全身麻醉的辅助药,也可用于气管插管、机械通气时控制呼吸。

【用法】　成人 0.06~0.10mg/kg,静脉注射,作用消失后追加量为首次量的 1/10~1/5;儿童参照成人量酌减(年龄越小越敏感)。

【不良反应】　可使唾液及支气管分泌物增加,麻醉前给阿托品可减少分泌,脉率、血压及心排血量有轻微增加。

12. **哌库溴铵**　为非除极化型肌肉松弛药,肌松作用与氯筒箭毒碱相似,静脉注射后 2~3 分钟显效。为全身麻醉的辅助用药。

【用法】　成人 0.03~0.04mg/kg,静脉注射,作用可持续 25 分钟;0.05~0.06mg/kg,静脉注射,作用可持续 50~60 分钟;必要时追加首次量的 1/4~1/3。儿童参照成人剂量按体重计算。

【注意事项】　肾功能不全患者总剂量不能超过 0.04mg/kg。

13. **维库溴铵(万可松)**　本品是非去极化型肌肉松弛药,作用于神经肌肉接头。为全身麻醉辅助用药,促使气管插管及手术时骨骼肌的松弛。

【禁忌证】　对维库溴铵或溴化物有过敏史的患者禁用。

【注意事项】　维库溴铵粉剂在临用前,每支加 2ml 0.9% 氯化钠溶液或注射用水配制成溶液。维库溴铵仅适用于经静脉给药,可间断追加用药。亦可用于静脉持续输注,维持肌肉松弛。

【用法】　维库溴铵的用法、使用剂量应个体化,随手术持续时间、麻醉方法及合并用药等而异。一般成人初次剂量为 0.08~0.10mg/kg,间断追加用量可按 0.03~0.05mg/kg 补充。给药时间一般为 30~40 分钟后,或待 TOF 的第一个颤搐反应恢复至对照值的 25% 时。经静脉持续输注速度为 0.5~1.0μg/(kg·min)。

【不良反应】 偶见皮肤潮红、皮疹或全身类组胺反应,如支气管痉挛及心血管改变。

14. **罗库溴铵** 是一种非去极化神经肌肉阻滞剂,它竞争性地与运动神经末梢突触上的胆碱能受体结合,以拮抗乙酰胆碱的作用。罗库溴铵作用快,并存在剂量依赖性。在非去极化神经肌肉阻断剂中,本品起效最快,一般在静脉注射60秒后就能为插管提供极好的条件。对心血管系统无明显影响,也无体内组胺释放,未见到反复给药后的明显蓄积作用。

【用法】 静脉给药,对于气管插管的初始剂量是0.6mg/kg。可插管的神经肌阻断时间为0.4~6.0分钟,平均为1分钟。按0.6~1.2mg/kg的剂量给药,在2分钟内,就会为插管提供极好或较好的条件。

15. **丙泊酚** 为快速、短效静脉全身麻醉药,诱导和苏醒均迅速,主要用于全身麻醉的诱导和维持。

【用法】 ①成人:全身麻醉诱导的用量为2.0~2.5mg/kg,以40mg/10s的速度静脉注射,直至出现所需的麻醉深度(55岁以上者剂量减少20%),继而以6~12mg/(kg·h)的剂量静脉注射,或以100~200μg/(kg·min)静脉滴注维持。②儿童:参照成人按体重计算,3岁以下小儿禁用或慎用。

【注意事项】 ①静脉注射不必稀释,静脉滴注时只能用5%葡萄糖注射液稀释,其稀释浓度不超过1:5(每ml含本品2mg)。②不良反应少,若有心动过缓可用阿托品矫正,剂量过大或注射迅速可有呼吸、循环抑制作用。

十一、肾上腺皮质激素类药

此类药物具有抗炎、抗免疫、抗毒素、抗休克作用,此外,还影响糖、蛋白质、脂肪及电解质代谢,对血液、造血及中枢神经系统也有广泛影响。

【不良反应】 此类药物的不良反应有:①医源性肾上腺皮质功能亢进症。②诱发或加重感染。③消化系统并发症,长期使用可诱发或加剧溃疡病。④诱发精神症状。⑤妊娠前3个月使用可引起胎儿畸形;妊娠后期大量使用,可引起胎儿肾上腺皮质功能不全。⑥长期应用突然停药可发生肾上腺皮质危象。

1. **地塞米松** 抗炎作用、控制皮肤过敏作用显著,而对水、钠潴留和排钾作用轻微,多用于急危重病例,如严重自身免疫性疾病、支气管哮喘、中毒性感染、过敏性或感染性休克的抢救。

【用法】 肌肉注射、静脉注射或静脉滴注,成人每次5~20mg,1~2次/天;儿童每次0.10~0.25mg/kg,1~2次/天。

2. **醋酸泼尼松** 为中效糖皮质激素。抗炎、抗过敏及糖代谢作用强,而水钠潴留及排钾作用弱,严重肝功能不全者不宜使用。适用于自身免疫性疾病、过敏性疾病、某些血液病及急性严重感染。

【用法】 成人每次5~20mg,3~4次/天,口服,儿童每次1~2mg/kg,分3~4次口服。

3. **甲泼尼龙** 为中效糖皮质激素。抗炎、抗过敏及糖代谢作用较强,几乎无水钠潴留及排钾作用。

【用法】 成人每次4~16mg,3~4次/天,口服;或12.5~25.0mg/次,2次/天,肌肉注射;或每次25~50mg溶于5%葡萄糖注射液500ml,静脉滴注。儿童每天1mg/kg,分3~4次口服,或分2次肌肉注射、静脉注射或静脉滴注。

十二、免疫抑制类药物

1. **醋酸泼尼松** 为肾上腺皮质激素类药物,具有抗炎、抗过敏、抗风湿及免疫抑制作用。主要用于过敏性与自身免疫性炎症性疾病的治疗。

【禁忌证】 高血压、血栓症、胃与十二指肠溃疡、精神病、电解质代谢异常、心肌梗死、内脏手术、青光眼等患者不宜使用;对本品及肾上腺皮质激素类药物有过敏史患者禁用;真菌和病毒感染者禁用。

【用法】 口服用量一般为每次 5~10mg（1~2 片）；防止器官移植排斥反应时用量为 10~60mg/d（2~12 片）；一般在术前 1~2 天开始每天口服 100mg，术后 1 周改为每天 60mg，以后逐渐减量。

【不良反应】 本品较大剂量易引起糖尿病、消化道溃疡和类库欣综合征症状，对下丘脑-垂体-肾上腺轴的抑制作用较强。并发感染为主要的不良反应。

2. **硫唑嘌呤** 为免疫抑制剂。硫唑嘌呤主要用于异体移植时抑制免疫排斥反应，多与皮质激素并用。

【禁忌证】 肾功能不全患者应适当减量，肝功能损害者禁用。

【用法】 口服剂量为 1~4mg/（kg·d），一般每天口服 100mg，可连服数月。用于器官移植时剂量为 2~5mg/（kg·d），维持剂量为 0.5~3.0mg/（kg·d）。

【不良反应】 毒性反应与巯嘌呤相似，大剂量及用药过久时可有严重骨髓抑制，可导致粒细胞减少，甚至再生障碍性贫血，一般在 6~10 天后出现。也可有中毒性肝炎、胰腺炎、脱发、黏膜溃疡、腹膜出血、视网膜出血、肺水肿及厌食、恶心、口腔炎等。

3. **环孢素** 为免疫抑制剂。主要用于肝、肾及心脏移植的抗排斥反应，可与肾上腺皮质激素同用，也可用于一些免疫性疾病的治疗。

【禁忌证】 1 岁以下儿童不宜使用。

【用法】 ①口服剂量依患者情况而定，一般器官移植前的首次剂量为 14.0~17.5mg/（kg·d），于术前 4~12 小时 1 次口服，按此剂量维持到术后 1~2 周，然后根据肌酐和环孢素血药浓度，每周减少 5%，直到维持剂量为 5~10mg/（kg·d）止。②静脉注射仅用于不能口服的患者，首次静脉注射应在移植前 4~12 小时进行，用量为 5~6mg/（kg·d）（相当于口服量的 1/3），按此剂量可持续到手术后，直到可以口服环孢素为止。使用前应用 5% 葡萄糖或等渗盐水稀释成 1∶20 至 1∶100 的浓度，于 2~6 小时内缓慢滴完。

【不良反应】 ①肾毒性：肾小球血栓、肾小管受阻、蛋白尿、管型尿。②肝毒性：低蛋白血症、高胆红素血症、血清转氨酶升高。③神经系统毒性：运动性脊髓综合征，小脑样综合征及精神紊乱、震颤、感觉异常等。④胃肠道反应：厌食、恶心、呕吐。⑤用于骨髓移植虽无禁忌证，但有不良反应。⑥高血压、多毛症。⑦过敏反应：静脉给药偶可见胸、脸部发红、呼吸困难、喘息及心悸等过敏反应。一旦发生应立即停药，严重者静脉注射肾上腺素并给氧抢救。

4. **霉酚酸酯** 可用于预防同种肾移植患者的排斥反应及治疗难治性排斥反应，其可与环孢素和肾上腺皮质激素同时应用。

【不良反应】 有呕吐、腹泻、白细胞减少症、败血症等。

【用法】 ①预防排斥剂量：应于移植 72 小时内开始服用。肾移植患者服用推荐剂量为 1g，2 次/天（即 2g/d），日服霉酚酸酯 2g/d 比口服 3g/d 安全性更好。②治疗难治性排斥的剂量：在临床试验中，治疗难治性排斥的首次和维持剂量推荐为 1.5g，2 次/天（即 3g/d）。③特殊剂量：如果发生中性粒细胞减少（中性粒细胞计数绝对值 <$1.3 \times 10^3/\mu l$），应停药或减量。对有严重慢性肾功能损害的患者（肾小球滤过率 <25ml/min，$1.73m^3$），应避免超过每次 1g、每天 2 次的剂量（移植后即刻使用除外）。对这些患者应仔细观察。对移植后肾功能延期恢复的患者不需要做剂量调整。

5. **咪唑立宾** 为抑制核酸嘌呤合成途径的抗代谢物，具有免疫抑制活性，且几乎没有硫唑嘌呤的骨髓抑制作用和肝毒性。适用于抑制肾移植的排斥反应，效果与硫唑嘌呤相当。

【禁忌证】 ①对本品有严重过敏史者。②白细胞 <$3 \times 10^9/L$ 者。③孕妇（动物实验有致畸作用）。慎用于：骨髓功能被抑制的患者；合并有细菌、病毒等感染者；有出血性因素者；肾衰竭患者（应减量）。

【用法】 口服，3~4mg/（kg·d）。当有白细胞减少或移植肾功能不良时可减至 1~2mg/（kg·d）。

【不良反应】 ①血液系统:白细胞减少,偶见血小板减少、红细胞减少、血细胞比容降低。②消化系统:偶见食欲不振、恶心呕吐、腹泻、软便、腹部膨满感、消化道出血等。③偶见肝功能异常。④偶见发热。⑤偶见脱毛。⑥其他:偶见肺炎、口炎、舌炎,γ-球蛋白减少、尿酸值上升。

(曹向波 刘 淼)

推荐阅读

［1］徐宏耀,吴信.心脏外科监护［M］.2 版.北京:人民军医出版社,2007.

［2］徐宏耀,吴信.心脏外科围术期处理［M］.郑州:河南医科大学出版社,1995.

［3］郭加强.心脏外科技术图谱［M］.杭州:浙江科学技术出版社,1995.

［4］朱晓东,薛淦兴.心脏外科指南［M］北京:世界图书出版公司,1990.

［5］汪曾炜,刘维永,张宝仁.手术学全集心血管外科卷［M］.北京:人民军医出版社,1995.

［6］张宝仁,朱家麟.人造心脏瓣膜与瓣膜置换术［M］.2 版北京:人民卫生出版社,1999.

［7］KIRKLIN J W,BARRATT-BOYES B G.Cardiac Surgery［M］.New York:John Wiley and Sons Inc,1986.

［8］黄宛.临床心电图学［M］.4 版.北京:人民卫生出版社,1993.

［9］陈灏珠.内科学［M］.4 版.北京:人民卫生出版社,1997.

［10］STARK,de LEVAL.先天性心脏病外科学［M］.朱晓东,译.北京:人民卫生出版社,1996.

［11］汪曾炜,刘维永,张宝仁.心血管外科手术学［M］.北京:人民军医出版社,2005.

［12］汪曾炜,刘维永,张宝仁.心脏外科学［M］.北京:人民军医出版社,2003.

［13］刘迎龙,胡盛寿,沈向东,等.动脉调转术治疗心室大动脉连接异常的先天性心脏病［J］.中华胸心血管外科杂志,
2005,21（4）:207-209.

［14］徐志伟,丁文祥,苏肇伉.大动脉转换术治疗新生儿完全性大动脉错位［J］.中华胸心血管外科杂志,2002,18（3）:
147-148.

［15］徐宏耀,王平凡,朱汝军,等.心房内调转术治疗完全性大动脉错位［J］.中国胸心血管外科临床杂志,2006,13（3）:
202-203.

［16］朱洪玉,汪曾炜,张仁福,等.心外管路全腔静脉肺动脉连接术的疗效［J］.中国胸心血管外科临床杂志,2004,11（1）:
16-19.

［17］Spencer S.胸心外科学［M］.石应康,译.6 版.北京:人民卫生出版社,2000.

［18］阮昕华,姜楠,李庆和.心脏黏液瘤生物学研究进展［J］.中华胸心血管外科杂志,2006,22（4）:281-283.

［19］谢宝栋,李杰,蒋树林,等.101例心脏粘液瘤的外科治疗体会［J］.中国胸心血管外科临床杂志,2005,12（5）:366-367.

［20］高文根,张仁福,汪曾炜,等.心脏肿瘤的外科治疗［J］.中国胸心血管外科临床杂志,2005,12（2）:122-123.

［21］侯晓彤,孙衍庆,陈宝田,等.147例原发心脏肿瘤外科治疗的近远期效果［J］.中华胸心血管外科杂志,2002,18（3）:155-157.

［22］COTT V L.Composite graft repar of Marfan aneurysm of the ascending aorta［J］. Result 150 patients.J card surg,1994,9（5）:482-489.

［23］FINKBOHNER R,JOHNSTON D,CARFORD ES,et al.Marfan syndrome,long-term survival and comlications after aortic aneurysm repair［J］. Circulation,1995,91（3）:728-733.

［24］徐光亚,宋惠民,李跃华,等.Marfan综合征的外科治疗［J］.山东医科大学学报,2000,38（2）:188-190,193.

［25］郭加强.心脏外科技术图谱［M］.杭州:浙江科学技术出版社,1995:12.

［26］夏求明,臧旺福.心脏移植进展［J］.中华器官移植杂志,1999,20（4）:201-203.

［27］胡小琴.心血管麻醉与体外循环［M］.北京:人民卫生出版社,1997.

［28］庄心良,曾因明,陈伯銮.现代麻醉学［M］.3版.北京:人民卫生出版社,2003.

［29］龚庆成.体外循环技术指导［M］.北京:人民军医出版社,2005.

［30］龙村.体外循环临床实践［M］.北京:人民卫生出版社,2000.

［31］魏革,刘苏君.手术室护理学［M］.北京:人民军医出版社,2005.

［32］王方.现代化洁净手术部护理工作指南［M］.北京:北京大学医学出版社,2004.

［33］孙立忠.主动脉外科学［M］.北京:人民卫生出版社,2012.

［34］BIANCARI F,ROSATO S,D'ERRIGO P,et al.Immediate and intermediateoutcome after transapical versus transfemoral transcatheter aorticalve replacement［J］.Am J Cardiol,2016,117（2）:245-251.

［35］许钊,邱静萱,朱达,等.70例心尖入路经导管主动脉瓣植入术患者的麻醉管理［J］.中国胸心血管外科临床杂志,2018,25（8）:701-706.

［36］KONIGSTEIN M,B EN·ASSA E,BANAIS,et a1.Periproceduralbleeding,acute kidney injury,and long-term mortalityaftertranscatheter aortic valve implantation［J］.Can J Cardiol,2015,31（1）:56-62.

［37］MUKHERJEE C,WALTHER T,BORGER MA,et al. Awake transapicalaortic valve implantation using thoracic epidural anesthesia［J］.AnnThorac Surg,2009,88（3）:992-994.

［38］TAM DY,JONES PM,KIAII B,et al.Salvaging catastrophe intranscatheter aortic valve implantation:rehearsal,preassignedroles,and emergency preparedness［J］.Can J Anaesth,2015,62（8）:918-926.

［39］雷克.小儿心脏麻醉学［M］.晏馥霞,李立环,译.4版.北京:人民卫生出版社,2008.

［40］郭曲练,姚尚龙.临床麻醉学［M］.3版.北京:人民卫生出版社,2011.

［41］邓小明,姚尚龙,于布为,等.现代麻醉学［M］.4版.北京:人民卫生出版社,2011.

［42］李立环主译.实用心血管麻醉技术［M］.4版.北京:科学出版社,2011.

［43］龙村,李景文.阜外心血管体外循环手册［M］.北京:人民卫生出版社,2013.

［44］黑飞龙.体外循环教程［M］.北京:人民卫生出版社,2011.

［45］龙村,侯晓彤,赵举.体外膜肺氧合［M］.北京:人民卫生出版社,2016.

［46］李欣,王伟.ECMO危重病体外心肺支持［M］.3版.北京:中国环境科学出版社,2011.

［47］侯晓彤.体外生命支持理论与实践2017［M］.北京:科学出版社,2017.

［48］赵举,金振晓.体外膜肺氧合培训手册［M］.北京:人民卫生出版社,2015.

［49］王天辰,张泓.亚低温技术在心脏骤停后综合征脑保护治疗中的应用［J］.中国医药科学,2013（08）:52-54.